동아시아, 두창에 맞서다

두창 유행과 백신 개발의 역사

동아시아, 두창에 맞서다
두창 유행과 백신 개발의 역사

초판 1쇄	2025년 3월 5일
지은이	신규환·조정은·김영수·이현주
펴낸이	주혜숙
펴낸곳	역사공간
등록	2003년 7월 22일 제6-510호
주소	04000 서울특별시 마포구 동교로19길 52-7 PS빌딩 4층
전화	02-725-8806
팩스	02-725-8801
이메일	jhs8807@hanmail.net
ISBN	979-11-5707-650-5 93910

동아시아, 두창에 맞서다

두창 유행과 백신 개발의 역사

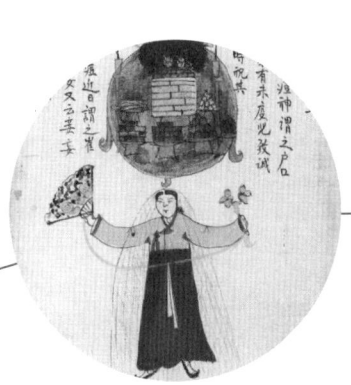

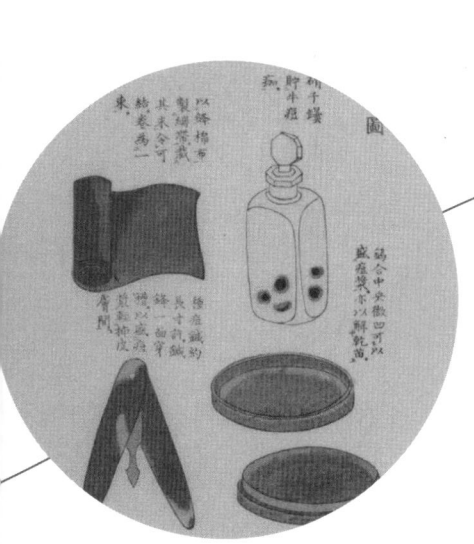

신규환·조정은·김영수·이현주 지음

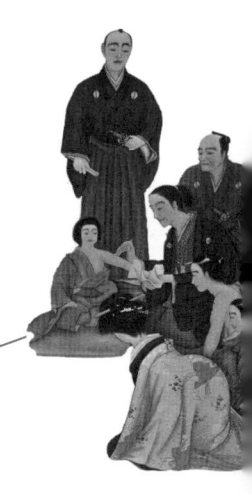

머리말

인류 역사상 큰 고통을 가져다 준 대표적 질병을 꼽자면, 두창, 페스트, 콜레라 등 급성 감염병과 결핵, 성병, 한센병 등 만성 감염병 등을 들 수 있을 것이다.[1] 두창은 기원전 1157년 람세스 5세 미라에서 흔적을 발견할 수 있을 정도로 인류사회에 오랫동안 고통을 안겨주었을 뿐만 아니라 한 문명의 몰락을 가져올 정도로 엄청난 파괴력을 가진 질병이었다.

1520년 에르난 코르테스(Hernan Cortes, 1485~1547)가 이끄는 스페인 함대가 신대륙에 상륙하여 전멸 위기에 놓였을 때, 테노치티틀란(현 멕시코시티)에서 두창이 발생했고, 면역력이 없었던 아즈텍 문명이 종말을 고하기도 했다. 두창은 문명의 일부를 사라지게 했지만 인류가 정복한 거의 유일한 감염병이기도 하다. 두창이 사라지기 전까지 치료제는 개발되지 못했지만, 인두법과 우두법이라는 백신의 개발로 두창은 효과적인 예방이 가능했다. 두창 백신의 등장은 질병과 문명의 역사에서 획기적인 전환점을 제공했다. WHO는 1980년 5월 8일, 두창 절멸선언을 발표하였고, 각국 정부도 더 이상 두창 예방 접종을 권장하지 않았다. 한국 정부는 1993년 12월, 두창을 법정감염병에서 제외시켰는데 2002년 5월, 생물학 테러에 대비해 법정감염병에 재포함시켰다.

두창의 특징과 용어

두창(痘瘡, smallpox)은 바리올라 바이러스에 의해 유발되며 중증형은 바리올라 마요르(*variola major*) 바이러스에 의해 감염되며 급속한 발진과 고열, 20~45%에 이르는 높은 치사율을 특징으로 한다. 경증형은 바리올라 미뇨르(variola minor) 바이러스에 의해 감염되며 증상이 미약하고 치사율도 1~2%로 낮은 편이다.[2] 주로 호흡기와 비말감염으로 전파되며 감염 후 2~3일간 고열과 전신에 발진이 나타나고 두통, 구토, 몸살, 허리통증 등의 증상이 수반되는 특징이 있다. 그 후 2주 동안의 발진기에는 구강과 인후 등부터 온몸에 수포가 나타나며 수포가 농포로 바뀌게 되는데, 8~9일부터는 딱지가 생기기 시작한다. 발진기가 지나면 약 6일에 걸쳐 회복기로 들어서고 딱지가 떨어지면서 회복된다.

중국에서는 두창을 두진(痘疹), 천화(天花) 등으로 불렀으며 현재는 천화라고 칭하고 있다. 한국과 일본에서는 두창 이외에 각자 마마, 손님 또는 천연두(天然痘)라고 불렀다. 삼국 모두 두창이라는 공통 용어 이외에 각자의 명칭을 사용했다. 20세기 이후 한국에서는 일본의 영향을 받아 한동안 천연두라는 명칭이 사용되었다. 현행 「감염병예방법 시행규칙」상 공식 용어는 두창이다.

종두법과 예방 백신

두창은 오랫동안 효과적인 치료제가 없었지만 종두(種痘)라는 예방법이 존재했다. 종두는 두묘(痘苗)를 심는다는 뜻인데, 두창 환자의 농을 이용한 인두법(人痘法, variolation 또는 smallpox inoculation)과 소의 고름에서 채취한 우두법(牛痘法, cowpox vaccination) 등 두 가지가 존재한다.

인두법이 두창을 앓은 사람의 인두묘를 사용하기 때문에, 잘못 접종하면 오히려 감염을 초래할 수 있는데 인류는 오랜 경험을 통해서 약한 인두묘를 접종하여 면역을 생성시킬 수 있다는 사실을 알게 되었다.

인두법은 중국식 인두법과 튀르키예식 인두법 등 다양한 변주가 가능하다. 중국식 인두법이 가장 오래된 접종법이다. 북송대에 아미산(峨眉山)의 신인(神人)이 사람들에게 인두법을 전해주었다는 설화에 기원하나, 명청시대에 이르러 보급되기 시작한 것으로 추정된다. 문헌상 가장 오래된 것은 완취안(萬全)의 『두진심법(痘疹心法)』(1549)이고, 청대 『의종금감(醫宗金鑑)』(1749)의 발간으로 중국식 인두법이 체계화되었다.

『의종금감』에 따르면 인두법의 방식에는 두의법(痘依法), 두장법(痘漿法), 한묘법(旱苗法), 수묘법(水苗法) 등이 있다. 묘(苗) 혹은 두묘(痘苗)란 오늘날의 백신을 뜻한다. 인두법에서는 인두 백신을 인두묘(人痘苗)라고 지칭하고, 우두법에서는 우두 백신을 우두묘(牛痘苗), 백신 림프(lymph)를 우두장(牛痘漿)이라고 표현한다. 두의법은 두창을 앓은 아이가 입었던 옷을 두창에 걸리지 않은 어린아이에게 입히는 방식이다. 두장법은 두창 환자의 고름[두장(痘漿)]을 천에 적셔 코에 직접 넣는다. 한묘법은 환자의 딱지를 가루[두가(痘痂)]로 만들어 관을 통해 코에 불어 넣는 방식이다. 수묘법은 가루로 만든 두가를 물에 섞은 후 그 물을 묻힌 천을 남자는 왼쪽, 여자는 오른쪽 콧구멍으로 넣는다. 『의종금감』에서는 수묘법이 가장 좋고 한묘법이 그 다음이며, 두의법은 큰 효과가 없고 두장법은 잔인하니 둘 다 시행해서는 안 된다고 하였다. 두장법을 시행하려면 어린아이의 수포를 째고 고름을 취해야 하기 때문이다. 때에 따라 인두묘의 독성이 강한 경우, 심각한 병증을 앓거나 주변 사람을 감염시킬 위험이 있었다. 결국 중국에서는 가루로 만든 인두묘인 두가를 코에 넣는 수묘법이나 한묘법이 주를 이루었다. 중국식 인두법의 특징은 외과적 시술 없이 독성이 약한 두장이나 두가를 이용하여 피접종자의 호흡기를 통해 인두묘를 접종하는 방식이었다.

인두법은 두창을 앓은 사람에게서 채취한 진성(眞性) 두묘를 사용하는데, 두창을 앓은 사람에게 직접 얻은 인두묘를 시묘(時苗)라고 한다. 시묘를 사용할 경우, 두창을 직접적으로 감염시켜 사망에 이르게 하는 것과 같은 효과를 가져올 수 있었다. 따라서 시묘를 사용할 경우에는 건강하면서도 약하게 앓은 환자로부터 얻는 것이 관건이었다. 반면 숙묘(熟苗)는 여러 사람을 거쳐 접종받아 약화된 고름을 정제하거나 일정 기간 보관하여 독성을 약화시킨 것으로 상대적으로 안전한 두묘 채취 방안이었다. 독성을 약화시킬 수 있다는 점에서 숙묘가 시묘보다 안전할 수는 있었지만 과도하게 정제하거나 장기간 보관할 경우, 두묘로서 효과를 내지 못할 수 있었다. 따라서 인두법은 건강한 4~5명 아이의 몸을 거친 독성이 약화되고 적당한 활력을 갖춘 안전한 숙묘를 확보하는 것이 관건이었다. 『의종금감』이 두장법보다는 가루로 만들어진 두가를 사용하는 한묘법이나 수묘법을 선호한 것도 진성 두묘를 직접 사용할 경우 초래되는 위험성을 인식하고 있었기 때문이었다.[3]

서양에서도 두창으로 인해 오랫동안 고통받고 있었기 때문에 중국식 인두법을 포함하여 다양한 인두법 지식이 의학계에서 공유되고 있었다. 그러던 중 오스만제국 주재 영국 대사의 아내였던 메리 몬태규(Mary Wortley Montagu, 1690~1762)가 튀르키예식 인두법을 목격하고, 1717년 콘스탄티노플(현재의 이스탄불)에서 5세 아들에게 접종시켰다.

메리 몬태규가 런던으로 돌아온 후 두창이 크게 유행하자, 1721년 영국 왕립의사협회 회원 의사 3명 앞에서 자신의 3세 딸에게 인두 접종을 받게 하였다. 그녀가 소개한 튀르키예식 인두법은 피접종자 팔뚝의 피부를 절개한 후 두창 환자의 고름을 접종하는 방식이었다. 튀르키예식 인두법은 외과적 시술을 필요로 한다는 점에서 중국식과는 달랐다.

인두법의 동아시아 전파

17세기 후반에는 장시, 허난, 후베이, 안후이, 장쑤, 저장, 푸젠, 광둥 등 중국의 남부 지역을 중심으로 인두법이 실시되었다. 명청 교체 이후 청조는 황실의 두창 유행에 각별한 관심을 가지고 있었다. 두창으로 인해 순치제(順治帝, 1638~1661)가 요절하자, 셋째 아들임에도 두창을 앓아 면역이 있던 강희제(康熙帝, 1654~1722)가 황제에 오르게 되었다. 강희제는 황실의 자녀와 귀족들에게 인두법을 접종하게 하였고, 건륭제(乾隆帝, 1711~1799)는 우첸(吳謙)의 『의종금감』(1749)을 통해 인두법을 장려하는 등 두창 예방에 힘썼다.[4]

18세기 중반 일본에서는 1745년 항저우의 종두의(種痘醫)였던 리런산(李仁山)이 나가사키에 가서 오무라번(大村藩)의 의사들에게 수묘나 한묘를 코 안에 넣는 중국식 인두법을 전파하였다. 규슈의 오가타 슌사쿠(緒方春朔, 1748~1810)는 『종두필순변(種痘必順辨)』(1793)의 출간을 통해 두가를 사용하는 중국식 인두법을 발전시켰다. 네덜란드 상관의(商館醫)였던 켈러(Ambrosius Ludwig Bernhard Keller)는 1790~1795년 사이 데지마(出島)에서 사람의 팔뚝에 십자형의 절개를 만들어 인두 접종을 하는 튀르키예식 인두법을 소개하였다. 그러나 중국식 인두법과 튀르키예식 인두법은 모두 일본에서 큰 인기를 누리지 못했다. 그 후 에도(江戶, 현 도쿄)의 소아과 의사인 쿠와타 겐신(桑田玄眞)이 『종두신편(種痘新編)』(1816)을 발간하였으며, 튀르키예식 인두법을 실시하기도 했다. 1816년 오쓰키 겐타쿠(大槻玄澤, 1757~1827)는 켈러의 인두법을 책으로 출간하였고, 1830년대에 중국식 인두법과 서양식 인두법을 결합한 절충법이 완성되었다. 이것은 어린아이의 팔뚝에 십자형의 절개를 만든 후 두창 환자의 두가 또는 두장을 절개 부위에 접종하는 방법이었다.[5] 이처럼 일본에서는 전통적인 방식의 중국식 인두법뿐만 아니라 튀르키예식 또는 절충형 인두법을 정착시키기 위한 노력이 진행되고 있었다.

조선에서는 1800년을 전후하여 실학자들에 의해 중국식 인두법이 도입되었다. 중국식 인두법을 도입한 대표적인 인물이 박제가(朴齊家, 1750~1805), 정약용(丁若鏞, 1762~1836), 홍석주(洪奭周, 1774~1842) 등이었다. 박제가는 19세기 초 대표적인 실학자 중의 한 명으로 중국의 문물을 소개하면서 인두법에도 관심을 가졌다. 그는 1800년 영평(永平, 현 포천) 현령으로 부임하여 관아에서 인두법을 실험하면서 정약용과도 교류하였다. 정약용은 중국 의학계의 대표적 종두 서적인 정왕이(鄭望頤)의 『종두방(種痘方)』과 우첸의 『의종금감』의 「종두심법요지(種痘心法要旨)」 등을 참고하여, 「종두요지」(1800)를 만들었고, 그것을 이미 완성한 『마과회통(麻科會通)』(1798)에 부록으로 첨부하였다. 1802년 홍석주는 정약용의 「종두요지」에 근거하여 『마방통휘(麻方統彙)』에서 인두법을 소개하기도 했다. 조선의 실학자들이 인두법을 연구하고 소개하였다면, 이종인(李鍾仁, 1756~1823)·이종원(李鍾元, 1760~1843)과 같은 임상가들은 인두법의 실제 접종에 필요한 임상기술을 발전시켰다. 이로 인해 인두법은 짧은 시간 내에 전국적으로 확산될 수 있었다.

우두법의 동아시아 전파

18세기 인두법이 많은 나라에서 관심을 받았지만, 1796년 에드워드 제너(Edward Jenner, 1749~1823)가 우두법을 발견하고, 1798년 『바리올라 백신의 원인과 효과에 대한 연구(An Inquiry into the Causes and Effects of the Variolae Vacinae)』를 발표한 이후, 우두법은 인두법을 대체하며 전 세계적으로 빠르게 확산되었다. 우두법이 인두법보다 훨씬 안전하고 효과가 컸기 때문이었다. 우두법이 중국에 처음 소개된 것은 1805년으로 당시 1805년 홍콩의 동인도회사 소속 의사였던 알렉산더 피어슨(Alexander Pearson, 1780~1874, 중국명 皮爾遜)은 통역관인 조지 스탠턴(Sir George Thomas Stanton, 1781~1859, 중국명 斯當東)에게 자신의 우두법 서적인 The History in Chinese of the Vaccine Inoculation의 번역을 의뢰했다. 1805년 7월, 정총첸(鄭崇謙)의 명의로 『영길리국신출종두기서(暎咭唎國新出種痘奇書)』가 광둥에서 초판본이 출간되었다. 이 책의 제목은 '영국에서 새로 발간된 종두법 서적'이라는 뜻인데, 속표지에는 「신정종두기법상실(新訂種痘奇法詳悉)」이라는 소제목을 달고 있다. 이는 '새롭게 고친 종두법에 관한 상세한 서적'이라는 뜻이다.

이 책은 조선과 일본에 직접적으로 영향을 주었는데, 특히 정약용이 참고한 서적은 1828년 베이징의 규광재(奎光齋)에서 중간(重刊)한 판본이었다. 1828~1835년 사이 정약용은 이 책을 수정, 편집하여 『마과회통』 말미에 「신증종두기법상실(新證種痘奇法詳悉)」이라는 제목으로 우두법 내용을 수록하였다. 그러나 조선에서 우두법은 여러 가지 이유로 확산되지 못했다. 우두법은 서양의학과 동일시되어 정치적 탄압의 대상이 되었기 때문이다. 더욱이 우두법 지식을 연구하고 보급할 지적 네트워크를 구축하지 못했고, 우두묘의 보존과 확보 등 기술적인 문제도 해결하지 못했다. 인두법이 짧은 시간 내에 전국적으로 확산될 수 있었던 것과 달리, 우두법은 소개된 지 얼마되지 않아 단절되고 말았다. 1866년 최한기(崔漢綺, 1803~1877)가 『신기천험(身機踐驗)』에서 우두법을 소개했지만 단순히 지식을 소개하는 데 그쳤고, 지석영(池錫永, 1855~1935)이 등장하기까지 우두법은 무려 60여 년간 공백기를 맞이했다.

일본에서 우두법 역시 비교적 이른 시기에 도입되었다. 우두법 지식은 1803년 도입되기 시작하여 1820년대에 이미 우두묘를 활용한 우두 접종이 시작되었다. 그러나 이 시기의 우두법은 에조치(蝦夷地, 현 홋카이도 지역) 등 일부 지역에 한정되었고, 두묘 역시 우연히 얻은 것이어서 지속성을 확보할 수는 없었다. 그러나 우두법 번역서인 『둔화비결(遁花祕訣)』(1820) 이래로 『인두략(引痘略)』(1831), 『인두신법전서(引痘新法全書)』(1847)와 같은 우두법 서적이 계속 발간되었고, 일본에 서양의학 도입을 주도했던 난방의(蘭方醫)를 중심으로 우두법 지식과 시술 방법 등에 대한 다양한 논의가 이루어지고 있었다.

특히 우두법의 성공을 위해서는 우두묘의 확보가 가장 관건이었는데, 네덜란드령 바타비아(현 자카르타) 총독부는 나가사키의 데지마(出島)에 위치한 네덜란드 상관(商館)에 두장과 두묘를 지속적으로 공급하고 있었다. 데지마에 주재하고 있던 네덜란드 상관의 오토 모니케(Otto Gottlieb Johann Mohnike, 1814~1887)는 나가사키의 의가인 나라바야시 소켄(楢林宗建, 1802~1852)과 교류하였다. 1849년 8월, 모니케는 그의 자녀들에게 우두 접종을 실시하여 성공을 거두었는데, 이것은 일본에서 우두법이 확산되는 결정적인 계기가 되었다.[6] 에도 시기 일본 내부에서는 난학(蘭學)이라는 의학 지식 네트워크가 작동하고 있었을 뿐만 아니라 네트워크의 결절 지점에 우두묘를 공급받을 수 있는 데지마 상관이 존재했기 때문에 우두법의 성공과 확산이 가능했던 것이다. 이후 일본에서 우두법은 단기간에 전국으로 확대될 수 있었다.

동아시아의 두창과 종두법 연구

두창은 공포스러운 질병 중 하나였기 때문에 두창의 유행과 그것을 예방하기 위한 예방 접종의 전파와 확산에 대해서는 연구자들이 많은 관심을 쏟아왔다. 그 중에서도 종두법의 초기 발견 과정과 WHO 주도의 세계적 두창 박멸 과정에 많은 연구들이 집중되었다. 1980년 두창 절멸 선언에도 불구하고, 두창이 생물학 무기로서 재등장하고 변형 바이러스 등이 등장하면서 최근에는 치료제에 대한 관심도 증가하고 있다. 시가 테크놀로지스(SIGA Technologies, Inc)가 개발한 티폭스(TPOXX) 등이 2018년 미국 FDA의 승인을 받았고, 항바이러스제 CP-COV03가 최근 유행했던 원숭이 두창(Mpox)의 치료뿐만 아니라 범용 항바이러스제로 활용될 가능성이 타진되면서 세계적 주목을 받고 있다.

동아시아에서 종두법의 확산 과정은 전 지구사적인 연구과제이다. 특히 한국은 중국과 육로로 연결되어 있고, 일본과도 바다를 사이에 두고 인접하여 인적·물적 교류의 중심지였으며, 의학 지식과 기술의 통로가 될 수 있었다. 한국에서 종두법 연구는 서양의학 도입사의 시각에서 동아시아의 근대화와 관련된 핵심적인 주제 중의 하나였다. 특히 우두법은 서양의학과 동일시되었으며, 일본은 식민 통치의 우수성을 보여주는 사례로서 우두법을 선전하기도 했다. 그러다 보니 인두법은 감염 위험이 높고 상대적으로 낙후된 접종법으로 간주되었으며, 지석영의 우두법 보급을 위한 노력과 일제의 두창 방역의 성과가 주목받았다. 2000년대 이후 이러한 성과에 비판적인 연구들이 다수 등장하였다. 신동원, 박윤재, 최규진 등의 연구가 대표적이다.[7] 이 연구들은 인두법과 우두법의 이분법적 인식, 지석영 신화와 일제의 우두정책의 문제점 등을 분석하였다.

최근 들어 신규환, 조정은, 김영수, 이현주 등은 한국과 동아시아에서 종두법의 확산 과정을 체계적으로 이해하기 위한 노력의 일환으로 학자·의료인들의 지식 교류, 지식 네트워크의 형성, 의학 기술의 습득과 심화, 국가권력의 강제 접종 및 민간의 대응, 지구사적 관점에서 우두법의 도입과 발전 등 다양한 연구 주제에 주목하고 있다. 기존 연구들이 종두법 지식의 도입과정에 주목했다면, 이 연구들은 지식인과 지식인 네트워크, 임상가들의 의학 기술과 전파 등의 문제를 다루고 있다. 종두법은 특성상 두묘의 확보와 보존, 접종 기술 등 의학 기술이 접종의 성패와 효과를 결정짓는 중요한 요소이기 때문이다. 또한 국가권력에 의한 강제 접종뿐만 아니라 민간사회가 종두 접종에 어떻게 대응하고 민중들의 문화적·심리적 저항을 어떻게 희석시켰는지도 종두법의 확산을 이해하는 중요한 실마리이다. 감염병 유행과 백신의 개발은 국가와 지역을 초월하는 초경계적 문제이니만큼 전지구적 관점 또는 제국과 식민지의 관계 속에서 지식과 기술이 어떻게 유통되는지에 대해서도 유심히 관찰할 필요가 있다.

이 책은 2019년 8월 전주에서 개최된 제15차 국제동아시아과학사회의(ICHSEA 2019)의 「Beyond the Vaccination of East Asia: Ideal and

Reality」 세션에 참여한 네 명의 연구자가 의기투합한 결과물이다. 한국, 중국, 일본, 미국 등의 사례를 중심으로 종두법에 관한 기존 연구를 검토하고, 동아시아에서 두창과 종두법의 문제를 새로운 시각에서 논의해 보고자 하였다. 이 연구는 국책연구비를 받아서 진행한 공동연구가 아니었기 때문에 명확한 연구목표나 강제성이 있었던 것도 아니었고 정해진 기간도 없었다. 공동 세미나를 시작한 후 비교적 이른 시기에 이러한 연구성과물이 나온 것은 학계에서도 매우 이례적인 일이라고 생각된다. 아마도 두창과 종두법에 관한 연구는 많지만 체계적으로 정리된 저작이 없었기 때문에 지금까지의 연구성과를 정리한 책이 필요하다고 모두가 공감했기 때문일 것이다. 연구와 교육으로 바쁜 와중에도 이 연구에 애정을 쏟아준 공동연구자들에게 진심으로 감사드린다.

이 책이 동아시아의 감염병 유행과 백신의 역사에 관심있는 독자들에게 작은 안내서가 되기를 기대해 본다.

2025년 2월
저자를 대표하여 **신규환**

미주

1 병원체가 인간이나 동물의 몸 안에서 증식하여 다수에게 전파되는 질병을 감염병(infectious disease)이라고 한다. 역사적으로는 전염병이라는 용어를 사용해 왔는데, 이 책에서는 사료상 사용되는 전염병을 제외하고 일반적인 명칭으로 감염병이라는 용어를 사용할 것이다.
2 Patrick Berche, "Life and death of smallpox," *La Presse Médicale* 51(3), 2022, pp. 1~2.
3 邵沛,「日中兩國における人痘接種法の比較研究」,『日本醫史學雜誌』50(2), 2004, 193쪽.
4 張嘉鳳,「清康熙皇帝採用人痘法的時間與原因試探」,『中華醫史雜誌』26(1), 1996.
5 青木歲幸·大島明秀·W.ミヒェル 編,『天然痘との闘い: 九州の種痘』, 岩田書院, 2018, 34~35쪽; Ann Jannetta, *The Vaccinators: Smallpox, Medical Knowledge, and the 'Opening' of Japan*, Stanford: Stanford University Press, 2007, pp. 127~128.
6 香西豊子,『種痘という衛生: 近世日本における豫防接種の歷史』, 東京大學出版會, 2019, 358~359쪽; Ann Jannetta, *The Vaccinators*, 2007. pp. 132~139.
7 신동원,「한국 우두법의 정치학: 계몽된 근대인가, '근대'의 '계몽'인가」,『한국과학사학회지』22(2), 2000; 신동원,「미국의 일본 보건의료의 조선 진출: 제중원과 우두법 – 근대화와 제국주의 사이에서」,『역사비평』56, 2001; 박윤재,「조선총독부의 우두정책과 두창의 지속」,『의사학』21(3), 2012; 신동원,『호환, 마마, 천연두: 병의 일상 개념사』, 돌베개, 2013; 최규진,「종두정책을 통해 본 일제의 식민통치 – 조선과 대만을 중심으로」, 서울대학교 박사학위논문, 2014.

차례

머리말   4

제1부   동아시아와 그 너머 세계의 인두법

제1장   한국 종두법의 발전과 의학 기술의 문제   20
제2장   동아시아 종두 지식의 수용과 변용   46
제3장   일본 에도시대 두창 유행과 인두법   80
제4장   런던과 보스턴의 인두 접종 지식과 기술 도입 다시보기   110

제2부   동아시아의 우두법 도입과 발전

제5장   개항 이후 한국의 우두법 도입과 의학 지식 네트워크   144
제6장   청말 의료선교사의 눈으로 본 중국의 두창과 종두법   176
제7장   19세기 일본 종두사업의 제도화   204
제8장   19~20세기 우두법 연구와 글로벌 관점의 유용성   236

제3부   동아시아의 두창 유행과 관민의 대응

제9장   식민지 조선의 두창 유행과 관민의 대응   270
제10장   상하이 공공조계 우두 접종과 거주민의 반응   306
제11장   1920~1930년대 상하이와 베이징의 두창 방역   356
제12장   1930~1940년대 베이징의 두창 유행과 방역행정의 변화   388
제13장   일본 점령기 상하이의 두창 대유행과 우두 접종의 보편화   420

참고문헌   448
찾아보기   469

제1부

동아시아와
그 너머 세계의 인두법

제1장

한국 종두법의 발전과
의학 기술의 문제

∙
∙
∙

신규환

시작하며

두창 예방을 위한 백신 접종법인 종두법(種痘法)은 두창 환자의 인두묘(人痘苗)를 사용하는 인두법과 소의 우두묘(牛痘苗)를 사용하는 우두법으로 나뉜다. 한국에서 두 접종법은 비슷한 시기에 중국으로부터 도입되었다. 우두법이 객관적으로 안전하고 효과적이기 때문에 우두법이 인두법을 금방 대체했을 것 같은데 실제로는 그러지 못했다. 또, 우두법이 본격적으로 도입된 이후에는 인두법이 경쟁력을 갖지 못하고 역사 속으로 사라졌다. 인두법은 어떻게 시대적 사명을 다하고 갑자기 사라져 버렸던 것일까? 우두법은 어떻게 해서 기존과는 다른, 새로운 형태의 근대의학 또는 서양의학의 징표가 될 수 있었는가?

기존 연구들은 우두법의 전사(前史)로서 인두법에 주목했지만, 인두법의 역사적 역할에 대해서는 큰 관심을 두지 않았다.[1] 반면 최근의 연구들은 인두법의 근대성과 역사성을 되살리려고 시도했으며 우두법의 보급과 발전에서 인두법의 역할을 적극적으로 평가하기도 했다.² 또한 그 과정에서 적지 않은 연구들이 인두법과 우두법을 모두 소개했던 정약용의 의학에 주목했던 것도 우연은 아닐 것이다.³ 최근의 연구 성과 덕택에 이분법적 시각에서 인두법과 우두법의 역사적 발전을 우열론적인 결과론으로 평가하는 경향은 다소나마 극복된 것으로 보인다. 그러나 인두법과 우두법의 연속성과 불연속성을 검증하기 위해서는 접종법의 우열에 대한 평가보다는 의학 기술적인 차이를 좀 더 세심하게 검토할 필요가 있다.⁴ 두묘의 채취 및 보관, 접종술 등 종두법의 의학 기술적인 요소들은 종두 접종의 성과와 두창 방역의 성패를 결정짓는 요인일 뿐만 아니라, 인두법과 우두법의 관계를 살펴보는 데 핵심적인 요소들이기 때문에, 그동안 종두법의 역사서술에서 간과되어 온 의학 기술적인 요인들의 역사적 의미를 검토할 필요가 있다. 이 연구는 인두법과 우두법의 의학 기술적인 요소에 주목한다는 점에서 기존 연구와 다르다고 할 수 있다.

한국에서 인두법은 1800년 전후 도입되었고, 우두법은 정약용이 소개한 「신증종두기법상실(新證種痘奇法詳悉)」(1828)을 통해 지식사회에 알려지게 되었다. 그 후 한국에서 인두법이 지속적으로 확대된 것과 달리 우두법은 곧바로 단절되고 말았다. 지석영의 『우두신설(牛痘新說)』(1885)이 등장하여 우두법이 재확산되기까지 한국에서 우두법은 무려 60여 년의 공백이 존재한다. 이것은 치우시(邱熺, 1774~1851)의 『인두략(引痘略)』(1817) 이후, 중국에서 우두법이 크게 확대되고, 히로세 겐쿄(廣瀨元恭, 1821~1870)의 『신정두종기법(新訂痘種奇法)』(1849)과 난바 호세쓰(難波抱節, 1791~1859)의 『산화신서(散花新書)』(1850) 등의 발간 이래로 일본에서 우두법이 급속히 확대되었던 것과 대조적이다.⁵

우두법은 시술이 간편하고 안전하며 효과가 뛰어나다고 알려졌음에도 불구하고 한국에서 곧바로 확산되지 못했고 왜 오랜 공백기를 거쳐야 했던 것일까? 또, 한국에서 인두법이 이미 사회적 반향을 일으키고 있었다면, 보다 안전하고 효과가 큰 우두법이 등장했을 때는 더 큰 반향을 일으켜야 하지 않았을까? 한국의 인두법과 우두법 사이에는 어떤 단절이 존재했던 것일까?

인두법과 우두법은 두묘를 사용해서 면역에 이르게 한다는 점에서 동일한 면역원리를 가진 의학 지식이고, 우두법에서도 인두법의 접종 기술이 그대로 활용된다는 점에서 기술적으로 상호보완적인 요소가 많았다. 별개의 서로 다른 지식이 아니라 동일한 원리에 기초하여 접종 기술의 완성도를 상호보완해 배타적인 지식이 아니라 발전적인 계승 관계에 있었다고 할 수 있다. 다른 한편, 이론적으로 종두 지식을 충분히 숙지하고 있다고 해도, 두묘의 확보와 접종 기술에 대한 경험과 숙련도가 없이는 성공적인 접종이 어렵다는 점에서 종두법은 이론 지식과 경험 기술에 대한 종합적인 이해를 필요로 한다. 특히 인두묘의 경우 두창 환자로부터 수시로 직접적인 채취가 가능한 반면, 우두묘의 경우는 두창에 걸린 소의 두묘를 확보하거나 우두묘 접종 후 얻게 된 두묘를 확보하지 못하면 우두 접종 자체가 불가능하다는 점에서, 우두묘의 확보, 보관, 접종 등에 대한 지식과 기술 등은 결코 간단하거나 손쉽게 기술 이전이 가능하지 않았다. 우두법은 우두묘의 채취, 보관, 접종 등에서 인두법보다 한 차원 더 높은 추가적인 지식과 경험을 필요로 하였다.

종두법에 대한 종합적인 이해를 위해서는 인두법과 우두법의 이론적인 의학 지식과 경험적인 임상 술기의 간극이 어떻게 벌어졌는지 혹은 어떻게 수렴되었는지, 인두법과 우두법은 기술적으로 어떤 연관성을 가졌는지 등에 대해서 보다 면밀히 따져볼 필요가 있다. 임상효과가 뛰어나고 접종과 시술이 간단한 우두법이 왜 쉽사리 확산되지 못했을까라는 의문은 사실은 우두법의 기술적인 요소의 중요성을 간과한 주장일 뿐이다. 이러한 의학 기술에 대한 설명 없이는, 정약용의 우두법 소개 이후 반세기 이상 우두법의 공백도 해명하기 어렵게 될 것이다.

이 연구는 의학 지식·기술의 관점에서 인두법과 우두법의 연속성과 불연속성에 주목하면서 한국에서 우두법의 도입과 확산이 지체될 수밖에 없었던 배경을 실학자들의 종두법 연구, 의학 지식 네트워크, 두묘의 채취와 접종 등 이론 연구와 임상 술기 차원으로 나누어 탐색해 보고자 한다. 이를 통해 이 연구는 한국에서 인두법과 우두법이 어떤 관계에 있었는지, 인두법과 우두법이 도입되는 과정에서 어떤 난관에 부딪히게 되었는지를 검토하고, 그동안 종두법 연구에서 간과되어 왔던 의학 기술의 중요성을 환기시켜 보고자 한다.

실학자들의 종두법 연구와 임상 술기

조선에서는 1800년을 전후하여 실학자들에 의해 중국식 인두법이 도입되었다. 대표적인 인물로 정약용 이외에도 박제가(朴齊家, 1750~1805), 홍석주(洪奭周, 1774~1842) 등이 있었다. 박제가는 베이징을 다녀온 후 『북학의(北學議)』(1778)를 지어 중국의 문물과 제도를 소개하고 개혁론을 제시했다. 여기에 종두에 관한 지식을 포함하지는 않았지만 그는 중국식 인두법에 관심을 두고 있었다. 18세기 후반 중국의학계의 대표적인 종두 서적은 정왕이(鄭望頤)의 『종두방(種痘方)』과 우첸(吳謙)의 『의종금감(醫宗金鑑)』(1749) 등이었다.[6] 『종두방』에 의하면, 중국식 인두법은 성공률이 매우 높아 접종자의 5% 이상이 사망하면 종두의에게 책임을 물을 정도였다고 한다.[7] 인두법의 성공을 위해서는 안전한 두묘를 구하는 것이 관건이었다.

1800년 영평(현 포천) 현령으로 부임한 박제가는 인두법 연구를 위해 정약용과도 교류하였고 영평 관아에서 인두묘 실험을 시행했다. 그러나 인두법에 관한 이론적 지식만으로 임상 실험을 진행하는 것은 한계가 있었다. 잘못된 인두법은 언제든지 직접적인 감염을 초래할 수 있었기 때문이다. 접종의 안정성을 도모하기 위해서는 시묘(時苗)보다는 숙묘(熟苗)를 사용하는 것이 중요했는데, 의서가 언급하고 있는 내용만으로는 숙묘를 확보하는 방안을 충분히 알 수 없었다.

정약용은 박제가와 함께 조선에 인두법을 도입한 최초의 인물 중의 한 명이며 우두법을 최초로 도입하기도 했다.[8] 조선시대에는 두창이 매우 유행하고 있었고, 정약용은 30대부터 마마(두창, 홍역 등 열성 감염질환) 치료에 관심을 두고 있었다.[9] 정약용은 18세기 초에 만들어진 『강희자전(康熙字典)』을 통해 중국에서 이미 인두법이 시행되고 있다는 사실을 알고 있었다. 1799년 가을, 의주부윤(義州府尹)을 지낸 이기양(李基讓, 1744~1802)이 정약용에게 중국에서 구해 온 종두 관련 책 한 권을 전해 주었다. 청대 의학자 예꾸이(葉桂, 1667~1746)의 『임증지남의안(臨証指南醫案)』(1746)에 실려 있는 정왕이의 『종두방』이었다. 그러나 『종두방』은 내용이 간략하여 그 대강을 정확히 파악하기 어려웠다. 정약용은 그러한 사실을 박제가와 상의했는데, 마침 박제가가 내각 장서 중에서 초록한 『의종금감』에 실려 있는 「종두심법요지」를 정약용에게 보여주었다. 정약용은 『종두방』과 「종두심법요지」를 편집하여 「종두요지」(1800)를 만들었고, 그것을 이미 완성한 『마과회통(麻科會通)』(1798)에 부록으로 첨부하였다. 1802년 홍석주는 정약용의 「종두요지」에 근거하여 『마방통휘(麻方統彙)』에서 인두법을 소개하기도 했다.

두창의 원인에 대한 전통적인 설명방식으로 귀신소행설(鬼神所行說), 운기설(運氣說), 태독설(胎毒說) 등이 있었다. 그중에서 『동의보감』과 『의종금감』 등 의서들은 태독설을 지지했는데, 오장(五臟)의 태독이 두창의 원인이라고 설명했다. 정약용도 두창의 원인으로 태독을 지목했다. 태독은 몸 안에 독이 잠복되어 있다가 유행하는 나쁜 기운을 만나 피부를 뚫고 올라와 얇은 표피를 형성한 후 고름이 생기고 딱지가 지는 공통적인 특성을 보인다. 두창을 예방하고자 하면, 몸 안의 태독을 몸 밖으로 배출시키는 방안이 필요하였다. 인두법은 태독을 제거하기 위한 새로운 방안이었다.[10]

정약용은 「종두요지」를 통해 인두법의 핵심을 이론적으로 정리하였으나, 이를 임상에 실제 적용하는 것은 별개의 일이었다. 무엇보다 인두묘를 확보하는 일이 간단치 않았다. 인두묘를 확보했다고 해도 시묘를 잘못 사용하면 감염으로 사망자가 발생할 수 있었고, 숙묘를 잘못 접종하면 아무런 효과를 얻지 못할 수 있었다. 또한 접종시 접종량도 중요했는데, 정약용은 어느 정도의 분량을 접종해야 할지 확신하지 못했다.[11] 이 때문에 노련한 임상 의사가 필요했다. 정약용과 박제가는 포천의 의원인 이종인(李鍾仁, 1756~1823)을 통해 두가를 콧 속에 불어 넣는 한묘법을 시행하고, 접종자에게서 얻은 인두묘로 인두법을 실시하기로 했다. 이종인은 숙묘를 확보하여 인두묘의 접종과 인두묘 채취에 성공하였고, 한양 도성에서도 인두법을 실시하였다. 이것이 한국 최초의 인두법 시술이었고 이 때가 1800년 3월이었다.[12] 그러나 1800년 6월 정조가 사망하고 1801년 신유사옥(辛酉邪獄)이 발생함에 따라 천주교가 사교(邪敎)로 배척당하고 관련자들은 처형되거나 유배를 당했다. 정약용, 박제가, 이종인 등 인두법 관련자들이 모두 유배를 당해 인두 접종 역시 중단되지 않을 수 없었다.[13]

한국 최초의 종두 서적은 이종인의 『시종통편(時種通編)』(1817)이다. '시종'이란 시두(時痘)인 두창(痘瘡)을 가리키며, '통편'은 종합 서적을 의미하니 『시종통편』은 두창에 관한 종합서적이라는 뜻이다. 『시종통편』은 100명의 어린이에게 인두 접종을 한 결과, 1~2명 정도 심해지는 경우가 있으나 이는 인두 접종 자체의 문제라기보다는 종두 시행자가 응당 지켜야 할 주의사항을 지키지 않은 결과라고 보았다. 『시종통편』은 "열 번이면 열 번, 백 번이면 백 번, 한 번도 실패가 없었다"라고 적었다.[14] 이종인은 두창 환자로부터 얻은 싱싱한 시묘를 사용하지 않고 숙묘를 사용하였는데, 확실한 효과보다는 안정성을 추구했던 것으로 보인다. 인두법에서 한 번의 실패도 없었다라는 『시종통편』의 주장은 다소 과장된 것으로 보이나 숙묘를 선택하여 위험성을 최소화한 결과였을 것이다. 이종인의 인두 접종에 대한 확신에 찬 주장은 의학 지식과 임상 술기를 겸비할 수 있었던 의료인만이 가질 수 있는 자신감의 발로였을 것이다.

『시종통편』은 『의종금감』이 제시한 중국식 인두법 중 두가를 콧구멍

속에 불어 넣는 한묘법(旱苗法)과 두창에 걸린 아이의 옷을 입히는 두의법(痘衣法)을 소개하였다. 『시종통편』은 그중에서도 숙묘인 두가를 사용하여 접종하는 방법을 상세히 설명하였다.[15] 『시종통편』은 두창의 원인과 치료에 많은 지면을 할애하고 있는데, 주요한 내용은 주춘구(朱純嘏, 1634~1718)의 『두진정론(痘疹定論)』(1713)과 장옌(張琰)의 『종두신서(種痘新書)』(1741)를 중심으로 정리하고, 『의종금감』과 윤광안(尹光顔, 1757~1815)의 『두과휘편(痘科彙編)』(1807) 등을 참고했다. 주요한 처방은 『두진정론』과 『두과휘편』을 중심으로 하면서 쩡샹톈(曾香田)의 『두진회통』(1786)과 정약용의 『마과회통』을 참고했다. 『시종통편』은 전체 구성이나 처방 작성 등에서 중국의서를 다수 활용하였고, 상대적으로 조선의 두창 서적의 활용도는 적었다. 이는 『시종통편』이 중국식 인두법을 차용한 자연스런 결과였는데, 출처를 알 수 없는 다양한 처방들은 이종인의 20여 년 동안 쌓아온 경험방의 일부였을 것으로 추정된다.[16]

포천에서 활동하던 이종인은 동생 이종원(李鍾元, 1760~1843)과 함께 박제가로부터 인두법 이론을 전수받았다. 신유사옥 등으로 인해 실학의 침체기에 직면해 있었음에도 불구하고, 이종인은 『시종통편』을 지어 인두법의 확산에 기여했다. 정약용의 「종두설」에 의하면, 1800년 영평현에서 박제가와 이종인이 인두 접종에 성공한 이후, 이종인이 한양에서도 성공리에 인두 접종을 실시하였고, 1807년경에는 경북 상주에서도 인두법이 실시되었다.[17] 1814년에 저술된 한방렬(韓昉烈)의 『매정보감(梅亭寶鑑)·서문(序文)』에 종두법이 언급되고 있는데, 그 당시 전라도 남원 지역까지 인두법이 보급되었음을 알 수 있다.[18] 비교적 짧은 시기에 인두법이 삼남 지역으로 확산되었음을 알 수 있다.

또한 19세기 중엽, 이규경(李圭景, 1788~1856)은『오주연문장전산고(五洲衍文長箋散稿)』의「종두변증설(種痘辨證說)」에서 이종인의『시종통편』이 민간에 널리 퍼져 있고, 인두법 역시 전국적으로 광범위하게 실행되고 있음을 지적했다.『오주연문장전산고』가 헌종(憲宗, 재위 1834~1849) 시기의 저작이므로,『시종통편』이 나온 지 20~30년에 사이에 인두법이 이미 널리 확산되고 있음을 알 수 있다. 1886년『제중원 일차년도 보고서』에서 알렌과 헤론은 100명의 아이들 중 60~70명은 인두접종을 받을 정도로 인두법이 널리 시행되고 있음을 지적한 바 있다.[19] 19세기 초 한국 사회에 인두법이 등장한 이래로, 인두법은 우두법과의 경쟁 속에서도 한 세기 동안 한국인들의 광범위한 지지를 받았음을 알 수 있다.

1796년 에드워드 제너(Edward Jenner, 1749~1823)가 발견한 우두법은 인두법의 위험성을 제거하여 안전성을 높인 두창 예방법이었다. 게다가 우두법은 접종법도 간단하고 효과도 뛰어나서 우두법이 개발된 지 10여 년이 지나지 않아 전 세계로 확산되었다. 두창에 걸린 건강한 소로부터 추출한 두장(痘漿)을 확보한 뒤, 그것을 사람에게 접종하면 약한 과립이 생기게 된다. 여기서 채취한 사람의 두묘를 이용해 다시 서양식 인두법과 같은 형태로 암투암(arm-to-arm) 방식으로 다른 사람에게 접종하게 된다.[20] 말하자면 우두법은 최초 접종자에게 우두묘를 사용한다는 점을 제외하면 기존 서양식 인두법의 접종 방법을 적극 활용한 것이었다.

제너의 우두법 발견 이후, 1805년 필리핀을 거쳐 중국의 마카오와 광둥 지역에 우두법이 알려졌다. 1805년 마카오의 동인도회사 소속 의사였던 알렉산더 피어슨의 우두법 저서를 조지 스탠턴이 번역하여 『영길리국신출종두기서(暎咭唎國新出種痘奇書)』라는 제목으로 광둥에서 초판본을 발간했다.[21] 정약용은 1828년 베이징 중간본을 수정·편집하여 『마과회통』 말미에 우두법 관련 지식을 수록하기에 이르렀다.

1800년 전후 인두법 도입 시기 정약용은 인두법을 이론적으로 정리한 후, 이종인을 통해서 인두법을 임상적으로 실행에 옮길 수 있었다. 그러나 우두법의 경우는 이와 같은 방식을 적용할 수 없었다. 그 첫 번째 이유는 조선의 서학에 대한 정치적 탄압 문제와 관련이 있다. 『영길리국신출종두기서』는 제너의 우두법 발명, 아시아로의 확대 과정, 우두법의 실시 방법과 효과 등에 대해서 서술하고 있다. 이 책과 정약용의 「신증종두기법상실(新證種痘奇法詳悉)」 사이에는 내용상 적지 않은 차이가 발견되는데, 정약용은 정치적 탄압을 피하기 위해 기존의 설명에서 핵심적인 내용들을 많이 삭제하였다. 그러다 보니 정약용은 우두법에 관한 정확한 지식과 정보를 지식인들과 임상 의사들에게 제공할 수 없었다. 예를 들어, "서역의 여러 나라들은 본래 두창이 없었다. 천 백여 년 전, 동양에서 두창이 전염되어, 서역 여러 나라에 두루 퍼졌다", "우두법은 영국 의사 제너가 발명하였다", "스페인 국왕이 만금을 아끼지 않고 특별히 배 한 척에 어린아이들을 실어 영국에 신속히 이르렀고, 이 두묘로 종두할 수 있었다", "가경 10년(1805년) 4월 안으로, 페드로 후에(Pedro Huet) 선장의 배가 필리핀에서 어린아이들을 태우고, 이 두묘를 가지고 마카오에 전했다", "영국 의사들이 마카오 의사들을 도와, 규정대로 종두하였는데, 중국인 및 외국인 아이들 백여 명이 모두 목숨을 보전하였고 무탈하였다" 등의 내용이 정약용의 「신증종두기법상실」에서는 삭제되어 있다.

삭제된 대부분의 내용은 우두법이 영국인 의사에 의해 발명되었고, 여러 나라를 거쳐 동아시아에 도입되었다는 내용이다. 그 과정에서 드러나는 외국의 인명과 지명들은 모두 삭제되었다. 「신증종두기법상실」은 두묘를 보존하기 위한 방법으로 어린아이를 활용한 점을 삭제해 버렸는데, 이는 두묘를 보존하는 핵심적인 기술을 전수할 수 없게 되었다는 것을 의미한다.[22] 이처럼 조선 사회의 서학에 대한 정치적 탄압하에서 우두법에 대한 정확한 정보나 지식은 왜곡되거나 은폐될 수밖에 없었다.

두 번째로 정약용은 우두법에 대한 대중들의 불신을 해소시킬 수 있는 방안을 마련할 수 없었다. 인두법은 사람의 두묘를 사용하는 것인데다 남인 출신 몰락 양반인 이종인의 활약으로 조선의 지배층들이 인두 접종에 우호적인 자세를 보였다.[23] 반면 우두는 사람의 몸에서 얻은 두묘를 사용하는 것이 아니라 소라는 동물에게서 얻은 우두묘를 사용하는 것이었으므로, 동서양 사람들 모두 우두를 맞으면 소로 변할 수 있다는 우려를 광범위하게 공유하고 있었다. 사람 몸 속에 독기를 집어 넣어서 몸 안의 태독을 배출시킨다는 주장은 논리적으로 문제가 없었을지라도 소의 독기를 사람 몸에 접종한다는 사실은 대중들에게 거부감을 불러일으키기에 충분한 것이었다. 실제로 19세기 초에 한국에서 우두법을 실시할 수 있는 단계로까지 발전하지도 못했지만, 우두법이 실시되었다 해도 대중적인 저항에 직면했을 것이다.

중국에서 우두법에 대한 저항감을 완화시킨 대표적인 사례가 치우시(邱熺, 1774~1851)의 『인두략(引痘略)』(1817)이었다. 치우시는 서양식 우두법의 접종이론을 중국인 일반 대중이 쉽게 이해할 수 있도록 중국의학의 병인론, 음양오행설, 침법 등을 우두법에 끌어들였다. 우선 두창의 발병 원인을 전통적인 태독설(胎毒說)로 설명하였는데, 태독은 태어날 때부터 몸 안에 갖고 있는 독기를 의미한다. 이 독기가 몸 안에서 발현될 때 질병이 발생한다는 것이 태독설이다. 그렇다면 질병을 예방하기 위해서는 이 태독을 제거할 필요가 있을 것이다. 바로 우두묘라고 하는 것은 태독을 제거할 수 있는 일종의 상서로운 기운이라고 말할 수 있을 것이다. 치우시는 중국의학의 설명 방식으로서 우두 접종의 필요성을 역설한 것이었다.[24]

치우시는 우두법을 일반사람들이 이해하기 쉽도록 중국 전통 의학 지식과 체계를 이용하여 설명하였다. 『인두략』의 파종(播種), 묘(苗), 종두(種痘) 등의 표현은 모두 전통적인 한묘법에서 차용한 것이다. 치우시는 경맥학설과 침법을 우두법에 결합시켰다. 『인두략』은 수묘양삼초경도(水苗陽三焦經圖)를 제시하고, 사람의 양 팔의 혈자리에 우두를 접종하도록 했다.[25] 중국인들은 소의 고름이 사람의 몸 속에 들어가면 소로 바뀔 수 있다는 두려움을 가지고 있었는데, 치우시는 소는 오행(五行) 중 토(土)에 속하고, 사람의 오장 중의 비장(脾臟)도 토에 속하기 때문에 소와 사람의 비장은 같은 기에 속한다고 설명하였다.[26] 이러한 설명방식은 우두법에 대한 저항감을 희석시키는 데 중대한 공헌을 했다. 치우시의 『인두략』은 『인두방서(引痘方書)』, 『인두신서(引痘新書)』, 『인두신법전서(引痘新法全書)』 등의 이름으로 여러 서적과 합본 형식으로 60여 차례 인쇄되었다.[27] 반면 19세기 한국에서는 우두법에 대한 대중들의 저항을 희석할만한 지적인 시도조차 없었으며, 치우시의 『인두략』에 대한 소개조차도 지석영의 『우두신설』(1885)에 이르러서야 이루어졌다.

의학 지식 네트워크와 두묘의 확보 문제

우두법 도입과 확산에 있어 정치적 탄압 이외에도 우두에 대한 사회적 인식을 극복해야 하는 문제가 있었다. 중국의 경우 우두법의 인식에 대한 문제는 치우시의 『인두략』이 모범적인 사례를 제공했다. 그 밖에도 우두법의 안정적인 확산을 위해서는 무엇보다 의학 기술적인 문제를 해결해야만 했다. 그러나 조선 정부의 서학에 대한 탄압 속에서 실학자들은 우두법 이론을 제대로 전수하는 것조차 버거운 실정이었고, 의학 기술적 문제를 해결할 여유가 없었다.

『영길리국신출종두기서』 이후, 다수의 실학자들은 우두법에 관심을 뒀고, 앞다투어 우두 서적을 수집하고자 했다.[28] 정약용의 『마과회통』 출간 이후 30여 년이 지나, 이규경은 『오주연문장전산고』의 「종두변증설」에서 우두법과 관련된 다수의 정보를 수집했고, 최한기(崔漢綺, 1803~1877)는 『신기천험(身機踐驗)』(1866)에서 우두법의 우수성을 설파한 바 있다. 그러나 이규경과 최한기의 우두법에 관한 정보도 제한적이었고, 우두법의 효과를 임상적으로 증명한 것도 아니었다. 이처럼 정약용 이후 세대의 실학자들도 우두법의 효과를 잘 알고 있었고 우두법을 전폭적으로 지지하고 있었다. 그런데도 우두법 지식은 왜 널리 확산되지 못했을까?

첫째, 소수의 엘리트들만이 우두법 지식을 독점하고 있었고 의학 지식 네트워크를 확보하지 못했다. 우두법의 효과에 대해서는 의심의 여지가 없었지만, 조선 정부의 서학 탄압으로 서학의 일부로 간주되는 우두법 지식을 널리 공유하기 어려웠다. 19세기 중반까지 우두법 지식에 대한 관심을 갖고 있던 지식인들은 정약용, 이규경, 최한기 정도에 불과했다. 특히 이규경은 우두법의 효과에 관심을 두고, 그와 관련된 소식을 모으고 있었다.[29] 그럼에도 이규경조차도 우두법에 관한 지식을 정확히 알지 못했고, 정약용과 같이 우두법에 정통한 지식인들이 이 지식을 외부에 공유하지 않는다고 비판할 정도였다. 조선에서 우두법이 일부 지역에서 전파되었지만, 우두 지식을 심화시킬 수 있는 의학 지식 네트워크는 존재하지 않았다. 우두법 지식이 확산되기 위해서는 우두묘의 생산과 보관, 접종 방법 등에 대한 지속적인 토론과 관심이 필요했다. 지식인과 임상가들의 의학 지식 네트워크가 활성화되어야만 지식의 현지화 과정에서의 문제점들을 바로 잡을 수 있었다. 특히 조선에서는 우두묘를 자체적으로 생산할 수 있는 시설이나 설비가 갖추어져 있지 않았기 때문에, 우두묘를 확보할 수 있는 유통 경로나 우두 접종 관련 정보는 더더욱 절실한 상황이었다. 의학 지식 네트워크의 결여로 인해 우두법의 우수성에 대한 공감대에도 불구하고, 우두법 지식 자체가 보급되지 못했던 것이다. 우두법의 경쟁자였던 인두법이 강력한 확산성을 지니고 있었던 만큼, 인두법을 능가하기 위해서는 우두법에 관한 의학 지식 네트워크는 그만큼 더 절실한 것이었다.

    중국의 경우에는 1805년 알렉산더 피어슨의 우두법 소개 이래로 우두법 확산을 위해 지방 관료, 로컬 엘리트, 종두의 등 다양한 세력들이 협력하였다. 우두묘의 확보 없이 우두 접종은 실패할 수밖에 없었기 때문에, 19세기 중국의 의료선교사들은 국내외의 미션계 병원 네트워크를 활용하여 우두묘의 확보를 위해 노력했다.[30] 일본의 경우, 1820년 바바 사주로(馬場佐十郞, 1787~1822)의 『둔화비결(遁花秘訣)』이라는 우두법의 번역서가 존재했음에도 불구하고, 우두법이 본격적으로 확산되는 데에는 30여 년의 공백이 있었다. 그 시기에는 우두묘를 구할 수 있는 방안이 없었고, 우두법에 대해서 논의할 만한 토론장도 없었다. 그렇지만 일본에서는 난방의(蘭方醫) 네트워크가 구축되면서 우두법 지식체계와 네트워크가 점차 확대되고 있었으며, 나가사키와 네덜란드 식민지인 바타비아(현 자카르타) 커넥션을 통해서 우두묘가 지속적으로 유통될 수 있는 경로를 확보하고 있었다. 결국 이 네트워크의 확산 과정에서 우두법이 성공하기에 이른 것이다.[31] 반면 조선에서는 우두묘나 우두법 지식을 유통시킬 수 있는 의학 지식 네트워크와 유통망이 전혀 작동하지 않고 있었다.

둘째, 인두법의 경쟁력과 강력한 확산성은 두묘의 확보와 밀접한 관련을 갖고 있다. 사실 조선 사회에서 인두법과 우두법의 도입 시기는 큰 차이가 나지 않았다. 따라서 접종의 효과와 지속성 면에서 압도적 우위에 있었던 우두법은 이미 강력한 경쟁력을 갖추고 있었다. 그럼에도 불구하고 19세기 동안 대다수의 종두는 사실상 인두 접종이었다. 『제중원 일차년도 보고서』(1886)에 나타난 것처럼, 1880년대까지도 인두법은 종두법의 주류를 형성하고 있었다. 인두법은 지식과 기술의 확산을 보장해 줄 의학 지식 네트워크가 원활하게 작동하지 못했음에도 불구하고 19세기 말까지 계속해서 살아남을 수 있었다.

인두법과 우두법의 운명을 가르게 된 가장 중요한 문제는 바로 두묘의 확보에 있었다. 인두법은 사람의 진성 두묘를 사용하기 때문에, 두창 환자에게서 시묘 또는 숙묘를 언제든지 얻을 수 있었다. 반면 이규경의 주장처럼, 건강하고 효과적인 우두묘를 얻을 수 있는 가능성은 1%에 불과했다.³² 우두법의 성공 여부는 두묘 확보 여부에 있었다고 해도 과언이 아니었다. 우두묘가 확보되지 않는 한, 아무리 뛰어난 임상가가 존재한다 할지라도 우두 접종을 실행할 수가 없었기 때문이다. 어쩌다가 우두 접종에 한차례 성공했을지라도, 그것이 우두묘의 생산과 지속을 보장해 주진 않았다. 우두묘를 지속적으로 확보하기 위해서는 우두 접종이 끊기지 않아야 했기 때문이다. 예컨대 봄철 두창 유행 시기에 접종자가 많이 양산되었다 하더라도, 여름철 두창 유행이 사라지면 접종도 단절되고 더위로 인해 우두묘 보관도 어려워졌다. 그 후 다시 우두 접종을 시작하려면 새로운 우두묘를 확보할 수 없는 문제가 발생했다.

중국에서도 새로운 우두묘를 확보하기 위해 필리핀으로부터 백신을 제공받아야 하는 상황이 종종 초래되었다.³³ 정약용의 「신증종두기법상실」은 우두 접종을 위해서는 소에게서 얻은 우두묘가 필요하다는 사실만 제공했을 뿐, 실제로 우두묘를 어떻게 생산하고 확보할 수 있는지 우두 접종에 필요한 충분한 지식과 정보를 제공해 주지는 않았다.

우두묘의 자체 생산이 어렵다면, 해외에서 우두묘를 들여오는 방안이 있었다. 이론적으로 두창에 걸린 소로부터 다량의 두묘를 확보해서 사람에게 접종하면 되지만, 실제로는 두창에 걸린 소를 찾는 것조차 어려웠다. 따라서 두묘를 확보하기 위해서는 중국 등 외국으로부터 안정적인 공급 방안이 필요했다. 그러나 당시에는 두묘를 비교적 장기간 보관할 수 있는 장비나 기술을 가지고 있지 못했다. 한 겨울에 북경에서 아무리 빨리 두묘 딱지를 가지고 와도 15일 내에 올 수 없기 때문에 중국으로부터 두묘 확보가 불가능하다는 사실을 이미 알고 있었다.³⁴ 우두법이 효과적인 두창 예방법인 줄 알고 있다고 해도, 우두묘 없이는 사상누각일 뿐이었다.

 개항 이후 조선 사회에서 종두는 여전히 인두법이 시행되고 있었지만, 개항장과 서양식 병원들을 중심으로 우두법이 빠르게 확산되었다. 아울러 지석영을 비롯한 많은 이들이 이를 확산시키고자 우두 서적을 발간하기도 했다. 지석영의 『우두신설』(1885), 이재하의 『제영신편(濟嬰新編)』(1889), 김인제의 『우두신편(牛痘新編)』(1892) 등이 대표적이다. 이들은 모두 한의학적인 기반에서 저술된 것이었다. 서양의학에 기반한 최초의 우두 서적은 일본인 고조 바이케이(古城梅溪, 1860~1931)가 종두의 양성소 교재로 지은 『종두신서(種痘新書)』(1898)라고 할 수 있다.

 우두법의 도입에 있어 가장 중요한 인물은 지석영이다. 그는 역관 집안 출신으로 한의학을 공부했지만, 개항 이후 일본을 방문했던 김기수(金綺秀, 1832~1894) 일행 중 박영선(朴永善, 1828~?)이 구가 가쓰아키(久我克明)의 『종두귀감(種痘龜鑑)』(1817)을 구득하여 지석영에게 전해 주었다. 지석영은 우두법의 존재를 알게 된 후, 1879년 제생의원에 가서 우두법을 배웠다. 지석영은 우두 접종에서 가장 중요한 것이 우두묘를 확보하는 것임을 깨닫고, 1880년에는 수신사 일행을 따라 일본에 가서 우두묘 제조법을 수학하였다.[35]

 우두법 도입 초기에는 우두법에 대한 정부 지원이 거의 존재하지 않았다. 조선 정부가 우두 접종을 국가사업으로 진행하기 시작한 것은 1880년대였고, 1890년대에 이르러서야 우두법이 전국적인 차원의 국가사업으로 등장했다. 1882년 9월에는 전라도 어사 박영교(朴永敎)의 요청으로 전주성에 우두국을 설치하였고, 1883년 2월에는 충청도 어사 이용호(李容鎬)의 요청으로 공주부에 우두국을 설치·운영하였다. 1885년 지석영은 충청도 우두교수관이 되었으며, 『우두신설』을 저술하여 우두 보급에 힘썼다. 1887년 지석영이 갑신정변의 배후 인물로 지목됨에 따라 강진으로 유배를 떠나게 된다. 1892년에 유배에서 풀린 지석영은 한성에 우두보영당(牛痘保嬰堂)을 설치하고 우두 보급에 나섰다. 1895년 대한제국 정부는 「종두규칙(種痘規則)」을 반포하는 등 우두 강제 접종사업을 실시했고, 1890년대 이르면 전국적인 사업으로 제도화되기에 이르렀다. 개항 이후 우두법 보급에도 수많은 난관과 장애가 있었지만, 정부가 우두법 보급에 앞장서면서 이전과는 달리 우두법이 급속도로 확산될 수 있었다.

개항 이전까지는 민간의 관심도 제한적이었다. 그러다보니 우두법에 대한 대중들의 장벽은 높을 수밖에 없었다. 우두법은 이전의 중국식 인두법과 달리 우두묘의 확보뿐만 아니라 우두 접종을 위해서는 팔뚝의 피부를 절개해야 하는 기술적, 문화적인 간극이 존재했다. 서양사회에서는 튀르키예식 인두법과 우두법 사이에 그 차이가 존재하지 않았지만, 동아시아에서 중국식 인두법과 우두법 사이에는 절개와 접종이라는 크나큰 문화적, 기술적 차이가 존재했다. 따라서 중국식 인두법에 익숙한 정약용이 서양식 우두법 지식을 알았다 해도, 서양식 우두 접종 기술을 습득하고, 이를 문화적으로 수용하는 데는 상당한 시간이 필요했을 것이다. 말하자면 우두법의 토착화 과정을 거쳐야만 했다.

중국의 경우는 『인두략』과 같은 중국화된 우두 서적이 등장하여 크게 인기를 끌었고, 일본에서도 우두법의 확산을 위해서 동서양의 다양한 지식들이 동원되거나 융합되었다. 예를 들면, 우두를 접종하게 되면 소가 될 수 있다는 거부 논리를 소의 기는 토이고, 사람의 기운도 토라는 식으로 전통적인 설명방식을 우두 접종에 활용하는 방식으로 지식의 도입과 확대과정에서 중국화의 과정을 거쳤다. 일본에서도 팔뚝의 피부를 절개하는 서양식 접종 방식에 반발이 적지 않았다. 일본에서는 인두법 도입 단계부터 중국식과 서양식을 절충시키는 등 다양한 방식으로 일본화의 과정을 거쳤다. 반면 조선에서는 우두법의 문화적, 기술적 간극을 메워줄 우두법의 토착화 과정이 결여되어 있었다.

마치며

한국 사회에서 전통적인 두창에 대한 대응책은 미신이나 사후적인 대증요법에 한정되고 있었다. 종두법을 통해 두창을 예방할 수 있다는 인식의 전환과 실천은 획기적인 것이었다. 한국에서 종두법은 실학자들에 의해 전격적으로 도입·연구되었다. 그들은 의학 지식 네트워크를 통해 긴밀히 협력하면서 인두법에 관한 정보를 공유하면서 효과적인 인두법을 연구하였다. 특히 중국으로부터 인두법 서적의 도입은 실학자들의 인두법 연구를 크게 자극시켰다. 인두법 도입 시기에 정약용 등에 의해 우두법도 도입되었다. 우두법은 인두법의 한계를 극복한 것으로서 많은 실학자들의 관심을 끌었다. 그러나 19세기 전반 우두법 도입은 매우 제한적으로만 이루어졌다. 서학 탄압의 분위기 때문에, 실학자들은 서양의학 지식이 자신들을 통해서 유출되고 있다는 사실이 알려지는 것을 꺼려했다. 실학자들의 의학 지식 네트워크도 정치적 압박을 넘어설 만큼 강고하지 않았다. 더욱이 우두법의 두묘 확보와 접종 방법 등 기술적, 문화적 장애 요인도 있었다.

　한국에서 인두법과 우두법은 우열론과 이분법적 시각에서 이해되어 왔으나, 최근에는 인두법의 근대성과 역사적 역할이 재조명되고 있다. 또한 그 과정에서 인두법과 우두법 모두를 소개했던 정약용의 역할 역시 주목받고 있다. 그러나 한국의 인두법과 우두법 도입이 정약용을 비롯한 몇몇 실학자의 애국심이나 애민사상의 발로였다는 식으로 호도되어서는 안될 것이다. 시야를 동아시아로 확대하게 되면, 한국에서 인두법과 우두법이 확산될 수 있는 기반은 매우 취약했다. 여기에는 서학에 대한 정치적 탄압, 의학 지식 네트워크의 결여, 관민의 지원 부족, 두묘 확보와 접종 기술 등 여러 가지 요인이 복합적으로 작용했다. 이 글은 그중에서도 두묘의 채취 및 보관, 접종 기술 등 그동안 종두법 연구에서 간과되어 온 원천기술의 중요성에 관심을 두었다.

　두묘의 중요성은 아무리 강조해도 지나치지 않는다. 두묘가 없다면 종두 자체가 불가능하기 때문이다. 인두묘의 경우에는 두창 환자에게서 두묘를 채취하는 것이기 때문에, 두묘의 확보에 어려움이 없었다. 그러나 인두묘의 경우에는 시묘와 숙묘 사이에 기술적 난이도가 존재하였다. 시묘는 생고름을 사용하기 때문에 효과는 확실했지만, 안전성에는 의문의 여지가 있었다. 숙묘는 얼마간의 숙성 기간을 거치기 때문에 안전성을 확보할 수 있었지만 자칫하면 아무런 효과가 없을 수 있었다. 이종인은 인두 접종에 있어 숙묘를 택했고, 인두묘의 안전성을 중시했다. 반면 우두법의 경우에는 우두묘를 확보해야 했는데, 19세기 전반까지 한국에서 우두묘를 확보할 수 있는 방안이 없었다. 자체 생산도 불가능했고, 해외에서 들여온 우두묘는 쉽게 부패해서 효과가 없었다. 우두묘가 확보되지 않는 한, 아무리 좋은 접종 기술이 있다 해도 쓸모가 없었다.

인두법과 우두법은 두장이나 두가를 사용해서 면역에 이르게 한다는 점에서 동일한 면역원리를 가진 의학 지식이고, 우두법에서도 인두법의 접종 방법을 활용하고 있기 때문에 서로 연관되어 있었다. 정약용이 인두법과 우두법의 도입에 모두 관여하고 있었다는 점도 인두법과 우두법의 관련성을 시사한다. 인두법과 우두법은 이론적으로나 기술적으로 서로 배타적인 지식이 아니라 발전적인 계승 관계에 있었다고 말할 수 있다. 그러나 정확히 말하자면 우두법에 사용된 인두법은 중국식 인두법이 아니라 서양식 인두법이었다. 중국식 인두법은 두가를 콧 속에 불어넣는 방식이었던 것에 비해, 서양식 인두법은 팔뚝 피부를 절개하고 절개된 부위에 우두묘를 접종하는 방식이었다. 따라서 중국식 인두법에서 우두법으로 진화하기 위해서는 우두묘를 왜 접종해야 하는지와 왜 팔뚝의 피부를 절개해야 하는지에 대한 설명과 설득이 필요했다. 한국에서 인두법이 우두법으로 진화하는 데는 정치적, 사회적, 의학 지식적 장벽뿐만 아니라 두묘의 확보와 접종 기술의 전수라는 의학 기술적 요인도 커다란 장애물로 남아있었다.

우두법에 새로운 단계에 접어든 것은 개항 이후였다. 개항 이후 여전히 우두법에 대한 문화적인 저항과 제한점이 존재했다. 그러나 1880년대 이후로는 개항장 및 서양식 병원들을 중심으로 우두법이 본격적으로 도입되기 시작했고 우두법을 둘러싼 환경도 크게 개선되었다. 1895년 갑오개혁 이후로는 정부에 의한 우두법이 본격화되면서 제도적으로 안착될 수 있었다.

우두법 도입과 확산에서 한중일이 차이가 생긴 것은 한국에서 의학 지식과 의학 기술의 네트워크가 약하게 작동하고 있었던 반면, 일본과 중국에서는 난방의 네트워크와 의료선교사 네트워크가 폭넓고 강력하게 작동하였기 때문이다. 일본과 중국에서는 이러한 의학 기술 네트워크를 기반으로 우두법을 토착화하기 위한 노력을 일찍부터 전개해 나갔다. 결국은 이러한 의료 환경의 차이는 한중일 우두법 보급과 확산에서 차이를 가져다주었고, 근대국가 건설 과정에서 각국의 의료정책 실천과 위생의 제도화가 서로 다른 양상으로 전개된 배경이 되었다.

미주

1   대표적으로 최익한(1940)과 김두종(1956)의 연구를 들 수 있다. 김두종, 「우리 나라의 두창의 유행과 종두법의 실시」, 『서울대학교논문집 인문사회학편』 4, 1956; 최익한, 「정다산과 종두술(1940)」, 『실학파와 정다산』, 청년사, 1989.
2   신동원은 인두법이 우두법만큼 후대에 각광을 받지 못한 이유로 지석영-일본의 지원-서양과학-문명화로 연결되는 네트워크의 부재를 지적하면서도, 인두법이 조선사회의 집단면역력을 끌어올렸으며, 인두법이 우두법의 보급과 확산에 기여한 것으로 평가한 바 있다. 김호, 「'이의순명(以義順命)'의 길: 다산 정약용의 종두법(種痘法) 연구」, 『민족문화연구』 72, 2016, 84쪽; 신동원, 「한국 우두법의 정치학: 계몽된 근대인가, '근대'의 '계몽'인가」, 『한국과학사학회지』 22(2), 2000, 159쪽.
3   김호, 「'이의순명(以義順命)'의 길: 다산 정약용의 종두법(種痘法) 연구」; 신동원, 「유의의 길: 정약용의 의학과 의술」, 『다산학』 10, 2007; 최익한, 「정다산과 종두술(1940)」, 『실학파와 정다산』, 청년사, 1989.
4   그런 점에서 임상의사인 이종인에 대한 최근 연구가 주목을 끈다. 박훈평, 「李鍾仁의 『時種通編』 연구」, 동신대학교 한의학과 박사학위논문, 2020.
5   박기수, 「淸 중엽 牛痘法의 도입과정과 광동 行商의 역할」, 『명청사연구』 40, 2013; 조정은, 「근대 상하이 공공조계 우두 접종과 거주민의 반응: 지역적·문화적 비교를 중심으로」, 『의사학』 29(1), 2020; 조정은, 「의학 지식의 수용과 변용: 종두법(種痘法)의 전래와 한문 우두서(牛痘書)를 중심으로」, 『명청사연구』 49, 2018; 조정은, 「청말 의료선교사의 눈으로 본 두창과 종두법」, 『명청사연구』 65, 2021; Ann Jannetta, *The Vaccinators: Smallpox, Medical Knowledge, and the 'Opening' of Japan*, Stanford: Stanford University Press, 2007.
6   정왕이는 18세기 전반 활동했던 청대의 대표적인 종두의였다. 그의 생몰연대와 『종두방』의 저작연대는 알려져 있지 않다.
7   정약용 지음, 김남일 등 역주, 『마과회통』, 현대실학사, 2009, 510쪽.
8   권복규 외, 「정약용의 우두법 도입에 미친 천주교 세력의 영향: 하나의 가설」,

『의사학』6(1), 1997; 김두종, 「우리나라의 두창의 유행과 종두법의 실시」, 『서울대학교논문집 인문사회학편』4, 1956; 김영호, 「정다산의 과학기술사상」, 『동양학』19, 단국대학교 동양학연구소, 1989; 김옥주, 「조선 말기 두창의 유행과 민간의 대응」, 『의사학』2(1), 1993; 김호, 「'이의순명(以義順命)'의 길: 다산 정약용의 종두법(種痘法) 연구」; 김호, 「조선후기 痘疹 硏究: 『麻科會通』을 중심으로」, 『한국문화』17, 1996; 신동원, 「유의의 길: 정약용의 의학과 의술」, 『다산학』10, 2007; 최익한, 「정다산과 종두술(1940)」.

9 김성수, 「조선 전기 두창 유행과 『瘡疹集』」, 『한국한의학연구원논문집』16(1), 2010.

10 김호, 「'이의순명(以義順命)'의 길: 다산 정약용의 종두법(種痘法) 연구」, 69~70쪽; 조정은, 「청말 의료선교사의 눈으로 본 두창과 종두법」, 『명청사연구』65, 2021, 469~473쪽.

11 김두종은 박제가가 이미 수묘법을 통해 두묘 채취에 성공했다고 주장했지만, 그럴 가능성은 매우 낮았다고 생각된다. 박제가의 역할은 인두법을 이론적으로 정리한 것이고, 인두법의 임상적 역할은 이종인을 통해서 가능했기 때문이다. 김두종, 「우리나라의 두창의 유행과 종두법의 실시」, 『서울대학교논문집 인문사회학편』4, 1956.

12 정약용 저, 김남일 등 역주, 『마과회통(麻科會通)』, 현대실학사, 2009, 526쪽.

13 최익한, 「정다산과 종두술(1940)」, 『실학파와 정다산』, 청년사, 1989, 516~517쪽.

14 이종인, 『시종통편(時種通編)』, 1817.

15 이종인, 『시종통편(時種通編)』, 1817.

16 박훈평, 「『李鍾仁의 『時種通編』 연구』, 동신대학교 한의학과 박사학위논문, 2020, 199~209쪽.

17 정약용, 「종두설(種痘說)」, 『여유당전서(與猶堂全書)』시문집 10권.

18 박훈평, 「한방렬의 매정보감 연구」, 『한국의사학회지』30(1), 2016, 3~4쪽.

19 H. N. Allen and J. W. Heron, *First Annual Report of the Korean Government Hospital Seoul*, Yokohama R Meiklejohn & Co., 1886. [『제중원 일차년도 보고서』의 원문과 번역본은 『延世醫史學』3(1), 1993.]

20 정약용, 「마과회통보유(麻科會通補遺)」, 『마과회통(麻科會通)』6권.

21 박기수, 「淸 중엽 牛痘法의 도입과정과 광동 行商의 역할」, 『명청사연구』40, 2013, 221~227쪽.

22   삭제된 구체적 내용에 대해서는 김호, 「'이의순명(以義順命)'의 길: 다산 정약용의 종두법 연구」, 『민족문화연구』 72, 2016, 69~70쪽을 참고.
23   정약용, 「종두설(種痘說)」, 『여유당전서(與猶堂全書)』 시문집 10권.
24   邱熺, 『引痘新法全書』, 廣東科技出版社, 2009; 신규환, 「19세기 후반-20세기 전반 동아시아의 감염병 유행과 방역대책 - '봉쇄형' 방역 인프라의 구축과 관련하여 - 」, 『동서인문』 14, 2020.
25   張嘉鳳, 「十九世紀初牛痘的在地化」, 『中央研究院歷史語言研究所集刊』 78(4), 2007.
26   董少新, 「論邱熺與牛痘在華之傳播」, 『廣東社會科學』, 2007, 137쪽.
27   張嘉鳳, 2007, 769쪽.
28   김호, 「'이의순명(以義順命)'의 길: 다산 정약용의 종두법 연구」, 『민족문화연구』 72, 2016, 79~80쪽.
29   이규경, 「種痘辨證說」, 『오주연문장전산고(五洲衍文長箋散稿)』, 1977을 참고.
30   자세한 내용은 제6장을 참고.
31   Ann Jannetta, *The Vaccinators: Smallpox, Medical Knowledge, and the 'Opening' of Japan*, Stanford: Stanford University Press, 2007.
32   이규경, 「種痘辨證說」, 『오주연문장전산고(五洲衍文長箋散稿)』, 1977. "取牝牛乳上有如痘痂瘇疥者, 快取而針將種花小兒臂上某穴, 擦牛乳痂則卽出飛痘, 不日順成. 雖聖痘, 不可此方. 此痘更無痘後, 餘毒永不復出. 牛乳痂, 百牛中僅有其一二, 故最難得云. 愚以爲小兒米痘者得此方, 可謂仙劑而但云臂穴云者. 牝牛乳痂百牛僅一等語, 蓋猜人試之, 祕其方也."
33   박기수, 「淸 중엽 牛痘法의 도입과정과 광동 行商의 역할」, 『명청사연구』 40, 2013, 233쪽.
34   이규경, 「種痘辨證說」, 『오주연문장전산고(五洲衍文長箋散稿)』, 1977을 참고.
35   신동원, 「한국 우두법의 정치학: 계몽된 근대인가, '근대'의 '계몽'인가」, 『한국과학사학회지』 22(2), 2000.

제2장

동아시아 종두 지식의 수용과 변용

.
.
.

조정은

시작하며

두창 백신의 시초는 중국의 인두법(人痘法)으로 알려져 있다. 이 방식이 정확히 언제 시작되었는지는 알기 어렵지만, 연구자들은 대략 명대부터 시작되어 청대에는 보편화되었다고 본다.[1] 인두법은 17세기부터 유럽과 아시아 각국에 퍼져나갔지만, 그 세력은 후발 주자인 우두법(牛痘法)에 비하면 미약했다. 영국 의사 에드워드 제너(Edward Jenner, 1749~1823)가 개발한 우두법은 인두법과 비교하면 놀랄만한 속도로 세계에 퍼져나갔다. 파급효과를 생각해 보면 우두법의 중국 수용에 관한 연구 성과가 많은 것도 당연하다고 할 수 있을 것이다.[2]

제너의 우두법을 처음 중국에 소개한 인물은 동인도회사 소속 외과의 알렉산더 피어슨(Alexander Pearson, 1780~1874)으로 1805년 마카오에서 처음으로 우두 접종을 시행했다고 알려져 있다. 그가 쓴 우두법에 관한 소책자의 중국어 번역본 『영길리국신출종두기서(暎咭唎國新出種痘奇

書)』(1805)³는 중국에 우두법을 알리는 데 중요한 역할을 했다. 당시 중국인은 이미 인두법을 통해 백신과 면역의 개념을 알고 있었기 때문에, 우두법이야말로 중국에 근대 의학을 소개하는데 가장 좋은 방법이었다. 이후 우두법은 광저우를 거쳐 다른 지방으로 전해졌는데, 이 과정에서 지역 엘리트, 지방 관료, 종두 전문 의사[두의(痘醫)]의 협조가 우두법의 확대에 큰 도움을 주었다.⁴ 특히 피어슨의 조수로 일하면서 중국 최초의 두의가 된 치우시(邱熺, 邱浩川, 1774~1851)는 『인두략(引痘略)』(1817)이라는 종두서를 편찬하여 우두법을 알리는 데 결정적인 역할을 했다. 『인두략』에서는 전통의학의 이론을 이용하여 우두를 선전하였는데, 이러한 방식은 과학적 근거의 존재 여부와는 별도로 서양 기술에 대한 중국인의 반감을 완화하는 데 효과적이었다.⁵

한편으로는 교류사적 관점에서 아시아에서 유럽으로, 다시 유럽에서 아시아로 이어지는 종두법의 전파 과정도 흥미롭다. 중국의 인두법은 튀르키예를 거쳐 유럽에 전해져 유럽인들을 놀라게 했다.⁶ 일본 에도(江戶)의 난방의(蘭方醫, 네덜란드 의학을 배운 의사)들은 유럽 의사와의 네트워크를 통해 우두를 적극적으로 수용하려 했다.⁷ 중국이나 일본 외에도 필리핀, 인도네시아, 베트남 등 아시아 각국에 한문으로 쓴 우두서(牛痘書)가 전해져 우두법을 알렸다.⁸ 한자라는 공통된 글자를 공유하는 지역에서는 한문 우두서가 우두라는 새로운 기술을 먼저 지식으로 전달하였던 것이다. 새로운 의학 지식은 어떻게 나라에서 나라로 전해지고 현지에 뿌리내리게 되는 것일까. 종두법(種痘法)의 전파 과정에서 그 답을 조금은 들을 수 있지 않을까.

전통 중국의 종두법

인두법의 유래

청대 주춘구(朱純嘏)의 『두진정론(痘疹定論)』(1713)에서는 북송 진종(眞宗)대(재위 968~1022) 아미산(峨眉山)의 선인(仙人)이 종두법을 전래해 주었다는 설화를 이야기한다.[9] 청대 『의종금감(醫宗金鑑)』(1742)에서도 이 설을 인용하여 송대에 이미 인두법이 민간에 존재했다고 주장하였다. 그러나 이 설은 명확한 사료적 근거가 없다. 선행연구에서는 중국의 인두법이 대략 명대부터 보급되기 시작하여 청대에 이르러 의학적 지위를 획득했다고 본다.[10]

인두법은 확실한 효과가 있었기 때문에 널리 퍼져 나갔다. 특히 두창 유행이 심한 중국 남부에서 인기를 끌기 시작했다.[11] 본래 북쪽에서는 인두법을 별로 중요하게 여기지 않았고, 지식인 중에는 명(命)은 하늘에 달려있으므로 인두법으로 예방하는 것이 불가능하다고 생각하는 사람도 많았다. 그러나 청나라를 세운 만주족은 두창에 취약했기 때문에 종두법에 관심을 가졌다. 젊은 황제 순치제(順治帝, 재위 1638~1661)가 갑작스럽게 세상을 떠난 것도 두창 때문이었고, 순치제의 삼남 강희제(康熙帝, 재위 1661~1722)가 황제에 오를 수 있었던 이유도 어린 시절 두창에 걸린 적이 있어 면역력을 지닌 덕분이었다. 이러한 연유로 청나라는 적극적으로 종두법을 이용하고자 하였으며 이는 종두법의 의학적 지위가 높아지는 계기가 되었다.[12] 강희제의 손자인 건륭제(乾隆帝, 재위 1736~1796)는 종합 의서인 『의종금감』을 편찬하게 하였는데, 중국에서는 이 책에 적힌 인두법의 네 가지 방식 두의법(痘依法), 두장법(痘漿法), 한묘법(旱苗法),

수묘법(水苗法) 중에서 두창 환자에게서 얻은 딱지[두가(痘痂)]를 가루로 만들어 코에 넣는 수묘법이나 한묘법이 주를 이루었다.

　인두법이 의학상의 지위를 획득하면서 종두를 전문적으로 실시하는 의사들이 늘어났다. 그들은 종두법을 독점하고 다른 이들이 알아내지 못하도록 조심하였다. 또한 바이러스의 활력이 장기간 유지되도록 두가의 상태로 채취해서 보존하고 독성을 약화시킨 숙묘(熟苗)를 사용하여 비교적 안전하게 종두를 접종하였다.[13]

아시아와 유럽으로 뻗어나간 인두법

약 17세기부터 중국의 인두법은 러시아, 중앙아시아, 튀르키예, 일본, 조선 등으로 전파되었다. 러시아는 청나라와 네르친스크 조약을 맺은 후 1689년(강희 28년) 사람을 파견해 중국에서 두창의 치료법[치두(治痘)]과 함께 종두를 배웠다고 한다.[14]

　베이징에서 활약한 예수회 선교사도 인두법의 존재를 알았다. 1726년 예수회 선교사가 보낸 보고서[15]를 통해 유럽의 여러 나라로 인두법이 소개되었지만 큰 반향을 불러오지는 못했다. 인두 접종의 효능이 본격적으로 알려지는 데는 오스만제국 주재 영국 대사의 아내였던 메리 몬태규(Mary Wortley Montagu, 1690~1762)의 활약이 컸다. 그녀가 소개한 튀르키예식 인두법은 접종받을 사람의 팔에 작은 상처를 내어 두창 환자에게서 얻은 고름[두장(痘漿)]을 넣어주는 완종법(腕種法)이었다.[16]

　인두법에 대한 유럽인들의 태도는 극명하게 나뉘었다. 두창으로 인한 피해가 극심한 농촌에서는 인두법에 관심이 많았지만, 대도시의 주민들이나 지식인들은 인두법을 불신하였다. 예방 접종을 신의 섭리에 대한 간섭으로 여기는 태도는 인두법에 대한 회의를 부추겼다. 프랑스 사상가 볼테르(Voltaire, 1694~1778)의 『철학통신(Lettres Philosophiques)』에 의하면 메리 몬태규가 아이에게 종두를 접종시키자 목사는 "이러한 경험은 기독교적인 것이 아니어서 비기독교도들의 신체에만 효과가 있다"고 하였다.[17] 중국의 지식인들이 두창은 하늘의 뜻에 달려있으므로 인공적으로 예방할 수 없다고 생각한 것과 같은 맥락이다.

나라별로도 차이가 있었다. 영국에서는 왕실의 주요 인물들이 두창으로 사망하면서 예방법에 대한 관심이 높아져 있던 상황이었기 때문에 인두법에 대한 적극적인 검토가 이루어졌다. 1721년부터 1740년에 걸쳐 영국 학술원의 주관 아래 실시된 논리적이고 세심한 통계조사에 의해 인두법에 대한 불신은 사라졌다. 그러나 프랑스와 같은 대부분의 유럽 기독교 국가에서 인두 접종은 좀처럼 환영받지 못했다. 결국 유럽에서 서민까지 종두를 받게 된 것은 18세기에 이르러 군대에서 강제로 접종하면서였다.[18] 당시 유럽에서 주류는 중국식의 수묘법이나 한묘법이 아닌 튀르키예식 완종법이었다.[19]

그렇다면 일본의 경우는 어떠하였을까. 17세기 동중국해와 그 주변에서는 생사(生絲)로 대표되는 중국의 물산과 일본 은(銀)·아메리카 은 교역이 활발히 진행되고 있었다. 물자와 사람의 이동과 더불어 의학 지식도 자연스럽게 들어왔을 것이다. 혹자는 명나라가 멸망하면서 망명한 중국인 의사를 통해 중국식 인두법이 일본에 들어왔으리라 본다. 하지만 일본의 의사들이 실질적으로 중국식 인두법에 관심을 두게 된 것은 18세기 후반이 되어서였다. 리런산(李仁山)이라는 청나라 항저우 종두과(種痘科)의 의사가 상선(商船)을 타고 1745년 음력 12월 나가사키에 와서 유

녀(遊女) 20인을 대상으로 인두법을 실시하고, 여러 사람에게 수묘법과 한묘법을 전수하였다.[20]

1752년경에는 『의종금감』도 전해졌다. 『의종금감』을 통해 인두법을 배워 자신만의 독자적 인두법을 발전시킨 사람이 바로 아키즈키번(秋月藩)의 오가타 슌사쿠(緒方春朔, 1748~1810)이다. 알려진 바로는 1790년부터 1793년까지 400명에게 종두를 접종했다고 하며, 번주를 따라 에도로 갔을 때 각 번의(藩醫)들을 가르쳐 인두법의 확산에도 기여하였다. 나가사키 역관 바바 사주로(馬場佐十郞, 1787~1822)의 문인 쿠와타 겐신(桑田玄眞)은 독일의 의사 로렌츠 하이스터(Lorenz Heister, 1683~1758)의 책에서 인두 접종법을 배워 실험한 경험에 따라 『의종금감』의 이론은 정확하지 않다고 비판하였다. 사실 『의종금감』에는 시묘를 사용하는 방식만 있고, 숙묘를 사용하는 방식은 적혀 있지 않았다. 『의종금감』이후에 나온 새로운 책도 일본에 들어오지 않았다. 결국 일본에는 비교적 안전한 숙묘를 사용하는 방식이 알려지지 못했다. 또한 리런산 외에 기술을 전수할 만한 중국인 의사가 일본에 온 일도 없었다. 이러한 이유로 중국식 인두법은 일부 번에서만 행해졌을 뿐 일본 전역에 퍼지지는 못했다.[21]

한편 18세기 후반에는 유럽인이 가져온 외과서를 통해 튀르키예식 인두법의 존재도 알려졌다. 1793년 독일인으로 네덜란드 상관의(商館醫)를 맡고 있던 켈러(Ambrosius Ludwig Bernhard Keller)는 나가사키의 아이들 6명에게 튀르키예식 인두법을 실시했다. 그의 방식은 어린아이의 팔에 두 곳을 랜싯(lancet)으로 상처를 내서 두장을 집어넣는 것이었다. 사실 오가타 슌사쿠는 직접 데지마(出島)에서 켈러와 만나 튀르키예식 인두법에 대해 들었지만, 별 관심을 두지 않고 중국식 방법에 몰두했다고 전한다. 켈러는 이 방식을 에도의 난학자들에게도 전수했다. 튀르키예식 인두법은 우두법이 들어오기 전까지 나가사키와 에도, 기타 지역에서 행해졌던 듯하다.[22]

인두에서 우두로

알렉산더 피어슨과 우두법의 중국 전래

인두법이 서양으로 퍼져나가는데 최소 200년 정도 걸린 것과는 달리, 1796년 제너의 우두법 발명 이후 우두법에 대한 정보는 여러 지역으로 순식간에 퍼져나갔다. 아시아에서는 인도에서 가장 먼저 실시하였다. 1801년 3월 봄베이(현재의 뭄바이) 총독은 콘스탄티노플 주재 영국대사에게 우두 백신을 보내달라고 요청한다. 콘스탄티노플에는 이미 우두법이 정착했기 때문이다. 몇 차례의 실패를 거쳐 1802년부터는 봄베이에서도 우두 접종이 이루어졌다. 이후 우두는 봄베이에서 배를 이용해 해안선을 따라 전래되다가 내륙으로 퍼져나가는 모습을 보인다. 주로 배를 이용하여 운반하였기 때문에 항해 기간이 오래 걸리는 곳까지 우두법을 알리는 일은 쉽지 않았다. 1803년 중국에 소재한 동인도회사의 요청으로 인도 총독이 보내 준 백신은 오랜 항해로 인해 동년 10월 중국에 도착했을 때는 이미 활성을 잃은 상태였다.[23]

이러한 시행착오를 거쳐 1805년 드디어 백신이 마카오에 도착했다. 알렉산더 피어슨의 『영길리국신출종두기서』와 영문 초록에서는 중국의 우두 전래를 다음과 같이 소개하고 있다.

> 우두법은 대서양, 아시아, 아메리카 등으로 퍼졌다. 스페인 왕은 우두를 접종받은 아이들을 배에 태워 자신의 영토 곳곳에, 특히 필리핀 제도로 보냈다. 가경(嘉慶) 10년 음력 4월 페드로 후에[啤嗻嚕嗜]가 배에 아이들을 태우고 필리핀에서 마카오로 들어왔다. 현지에 살고 있는 영국과 포르투갈 의사들이 협력하여 중국과 외국인 아이들에게 접종하였다. 수백 명이 예방 접종을 받았다.[24]

위의 인용문에 따르면 1805년 음력 4월 포르투갈 상인 페드로 후에 (Pedro Huet; Mr. Hewit)가 에스페란자호에 우두 백신을 실어 마닐라에서 마카오로 전달하였다. "현지에 살고 있는 영국과 포르투갈 의사들"이라는 문장에 등장하는 영국 의사가 중국에서 최초로 우두를 접종한 것으로 알려진 피어슨일 것이다.

후에가 마닐라에서 가져온 우두 백신의 출처는 바로 스페인 의사 발미스(Dr. Francisco Xavier De Balmis, 1753~1819)였다.[25] 발미스는 스페인 국왕 카를로스 4세의 명에 따라 각지의 스페인령에 우두법을 전파하였다. 1803년 멕시코에 백신 전파 후, 이어서 아메리카에 있는 스페인 식민지로 가기 위해 1805년 3월 멕시코에서 필리핀으로 출항하였다. 배에는 3~9세의 고아 소년 26명을 태웠는데 당시에는 백신을 보존할 방법이 마땅치 않았으므로 어린이의 팔뚝에서 팔뚝으로 접종하는 방식으로 활성을 유지해야 했기 때문이다. 각 어린이는 약 9~10일 동안 백신 저장소 역할을 하게 된다. 안전을 위해 한 번에 두 명의 어린이에게 예방 접종을 했으므로 계산상 26명의 아이가 3개월에서 4개월 동안 백신을 옮길 수 있었다. 5주에 걸친 항해 끝에 4월 15일 마닐라에 도착한 발미스와 일행들은 마닐라의 스페인 당국에 우두 백신을 소개했다. 바로 다음 날부터 접종이 시작되었다.

후에가 발미스의 우두 백신을 가져온 지 약 4개월 후인 9월 16일에는 발미스가 직접 마카오로 백신을 가져왔다. 발미스와 세 명의 필리핀 아이들을 태운 포르투갈 상선 딜리젠시아(Diligencia) 호가 마카오에 입항한 것은 9월 10일의 일이다. 하지만 태풍으로 인해 착륙이 어려워 9월 16일에서야 드디어 마카오에 발을 들일 수 있었다. 선행연구에 따르면 후에가 가져온 백신이 이미 활력을 잃은 상태였기 때문에 발미스가 백신을 가져오자 많은 이들이 기뻐하였다고 한다.[26]

피어슨이 1816년 2월 제출한 보고서에서는 이 과정을 아래와 같이 기록했다.

1805년 봄, 제임스 드러먼드(James Drummond)가 이 나라에서 업무 책임자를 맡은 동안, 포르투갈 상인 후에가 자신의 배에 [백신을 지닌] 살아있는 사람을 태워 마닐라에서 마카오로 백신을 운반하였다. 그의 가톨릭 황제는 우두 백신이 전문가들의 보살핌을 받으며 적절한 수단을 통해 남아메리카 대륙을 가로질러 스페인 식민지인 필리핀 군도로 전해질 수 있도록 하였다. 나는 그중 한 명인 발미스가 자신이 이 나라에 우두법을 소개했다고 주장하는 것을 보았다. 하지만 그가 중국에 도착하기 전부터 마카오의 포르투갈 의사들과 나[피어슨]는 거주민과 중국인에게 우두법을 광범위하게 시행하였다. 또한 내가 저술하고 스탠턴 경(Sir George

Staunton)이 중국어로 번역한 소책자[『신출종두기서』]가 출판된 것도 그가 도착하기 몇 달 전이었다.[27]

발미스가 자신이 중국에 우두법을 소개했다고 주장한 것은 9월의 일이다. 인용문 첫 줄의 1805년 봄이란 1805년 5월을 의미한다. 즉 피어슨은 발미스가 오기 전부터 이미 마카오에서 우두법을 광범위하게 실시하였다고 반박하고 있다. 정리해 보면 1805년 음력 4월 후에의 백신 전래, 음력 6월 『신출종두기서』 간행, 9월 발미스의 백신 전래로 시기가 이어진다.

사실 1805년 5월과 9월의 백신은 모두 발미스에게서 온 것이다. 정작 백신이 없으면 우두법에 대한 지식은 아무 소용이 없으므로, 우두 백신의 전래는 큰 의미가 있다. 하지만 피어슨은 1805년 5월부터 마카오에서 우두 접종을 시행한 것이 발미스가 아닌 자신과 포르투갈 의사들이었음을 강조하고 싶었던 것 같다. 그의 보고서에는 자신이 얼마나 우두 접종의 전파를 위해 노력했는지만 기술되어 있을 뿐, 구체적인 백신의 출처나 발미스의 활약을 소개한 내용은 보이지 않는다.[28]

발미스의 노력도 정당한 평가를 받아야 한다. 마카오의 포르투갈 당국은 전부터 종두국, 즉 백신 접종소를 설립하려는 계획을 세우고 있었는데 발미스가 도착하자 곧 실행에 옮겼다. 9월 16일, 발미스가 도착한 날 그의 협조 아래 우두 접종에 성공했다. 발미스는 마카오에 머무른 수 주간 우두 백신의 보존법을 현지 의사들에게 전수하여 우두 백신이 널리 퍼지는 데 결정적인 기여를 하였다. 이어서 10월에는 광저우로 향하였고 그곳에서 약 두 달간 머물렀다. 11월 30일에 다시 마카오로 돌아왔으며 다음 해 1월에는 377명에게 우두 접종을 실시하였다.[29] 우두 백신의 전파라는 목적을 어느 정도 달성한 발미스는 1806년 9월 7일 스페인으로 돌아온다. 제너의 우두법이 알려진 지 10년도 채 되지 않아 바다 건너 중국에까지 우두법이 퍼진 것이다.

우두법은 마카오를 시작으로 광저우를 거쳐 중국 내륙으로 점차 알려지기 시작하였다. 우두법 전래의 중국 쪽 입구가 마카오였다는 점은 사실 놀랍지 않다. 16세기 이래 마카오는 중국과 유럽의 무역 거점지이자 중서문화교류 통로로써 중요한 역할을 하였기 때문이다. 포르투갈은 1557년 명 정부로부터 마카오 거주를 허락받고 중국 내륙지방과 정규적인 상업 교류를 시작했다. 중국차는 마카오를 경유하여 유럽으로 전파되었고 옥수수, 땅콩, 감자, 토마토, 상추 등이 포르투갈인을 통해 중국에 전해졌다. 약재 또한 중요한 무역 상품이었다. 예수회를 통해 유럽의 신약이 중국으로 전해졌으며, 중약재도 유럽으로 들어갔다.[30] 우두법은 이러한 문화교류를 잘 보여주는 사례이다.

우두법이 중국에서 어느 정도 널리 퍼졌는지에 대해서는 확실치 않다. 우두법이 확실한 효과를 보였기 때문에 큰 거부감 없이 급속히 퍼졌다는 주장도 있다. 반면 유교적 관념이 강한 중국에서는 의학 자체에 관심이 적고, 소의 기와 사람의 기가 달라 우두를 접종하면 큰일이 생길 거라고 믿는다거나 백신을 코로 넣는 게 아닌 살을 째는 방식에 거부감을 느껴 우두를 거부했다는 주장도 있다.[31] 백신의 확보나 보관 기술의 부족도 우두의 수용을 힘들게 했다.[32]

하지만 이러한 반감에도 불구하고 적어도 두창이 자주 출몰하는 남쪽 지역에서는 우두법이 널리 알려졌고 시간이 지나면서 천천히 북쪽에까지 퍼져나간 것만은 확실하다. 마카오, 광저우에 이어 1828년에는 베이징에 종두공국(種痘公局)이, 1863년에는 장난(江南)에 우두국(牛痘局)이 설립되어 우두 접종을 실시했기 때문이다.³³ 1840년대 이후부터는 육영당(育嬰堂)에서도 버려진 아이들을 대상으로 접종을 시행하게 되었다.³⁴

바다 건너 일본으로

일본에는 중국, 네덜란드, 러시아 등을 통해 우두 지식이 전해졌다. 데지마의 네덜란드 상관장(商館長) 헨드릭 두프(Hendrik Doeff, 1777~1825)가 1803년 우두법에 대한 정보를 소개하였으며, 우두법을 소개한 중국의 종두서도 곧 전래되었다. 1812년에는 러시아에 6년간 구류되었다가 홋카이도로 돌아온 나카가와 고로지(中川五郎治)가 우두법을 배워와 접종했다고 하나, 그가 죽은 후 곧 맥이 끊어졌다.³⁵ 독일의 의사이자 박물학자로 데지마에서 활동한 지볼트(Philipp Franz Balthasar von Siebold, 1796~1866)도 우두 백신을 가지고 와서 접종을 시도했으나 실패했다. 다만 지볼트에게서 우두법을 배운 문하생들은 이후 우두법 전파에 큰 역할을 담당하였다.³⁶

결국 우두 백신을 이용한 접종이 본격적으로 시작된 것은 중국보다 44년이 늦은 1849년이었다. 일본에서 우두가 19세기 중반까지 보급되지 못한 이유는 백신 수급의 어려움뿐만 아니라 우두를 접종해야 할 필요성, 즉 백신의 수요가 높지 않았기 때문이다. 우두 백신은 운송 중 활력을 잃어버리는 등 취급도 불편하고 교역품으로서의 이익도 나지 않았기 때문에 상인들이 가져와야 한다고 생각하지 않았다는 것이다. 그러나 고카(弘化) 년간(1844~1848년) 이후 두창이 빈번히 유행한 데다가, 마침 한문 우두서를 통해 우두법의 장점을 알게 된 덕분에 우두 백신 수급의 필요성을 부르짖는 목소리가 높아졌다.[37]

히로세 겐쿄(廣瀨元恭, 1821~1870)의 『신정두종기법(新訂痘種奇法)』(1849)[38]에서도 책을 통해 우두법을 알게 되었으나 백신을 구하지 못해 한탄하던 중 모니케라는 의사가 네덜란드의 배를 타고 우두 백신을 나가사키로 가져왔다고 한다.[39] 모니케(Otto Gottlieb Johann Mohnike, 1814~1887)는 독일의 의사로 1844년 네덜란드령 동인도의 자바에 파견되어 1848년부터 1851년까지 나가사키 데지마에서 활동하였다. 모니케는 우두법에 깊은 관심을 보인 사가번(佐賀藩)의 번의인 나라바야시 소켄(楢林宗建, 1802~1852) 및 사가번 번주의 의뢰를 받아 1848년 7월 빈(Vienna)에서 만들어진 두장 형태의 우두 백신[우두장(牛痘漿)]을 밀봉하여 가지고 왔다. 이 백신은 가져온 의사의 이름을 따서 모니케 백신이라 부른다.[40] 그러나 결과적으로 이 시도는 실패했다. 장기간의 항해에 더운 여름이었기 때문에 우두장이 활성을 잃어, 접종을 받고도 증상이 나타나지 않았다. 결국 종두의 성공 여부는 활성을 잃지 않은 백신을 가져올 수 있느냐에 달려있었다. 중국에서는 아이들을 백신 저장소로 이용하는 방식으로 이 문제를 해결했다. 하지만 일본은 쇄국정책 때문에 이 방식을 사용할 수 없었다.[41]

모니케는 포기하지 않고 재차 우두 백신 입수를 시도하여, 이듬해 7월 네덜란드 선박이 바타비아(Batavia)에서 받은 우두 백신을 가지고 나가사키로 들어온다. 다행히 두 번째 시도는 성공했다. 이번에는 두가를 같이 가져온 덕분이었다. 나라바야시 소켄이 몇 차례의 시도에도 불구하고 우두장 접종이 계속 실패하자 모니케에게 두가의 형태로 도입할 것을 권했던 것이다. 그는 인두법을 알고 있었기 때문에 부패하기 쉬운 두장이 아닌 두가를 사용한다는 발상을 할 수 있었다.⁴² 우두장은 이전과 마찬가지로 효과가 없었다. 하지만 두가를 접종받은 나라바야시 소켄의 아이에게서 발진이 생겼고, 여기서 채취한 두장을 접종받은 아이들에게도 같은 증상이 나타났다. 나가사키봉행소(長崎奉行所)에서는 7월 24일부터 난통사회소(蘭通詞會所)에서 우두법을 전수하고 종두를 시행하도록 하였다.

같은 해(1849년), 청나라의 두가를 손에 넣은 의사도 있었다. 후쿠이의 의사 가사하라 료사쿠(笠原良策, 1809~1880)였다. 나가사키 통사(通詞)가 작은 병에 든 여덟 조각의 두가를 청나라에서 수입하여 카사하라의 스승인 교토의 히노 테이사이(日野鼎哉, 1797~1850)에게 보냈다. 접종이 실패를 거듭하던 중 마지막 한 조각이 성공한다. 카사하라는 교토로 와서 이를 분묘(分苗) 받아 후쿠이에 제두소(除痘所)를 열고 약 3년간 6,595명에게 우두를 접종하였다.⁴³ 오사카에 제두관(除痘館)을 설립하고 우두법을 시행한 것으로 유명한 오가타 고안(緒方洪庵, 1810~1863) 또한 카사하라에게서 분묘를 받았다.

이처럼 여러 경로를 통해 우두 백신은 각지의 의사에게 분묘되어 일본 전역으로 퍼져나갔다. 중국과는 달리 일본에서는 비교적 빠르게 우두법이 퍼졌는데, 약 10년 만에 전국으로 퍼져 각지의 농촌에까지 보급될 정도로 빨랐다고 한다. 인두법은 1745년경에, 우두법은 1849년에 전래하였으므로 100여 년의 시차가 있다. 중국과 비교하면 비교적 짧은 시간 동안 인두법과 우두법이 잇따라 들어온 셈이다. 인두법을 제대로 받아들이기도 전에 우두법이 들어오면서 비교적 손쉽게 교체가 이루어졌다. 또한 중국보다 44년 늦은 게 오히려 호재가 되었다. 그 사이에 일본 전역에 난방의가 널리 퍼졌고, 네덜란드 의서나 중국의 종두서도 이미 간행되어 사람들은 우두법을 이미 알고 있으면서 우두 백신의 보급을 기다리던 상황이었기 때문이다.[44] 중국과 달리 우두법에 대한 거부감이 적을 수밖에 없는 환경이었다.

종두 지식의 보급과 영향

한문 우두서의 출현과 특징

『신출종두기서』는 피어슨이 영어로 쓴 소책자의 중국어 번역본이다. 표제는 『영길리국신출종두기서』, 내제는 『신정종두기법상실(新訂種痘奇法詳悉)』이다. 그래서 『신정종두기법상실』로도 알려졌다〈그림 1〉. 총 7장으로 되어 있으며 두창의 피해 상황에 대한 묘사부터 시작하여 제너가 우두법을 발명한 과정, 종두법의 전파경로, 우두의 특징, 방법, 기구, 우두를 접종한 후의 증상, 두묘의 채취법과 보존법 등을 수록하였다. 이와 함께 우두를 접종하는 위치와 접종 시 사용하는 칼의 형상을 그림으로 소개하였다.

    이 책이 출판될 수 있었던 배경에는 동인도회사와 광저우 십삼행(十三行)의 협력이 있었다. 마지막 페이지에는 저자 피어슨, 역자 스탠턴의 이름과 함께 책의 편집을 도운 영국 동인도회사 특별위원회 회장 제임스 드러먼드, 번역과 출간을 도운 상인 정총첸(鄭崇謙)의 이름이 등장한다.[45] 즉 책의 출판 자체가 동서양의 만남이었다고 말할 수 있을 것

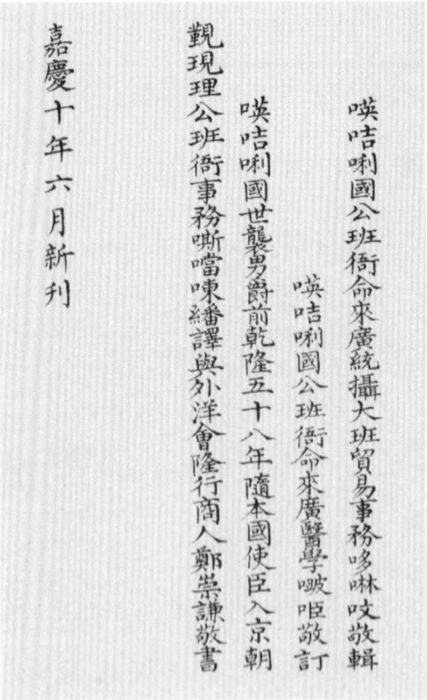
嘆咭唎國公班衙命來廣統攝大班貿易事務哆啉呅敬輯
嘆咭唎國公班衙命來廣醫學啵哐敬訂
嘆咭唎國世襲男爵前乾隆五十八年隨本國使臣入京朝
覲現理公班衙事務嘶噹㖦繙譯與外洋會隆行商人鄭崇謙敬書
嘉慶十年六月新刊

마지막 쪽

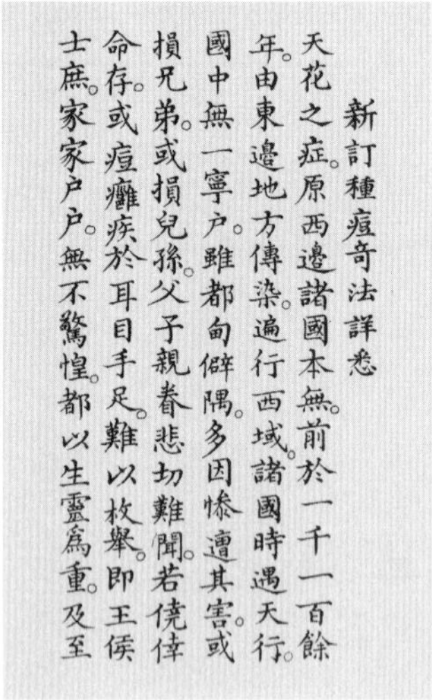
新訂種痘奇法詳悉
天花之症。原西邊諸國本無。前於一千一百餘
年。由東邊地方傳染。遍行西域。諸國時遇天行。
國中無一寧户。雖都甸僻隅。多因慘遭其害。或
損兄弟。或損兒孫。父子親眷悲切難聞。若僥倖
命存。或痘癱疾於耳目手足。難以枚舉。即王侯
士庶。家家户户。無不驚惶。都以生靈爲重。及至

첫 쪽

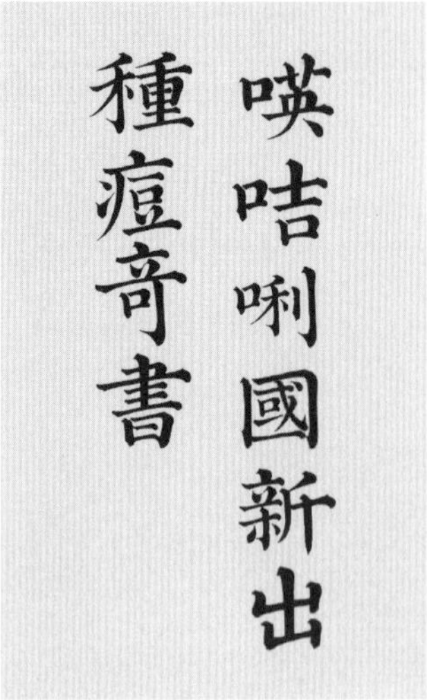
嘆咭唎國新出
種痘奇書

표지

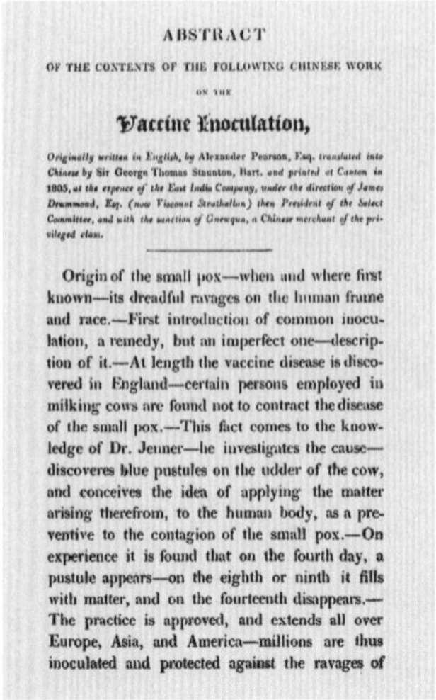
ABSTRACT

OF THE CONTENTS OF THE FOLLOWING CHINESE WORK

ON THE

Vaccine Inoculation,

Originally written in English, by Alexander Pearson, Esq. translated into Chinese by Sir George Thomas Staunton, Bart. and printed at Canton in 1805, at the expence of the East India Company, under the direction of James Drummond, Esq. (now Viscount Strathallan) then President of the Select Committee, and with the sanction of Gnewqua, a Chinese merchant of the privileged class.

Origin of the small pox—when and where first known—its dreadful ravages on the human frame and race.—First introduction of common inoculation, a remedy, but an imperfect one—description of it.—At length the vaccine disease is discovered in England—certain persons employed in milking cows are found not to contract the disease of the small pox.—This fact comes to the knowledge of Dr. Jenner—he investigates the cause—discoveres blue pustules on the udder of the cow, and conceives the idea of applying the matter arising therefrom, to the human body, as a preventive to the contagion of the small pox.—On experience it is found that on the fourth day, a pustule appears—on the eighth or ninth it fills with matter, and on the fourteenth disappears.—The practice is approved, and extends all over Europe, Asia, and America—millions are thus inoculated and protected against the ravages of

영문 초록 첫 쪽

그림 1 『**신출종두기서**』

출처: George Thomas Staunton, 1828.

이다. 이 책 수천 부가 배포되었고 베이징에서도 출판되는 등 서민에게까지 비교적 큰 영향을 미쳤다는 주장[46]과, 초반과 재판 부수가 모두 많지 않았기 때문에 중국 전역에 영향을 미치지는 못했다는 주장[47]이 공존한다.

1805~1810년 경 광저우 상인조합 십삼행은 광저우에 민간 자선단체인 선국(善局)을 설치하고, 중국 최초의 두사인 치우시를 고용하여 무료로 우두 접종을 시행하였다.[48] 치우시는 남해(南海) 출신으로, 두사가 된 것은 32세 때의 일이다. 서양인 사이에서는 A. Hequa 혹은 Dr. Longhead로 알려졌다. 피어슨의 조수로 일하다가 피어슨이 1831년 은퇴한 후에는 종두소의 관리를 맡았다. 1850년 사망할 때까지 100만 명에게 종두를 접종해 주었다고 한다.[49]

그의 가장 큰 업적은 『인두략』이라는 종두서의 편찬이다. 기본적으로는 『신출종두기서』의 내용을 이어받았지만 간략한 『신출종두기서』에 비해 다양하고 구체적인 종두 관련 사항들을 담고 있으며, 중국인에게 익숙한 전통의학적 용어와 지식을 사용하여 우두법을 설명하고 있다. 예를 들면 침구 용어를 사용하여 절개할 곳을 혈자리로 설명하거나 전통의학적 방식에 따라 여자아이는 오른쪽 팔에, 남자아이는 왼쪽 팔에 접종하도록 했다. 또한 전통적인 태독설(胎毒說)로 농창을 해석하거나, 접종 후 원기를 회복할 수 있도록 중약(中藥)을 처방하였다. 태독설이란 아이가 태내에 있을 때 어머니의 열독(熱毒)에 감염되어 두창에 걸리게 된다는 이론이다. 또한 음양오행사상에 의거하여 소의 기가 토(土)에 속하므로 같은 토에 속하는 사람의 비장(脾腸)에 있는 두창 병독을 끄집어내는 데 문제가 없다는 논리를 제시함으로써 기존의 우두 접종 반대론을 깨뜨리는 데 중요한 이론적 기여를 하였다.[50] 중국인이 쓴 우두법에 관한 책 중 가장 널리 유통되었으며 초판본이 인쇄된 이래 중국 국내에서만 적어도 62종 출판되었다고 하니 그 인기를 실감할 수 있다.[51]

이처럼 치우시는 피어슨이 소개한 우두법의 내용에 중의학적 이론과 약물 처방을 혼합하여 새로운 방식의 종두법을 만들어 냈다. 이러한 방식은 우두법에 대한 반감을 줄이고 많은 사람이 우두법을 찾도록 만들었다.[52] 또한 선국을 운영하는 상인들과 치우시는 중국 전통의 자선 방식대로 우두 접종자에게 사례[과금(菓金)]를 하며 접종을 유도하였다. 우두 접종자가 있어야 그들로부터 다시 백신을 확보할 수 있었기 때문에, 이러한 방식은 백신 공급이 끊어지지 않도록 하는 데도 중요한 역할을 하였다.[53]

하지만 근대에 들어서도 여전히 인두를 접종받는 사람이 존재했다. 절개를 해야 하는 완종법에 대한 공포감, 외국인이 들여온 기술에 대한 기피, 완종법을 실시할 의료종사자의 부족 등 다양한 요인 때문이다.[54] 결국 19세기 말부터 20세기 초까지도 인두법은 중국 각지에서 상당히 시행되었다. 대략 20세기 들어서야 정부 주도하에 우두법이 전면적으로 확대된다.[55]

한문 우두서의 확대재생산

『신출종두기서』나 『인두략』과 같은 한문 종두서는 일본에도 전해져 큰 영향을 주었다. 앞서 『신정두종기법』에서 '책을 통해 우두법을 알게 되었다'고 하였는데, 바로 중국에서 건너온 한문 우두서를 뜻한다. 1837년 중국 최초의 의료선교사 피터 파커(Peter Parker, 1804~1888)는 모리슨 호를 타고 마카오에서 에도로 향하던 중『신출종두기서』를 가지고 갔다. 그가 잠시 머물렀던 오키나와에서 이 책이 사람들의 관심을 끌어 사본이 남아있다. 1841년에는 지볼트 문하의 이토 게이스케(伊藤圭介, 1803~1901)가 중국어판에 훈점(訓点)만 찍어『영길리국종두기서(暎咭唎國種痘奇書)』라는 제목으로『신출종두기서』일본판을 출판하였다.

히로세 겐쿄의『신정두종기법』도 피어슨의 책을 근간으로 삼았다. 히로세 겐쿄는 현재의 야마나시현에서 의사의 둘째 아들로 태어났다. 1835년부터 에도의 난학숙(蘭學塾)에서 의학 7과(科)를 포함한 서양 학문을 공부하였다. 10여 년 후 교토에서 지슈도(時習堂)라는 이름의 난학숙을 열고 교육활동에 힘쓰는 한편 의서와 병서 등 다양한 번역서를 냈다. 메이지유신 이후에는 교토관군병원(京都官軍病院)의 원장을 지내기도 했다. 종두의로도 유명한 그는 모니케가 백신을 가져온 지 석 달 정도밖에 흐르지 않은 1849년『신정두종기법』을 편역하였다. 내지 서명은『신정우두기법(新訂牛痘奇法)』으로 되어 있다. 이 책에는 신정두종기법 서문, 신정두종기법 추천 글[引], 묘장의 보관법[蓄藏苗漿之法], 조심해야 할 8가지 규칙[諸戒八則], 신정두종기법, 우두법의 신묘함을 논하다[論牛痘至妙] 등의 글이 실려 있는데, 이 중 '신정두종기법'은 피어슨의『신출종두기서』에 훈점을 찍은 것에 불과하다.『신출종두기서』를 소개한 이유를 저자는 다음과 같이 설명하였다.

최근 이 책[『신출종두기서』]을 나가사키의 친구로부터 얻었는데, 영국인 스탠턴이 한문으로 번역한 것으로 중국에는 가경 10년에 전해졌다. …… 오직 이 책[『신출종두기서』]만이 본국인이 본국의 일을 기록한 것이다. 그러므로 에드워드 제너의 대의(大意)를 잃지 않았다. 내 견해도 이와 같다. 먼저 세상에 알려 세상의 의사 중 서양 책을 읽지 못하는 자들도 제너의 진면목을 알 수 있도록 하려고 한다."[56]

서양어를 하지 못하는 사람도 우두법의 진면목을 알 수 있도록 영국인이 쓰고 한문으로 번역된 책을 소개하였다. "네덜란드 상선을 통해 나가사키로 들어온 두묘를 얻어 많은 사람에게 시험하였는데 서양의 여러 책에서 말한 것처럼 한 사람도 위험한 증상이 없었다"[57]며 우두법의 효과에 감탄한 만큼, 우두 백신이 전래된 상황에서 한시라도 빨리 관련 지식을 알려야 한다고 생각한 것 같다. 그렇다면 왜 『신출종두기서』만 소개하지 않고 '묘장의 보관법', '조심해야 할 8가지 규칙', '우두법의 신묘함을 논하다' 등의 글을 함께 엮었을까. 추천 글에 "또한 [두장] 보관 시 주의점[戒蓄藏法]과 종두침(種痘針), 분묘(分苗), 종두법 시범도[引種之試圖]를 덧붙인다"[58]고 적은 것으로 미루어 『신출종두기서』만으로는 설명이 부족하다고 여겨 내용을 보충하려고 한 듯하다. 예를 들면 다음과 같이 묘장의 보관법을 묘사한 그림을 추가하였다〈그림 2〉.

유리판에 묘장을 넣고 다른 유리판으로 덮어 밀봉하는 방식이다. 표준적인 보관 방식으로, 지볼트가 두장을 가져올 때 사용한 방식이기도 하다.[59] 묘장의 보관법은 여러 지역에서 우두법을 시행하기 위해서는 필수적으로 알려야 하는 사항이었다.

두묘를 채취하고 접종하는 모습을 묘사한 그림도 함께 실려 있다. 『신출종두기서』의 그림과 비교해보면 『신정두종기법』 쪽이 묘사가 좀 더 자세함을 알 수 있다〈그림 3〉.

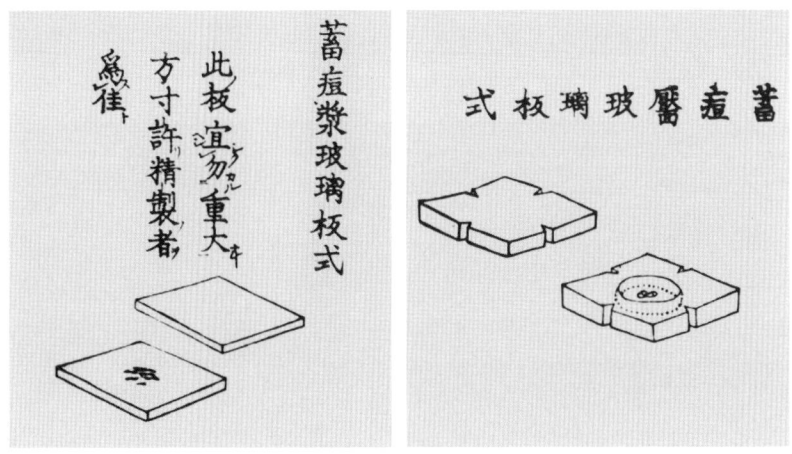

그림 2 **유리판을 이용한 묘장의 저장법**
출처: 廣瀨元恭 校, 「新訂痘種奇法圖式」, 1849.

접종 시 사용하는 종두침의 모습은 두 책이 거의 흡사하다〈그림 4〉.

이와 함께 종두 접종 시 주의점도 함께 소개하였다. "진묘(眞苗)와 가묘(假苗)를 구분할 수 있어야 한다", "고름이 있어 황색을 띠는 두장은 사용해서는 안 되고 신선한 두장[선장(鮮漿)]을 사용해야 한다", "더럽거나 녹슬고 둔탁해진 종두침을 사용해서는 안 된다", "오래 보관하거나 마르고 부패한 두묘를 사용해서는 안 되며 작은 물집이 많이 생기는 것은 가묘이다", "종기나 결핵 등의 병에 걸린 사람에게 접종해서는 안 된다", "양팔 모두를 접종해서도 안 되며 연령에 따라 4~5부터 14~15개 정도 접종하는 데 이 숫자를 마음대로 증감해서는 안 된다" 등 구체적인 주의점을 설명하고 있다.[60]

이렇게 자세한 설명을 덧붙이고도 안심이 되지 않았던 히로세 겐쿄는 더 상세한 내용은 내가 번역한 『서양우두신법대전』을 함께 참고하라고

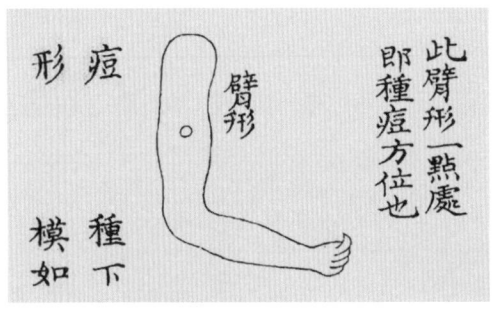

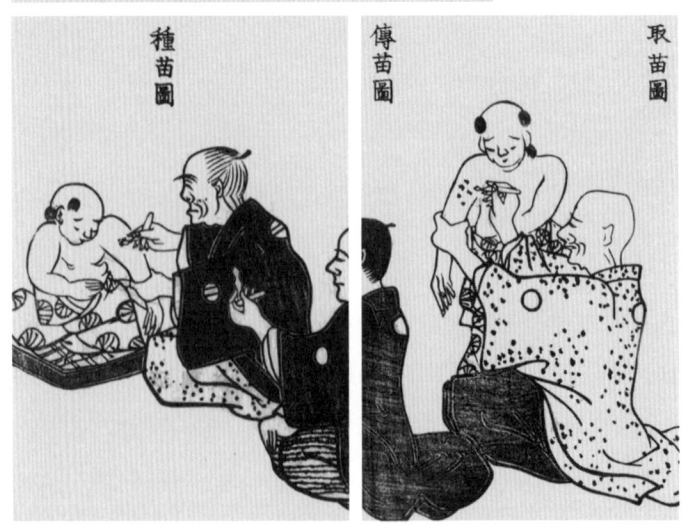

그림 3 종두 접종 부위와 접종하는 모습
출처: George Thomas Staunton, 1828(위); 廣瀨元恭 校, 「新訂痘種奇法圖式」, 1849(아래).

적었다. 이 책은 서양의 여러 서적을 널리 찾고 모아서 10여 권을 합쳐 엮은 것으로 우두법에 대해 상세한 내용을 확인할 수 있기 때문이다.[61]

치우시의 『인두략』은 1841년 나가사키에 전해졌다.[62] 시가현의 번의 마키 슌도(牧春堂)는 『인두략』을 바탕으로 『인두신법전서(引痘新法全書)』(1846)를, 고야마 시세이(小山肆成)는 『인두략』을 요약한 『인두신법

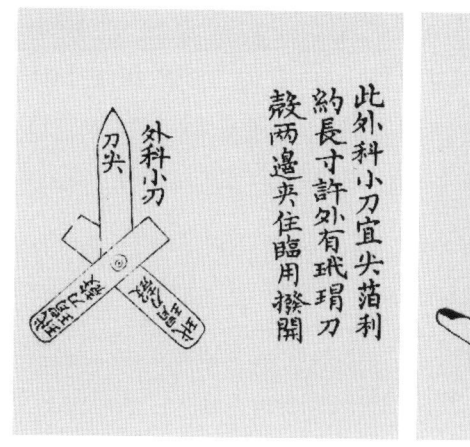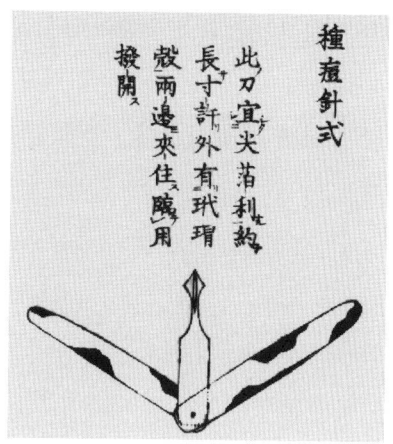

그림 4 **종두침**
출처: George Thomas Staunton, 1828(좌); 廣瀬元恭 校, 「新訂痘種奇法圖式」, 1849(우).

전서(引痘新法全書)』(1847)를 간행하였다.⁶³ 고야마 시세이의 『인두신법전서』는 오사카, 교토, 에도의 서점에서 출판되었는데, 한문에 토를 달아 서민들도 쉽게 이해할 수 있도록 했다.⁶⁴ 오카야마의 명의이자 우두법 전파에도 중요한 역할을 한 난바 호세쓰(難波抱節)는 『인두략』 번역에 자신의 의견을 덧붙여 『산화신서(散花新書)』(1850)를 간행하였다.⁶⁵ 이 책은 난바 호세쓰의 문하생들이 우두법을 실시할 때 참고한 중요 서적이다.

『산화신서』는 전 3책으로 이루어져 있는데, 그 내용은 산화신서서(叙), 서문[序], 인두략서(序), 본문, 처방, 문답, 삼두 판별의 쉬움과 어려움[三痘難易辨], 산화신서발(跋)로 구성되어 있다. 삼두란 두창, 인두, 우두를 뜻한다. 본문은 『인두략』의 번역문이다. 단순한 번역에 그치지 않고, 단락마다 증(增)이라 하여 본인의 의견 혹은 『산화금낭(散花錦囊)』

(1850)⁶⁶의 내용을 인용하여 설명을 보충했다.

그런데 이 『산화금낭』의 편역자 오가타 이쿠조(緒方郁蔵, 1814~1871)는 유명한 난학자이다. 『산화금낭』도 주로 서양서적을 인용하였다. 예를 들면 독일의사 후펠란드(C. W. Hufeland), 골드슈미트(H. J. Goldschmidt), 모스트(Georg Friedrich Most), 셀리우스(Maximilian Joseph von Chelius) 등의 저서이다. 이들은 모두 동시대의 명성이 높은 의사들로, 이들의 저서는 출판된 지 얼마 되지 않아 네덜란드어로 번역되어 일본에 전해졌다. 당대 일본은 최신의 서양의학까지도 수용하고 있었던 것이다.⁶⁷

난바 호세쓰는 『인두략』을 근간으로 삼고 자신의 경험과 『산화금낭』의 내용을 덧붙여 최신의 서양의학 이론까지 수용하고자 했다. 이는 '인두(引痘)'에 대한 설명에서 잘 드러난다. 『인두략』에서는 전통의학적 관점에 따라 태독 때문에 두창에 걸린다고 본다. 따라서 치료를 위해서는 종두[痘]를 이용해 이 독을 잘 밖으로 이끌어내야[引] 한다. 인두라는 명칭은 여기에서 비롯되었다. 하지만 난바 호세쓰는 보충 설명에서 태독설은 중국인의 폐단이므로 논할 필요가 없다고 단언하였다. 또한 장부(臟腑)와 경락(經絡)의 구분은 『의종금감』에서 말하는 오장(五臟)의 설에 근거한 부연설명으로, 근본적으로 신용할 수 없다고 비판하였다. 즉 『인두략』의 설을 곧이곧대로 믿는 것이 아니라, 자신의 경험과 서양의학적 지식에 따라 취사선택하였다.

1851년 난바 호세쓰는 『산화신서』라는 서명을 『인두략』으로 바꾸어 다시 출판하려고 한 듯하다. 『인두략』이라는 본래의 이름을 붙임으로써 난학서를 번역한 것이 아님을 강조하고자 한 것이다. 하지만 단순한 난

학 번역서가 아닌 서양과 동양의 견해를 모두 포함한 의학서이다 보니 결국 출판되지 못했다.[68]

중국에서 20세기 중반까지 인두법을 사용한 것과는 달리, 일본은 우두법이 들어오자 인두법을 실시하던 사람들도 곧 우두법으로 방식을 바꾸었다. 이제까지 선행연구에서는 우두법이 일본에 빠르게 자리 잡을 수 있었던 이유로 난학 덕분에 서양의학에 대한 반감이 적었다는 점, 인두법의 영향으로 백신이라는 관념이 존재했다는 점을 주로 든다. 그러나 『신정두종기법』이나 『산화신서』에서 알 수 있듯이 우두서의 번역, 수정·보완 및 출판·선전과 같은 노력이 우두법의 전래에 미친 영향도 간과해서는 안 된다. 특히 중국과 달리 난학이라는 통로를 통해 동시대 서양의학을 받아들일 수 있었던 일본의 의학자들은 중국 서적을 그대로 번역하는 데 그치지 않고 서양의학의 지식과 결합해 더욱 설득력 있는 한문 종두서를 만들어냈다. 난학숙(蘭學塾)과 같은 사숙에서도 한문 종두서 및 다양한 종두 관련 번역서들을 교재로 사용하였다. 난학의들은 서적에서 종두에 대한 지식을 배우고, 종두 접종소에서 이러한 지식을 실천하고 연마할 수 있었다.

마치며

청대 중국과 에도시대 일본은 외국과의 관계에 있어 기본적으로 쇄국정책을 취했다. 그러나 문을 완전히 걸어 잠근 것은 아니었다. 마카오와 나가사키에서는 여전히 다양한 문물과 지식의 교류가 이루어졌다. 마카오를 통해 유럽의 신약이 들어오고 중약재가 유럽으로 건너갔다. 에도막부 또한 적어도 의료, 약재에 관해서는 필요에 따라 해외로부터 적극적으로 수입하였다.[69]

바다는 중국에서 일본으로, 혹은 유럽에서 중국이나 일본으로 의학 지식이 전파될 수 있는 거의 유일한 통로였다. 종두법의 전래는 그 좋은 예이다. 중국은 내륙으로도 유럽과 연결되어 있기는 하지만 우두법은 바다를 통해 전래되었다. 일본은 섬나라라는 특성 때문에 인두법과 우두법 모두 바다를 통해 받아들였다.

해양교통의 발전은 인두법보다 우두법의 확산에 더 큰 영향을 미쳤다. 우두법의 관건은 신선한 백신의 이송에 있다. 교통이 발전하지 못한 상황에서는 인두법에 만족했을지라도 이후 신선한 우두 백신의 운반이 가능해지자 종두 접종의 대세는 점차 우두법으로 바뀐다. 우두법의 확산은 종두서의 번역과 출판 덕분에 가능했다. 피어슨의 『영길리국신출종두기서』는 비록 적은 분량이지만 한문으로 번역되어 우두법을 알리는데 중요한 역할을 수행하였다. 『인두략』은 중의학적 지식을 우두법에 적용시킴으로써 중국인들이 쉽게 우두법을 받아들일 수 있도록 도왔다. 하지만 그렇다고 해서 인두법이 곧바로 중단된 것은 아니다. 중국에서는 20세기 초까지도 여전히 인두법이 행해졌다. 외국인이 들여온 기술에 대한 기피, 완종법에 대한 거부감, 완종법을 실시할 의료종사자의 부족은 우두법 접종을 망설이게 하는 요인이었다.

그러나 중국과 달리 일본에서는 우두법이 들어오자 인두법을 실시하던 사람들도 곧 우두법으로 방식을 바꾸었다. 이제까지 선행연구는 우두법의 빠른 수용이 가능했던 원인으로 인두법을 통해 백신이라는 관념을 체득하고 있었다는 점, 난학의 수용으로 서양의학에 대해 거부감이 적었다는 점을 강조하였다. 그러나 한편으로 중국에서 건너온 한문 종두서의 영향력도 간과해서는 안 된다. 한문이기 때문에 기본적으로 어느 정도 교육을 받은 사람이라면 문제없이 읽고 소화할 수 있었다. 한문 우두서를 통해 우두법의 장점을 알게 된 덕분에 우두 백신을 수급하는 데 이르렀다는, 즉 지식이 곧 실천으로 이어진 사례 또한 한문 우두서의 중요성을 잘 보여준다. 또한 『신정두종기법』과 『산화신서』에서 볼 수 있듯이 일본의 의사들은 원문 그대로 소개하는 데 그치지 않고 서양의학의 지식을 이용하여 종두법을 수정, 보완하였다. 여기에서 의학 지식이 계속해서 새롭게 생명력을 얻고 발전해 나가는 모습을 엿볼 수 있다.

미주

1 중국의 인두법에 관해서는 範行準, 『中國預防醫學思想史』, 人民衛生出版社, 1953; Chang Chia-Feng, "Aspects of Smallpox and Its Significance in Chinese History", Ph. D. dissertation, SOAS University of London, 1996; 邱仲麟, 「明淸的人痘法: 地域流布, 知識傳播與疫苗生產」, 『中央研究院歷史語言研究所集刊』 77-3, 2007; 梁其姿, 『面對疾病: 傳統中國社會的醫療觀念與組織』, 中國人民大學出版社, 2012; 余新忠, 『淸代江南的瘟疫與社會: 一項醫療社會史的研究(修訂版)』, 北京師範大學出版社, 2014; 邱仲麟, 「晩明人痘法起源及其傳播的再思考」, 『臺大歷史學報』 64, 2019 참고.

2 우두법의 중국 전래에 대해서는 이미 다양한 선행연구가 발표되었다. Wong K. Chimin(王吉民) and Wu Lien-teh(伍連德), *History of Chinese Medicine: Being a Chronicle of Medical Happenings in China from Ancient Times to the Present Period*, Tientsin: The Tientsin Press, 1932; 範行準, 1953; 馬伯英·高晞·洪中立, 『中外醫學文化交流史: 中外醫學跨文化傳通』, 文匯出版社, 1993; 伊莎貝爾·莫賴斯, 「種牛痘與澳門葡人」, 『廣東社會科學』, 2007; 福士由紀, 「中國における予防接種の歷史的展開: 種痘對策を中心に」, 『海外社會保障研究』 192, 2015; 張大慶, 「『暎咭唎國新出種痘奇書』考」, 『中國科技史料』, 2002.

3 이하 『신출종두기서』라 약칭한다. George Thomas Staunton, *Miscellaneous Notices Relating to China, and Our Commercial Intercourse with that Country. Part the Second*, Havant: I. Skelton, 1828. 맨 뒤에 영문으로 된 초록과 함께 중국어 번역본이 실려 있다. 田崎哲郎, 『牛痘種痘法の普及: ヨーロッパからアジア·日本へ』, 岩田書院, 2012에도 중국어판이 수록되어 있다.

4 張嘉鳳, 「十九世紀初牛痘的在地化: 以『暎咭唎國新出種痘奇書』, 『西洋種痘論』與『引痘略』爲討論中心」, 『中央研究院歷史語言研究所集刊』 78(4), 2007; 董少新, 「論邱熺與牛痘在華之傳播」, 『廣東社會科學』, 2007; 梁其姿, 『面對疾病: 傳統中國社會的醫療觀念與組織』, 中國人民大學出版社, 2012; 박기수, 「淸 중엽 牛痘法의 도입과정과 광동 行商의 역할」, 『명청사연구』 40, 2013; 庄新, 「醫療社會史

視野下的晚淸疫情治理硏究: 以《中國叢報》(*Chinese Repository*, 1832~1851)爲中心」,『廣州大學學報(社會科學版)』, 2020.
5   梁其姿, 2012, pp. 76~78; 박기수, 2013, 244~245쪽.
6   黃啓臣, 「人痘西傳與牛痘東漸: 絲綢之路的文化效應之一」, 『海交史硏究』, 1999; 黃啓臣, 「中國人痘接種醫術的西傳」, 『尋根』, 2000; 謝蜀生, 「中國人痘接種術向西方的傳播及影響」, 『中華醫史雜誌』, 2000 등.
7   Ann Jannetta, *The Vaccinators: Smallpox, Medical Knowledge, and the 'Opening'of Japan*, Stanford: Stanford University Press, 2007 [アン・ジャネッタ 著, 廣川和花・木曾明子 譯, 『種痘傳來』, 岩波書店, 2013].
8   田崎哲郎, 「天南地北: 日中間の牛痘種痘法普及の差について」, 『中國21』 14, 2002.
9   邵沛, 「日中兩國における人痘接種法の比較硏究」, 『日本醫史學雜誌』 50(2), 2004, 189~190쪽.
10 Chang Chia-Feng, 1996, pp. 130~131; 邱仲麟, 「明淸的人痘法: 地域流布, 知識傳播與疫苗生產」, 『中央硏究院歷史語言硏究所集刊』 77(3), 2007; 梁其姿, 『面對疾病: 傳統中國社會的醫療觀念與組織』, 中國人民大學出版社, 2012, 50쪽; 邱仲麟, 「晚明人痘法起源及其傳播的再思考」, 『臺大歷史學報』 64, 2019.
11 邱仲麟, 2007, 470쪽.
12 梁其姿, 2012, 51쪽; 60쪽.
13 馬伯英・高晞・洪中立, 1993, 615쪽; 邵沛, 2004, 193쪽.
14 馬伯英・高晞・洪中立, 1993, 613쪽; 俞正燮撰(淸), 「査痘章京」, 『癸巳存稿』, 遼寧教育出版社, 2003, 248쪽.
15 이 보고서는 『中國の醫學と技術: イエズス會士書簡集』의 제6서간에 수록되어 있다. 矢澤 利彦, 『中國の醫學と技術: イエズス會士書簡集』, 平凡社, 1977, 100~124쪽.
16 메리 몬태규의 인두법 소개에 대해 자세한 내용은 이 책의 제4장.
17 馬伯英・高晞・洪中立, 1993, 612쪽.
18 윌리엄 H. 맥닐 지음, 허정 역, 『전염병과 인류의 역사』, 한울, 2009, 275~278쪽.
19 Ann Jannetta, 2007, p. 14 [アン・ジャネッタ, 2013, 15쪽]. 마보잉(馬伯英) 등은 중국의 뛰어난 인두 정제술이 제대로 유럽에 전래되지 못한 것이 우두법이 탄생하는 배경이 되었다고 보았다. 馬伯英・高晞・洪中立, 1993, 613쪽.
20 邵沛, 2004, 209쪽; 靑木歲幸, 「種痘法普及にみる在来知」, 『硏究紀要』 7, 2013,

19쪽; 香西豊子, 『種痘という衛生: 近世日本における予防接種の歴史』, 東京大學出版會, 2019, 178~189쪽.

21　邵沛, 2004, 209쪽.
22　이상 일본의 인두법 전래에 대해서는 古賀十二郎, 『西洋醫術傳来史』, 日新書院, 1942, 425~429쪽; 443쪽; 二宮陸雄, 『天然痘に挑む: 種痘醫北城諒斎(種痘醫北城諒斎)』, 平河出版社, 1997, 186~188쪽; 198~217쪽; 青木歳幸·大島明秀·W. ミヒェル 編『天然痘との闘い: 九州の種痘』, 岩田書院, 2018, 27~42쪽; 香西豊子, 2019, 180~242쪽을 참고하여 정리하였다. 일본의 인두법에 대해 자세한 내용은 이 책의 3장.
23　張大慶, 2002, 209쪽; 박기수, 2013, 245~246쪽.
24　영문초록과 중국어판의 내용을 종합하여 정리하였다. George Thomas Staunton, 1828, p. 312; 『신출종두기서』, 4쪽.
25　발미스의 항해과정과 우두 백신 전래에 관해서는 伊莎貝爾·莫賴斯, 2007, 130쪽; Ann Jannetta, 2007, pp. 44~46 [アン·ジャネッタ, 2013, 49~51쪽] 참고.
26　伊莎貝爾·莫賴斯, 2007, 130쪽; Ann Jannetta, 2007, pp. 45~46 ;アン·ジャネッタ, 2013, 51쪽.
27　A. P.[Alexander Pearson], "Report submitted to the Board of the National Vaccine Establishment, Respecting the Introduction of the Practice of Vaccine Inoculation into China, A. D. 1805; Its Progress since that Period and Its Actual State. Dated Canton, February 18th 1816," *The Chinese Repository*, May, 1833, pp. 36~37.
28　Alexander Pearson, 1833, pp. 36~37.
29　이상의 내용은 다음 선행연구 참고. Ann Jannetta, 2007, p. 46 [アン·ジャネッタ, 2013, 51쪽]; 伊莎貝爾·莫賴斯, 2007, 130~131쪽.
30　이경규, 「명대(明代) 마카오의 해상무역(海上貿易)과 동서문화(東西文化)의 교류」, 『인문과학연구』 15, 2011, 127~131쪽.
31　董少新, 「論邱熺與牛痘在華之傳播」, 『廣東社會科學』, 2007, 137~138쪽; 梁其姿, 2012, 83~84쪽; 田崎哲郎, 2012, 17쪽.
32　Chang Chia-Feng, 1996, p. 160.
33　飯島渉, 『ペストと近代中國』, 研文出版, 2000, 14쪽; 23쪽.
34　梁其姿, 2012, 62~63쪽.

35　梅溪 昇 외편, 『緒方洪庵と適塾』, 適塾紀念會, 1980, 35~36쪽.
36　古賀十二郎, 1942, 445, 448쪽.
37　香西豊子, 2019, 360~371쪽.
38　廣瀨元恭 校, 『新訂痘種奇法』, 1849. 国立国会図書館デジタルコレクション, https://dl.ndl.go.jp/pid/2539142. 이하 출처 생략.
39　廣瀨元恭 校, 「新訂痘種奇法引」, 1849.
40　田崎哲郎, 「天南地北: 日中間の牛痘種痘法普及の差について」, 『中國21』 14, 2002, 255쪽.
41　古賀十二郎, 1942, 451~452쪽.
42　古賀十二郎, 1942, 282쪽; 靑木歲幸, 2013, 14쪽.
43　靑木歲幸, 2013, 15쪽.
44　田崎哲郎, 2002, 256쪽; 田崎哲郎, 2012, 19쪽; 125쪽.
45　영문 초록에는 "본래 알렉산더 피어슨이 영어로 썼고, 조지 토마스 스탠턴 경이 중국어로 번역했다"고 적혀 있고, 드러먼드와 정숭겸의 이름은 없다. George Thomas Staunton, 1828.
46　黃啓臣, 1999, 38쪽.
47　田崎哲郎, 2002, 256쪽. 초판은 200부 발행되었고 곧이어 재판과 삼판이 이루어졌다. 張嘉鳳, 2007, 760쪽.
48　梁其姿, 2012, 69쪽.
49　田崎哲郎, 2012, 16쪽.
50　박기수, 2013, 244~245쪽.
51　張嘉鳳, 2007, 769쪽; 박기수, 2013, 242~245쪽.
52　梁其姿, 2012, 76~78쪽.
53　박기수, 2013, 238~239쪽; 255~256쪽.
54　福士由紀, 2015, 36~37쪽.
55　馬伯英, 「以史爲鏡 可明興替: 十九世紀末二十世紀初抗天花豫防接種回顧調査」, 『上海中醫藥雜誌』, 1991; 馬伯英·高晞·洪中立, 1997, 395쪽.
56　廣瀨元恭 校, 「新訂痘種奇法引」, 1849.
57　廣瀨元恭 校, 「新訂痘種奇法引」, 1849.
58　廣瀨元恭 校, 「新訂痘種奇法引」, 1849.
59　靑木歲幸, 2013, 11쪽.

60 廣瀨元恭 校, 「諸械八則」, 1849.
61 廣瀨元恭 校, 「新訂痘種奇法引」, 1849.
62 二宮陸雄, 1997, 255쪽.
63 타자키 테츠로·우근태, 「日本の江戸時代の地方の醫者について」, 『영남학』 21, 2012, 468쪽.
64 青木歲幸, 2013, 11쪽.
65 難波抱節 口授 외, 『散花新書 2卷附錄1卷』, 1850. 国立国会図書館デジタルコレクション, https://dl.ndl.go.jp/pid/2565868.
66 緒方郁藏 譯述, 『散花錦囊 2卷』, 1850. 国立国会図書館デジタルコレクション, https://dl.ndl.go.jp/pid/2564908.
67 Ann Jannetta, 2007, p. 123 [アン·ジャネッタ, 2013, 136쪽].
68 松木明知, 「『魯西亞牛痘全書』安政版の出版の經緯について」, 『日本醫史學雜誌』 45(3), 1999, 409쪽.
69 牧純, 「江戸時代の海外交流と醫療·感染症に關する基盤研究の試み: 前後の時代との比較も視野に入れて」, 『松山大學論集』 26(5), 2014, 201쪽.

제3장

일본 에도시대
두창 유행과 인두법

:
:
:

김영수

시작하며

일본 역사 속에 등장하는 가장 오래된 감염병 중의 하나는 두창이다. 두창 유행의 역사가 오래된 만큼 이를 극복하기 위한 예방법도 다양하다. 가장 유효한 예방법은 우두법(牛痘法)이다. 이것은 동시기 다른 나라에서도 동일하게 나타난다. 다만 일본의 우두법 도입 역사는 의학사의 맥락에서 보자면 난학의 융흥과 쇠락 그리고 서양근대의학의 도입이라는 큰 맥락과 연결된다. 일본사 전반에서도 19세기 중반 개항과 막부의 몰락, 근대화 등 시대적 전환기와 맞물리고 있어 일본 근대로의 이행 과정을 잘 보여주고 있다.

도쿠가와 막부 후기는 난학의 영향력이 상당히 확대되던 시기로, 그간 축적되어 온 서양의학에 관한 관심을 바탕으로 우두법에 관한 지식이 상당히 빠르게 전파되었다. 1798년 에드워드 제너가 우두법을 발표했는데, 이로부터 5년 뒤인 1803년에 우두법에 관한 지식이 일본에 들어

온 것으로 확인된다. 이후 1807년 러시아가 도쿠가와 막부에게 통상을 거절당하고 귀국하던 중에 에조치(蝦夷地)[1]를 공격했을 때 나카가와 고로지(中川五郞治)가 러시아에 포로로 끌려갔는데, 그가 1812년에 일본으로 송환될 때 종두서를 가지고 왔다. 이 종두서는 1820년에『둔화비결(遁花祕訣)』이라는 번역본으로 출간되었고, 이듬해에 나카가와가 하코다테(箱館)에서, 그리고 1824년, 1835년, 1842년에 에조치에서 두창이 유행했을 때 우두법을 실시했다고 전해진다.[2] 다만 일본의 종두사(種痘史)에서는 일반적으로 나가사키를 통해 우두묘가 도입된 1849년부터를 우두법이 본격적으로 실시된 시기로 보고 있다. 그러나 여기에서 중요한 사실은 19세기 초에 이미 일본에서 우두법에 관한 지식과 기술이 도입·실천되고 있었고, 그것이 19세기 중반 일본의 근대화 과정과 맞물리며 제도화로 연결되었다는 사실이다.[3]

그러다보니 일본에서 종두를 논의할 때는 주로 우두법의 도입과 전개에 대하여 다룬다. 이는 두창 예방의 귀결, 즉 제도화를 통한 두창 예방에서 우두법이 갖는 의미가 남다르기 때문일 것이다. 그리고 우두묘가 일본에 도입된 과정이 상당히 인상적이고, 일본이 외세에 의해 개항되기 이전의 서양의학에 대한 주체적인 요구와 실천이 드러나는 지점이기 때문이기도 할 것이다. 최근 일본에서 발간된『두창과의 싸움(天然痘との闘い)』(2018, 2021, 2022, 2023) 시리즈도 이와 같은 경향을 잘 보여준다.[4] 이 연구서는 19세기 중반 이후 일본 각지의 서로 다른 환경에서 우두법이 어떻게 실시되었는지를 구체적인 사례로 제시하고 있다. 즉 두창에 대한 대응이라고 하면 일반적으로 우두법이라는 공식이 성립되어 있다.

그러나 우두법이 도입되기 이전에 인두법이라는 종두법이 존재했다.

예방 효과와 위험성의 정도를 따져보면 인두법은 우두법보다 효용성이 낮으나, 인두법은 그 이전에는 없던 새로운 방식의 두창 예방법이었다. 따라서 인두법의 실시가 일본 사회에서 어떠한 의미를 갖는지, 어떠한 배경 속에서 인두법이 도입되고 실천되었는지, 그리고 당대 사회에 끼친 영향은 무엇이었는지에 대해서 검토할 필요가 있다.

인두법에 관한 최근 연구는 우두법을 포함하여 일본에서 실천된 종두법을 검토하는 연구, 또는 전통사회에서 실시된 두창[疱瘡] 유행에 대한 대응을 다루는 연구에서 주로 확인할 수 있다.[5] 또는 인두법을 실천한 의가(醫家)를 분석하는 연구에서도 주요 소재로 다루어지고 있다.[6] 본 연구는 선행 연구의 축적으로 기존의 논의와 달라진 부분을 정리하는 한편, 인두법이 일본의 종두사에서 갖는 의미와 이후 전개되는 우두법의 도입과의 사이에서 담당한 역할과 의미에 주목하고자 한다. 이를 위해 먼저 일본의 두창 유행의 역사를 정리하고, 18세기 중반 중국식 인두법이 도입되는 과정과 이후 오가타 슌사쿠(緒方春朔, 1749~1810)의 독자적인 인두법의 전개를 그려내고자 한다. 이와 함께 동 시기 일본 사회에서 보편적으로 실시하던 두창 진단 및 치료법과의 경합 속에서 인두법이 다양한 방식으로 전개되었음을 확인해 보고자 한다. 이 과정에서 드러나는 난학의 영향도 함께 살펴보도록 한다.

일본의 두창 유행과 대응

먼저 일본에서 두창이 언제부터 유행했는지를 확인하기 위해서 일본 의학사 연구의 대표저작인 후지카와 유(富士川遊)의 『일본의학사』를 살펴보기로 한다. 후지카와는 그의 저작에서 일본에서 처음 두창이 유행한 해와 지역을 명시하였는데 이 설은 현재까지 유효하다. 그는 『속일본기(續日本記)』(797)를 인용하면서 속칭 모카사(裳瘡)라는 완두창이 735년에 처음 발생한 이래 수차례 발생하여 백성들이 연달아 사망했고, 처음에는 규슈의 북쪽 지방[築紫]에 도래하였지만 동쪽으로 확산하면서 신분 고하를 막론하고 헤아릴 수 없이 많은 수가 사망했다고 기술하였다. 또한 고대 일본 의학서인 『대동유취방(大同類聚方)』(808),[7] 그리고 『본조세기(本朝世紀)』(1150~1159)를 인용하여 오랑캐[蕃人]와 그들의 선박 때문에 두창이 확산되었음을 밝혔다. 이 내용으로부터 일본에 처음 두창이 유입된 시기와 유행 시기를 특정할 수 있다.

다만 위에 언급한 사서와 의서에는 두창의 유행 원인을 오랑캐 때문이라고 전하고 있을 뿐, 두창이 어디에서부터 들어왔는지는 명확하게 기술하고 있지 않다. 가마쿠라시대(1180~1333)에 제작된 설화집인 『속고사담(續古事談)』(1219), 그리고 무로마치시대(1336~1573) 중기에 편찬된 사전(辭典)인 『애낭초(壒囊抄)』(1445~1446)에는 일본에 유행한 두창이 신라에서 발생한 것이라고 언급하고 있다. 단, 신라 사람이 일본에 와서 직접 병독을 퍼트린 것은 아니고, 규슈의 북쪽지방 사람이 상업차, 또는 해상에서 배가 바람에 떠밀려 부득이하게 신라에 가게 되었다가 두창에 걸려서 일본으로 돌아와 병독이 확산했다고 전한다.[8]

위의 기록을 통해 8세기에 한반도로부터 일본으로 두창이 전파되었다는 점은 확인할 수 있다. 다만, 당나라 초기와 그 이전의 의학서를 수집한 『외대비요(外臺祕要)』(752)에 당 초기인 653년에 두창이 유행했다고 기록하고 있다. 이 기록을 바탕으로 일본에서 두창이 처음 유행한 것이 그보다 약 80년 후인 735년이라는 점에 대해 이견을 제시하기도 한다.

일본 정사에 실려 있는 것과 같이 일본에서 공식적으로 처음 두창이 유행한 해는 735년이라고 본다. 그러나 중국에서의 유행이 그보다 상당히 이르고, 두 나라 간의 유행 시기에 시간적 공백이 있다는 점을 들어 유행 시기에 대한 여러 설이 제기되었다. 관련하여 중국에서의 두창 유행 시기에 대해서도 짚고 넘어가도록 하자. 한나라(기원전 202~220) 때에 편찬된『소문(素問)』,『영추(靈樞)』,『상한론(傷寒論)』 등의 저작에 두창을 언급한 기술이 없다는 점에 미루어 중국에서의 두창 유행은 이 의서들이 저작된 이후일 것으로 추정한다. 이후 3세기 말에서 4세기 초에 거홍(葛洪, 281~341)이 편찬한『주후비급방(肘後備急方)에는 동진(東晉, 317~420)의 건무기(建武期, 317~318)에 두창이 발생했다고 언급하고 있고, 이것을 이시진(李時珍, 1518~1593)이『본초강목(本草綱目)』(1596)에서 언급하였다.

두창 유행 시기에 관해서는 또 다른 설도 있어 이를 종합하여 보면, 중국에서 처음 두창이 발생한 시기는 기원전 126년이나, 기원후 42년, 317년 등으로 추정한다. 정확한 연대를 추정하기는 어려우나, 서양보다 상당히 빠른 시기에 두창이 발생했다는 점은 확인할 수 있다.[9] 일반적으로는 4~5세기경부터 두창이 유행한 것으로 알려져 있다.[10] 따라서 일본에서 두창이 처음 유행한 시기가 중국에서의 유행보다 3~4세기 늦다는 점에 대해서는 재고의 여지가 있다. 최근 연구에서『일본서기(日本書紀)』(720)에 6세기 후반인 585년에 일본에서 두창이 유행했다는 최고(最古) 기록이 보고되면서 기존의 735년에 두창이 처음 유행했다는 사실은 정정되었다.¹¹ 다만, 『속일본기』에는 735년에 발생한 두창의 유행으로 각 연령층의 사람들이 피해를 입었다고 전하고 있어, 이때 처음으로 사람들이 인지할 정도의 대규모 유행이 발생한 것으로 보인다. 그 이전의 유행은 소규모의 유행으로 영향력은 미미했던 것으로 보이지만, 일본에 두창이 들어온 것은 늦어도 6세기였다고 할 수 있다.

또 다른 연구에서는 후지카와 유가 『대동유취방』의 기록을 인용하면서 735년에 두창이 유행했다고 기술한 것을 두고, 이 의서에 두창을 일컬어 부르는 모카사(裳瘡), 포창(疱瘡) 등의 용어가 등장하지 않는다는 점을 지적하며 실제로 이 당시 유행이 있었는지에 대하여 의문을 제기하였다. 『대동유취방』에는 발열부터 시작하여 며칠 뒤에 빨간 부스럼[瘡]이 다수 발생하는 병(乃介保呂之世民, 宇美豆利久差)이라는 기술이 있으나, 이것이 두창을 의미하는 것인지는 명확하지 않다는 것이다.¹²

당시 유행하던 역병이 현재 이야기하는 두창과 완전히 동일한 것인지는 확인하기 어렵고, 두창은 상당 기간 치료법이 부재했다. 그러나 의서에 관련 치료법이 등장하지 않는다는 것이 두창이 유행하지 않았다는 것을 의미하지는 않는다. 따라서 6세기부터 두창이 이미 일본 사회에 유입되어 있었다는 점, 735년과 737년에 두창이 발생했다는 기록과 이 시기를 전후한 704년부터 780년까지 20여 회에 걸쳐 역병이 발생했다는 기록¹³ 등을 종합해 볼 때 두창은 이미 6세기 말에 일본에 유입되었고, 8세기 초에 크게 유행하며 일본 사회에 적지 않은 영향을 끼친 감염병이었다고 할 수 있다.

본격적으로 두창이 유행하기 시작한 것은 헤이안시대(794~1185)에 접어들어서부터다. 헤이안시대의 약 400년간 두창은 19회 유행하였다.¹⁴

유행 초기에는 약 30년의 주기로 발생했으며 점차 주기가 단축되어 후기가 되면 6~7년 간격으로 또는 연속적으로 작은 유행이 이어지는 모습을 보였다.[15] 이때는 두창을 지칭하던 일반적인 용어인 포창, 모카사(喪瘡)[16] 이외에 새로운 용어인 완두창(豌豆瘡)도 등장했다. 『의심방(醫心方)』(984)에 이 명칭이 등장하면서 두창의 별칭으로 사용된 것이다.[17] 이후 두창은 적반창(赤斑瘡), 모야미, 이모가사, 에도시대에 들어서는 두창(痘瘡), 두진(痘疹) 등의 다양한 용어로 불렸으며, 속칭으로는 여전히 이모, 모카사,[18] 포창 등으로 불렸다.[19] 이러한 다양한 용어가 등장했다는 점은 두창이 지속적으로 유행했음을 잘 보여준다.

에도시대에는 큰 규모의 유행이 빈번히 발생했다. 1619, 1683, 1710, 1723, 1788, 1851년 등에 두창이 유행한 것으로 알려져 있다. 다만 관련 기록이 정확하지 않아 정확한 시기를 고증하기는 어렵다.[20] 이러한 이유로 앞에 언급한 시기 외에도 역사서에 두창 기록이 등장하기도 하고, 알려진 시기와 다른 때에 두창이 유행한 경우도 있다.[21] 문헌분석을 통해 두창이 유행한 정확한 시기를 특정하기는 어려우나, 지금까지 분석된 바에 따르면 8세기 이래로 두창은 1838년까지 58회, 메이지유신 직전인 1867년까지 80회 유행했다고 전해진다. 이는 단순 계산으로도 15~20년에 한 번꼴로 발생했다고 해석할 수 있는 빈도이다.[22] 그리고 에도시대 후기로 올수록 유행 빈도가 빈번해졌음도 확인할 수 있다. 이를 통해 일본 사회에서 두창이 지속적, 주기적으로 유행했고 사회적으로 문제가 되었다는 점을 확인할 수 있다.

일본에 두창이 유행하게 되면서 율령제 하에서 의질령(醫疾令)에 기초하여 제정된 기관인 전약료(典藥寮)가 조정의 명을 받아 치료법을 조사하였다. 그러나 중국에서도 두창에 대한 치료법이 아직 마련되어 있지 않았을 때였고, 일본에서도 그 병증에 대한 확신이 없어 치료 이외의 방식으로 두창에 대응하는 것이 일반적이었다. 대응 방식은 먼저 그 유행을 기록하여 유행을 감시하도록 하는 것이었다.[23] 그리고 신불(神佛)에 기도하거나, 개원(改元)하거나, 인정(仁政)의 상징으로 구휼을 실시하는 것이었다.

또한 사람들은 두창을 신이 내리는 재앙으로 여겼기 때문에 두창에 연관된 다양한 신앙이나 미신 등을 만들어 냈는데, 포창신(疱瘡神)에게 비는 풍속은 그 대표적인 예이다. 포창신은 화를 불러일으키는 역신(疫神)의 한 종류로, 사람들은 포창신을 달래어 두창을 가볍게 앓고 지나가기를 빌었다. 이는 두창에 한 번 걸리면 두 번은 걸리지 않는다는 경험을 바탕으로 한 것이었다. 또한 사람들은 포창제(疱瘡祭)를 지내기도 했다. 승려, 친족 등의 사람을 불러 모아 제를 지내고, 종종 음식을 나눠 먹었다. 이것은 전염 경로에 대한 지식이 없었기 때문에 가능했던 대응 방식으로, 당시에도 감염 확산에 대한 비판이 일었지만, 상당 기간 풍습은 지속되었다. 또한 포창신이 붉은색을 싫어하거나 좋아한다는 신심으로 붉은색의 주술적인 힘을 빌리는 경우도 있었다. 그 결과 환자와 가까운 곳에 붉은색을 사용한 물건을 두거나 그림을 그려 두창을 예방하는 방식도 널리 활용되었다.[24]

이 외에도 두창을 귀신의 병이라고 하여 약을 사용하지 않고 몸을 깨끗하게 하여 신사(神社)에 제물로 바치고 기도하거나, 인가와 떨어진 곳에 살게 하면서 격리시키는 대응도 이루어졌다. 에도시대에는 두창이 유행할 때 인가와 떨어진 곳에 격리시키는 방법 외에도 유행이 심할 때 일정 비용을 지급하여 다른 지역으로 이동시키는 방법[他國養生]이나 집안에서 나오지 못하게 하는 조치[切込, 遠慮] 등도 실시되었다.[25] 앞선 내용에서도 확인되듯이 두창은 일반적으로 기이한 병[26]으로만 알려져 있었고 적절한 치료법은 부재했다.

18세기 중반 중국식 인두법의 도입

에도시대에 이르러 사람들은 그간의 역사적인 경험치에 근거하여 두창을 수십 년에 한 번은 발생하는 감염병이라고 인식하게 되었다. 적절한 치료법이 부재하는 가운데, 두창의 예방법인 인두법이 18세기 중반에 처음 소개되었다. 일본에 소개된 인두법은 중국에서 시행되던 방식이었다. 중국에서는 이미 송대에 인두법이 존재했다고 전해지기도 하는데, 일반적으로는 명대설이 유력하다. 이것이 다음의 두 가지 계기를 통해 일본에 들어오게 되었다.

하나는 청나라 항주 사람으로, 종두과(種痘科)를 전문으로 하던 리런산(李仁山)[27]에게 관련 지식을 전수받게 되면서부터였다. 그는 마침 일본에서 두창이 유행하던 때에 나가사키에 머무르고 있었는데, 이때 두창 예방을 위해 중국에서 시행되던 인두법을 시행했고 성과를 얻었다. 그 결과 나가사키 부교(奉行)는 그에게 의뢰하여 중국식 인두법을 오무라번(현 나가사키현) 등의 번의(藩醫)에게 설명하도록 하였고, 번의들은 나가사키의 유녀 20명을 대상으로 인두를 실시하여 일본에서 인두법이 시행되었다는 것이다. 이 인두법이 성공한 이후 어린아이 20명에게 시행한 인두법도 성공했다고 전해진다. 이때 리런산이 행한 인두법은 나가사키 당통사(唐通詞)에 의해『이인산종두화해(李仁山種痘和解)』(1745)[28]로 정리되었다.[29] 또한 오무라번의 번의 이외에도 후쿠이번(福井藩), 류큐(琉球)의 의사들도 리런산에게 인두법을 배워 고향으로 돌아가 인두법을 행했다.[30] 1766년에는 류큐에서 인두 접종이 실시된 사실이 전해진다.[31]

또 다른 계기는 중국에서 편찬된『의종금감(醫宗金鑑)』(1742)의 영향에 의해서이다.『의종금감』이 일본에 들어오면서 중국식 종두술에 관한 관심이 커졌고, 그 결과로 인두법이 시행되었다는 것이다.『의종금감』은 건륭(乾隆) 연간에 제작되어 1742년에 발간된 의학총서로, 당대 중국 의학을 집대성한 의서였다. 이것은 그간 중국에서 발간된 의서류를 수집하여 총 권 90으로 편찬한 것으로 내용 또한 방대하였기 때문에 이 의서가 일본으로 수입되었을 때 의가들이 얼마나 관심을 가졌을지는 충분히 짐작해 볼 수 있다.『의종금감』은 발간된 지 10년이 지난 1752년에 일본에 들어왔고, 중국식 인두법에 관한 내용을 다룬 권 60의『편집유과종두심법요지(編輯幼科種痘心法要旨)』(이하『종두심법』)는 1767년과 1778년 두 차례에 걸쳐 발췌 간행되었다.[32]

1740~1750년대에 리런산에 의해 전수된 인두법을 시행할 수 있었고, 인두법에 관한 다양한 의서가 소개·간행된 데에는 당시의 정치적, 사회적 상황도 영향을 끼쳤다고 하겠다. 이 시기는 제8대 쇼군 도쿠가와 요시무네(德川吉宗)가 재위하던 시기(1716~1745)의 막바지에 해당한다. 그는 재위기간 동안 교호개혁(享保改革)을 실시하여 검약(儉約)을 강조하고 신전개발, 상품작물의 재배 장려 등을 실시하며 막부의 재정을 강화하는 정책을 펼쳤다. 그 개혁 내용 중에는 기독교 관련 서적을 제외한

한역양서(漢譯洋書)의 수입을 완화하고, 1722년에는 막부가 운영하는 의료기관인 고이시카와 양생소(小石川養生所)를 설치하는 것도 포함되어 있었는데, 이것은 당시의 감염병 유행 및 의료 상황과 상당한 관련이 있는 조치였다. 도쿠가와 요시무네 그 자신이 두창에 걸렸다가 치유된 경험이 있고, 그가 쇼군으로 재위하기 이전인 1700년대 초부터 쇼군가(將軍家)에서는 두창,[33] 홍역, 수두 등의 유행은 끊이지 않았다.

이러한 감염병의 유행은 비단 에도성 내의 문제만은 아니었고, 전국적으로 문제시되었다. 두창의 화(禍)를 익히 잘 알고 있었던 도쿠가와 요시무네는 치료나 예방을 위한 방법을 도입하는 데에도 적극적이었다.[34] 그는 백성에게 무료로 치료약을 나누어 주기도 했고, 채약을 조사하고, 약원(藥園)을 정비했으며 조선 인삼의 국산화 계획 등을 통해 약초 재배를 활성화하는 데에도 일조했다. 이로써 이 시기에 약값은 안정되었고 의료는 전국적으로 확대되었다.[35] 이러한 사실에 미루어 그의 재위기간 말기에 해당하는 1740년대에 인두법이 실시되고, 관련 서적이 수입되어 인두법 지식이 크게 확산될 수 있었던 데에는 막부가 두창의 화를 피하고자 적극적인 정책을 펼쳤던 것이 영향을 미쳤다고 할 수 있다.

이러한 상황에서『의종금감』중에『종두심법』이 따로 간행되었다는 것은 당시 일본에서 두창이 극심했던 것을 보여주고 발생 주기가 짧아져 이에 대한 대응이 필요했음을 보여주는 것이기도 하다. 그 결과 18세기 중반에 인두법에 관한 관심도 고조되었다고 할 수 있다. 두창이 유행함에 따라 일본의 의가들은 두창을 예방하고자 중국에서 전래한 인두법을 실시하였고, 결과적으로『종두심법』은 일본에서 종두를 행하는 데에 있어서 가장 기본이 되는 참고서로 활용되게 되었다.[36]

『종두심법』에서는 종두를 실시하는 방법으로 4가지를 제시하였다. 의묘법(衣苗法), 장묘법(漿苗法), 수묘법(水苗法), 한묘법(旱苗法)이 그것이다. 의묘법은 두창 환자의 의복을 입히는 방법이고, 장묘법은 두창 환자의 두장(痘漿)을 콧구멍에 떨어뜨리는 방법이고, 수묘법은 두가(痘痂)를 물에 풀어 이것을 작은 천[小綿球]에 적셔 콧구멍에 넣는 방법이고, 한묘법은 두가를 분말로 하여, 작은 관을 이용하여 이것을 콧구멍에 불어넣는 방법을 말한다.[37] 리런산이 나가사키에서 인두법을 실시했을 때는 『의종금감』이 수입되기 전으로, 중국에서 어떤 식으로 종두가 이루어졌는지에 대한 정보는 아직 없었다. 다만 리런산이 인두법을 실시한 기록을 통해 확인하자면, 그가 전파한 종두법은 수묘법과 한묘법[38]이었다.

　콧속에 두장이나 두가를 넣는 방식을 채택한 것은 인두법이 전통의학에 근거하는 비묘법(鼻苗法)을 활용했기 때문이다. 이는 코는 폐의 외공(外孔)이고, 독맥(督脈)[39]과 연결되어 폐부터 명문(命門, 콩팥)까지 전달되므로, 태독이 밖으로 유도되어 몸 안에 남지 않는다고 하는 이론에 근거한 것으로, 좋은 두묘를 골라 콧속에 넣으면 태독이 밖으로 빠져나와 해독된다는 이치였다.[40] 『종두심법』에서는 콧구멍에 두묘를 넣는 방식으로 3가지를 소개하고 있지만, 일본에서는 주로 한묘법이 활용되었다. 의묘법은 선감률이 낮고 비묘법이 아닌 관계로 제외되었고, 장묘법은 종종 두창을 일으킬 위험성이 있어 제외되었다.[41] 『종두심법』에서는 수묘법을 제일 효과가 좋은 종두 방식으로 설명하고 있으나, 일본에서는 두가의 채취와 보관 등이 용이한 한묘법이 선호되었다.[42]

18세기 말 19세기 초
두창 예방과 치료의 경합

오가타 슌사쿠의 독자적인 인두법의 전개

리런산의 영향으로 인두법을 배운 의가가 종두를 실시하기는 했으나 그 수는 많지 않았다. 일본에서 인두법을 본격적으로 실시한 인물로는 천여 명의 어린아이들에게 종두를 실시한 오가타 슌사쿠(緒方春朔, 1749~1810)를 꼽는다. 그는 아키즈키번(현 후쿠오카현) 출신으로, 무사 집안의 차남으로 태어나 마치이샤(町醫者) 오가타 겐사이(緒方玄齋)의 양자가 되었다. 그는 난학자 요시오 고규(吉雄耕牛, 1742~1800)[43]에게 사사 받기 위해 나가사키로 유학하였고, 난방(蘭方)에 기초한 의학을 배웠다. 이후 아키즈키번으로 돌아가 활동하던 중 1789년에 번의로 임명되었는데, 마침 이때 두창이 유행하여 인두법을 실시했다고 전해진다. 리런산에 의해 인두법이 소개되었지만, 그 이후 본격적으로 인두법을 실시한 인물로 1790년을 전후한 시기에 활동하던 오가타 슌사쿠를 지목하고 있다는 점에서 18세기 중후반에 활동했던 의가 중에 종두에 몰두했던 인물은 많지 않았던 것으로 보인다. 설사 인두법을 시도했다 할지라도 실패 없이 인두법을 시행하기에는 두묘 채취와 보관, 접종 등이 까다로웠기 때문에 성공 사례가 많지 않아 기록으로 남아있지 않다고 추론하는 것도 가능하다.

오가타 슌사쿠가 처음 중국식 인두법을 접한 기록도 정확하지 않다. 그는 관련 지식이 유입되고 실시된 나가사키에서 유학했지만, 그가 나가사키에 체재하던 중에 종두법을 접했는지, 또는 시행했는지조차 분명하지 않다. 다만, 그가 나가사키에서 요시오 고규에게 사사 받을 때 많은 어린아이들이 두창으로 사망하는 현실을 조우하고, 리런산이 인두법을 실시했다는 사실과 『종두심법』을 통해 종두라는 두창 예방법의 이치를 깨닫고 인두법에 관심을 가지고 시행했을 가능성은 충분히 있다.[44] 그가 1789년 아키즈키번에서 두창이 유행했을 때 시중 상인의 딸로부터 좋은 두가[45]를 얻었다는 점, 그리고 이것을 활용할 기회를 찾다가 이듬해인 1790년 2월에 그가 인두법을 실시한다는 이야기를 듣고 찾아온 아마노 간자에몬(天野甚左衛門)의 두 명의 자식에게 종두를 실시하였다는 점은 이러한 사실은 반증해준다.[46] 이렇게 시작된 오가타 슌사쿠의 인두법의 실시 사례는 1793년에 약 400명, 1794년에는 700명, 1795년에는 천 명에 이르렀고, 그간 몸이 상한 경우는 없었다고 보고되었다.[47] 그리고 같은 해에 『종두필순변(種痘必順辨)』(1795)을 간행하였다.

『종두필순변』에는 그가 그간 인두법을 실시한 경험치와 축적한 종두 지식이 고스란히 담겨 있다. 또한 시중에 떠도는 여러 설들에 대해서 대응한 것과 나가사키 데지마(出島)의 동인도회사의 상관의(商館醫)인 켈러(Ambrosius Ludwig Bernhard Keller)와 종두기술에 대해 대화한 내용도 담겨 있다. 이전에도 리런산으로부터 비롯된 종두법을 다루는 의서류는 발간되었으나, 인두법을 실시하는 방법과 임상 경험을 바탕으로 축적한 지식을 풀어냈다는 점에서 『종두필순변』의 발간 의의를 찾을 수 있다.

좀 더 구체적으로 그 의의를 찾아보자면, 다음의 몇 가지 점을 꼽을 수 있다.

먼저 인두법의 표준화를 꾀했다는 점이다. 오가타는 그의 책에서 18세기 중반 리런산이 나가사키에서 종두를 실시하고, 그것을 여러 의가에게 전수하며 일본에 종두법을 전수시켰으나 그의 방식에 의해 실시된 종두는 성공하지 못했다는 점을 꼽았다. 이러한 지적은 종두 자체를 부정하거나 리런산의 종두술을 불신하는 것이 아니었다. 그는 일본의 의가들이 종두법을 '완전히' 습득하지 못했다는 점을 언급했다.[48] 18세기에 두창이 상당히 유행했다는 기록으로 미루어 볼 때, 일본의 의가들이 리런산의 종두기술을 제대로 습득했다면, 리런산이 종두술을 전수한 이후부터 오가타 슌사쿠가 등장하기 이전까지 종두법은 상당히 진행되어야 했겠지만, 실상은 그렇지 못했다. 종두에 성공한 사례도 있었겠지만, 실패한 사례도 있었을 것인데, 그 차이가 어디서 발생하는지 정확히 파악하지 못했을 가능성이 높다. 오가타 슌사쿠가 언급하고 있는 것처럼 종두에서 가장 중요한 요소는 결국 두묘의 경과시간과 상태를 제대로 확인하여 좋은 두묘[稀順]을 얻는 것이다. 두가는 감염자의 발병으로부터 11일째에 채취해야 했고, 도제(陶製)의 밀폐용기에 넣어 차고 어두운 곳에 보관해야 했다. 두가가 유효한 상태로 보존되는 기간은 계절에 따라 다르나, 겨울철에는 50일, 여름철에는 30일 정도로 추정했다.[49]

그리고 그는 『의종금감』에 제시된 4가지 종두 방법 중에 한묘법을 개량한 방식을 사용했다. 리런산이 실시한 종두에서는 수묘법과 한묘법이 활용되었고, 『의종금감』에서 수묘법을 한묘법보다 더 우수한 방법으로 언급하고 있었다. 그러나 그는 어린아이의 콧구멍에 두가를 넣는 비한묘법(鼻䰾苗法)을 채택했다. 그 이유로는 수묘법으로는 한 번도 좋은 결과를 얻지 못했는데, 한묘법으로는 바로 효과를 얻었기 때문이었다.[50] 비한묘법을 실시할 때, 그는 두가 분말을 효과적으로 콧속에 넣기 위해 굽은 관을 자체적으로 개발하여 사용하였다. 『종두심법』에서 한묘법은 은 관을 사용하여 두가 분말을 불어넣는 방식이라고 설명하고 있는데, 그는 이 방식이 불어넣는 바람의 세기에 따라 두가가 콧속으로 들어가는 속도와 양이 달라지므로 종두 효과에 영향을 끼친다고 보았다. 이에 그는 두가 분말을 불어넣지 않더라도 두가가 콧속으로 들어갈 수 있도록 아래로 갈수록 좁아지는 굽은 관을 사용하였다.[51]

그는 종두의 이점을 밝히며 보편적 활용을 도모하고 종두의 확대를 꾀했다. 또한 『종두필순변』과 그의 다른 저술을 통해 종두를 실시하는 순서를 상세하게 기술하였다.[52] 이 점은 리런산이 언급한 것과 같이 중국에서 두창의 진단술을 이해하지 못한 채 종두만을 실시하려는 자와 유용한 종두법을 배우려고 하지 않는 두진과를 담당하는 의가들의 간극을 메우기 위한 것이기도 했다.[53] 이에 그는 상세하게 두창의 진단과 두묘 채취, 종두에 관한 내용을 책으로 펴냄으로써 의서로 전달되는 의학 지식을 실제로 활용할 수 있도록 도모하고, 종두를 실시하는 의가에 따라 종두술에 편차가 발생하는 것을 줄이고자 했다. 이러한 내용은 『종두필순변』에 이어 이듬해에 편찬된 『종두긴할(種痘緊轄)』과 『종두증치록(種痘證治錄)』(1796)에도 담겼다. 『종두긴할』은 대중서로, 종두를 실시할 때 지켜야 할 사항들을 적어놓은 책이고, 『종두증치록』은 의사를 대상으로 편찬한 의서이다. 『종두증치록』은 앞선 두 권과는 달리 한문체로 기술되어 있으며, 두묘를 선별하는 방법(撰苗), 두묘를 저장하는 방법(畜苗), 택일, 조섭(調攝), 금기, 가종(可種), 불가종(不可種), 요지(要旨), 자가제조한 굽은 관[曲管]을 그린 그림, 보종(補種), 신묘(信苗), 치료법(治法) 등이 담겨 있다.[54] 각 항목의 첫 구절은 모두 '심법왈(心法曰)'로 시작하고 있어 기본적으로 그의 종두법은 『의종금감』에 따른 것이고 여기에 그의 경험치를 바탕으로 수정, 보완했다는 점을 확인할 수 있다.

마지막으로 그는 일본의 기후에 맞는 종두법을 선택하였다. 서양과 중국에서 이루어지고 있는 종두법에도 관심을 가지면서 그가 행하던 종두와 다른 나라의 종두 방식의 차이를 확인하였다.『종두필순변』에도 등장하고 있듯이 오가타 슌사쿠는 나가사키에서 최초로 전염병 전문의로 박사학위를 취득하고 일본에 온 상관의(商館醫) 켈러와 두창 유행과 인두법에 대한 논의를 진행할 기회를 얻었다. 그 과정에서 일반적으로 튀르키예식으로 불리는, 서양에서 실시한 팔에 두장을 넣는 방식[接木疱瘡], 저장법, 그 효과 등에 대해서도 들을 수 있었다.[55]

켈러는 박사학위를 받은 지 10년 정도 지났을 때 일본에 와서 활동했던 인물로, 직접 튀르키예식 인두법을 실시한 인물이다. 일반적으로 치사율이 높은 인두를 일본의 어린아이에게 실시하는 것은 외교적인 문제로 비화할 수 있는 사안이었다. 따라서 그가 일본인에게 인두법을 행했다는 사실은 그의 인두법이 상당히 효과적이었음을 보여준다. 이때 오가타 슌사쿠는 서양에서 행해지는 두장을 이용한 인두법에 대해서도 접할 기회를 가졌다. 그러나 규슈와 같이 고온다습한 지역에서는 두장이 오랜 기간 활력을 유지할 수 없다고 판단하였고, 두가의 경우 두장보다 효과가 낮다고 할지라도 보존이 용이하고, 물에 담그면 원래의 상태로 돌릴 수 있어서 특정한 날에 감염된 두장을 찾아 헤맬 필요가 없다는 점에서 두가를 활용한 종두법을 고수했다.[56]

그는 난방의이기는 하나, 중국 전통의학의 병인론을 이해하고 이를 바탕으로 종두법을 실시하였다.[57] 그는 중국의 의서를 참고하고 종두를 시행하는 과정에서 얻은 성공과 실패의 경험을 바탕으로 종두'술'에 대한 실전 경험을 쌓았고, 일본에 맞는 인두법을 세밀하게 개량해 나아갔다. 또한 난학에 대한 이해도 있었기에 나가사키에 와 있던 서양의사와 종두에 관해 토론하여 새로운 방식을 접하기도 하였고, 중국에서의 종두 상황 등을 확인하면서 그는 종두에 관한 생각을 다듬고 독자성을 만들어 나아갔다.

그것은 『종두필순변』이라는 제목이 의미하는 것과 같이 종두에 대한 끝없는 신뢰를 바탕으로 좋은 두묘를 얻고, 이를 일본 사회에 맞게 개량하여 종두를 보편화하고자 하는 노력으로 나타났다. 다만 그 노력이 얼마만큼의 영향력을 행사했는지에 대한 평가는 연구자마다 다르다. 그의 문하생으로 입문한 자 중에 유력 번의 출신과 규슈에서 에도에 이르기까지 다양한 번 출신이 포함되어 있다는 점에서 당대 그의 영향력에 대해 상당히 평가하기도 한다.[58] 반면 종두법을 실시하던 의가들은 개인적인 네트워크에 기대고 있었고, 도쿠가와 막부가 인두법을 허가하지 않았다는 점을 들어 그의 영향력은 특정 지역에 한정되었을 것이라고 보는 의견도 있다.[59]

이 부분에 대해서는 여전히 학자들 간의 이론이 있어 결론을 내리기는 어렵다. 다만 그가 일본 사회에 끼친 영향력을 차치하더라도 그가 단시간에 중국식 인두법을 배우고, 이것을 일본에 맞게 개량했다는 점에서는 평가할 만하다. 또한 그가 인두법에 있어서 가장 주의해야 할 점으로 안전성의 문제를 언급하고 있고, 제자로 입문하는 의가에게도 종두를 전수하는 과정에서 이 부분에 대한 서약을 엄수하도록 요구했다는 점에서 그가 일본에서 실시한 인두법은 상당한 안전성을 담보로 하여 실시되었다는 점을 확인할 수 있다.

두창 치료법과의 경합과 난학의 영향

오가타 슌사쿠와 같은 의가가 적극적으로 종두법을 연구하고 실시했다고 할지라도 이것은 두창을 예방하기 위한 하나의 방책일 뿐, 일본 사회에서 두창이 유행할 때 일반적으로 대응하던 방식은 아니었다. 두창이 유행할 때는 기본적으로 확산되지 않도록 하는 조치가 취해졌다. 한 예로, 이와쿠니번(현 야마구치현)의 경우에는 「포창원려정(疱瘡遠慮定)」이 제도화되어, 두창(포창)의 악독이 주위에 영향을 끼치지 않도록 가신의 출사를 정지시키거나, 두창(포창)이 유행하는 촌락(疱瘡村)에서 퇴거할 것을 명하는 조치를 실시하였다.[60]

이처럼 기본적으로 피두(避痘)가 두창의 치료이자 예방법이었는데, 18세기 중반 이후 여러 지역의 의가 및 오가타 슌사쿠와 그 문하생 등이 인두법을 실천하면서 종두의 효능이 알려지기 시작하자, 종두는 유효한 두창 대응법으로 인식되어 갔다. 또한 에도시대 후기인 1798년에 막부는 의학관에 두창의 진단과 치료를 전문으로 하는 두과(痘科)를 설치하여 본격적으로 두창 유행에 대응하고자 했다.

두과를 담당한 인물은 이케다 즈이센(池田瑞仙, 1734~1816)이다. 그는 이케다류(池田流)라는 방식으로 두창의 진단과 치료를 시행한 인물로, 관련 지식을 막부 의학관에서 교수하였다. 이케다류의 진단과 치료의 특징은 기본적으로 중국의 외과, 소아과를 받아들이면서도 맥진, 복진을 부정하고, 입술과 혀의 진단을 중요시했다는 점에 있다. 또한 이러한 신체적 특징, 즉 혀와 입술의 상태는 글로서만이 아니라 채색된 그림으로 그려져 학파에 속한 의가에게 전수되었다는 특징이 있다.

이케다류의 연원은 에도 초기로 거슬러 올라간다. 명나라에서 망명해 온 다이만코(戴曼公, 1596~1672)가 나가사키에서 의업을 행하다가 이와쿠니(岩國)로 이주하여 그곳에서 이케다 세이초쿠(池田正直)에게 두창 치료와 관련한 의학 지식을 전해주었다고 한다.[61] 이때 이케다 세이초쿠는 『두진치술전(痘診治術傳)』 등의 의서를 받았는데, 그가 전수받은 두창 치료는 이케다류로 발전되었고, 이케다 세이초쿠의 4대에 해당하는 이케다 즈이센으로 이어졌다. 그는 중국의 전통의학 가운데에서도 『두과건(痘科鍵)』(1730)을 중시하면서 두창의 원인을 여러 병인 중에 태독설에 의한 것으로 보고, 오장(五臟)의 진단을 중요시하였고, 기본적으로 내인설을 지지하였다.[62] 그에 의해 주창된 이케다류 두창 진단과 치료는 18세기 말부터 19세기 초에 걸쳐 일본 사회에 상당한 영향력을 미쳤다. 그의 진단법은 입술과 혀의 상태를 확인하는 방식을 취하기는 하나, 기본적으로 전통의학에서 두창을 진단하는 방식에서 크게 벗어나지 않았다. 그리고 막부 의학관에서 두과를 교수하였기 때문에 그의 두창 진단 및 치료에 관한 지식은 전국적으로 전파되어 시행될 수 있었다.[63] 그 결과 다이만코와 이케다류의 두창 치술에 관한 비법은 여러 의가에게 전수되어 출판되었고, 현재도 그의 두창 진단과 치료법을 보여주는 다양한 형태의 의서가 남아있어 그 영향력을 짐작케 해준다.[64]

  18세기 말에 막부가 두창의 예방과 치료를 위해 두과를 설치하여 이케다류의 진단 및 치료법을 실시했다는 것은 이 시기에 두창 유행이 더욱 확산되어 피해가 컸고, 유행에 적극적으로 대처할 필요가 있었음을 보여준다. 18세기 후반부터 19세기 전반까지 상당한 수의 두창 치료법에 관한 의서가 다수 발간되었다는 사실에서도 당시 상황을 파악할 수 있다.[65] 막부가 이케다류의 두창 진단과 치료법을 실시하면서도 막부의 전약두(典藥頭)가 오가타 슌사쿠의 인두법을 널리 확산시키고자 했던 점에 미루어 볼 때 인두법도 시간이 지나면서 두창 유행의 대응책으로 활용된 것으로 보인다.[66] 그러나 이것은 막부가 인두법을 공인했다는 의미는 아니다.

이 시기는 이케다류를 위시한 두창 진단과 치료법이 일반적으로 받아들여지고, 이 글에서는 자세히 다루지는 않았지만, 여전히 두창신에게 안녕을 기원하는 주술적인 대응이 주를 이뤘다는 점에 유의할 필요가 있다. 이것은 두창뿐만 아니라 증상이 비슷한 홍역의 경우에도 동일했다. 따라서 인두법이 성공했다고 할지라도 막부를 중심으로 하는 두창의 진단 및 치료법과 민간의 두창 치료 및 예방법이 주로 활용되었기 때문에 인두법이 확산하는 데까지는 상당한 시일이 걸렸을 것으로 보인다.

진단과 치료를 중시하는 방식과 인두법은 한동안 공존할 수밖에 없었다. 그러한 가운데 인두법은 다양한 방식으로 전개되었다. 일본에 종두법이 도입된 이래 오가타 슌사쿠가 인두법에 성공하고, 튀르키예식 인두법이 실시되고, 우두법 지식이 전래되기까지의 과정은 아주 짧다. 특히 오가타 슌사쿠가 인두법을 실시하고 있을 무렵, 켈러는 튀르키예식 인두법을 실시하여 성공했다. 상대적으로 안전하다고 평가받던 튀르키예식 인두법이 오가타 슌사쿠가 중국식 인두법을 실시하던 때에 이미 진행되었고, 많은 난방의들은 이 방식을 시도해 보았다. 그리고 19세기 초에 러시아를 경유하여 우두법에 관한 지식이 일본에 전래되자, 기존에 실시하던 비한묘법을 활용한 인두법과 함께 튀르키예식 인두법[腕苗法], 그리고 두가 분말을 코로 흡입하는 형태가 아닌 물에 풀어서 팔뚝에 접종하는 완종인두법(腕種人痘法)이 고안되기도 하는 등 다양한 형태의 인

두법이 실시되게 된다.⁶⁷

이렇게 다양한 형태의 인두법이 실시될 수 있었던 데에는 오가타 슌사쿠의 비한묘법을 활용한 인두법의 위험성을 줄이고자 하는 시도와 난학과의 결합이 시도된 것으로 볼 수 있다. 앞서 살펴본 오가타 슌사쿠, 이케다 즈이센은 태독설을 신뢰하고, 전통의학에 근거하여 두창에 대응하기는 했지만, 이 두 인물 모두 난학을 배웠다는 공통점을 가지고 있었다.⁶⁸ 그리고 그들의 문하에서 활동한 인물이나 이후 서양의학에 대한 관심으로 종두법에 관심을 갖는 의가의 상당수가 난학자였다는 점도 상기할 필요가 있다. 또한 일본 최초의 사립병원인 준텐도(順天堂, 현 준텐도대학)를 개설한 것으로 유명한 난학자이자 의가 사토 다이젠(佐藤泰然, 1804~1872)도 인두법을 시행했다고 알려져 있고, 관련 의서도 집필하였다.⁶⁹ 전통의학에 대한 지식은 갖고 있으나, 새로운 학문에 대한 열린 사고를 가진 난학자를 중심으로 1849년 우두법이 실시되기 직전까지 다양한 방식의 인두법이 실시되었던 것이다. 이러한 점은 짧지 않은 기간 동안 인두법의 도입과 성공, 전파, 확대, 변용이라는 커다란 변화가 일어날 수 있었던 요인이었다고 할 수 있다.

마치며

이 글에서는 일본에서 두창 유행에 대응하는 하나의 방식으로 인두법이 도입된 과정과 그 전개, 그리고 인두법의 실천이 사회에 끼친 영향에 대하여 살펴보고자 하였다.

에도 중기까지 일본 사회에서 두창이 유행할 때 보편적으로 대응하는 방식은 주술에 기대거나 격리하는 것이었다. 여기에 추가하여 전통의학에 기반한 치료를 시도해 보기도 했다. 그러한 가운데 18세기 중반 중국식 인두법이 두창 예방법으로써 일본에 소개되면서 그 지식과 기술은 의가들을 통해 전파되고 시도되었다. 그러나 인두법은 두창 환자의 두가를 건강한 자의 콧속을 통해 몸속에 집어넣는다는 점에서 감염의 위험성이 컸고, 의가의 정교한 시술과 정확한 판단을 필요로 했다. 따라서 인두법의 도입이 바로 인두법의 확산으로는 이어지지는 못했다.

일본에서 인두법이 영향력을 키운 시점은 오가타 슌사쿠가 천여 명을 상대로 인두법에 성공했던 18세기 말로 볼 수 있다. 그는 인두법을 실천하여 성공했을 뿐만 아니라, 임상 경험과 함께 국내 사정뿐만 아니라 서양과 중국의 인두법을 검토하고, 일본의 기후환경에 맞는 독자적인 인두법을 전개했다. 흥미로운 점은 동 시기에 막부는 이케다류로 대표되는 두창의 진단과 치료라는 측면을 강조하며 두창에 대응하고자 하였고, 시중에도 두창 치료에 관한 다양한 서적이 발간되는 등 전반적으로는 진단과 치료를 통해 두창을 억제하고자 하는 경향을 띠고 있었다.

이와 같은 두창 예방과 치료를 둘러싼 경합은 19세기 초 일본의 두창에 관한 의학 지식과 경험이 축적되는 계기가 되었다고 볼 수 있다. 또한 인두법이 전통의학에 기초한 종두법이기는 하나, 18세기 말에서 19세기 초반에 난학 및 난방의들과 결합하고, 우두법에 대한 지식이 도입되면서 상당히 다양한 방식으로 실천되었다. 학문적, 기술적인 측면의 변화 속에서 난방의를 중심으로 하는 다양한 형태의 인두법의 시도는 이후 우두법의 도입을 촉진하는 요인으로 작동했다.

미주

1 에도시대 마쓰마에번(松前藩, 현 홋카이도 남부)을 중심으로 하는 일본인 지역(和人地), 즉 오시마반도(渡島半島)를 제외한 홋카이도 전역, 사할린섬, 쿠릴 열도(치시마열도)를 포함한 지역의 총칭.

2 다만 그가 실시한 우두법의 영향력은 에조치와 동북지방의 일부 지역에 한정된 것이라는 평가가 지배적이다. 川村純一,『病いの克服 - 日本種痘史』, 思文閣出版, 1999, 187쪽; 193쪽; 青木歲幸, W. ミヒェル 編,『天然痘との鬪い Ⅰ - 九州の種痘』, 岩田書院, 2018, 55~57쪽.

3 김영수,「근대 일본의 종두: 제도 정비와 실제」,『의료사회사연구』9, 2022.

4 青木歲幸, W. ミヒェル 編, 앞의 책; 青木歲幸, W. ミヒェル 編,『天然痘との鬪い Ⅱ - 西日本の種痘』, 岩田書院, 2021; 青木歲幸, W. ミヒェル 編,『天然痘との鬪い Ⅲ - 中部日本の種痘』, 岩田書院, 2022; 青木歲幸, W. ミヒェル 編,『天然痘との鬪い Ⅵ - 東日本の種痘』, 岩田書院, 2023.

5 アン·ジャネッタ 著, 廣川和花·木曾明子 譯,『種痘傳來』, 岩波書店, 2013; 東昇,「近世後期天草郡高濱村における疱瘡流行と迫·家への影響」,『京都府立大學學術報告「人文」』73, 2021; 石垣繪美,「疱瘡習俗の研究」, 國學院大學博士學位論文, 2020; 香西豊子,『種痘という〈衛生〉- 近世日本における豫防接種の歷史』, 東京大學出版會, 2019.

6 西卷明彦,「緒方春朔にみる中國傳統醫學」,『日本齒科醫史學會會誌』31(1), 2015a; 西卷明彦,「緒方春朔にみる人痘法の實際」,『日本醫史學雜誌』61(2), 2015b; 西卷明彦,「池田流痘瘡治療の考察」,『日本醫史學雜誌』62(2), 2016; 西卷明彦,「池田瑞仙の『唇舌帖』の考察」,『日本醫史學雜誌』63(2), 2017.

7 헤이제이텐노(平城天皇) 대동 3년(808)에 아베노 마나오(安倍眞直)와 이즈모노 히로사다(出雲廣貞) 등이 찬술(撰述)하여 바친 의서이다. 당시 중국의학에 경도되어 고전이 유실되는 것을 염려하여 제국(諸國)의 신사, 민간에 전해져 내려오는 약방을 모아 선별하고, 종류별로 모아『대동유취방』100권을 찬술한 것이다. 현존하는 판본으로는 에도 후기에 필사, 출판된 유포본(流布本) 10여 종

과 1848년에 발견된 전약료본(典藥寮本)이 있다. 박준형, 여인석,「『대동유취방』전약료본과 고대 한반도 관련 처방」,『목간과 문자』15, 2015, 224쪽.
8 신라로부터 독이 들어왔다고 기술하였다. 후지카와 유 저, 박경·이상권 역,『일본의학사』, 법인문화사, 2006, 88~89쪽.
9 富士川遊,『日本疾病史』, 平凡社, 1969, 104~105쪽.
10 조정은,「청말 의료선교사의 눈으로 본 두창과 종두법」,『명청사연구』56, 2021, 455쪽.
11 アン・ジャネッタ, 2013, 21쪽.
12 香西豊子, 2019, 53쪽.
13 704년부터 780년까지 20여 회에 걸쳐 역병이 발생했다고 하는데, 역병에 관한 기록 중 735년과 737년을 제외한 다른 시기에 유행한 역병이 두창이었는지는 확실하지 않다. 吉川眞司,『天皇の歷史2: 聖武天皇と佛都平城京』, 講談社, 2018, 121~128쪽.
14 후지카와 유, 2006, 169~170쪽.
15 富士川遊, 1969, 111쪽.
16 나라시대에 두창이 어떤 질병인지 모르지만 두려워하여 임시로 거처를 마련하여 병자를 깊은 산속에 살게하여 인가와 격리시키는 풍습이 있었다. 이러한 행태를『본조세기(本朝世紀)』에서 묘사하기를 마치 상을 당한 사람과 같았으므로 그것을 모가사(喪瘡)라고 불렀다고 한다(후지카와 유 지음, 박경·이상권 옮김,『일본의학사』, 법인문화사, 2006, 93쪽). 단, 후지카와 유의 또 다른 저작인『일본질병사』에서는 의학적 용어로서의 모가사(皰瘡)라는 단어도 확인된다(富士川遊, 1969, 95쪽).
17 香西豊子, 2019, 53~54쪽.
18 에도시대에는 '芋瘡'으로도 적었다. 두창을 지칭하는 다양한 역사적 용어는 다음의 책에 자세하다. 富士川遊, 1969, 97~99쪽.
19 富士川遊, 1969, 96~97쪽.
20 후지카와 유 지음, 2006, 668~669쪽.
21 후지카와가 편찬한『일본의학사』(1904)와『일본질병사』(1912)에도 유행 연도 기록이 상이한 부분이 있다. 富士川遊, 1969, 107~111쪽.
22 川村純一, 1999, 57쪽.
23 香西豊子, 2019, 59쪽.

24　長野浩典, 『感染症と日本人』, 弦書房, 2020, 18~19쪽.
25　東昇, 2021, 139쪽.
26　후지카와 유 지음, 2006, 90~93쪽.
27　일반적으로 리런산은 오가타 슌사쿠의 저서에 기술된 것과 같이 청과 유럽의 상품을 취급하던 상인으로 나가사키에 온 인물로 알려져 있었다. 그러나 최근 리런산이 상인이 아니라 화가이자, 청나라에서 수십 년간 종두과를 전문으로 의업을 행했고, 일본에는 종두과의 명의로 오게 된 것이라고 주장하는 연구가 발표되었다. 나가사키에는 종두과의 명의로 오게 되었기 때문에 그림은 거의 그리지 않았다고 전해진다. 이러한 주장은 나가사키부교쇼(奉行所)의 명령에 의해 리런산의 종두법을 배워 실시한 구루메번(久留米藩)의 번의(藩醫) 호리에 도겐(堀江道元)의 기술과 리런산의 종두를 정리하여 간행한 『이인산종두화해』, 그의 의안(醫案)을 수록한 『나가사키문견록(長崎聞見錄)』(1797) 등의 기록에 의한 것으로, 최근의 추세는 이 주장을 정설로 보는 입장이 우세하다. 邵沛, 「日中兩國における人痘接種法の比較研究」, 『日本醫史學雜誌』 50(2), 2004, 196~197쪽; 香西豊子, 2019, 181, 189쪽.
28　본문에 등장하는 외국 인명의 경우 외래어표기법에 따라 기술하였다. 이에 따라 이인산(李仁山)은 리런산으로 표기하였으나 책명에 등장하는 인명의 경우에는 우리나라 한자음을 기준으로 표기하고자 한다. 책명에 포함된 경우에는 『이인산종두화해(李仁山種痘和解)』로 표기한다.
29　アン・ジャネッタ, 2013, 22쪽; 邵沛, 2004, 197쪽.
30　酒井シヅ, 「日本における人痘接種の意義」, 『日本醫史學雜誌』 60(2), 2014, 217쪽.
31　이때 나가사키의 당(唐) 통사가 필기하여 『李仁山種痘和解』가 편찬되었다. 邵沛, 2004, 197쪽.
32　고자이(香西)의 연구에 따르면, 1767년과 1778년에 발간된 종두심법을 다룬 단행본의 화각사업(和刻事業)은 별개로 기획된 것이라고 한다. 출판지는 각각 교토와 에도이고, 이름도 『유과종두심법(幼科種痘心法)』(1767), 『어찬의종금감편집유과종두심법요지(御纂醫宗金鑑編輯幼科種痘心法要旨)』(1778)로 상이하다. 香西豊子, 2019, 192쪽.
33　1710년대와 1737, 1739, 1741년 등에 빈번히 두창에 따른 '엔료(遠慮)' 조치가 취해지고 있음을 확인할 수 있다. 도쿠가와 막부 성립 이후에 쇼군가에서 두창 유행에 따른 엔료를 취한 해는 다음의 연구를 참조할 것. 香西豊子, 2019,

96~99쪽.
34 萱田也寬,「享保改革期の疫病對策」,『史觀』174, 2016, 125~126쪽.
35 김영수,「에도시대 유의의 분류와 평가: 평판기류를 통해 본 소비되는 의료의 측면에서」,『의료사회사연구』3, 2019, 72쪽.
36 添川正夫,『日本痘苗史序說』, 近代出版, 1987, 8쪽.
37 添川正夫, 1987, 8~9쪽.
38 香西豊子, 2019, 181~184쪽.
39 기경팔맥(奇經八脈)의 하나로, 회음부에서 시작하여 등의 척추 중앙선을 따라 위로 올라 목을 지나 머리 정수리를 넘어 윗잇몸의 중앙에 이르는 경맥을 일컫는다.
40 이러한 이해는 조선에서도 공유되고 있었다. 邵沛, 2004, 191쪽; 오재근,「조선 의관 허준의 두창 의학과 '변증(辨證)'」,『의사학』30(1), 2021, 48~49쪽.
41 添川正夫, 1987, 8~9쪽.
42 중국에서도 한묘법이 수묘법보다 주로 활용되었다. 邵沛, 2004, 193쪽.
43 에도시대 중기의 네덜란드어 통사이자, 난방의. 네덜란드 상관의와 네덜란드어로 된 외과서적에서 외과수술을 배우고, 의술 외에도 네덜란드어, 천문학, 지리학, 본초학 등을 배워 후학을 키워냈다.
44 富田英壽,『天然痘豫防に挑んだ秋月藩醫 緖方春朔』, 海鳥社, 2010, 66쪽.
45 순증(順症)의 환자로부터 얻은 낙가(落痂)를 의미한다.
46 富田英壽, 2010, 69~71쪽.
47 香西豊子, 2019, 210~211쪽.
48 邵沛, 2004, 197쪽.
49 앤 자네타는 이러한 이해가 두창 바이러스의 지속성에 관한 후세의 지견(知見)과 일치한다고 언급했다. アン・ジャネッタ, 2013, 25쪽.
50 富田英壽, 2010, 88쪽.
51 富田英壽, 2010, 91쪽.
52 종두의 순서는『종두긴할(種痘緊轄)』에 자세히 기록되어 있다. 邵沛, 2004, 200쪽.
53 香西豊子, 2019, 188쪽.
54 西卷明彦, 2015b, 216쪽.
55 香西豊子, 2019, 212쪽.
56 アン・ジャネッタ, 2013, 26쪽; 西卷明彦, 2015b, 216쪽.

57 西卷明彦, 2015a, 353~354쪽.
58 오가타 슌사쿠의 문하생에 관해서는 邵沛, 2004, 200~202쪽.
59 アン・ジャネッタ, 2013, 24, 26쪽.
60 東昇, 2021, 139쪽; 香西豊子, 2019, 120~123쪽.
61 최근 연구에서는 이케다 세이초쿠가 다이만코에게 배웠다는 직접적인 증거는 확인되지 않는다는 점을 지적하였다. 다만 두과(痘科)와 관련된 서적에는 이케다류가 다이만코에게 유래하는 학파라는 점을 명시하고 있다. 西卷明彦, 2016, 202쪽.
62 西卷明彦, 2016, 202쪽.
63 森鷗外, 『涉江抽齋』, 岩波文庫, 2022, 52쪽.
64 관련 서적 중에는 혀와 입술의 상태를 그림으로 그려 넣고 관련 설명을 기록하여 징후 판단에 직접적으로 도움이 되는 도감류도 있고, 입술과 혀의 상태로 두창의 징후를 진단하는 방법과 치료를 글로 기술한 책도 있다.
65 石垣繪美, 2020, 44쪽.
66 富田英壽, 2010, 107~108쪽.
67 이 방식은 1844년에 처음 고안되었다고 기술하고 있다. 添川正夫, 1987, 12~13쪽.
68 西卷明彦, 2017, 167쪽.
69 사토 다이젠은 1830년대부터 서양의학에 관심을 가진 난방의로, 인두법과 우두법 양쪽에 관여한 인물이다. 그는 1838년부터 3년 동안 나가사키에 유학한 후에 『두과집성(痘科集成)』을 집필했는데, 여기에는 이미 인두법을 실시했다고 기록되어 있다. 그리고 양자로 들인 마쓰모토 료준(松本良順)에게도 종두를 실시했다고 하는데, 이때 실시한 것은 인두법이었다. 우두묘는 부재하지만 우두법에 대한 지식은 가지고 있었기 때문에 어떠한 방식을 활용하여 종두를 실시했는지는 명확하지 않다. 小川鼎三, 「佐藤泰然傳 (11)」, 『順天堂醫學』 13(3), 1967, 436쪽; 酒井シヅ, 「佐倉藩の種痘の事跡」, 『日本醫史學雜誌』 55(2), 2009, 146쪽.

제4장

런던과 보스턴의 인두 접종 지식과 기술 도입 다시보기

:
:
:

이현주

시작하며

런던과 보스턴은 서양에서 초기 인두법 역사가 시작된 곳이었다. 1720년대 초 런던에서 메리 몬태규(Mary Wortley Montagu, 1690~1762)와 찰스 메이틀런드 의사(Charles Maitland, 1668~1748)가 보스턴에서는 코튼 매더 목사(Rev. Cotton Mather, 1663~1728)와 자브디엘 보일스턴 의사(Zabdiel Boylston, 1676~1766)가 인두 접종을 도입하는데 중심적 역할을 했는데, 이는 인두 접종의 역사에서 너무나 잘 알려져 있는 고전과 같은 이야기이다.

서양의 역사에서 면역을 이용한 질병 예방의 서막을 알리는 이 중대한 사건에 대해 그간 다수의 역사학자들이 주목해왔다. 많은 연구가 축적되었고 이러한 연구는 인두법 도입이 논쟁 없이 진행되지 않았다는 것을 잘 보여준다. 이 새로운 기술의 도입에 있어서 18세기 서양에서는 종교·의학·사회적 문제들이 존재했었다. 당시 사람들은 인두법을 선택하는 것이 신의 의지에 반하는 선택인지와 같은 신학적 문제 이외에도 인두법의 효과와 안전성을 불신해 이 기술의 도입(또는 조속한 도입)에 반대했다.[1] 한편, 메리 몬태규를 중심으로 한 인두법 도입에 있어 여성의 역할에 대한 연구, 위에서 초기 인두법 드라마의 주인공으로 언급되지는 않았지만, 코튼 매더의 노예였던 오네시무스(Onesimus)를 중심으로 한 인종적 관점의 연구들이 있는데 이 연구들은 우리에게 영국과 미국 사회에 인두법이 수용되는 과정에 있어 문화의 역할을 빼놓을 수 없다는 점을 상기시킨다.[2]

그러나 서양의 초기 인두법 연구에 있어서 '무엇이 실제로 행해졌는가'라는 질문은 그간 주목 받지 못했다. 주로 오스만 제국(현재의 튀르키예), 그리고 오네시무스를 통한 아프리카 인두법에 대한 전언 등이 18세기 초 런던과 보스턴에 전래된 인두법의 기원이라고 이야기되고는 있지만, 이 초기 인두의 역사에 있어 이러한 설명만으로 실제 인두 접종이 어떻게 이루어졌는지를 이해하기는 어렵다. 이러한 문제의식에서 출발해 이 장은 지금까지 단순하게 설명되어 온 초기 인두 기술의 역사가 사실은 생각보다 많이 복잡하다는 것을 보여줄 것이다.

이 글은 몬태규, 메이틀런드, 매더, 보일스턴이 인두법의 역사에 등장하는 시점보다 앞서서 인두법에 대한 지식이 이미 영·미를 중심으로 한 대서양 세계에 들어와 있었다는 것을 시작으로 인두가 처음 소개된 첫 몇 년 동안 런던과 보스턴의 의사들이 인두 접종에 대해 무엇을 알고(또는 모르고) 있었으며, 실제 어떻게 인두를 접종했는지를 논의한다. 이를 통해 이 글은 이 시기 인두 접종 기술에 대해 일관된 지식이 전수된 것도, 문자를 통한 지식이 완벽하게 실제 접종에 적용된 것도 아니라는 점을 주장할 것이다. 이와 더불어 민간의학(folk medicine)적 기원을 가진 인두법이 18세기 서양에서 하나의 의료 기술로 자리 잡는 과정의 일면을 재구성할 것이다.

1721년 이전 대서양 지역에서 '지식'으로서 인두법

그간 인두법의 역사를 기술해 온 대부분의 역사가들은 메리 몬태규의 자녀가 런던에서 인두 접종을 받았던 1721년부터 서양 인두법의 역사를 시작한다. 인두법이 런던에서 처음으로 실시되었고, 또 그 이후 전파되는 데 몬태규가 큰 역할을 했던 것은 사실이다. 그러나 '지식'으로서 인두법은 1720년대 이전에 이미 런던과 보스턴에 알려져 있었다. 이 시기 인두법에 대한 지식은 대서양 세계의 학문 및 무역 네트워크를 통해 런던과 보스턴으로 흘러들어왔다.

일찍이 몬태규의 인두법 도입에 앞서 계몽주의시대의 의학과 과학 분야 발달에 있어 중심적 역할을 했던 런던왕립학회의 회보(*Philosophical Transactions of the Royal Society of London*)에는 수많은 인명 피해를 낸 두창을 예방할 수 있는 인두 기술에 대한 정보가 등장했다. 영국의 의사 마틴 리스터(Martin Lister, 1639~1712)는 친척인 의사 클롭톤 하버스(Clopton Havers, 1659~1702)에게 보낸 편지에서 중국식 인두 접종 방법을 소개했다. 이 방법은 후일 오스만 제국으로부터 전래된 것과는 다른 방식으로 인두를 접종하는 것이었는데, 두창 환자의 농을 적셔 보관해 놓은 건조된 면 조각을 비강을 통해 넣는 방식이었다. 리스터와 하버스 모두 런던왕립학회의 회원이었고, 리스터의 편지에 언급된 내용은 1700년도에 런던왕립학회의 회보에 출판되었다.³

오스만 제국을 인두 기술의 기원으로 소개하는 문헌은 10여 년 후에 런던왕립학회의 회보에 등장했다. 1713년, 옥스포드와 파두아에서 의학을 공부한 그리스 의사 엠마누엘 티모니(Emmanuel Timoni, 1670~1718)는 영국인 의사인 존 우드워드(John Woodward, 1665~1728)에게 보낸 편지에 콘스탄티노플(현재의 이스탄불)에서 배운 두창 예방법에 대해 기록했다. 티모니는 세 개로 갈라진 외과 바늘을 이용해 만든 작은 상처(puncture)를 통해 사람의 몸에 감염력이 있는 두창 환자의 농을 직접 넣는 방식에 대해 묘사했다. 우드워드는 이 편지를 영어로 번역해 원문과 함께 1714년 4~6월호 런던왕립학회의 회보에 출판했다.⁴

2년 후, 베네치아 출신 의사인 지아코모 필라리니(Giacomo Pylarini, 1659~1718)는 자신이 베네치아에서 목격한 인두 접종에 대해 기록했다. 그 역시 자신이 관찰한 바를 1716년 1~3월호 런던왕립학회의 회보에 출판했다.⁵ 같은 해 영국인 외과의 피터 케네디(Peter Kennedy)도 콘스탄티노폴리스에서 인두 접종을 목격했다고 주장하며, 이를 "두창 접목(Engrafting the Small Pox)"이라고 명명했다.⁶ 그러나 왕립학회의 회원 또는 해외의 통신원 그 누구도 이 시기 이러한 출판물에 따라 인두 접종을 직접 시도하지는 않았던 것으로 보인다.

보스턴에도 1721~1722년 두창 유행 이전에 인두법에 대한 지식이 소개되었다. 보스턴에 인두 접종 방식이 소개되는 과정은 영국보다 다소 복잡했다. 영국의 식민지로 북미 대륙에서는 정치·사회·문화적으로 가장 발달한 지역이었던 보스턴은 영국의 런던왕립학회를 중심으로 하는 대서양 지식 네트워크에 연결되어 있었다. 인적 네트워크와 대서양 항로를 통해 영국과 미국의 지식인들은 편지를 교환했고, 미국의 지식인들은 영국에서 발간된 출판물을 받아 보기도 했다. 그러나 보스턴에는 영국과는 달리 지식인들이 과학이나 의학 지식을 교환할 수 있는 학회나 학술지가 없었고, 18세기 중반까지 식민지 내 인쇄나 출판문화도 미발달해 있었다.

따라서 보스턴은 대서양 지식 네트워크에 느슨하게 연결되어 있었다. 보스턴은 이 네트워크를 통해 런던의 지식인들이 공유하는 지식을 제한적으로 접할 수 있었는데, 인두법에 대한 정보도 이런 방식으로 보스턴에 유입되었다. 그러나 다른 한편, 보스턴은 학문 네트워크나 의료 네트워크가 아닌 무역 네트워크를 통해 인두법에 대한 민간의학적 층위의 정보를 접할 수 있었다. 이 시기 영국의 아메리카 식민지는 대서양 삼각무역(Triangular trade)의 일부였던 노예무역 네트워크를 통해 유럽과 아프리카를 포함한 구세계와 연결되어 있었고, 이 연결망을 통해서도 인두법에 대한 정보가 보스턴으로 전해졌기 때문이다.

티모니의 인두법에 대한 글이 왕립학회의 회보에 등장하기 이전에 보스턴의 청교도 목사 코튼 매더는 자신의 서아프리카 출신의 흑인 노예 오네시무스로부터 인두법에 대해 배웠다.[7] 18세기 대서양 삼각무역의 중간 항로(Middle Passage)를 통해 다수의 아프리카 흑인들이 서인도제도의 노예시장을 거쳐 북아메리카의 영국 식민지로 들어왔다. 매더의 집에 머물게 된 아프리카 출신의 오네시무스라는 이름을 가진 노예는 이들 중 한 명이었다. 아프리카에서 태어나 보스턴으로 온 오네시무스는 자신이 나고

자란 지역에 대한 기억을 가지고 있었다.[8] 매더는 1703년 오네시무스를 통해 아프리카의 인두법에 대해 들었다. 그 구체적인 방식에 대해 자세하게 내용을 기록하지는 않았지만 1716년, 티모니의 '튀르키예식' 인두 접종법에 대한 기록을 읽은 매더는 7월 12일에 존 우드워드에게 보낸 편지에서 자신의 노예가 언급한 방식이 티모니의 그것과 같다고 언급했다.[9]

1721년까지 런던이나 보스턴에서 다양한 사람들과 루트를 통해 영국과 미국에 인두법이라는 아이디어와 접종 방법이 소개되었고 이 새로운 지식은 말과 글을 통해 떠돌았다. 그러나 두창 감염의 위험이 없는 상태에서 이 신기술을 실행에 옮기려는 사람은 없었다.

1721~1722년 두창 유행과 인두 접종

런던과 보스턴에서 처음에 인두법을 소개하는데 주도적으로 나섰던 사람들은 의료인이 아니었다. 영국의 경우 오스만 제국 궁정에 파견된 영국 대사의 부인이었던 메리 몬태규가 본국에 있는 자신의 친구에게 콘스탄티노폴리스에서 나이든 여성이 아이들에게 인두를 접종하는 것을 목격했다고 전했다. 두창에 걸린 적이 있었던 몬태규는 인두법을 반겼다. 그녀는 1718년에 콘스탄티노플에서 스코틀랜드 출신 외과 의사였던 찰스 메이틀런드가 지켜보는 가운데 그리스 여성으로 하여금 자신의 5세 아들에게 인두를 접종하게 했다.[10]

몬태규가 런던으로 돌아온 후 얼마 지나지 않은 1721년, 런던에서 두창이 유행했다. 이때 몬태규는 자신의 세 살배기 어린 딸의 인두 접종을 콘스탄티노플에서 인두 접종을 목격했던 의사 메이틀런드에게 요청했다. 망설이던 메이틀런드는 두 사람의 전문 의료인이 이 과정을 참관하고 후에 그의 인두 접종이 올바르게 진행되었다는 것을 증언해 줄 것을 조건으로 내걸었다. 그는 인두 접종으로 인해 혹여 발생할 수 있는 불행한 결과로 인해 의사로서 자신의 명예가 실추될 것을 걱정했지만 몬태규는 메이틀런드 외에 다른 의료인이 인두 접종 과정에 관여하는 것을 싫어했다. 두창에 감염되었을 때 그녀가 환자로서 경험했던 두창 치료 방식이 몬태규로 하여금 평생을 통해 유명 의료인의 권위에 대해 부정적인 인식을 가지게 했기 때문이었다.[11]

마침내 메이틀런드와 몬태규는 합의를 하게 되는데 결국 어린 딸의 인두 접종에 영국왕립의사협회(The Royal College of Physicians)의 회원 3명의 의사를 초청하게 되었다. 이들 중에는 후일 인두 접종을 조속히 수용하게 되는 의사 제임스 키스(James Keith)도 포함되어 있었다. 메이틀런드는 몬태규의 딸에게 인두 접종을 하면서 이후 1720~1750년도까지 성행하게 되는 인두 접종 준비(약물 처방, 식이조절, 사혈 등을 통해 환자의 몸 상태를 인두 접종에 적합하게 만드는 것)를 위한 조치를 하지 않았다. 이 세 살 여자아이는 사혈이나 하제 처방 없이 인두를 접종받았다. 일상과 같은 식사를 유지하면서 1721년 4월 몬태규의 딸은 양팔에 인두를 접종받았고, 접종에 이용된 물질은 너무 심한 증상이 없는…… 두창 환자로부터 얻은 것이었다. 몬태규의 딸이 성공적으로 인두를 접종받았다는 소식은 영국에서 큰 반향을 일으켰고 보스턴에도 전해졌다.[12]

1721년 두창은 보스턴에서도 유행했다. 5월 8일 웬트워스 팩스턴 선장(Captain Wentworth Paxton)의 하인으로 알려진 아프리카 출신 노예가 두창에 걸린 사실이 밝혀지면서 보스턴 사람들은 긴장하게 되었다. 보스턴 위원회(The Selectmen of the town of Boston)는 그 남성이 격리되어 있는 팩스턴 선장의 집으로 간호사와 경비원을 파견했다.[13] 4일이 지나자 보스턴 항에 정박한 영국 배인 해마호(the *Seahorse*)에 두창에 감염된 환자가 있다는 것이 밝혀졌다. 보스턴 위원회는 두창이 확산되는 것을 막기 위해 즉각적인 행동을 취하길 원했다. 그러나 그들은 총독의 명령을 기다려야 했고, 감염 확산을 방지하기 위해 해마호의 선원들은 보스턴 해안의 버드 아일랜드(Bird Island)로 보내졌다.[14] 그럼에도 두창은 보스턴으로 퍼졌다. 6월 5일, 몇 개의 새로운 두창 감염 케이스가 공립문법학교(the Public Grammar School) 근처에서 발견되었고, 학생들의 감염을 방지하기 위해 휴교령이 내려졌다. 보스턴 위원회는 학교 운영자들을 소환했고, 이 사안에 대해 논의하기 위해 마을 회의를 소집하는 것을 서둘렀다.[15]

보스턴에 첫 감염자가 발견되었던 즈음에, 이 지역의 중요한 종교 지도자이자 지식인이었던 코튼 매더는 필라리니의 인두법에 대한 글을 읽기 위해 윌리엄 더글라스 (William Douglass, c. 1692~1752)가 소유하고 있던 왕립학회의 회보를 빌렸다.[16] 코튼 매더의 의학 지식은 대부분의 식민지 의사보다 높았을 것으로 보인다. 비록 이 시기 즈음 의료 행위에서 성직자들이 물러나기 시작했을지라도 신체와 정신이 연결되어 있다는 믿음과 함께 성직자들은 여전히 식민지 미국에서 건강에 대한 이슈와 논쟁에 있어 강경하게 자신들 의견을 밝혔을 뿐 아니라 영향력이 있었다.[17] 매더가 접촉한 윌리엄 더글라스는 에든버러, 레이던, 파리 등지에서 공부한 스코틀랜드 의사로 1712년에 네덜란드 남서부의 도시인 위트레흐

트(Utrecht)에서 의학 학위를 받은 후 1716년에 보스턴으로 이민을 온 사람이었다.[18]

1716년 매더는 티모니와 오네시무스의 인두 접종에 대한 설명을 비교했었다. 그러나 매더는 1721년까지 필라리니의 기록을 읽을 기회는 갖지 못했다.[19] 매더는 보스턴에 두창이 유행하는 지금이야말로 이론으로만 존재했던 인두법을 실제로 행할 시기라고 생각했다. 매더는 티모니와 필라리니의 인두법에 대한 설명을 요약한 편지를 지역의 의사들에게 보내 이 새로운 의료 기술을 실제로 시도할 것을 종용했다.[20] 그러나 지역 의사들의 반응은 냉담했다. 단지 이 지역에서 도제식 의학교육을 받고 의사가 된 자브디엘 보일스턴이 매더의 새로운 도전에 뜻을 같이했을 뿐이었다.[21]

매더와 인두 접종의 여러 방식들

1721년까지 매더는 오네시무스로부터 구두로 인두법에 대해 배웠고, 최소한 티모니와 필라리니가 작성한 두 개의 문헌 기록을 손에 넣었다.[22] 미국에서 인두법에 대한 최초 전언자로서 매더는 어떻게 서로 다른 자료를 정리했을까? 보스턴에서 처음으로 인두법을 실시했던 보일스턴은 인두법에 대한 자신의 지식이 매더의 요약본에 기대어 있음을 밝히며, 티모니와 필라리니의 원본에 접근할 수 없는 것을 한탄했다.[23]

매더가 무엇을 보일스턴과 공유했는지의 문제는 보스턴에서 초기 인두법의 발전을 이해하는데 매우 중요하다. 보스턴에서 인두법에 대한 논란이 일자 보일스턴은 1721년에 『인두 접종 또는 이식의 이점과 안전성에 대한 소고(Some Account of Inoculating or Transplanting the Smallpox and of the Benefit and Safety of the Practice)』(이하 『소고』)를 출판했다. 이 출판물에는 티모니와 필라리니의 인두 접종 방법에 대한 매더의 요약(간접적으로 언급)과 함께 보일스턴이 실제 인두 접종에서 경험한 바가 실려 있다. 이 저작의 저자가 보일스턴으로 되어 있지만 역사가 올라 엘리자베스 윈슬로(Ola Elizabeth Winslow)에 의하면 매더의 일기에는 이 저작이 매더와 보일스턴이 함께 작성한 것으로 되어 있다고 한다.[24]

정확한 자료가 부재한 가운데, 여러 역사가들은 매더의 인두법 또는 의학에 대한 일반적인 생각과 글에 대해서 알기 위해 1724년에 출판된 『베데스다의 천사(The Angel of Bethesda)』를 주로 참고해 왔다.[25] 그러나 두창 유행 당시에 보일스턴에 의해 출판된 『소고』가 매더가 보스턴 의사들에게 전달한 내용의 실제와 가장 가깝고, 보일스턴이 실제로 인두 접종에 적용했던 지식과 가장 근접해 있을 가능성이 커 보인다.

『소고』의 시작에서 보일스턴은 "…… 이 신사[더글라스]가 이러한 자료를 자신만 가지고 있었기 때문에 이것을 대여하는 것을 거부하지는 않았다. 이 설명은 대부분 보스턴의 지식인[매더]이 마을의 의사들에게 쓴 편지에서 발췌된 것이다"라고 밝혔다.[26] 불행히도 더글라스는 보스턴에서 인두법에 대한 논란이 일어나자 매더에게 왕립학회의 회보를 돌려줄 것을 요구했다.[27] 현재까지 알려진 바에 의하면 더글라스는 매더와 매사추세츠와 뉴햄프셔 주의 총독이었던 사뮤엘 슈트(Samuel Shute, 1662~1742) 이외에 그 누구에게도 영국왕립학회의 회보를 빌려준 바가 없는 것 같다.[28] 다르게 이야기하자면, 보일스턴은 매더가 지역 의사들에게 보낸 글, 그리고 자신의 의학 지식과 경험에 기반해 인두 접종 방법을 재구성했다. 이 점은 매더의 티모니와 필라리니의 요약본이 이 초기 인두법을 이해하는 데 있어 중요하다는 점을 더욱 부각시킨다.

『소고』의 내용은 보스턴의 초기 인두법 도입 과정에서 서로 다른 자료로부터 온 내용과 제안 사항들이 통합되어 있지 않았음을 잘 드러낸다. 매더는 주어진 정보를 종합하는 대신 티모니와 필라리니의 설명을 각각 요약했다. 의료사가 찰스 크라이튼(Charles Creighton)은 1894년 자신의 저작에서 티모니와 필라리니는 인두법에 대해 각각 다르게 이해하고 있었고 이는 그들이 사용했던 이 기술을 묘사하는 상이한 용어에서 잘 들어난다고 주장했다.

티모니가 체르케스인, 그루지야인, 그리고 다른 아프리카인을 인두법에 대한 정보의 기원으로 언급한 반면 필라리니는 그리스인들 사이에서 그 기원을 찾았다. 필라리니는 이 기술을 17세기에 그 기원을 두고 있는 '이식(transplantation)'이라는 용어를 이용해 명명했다. 이 용어는 회복을 희망하며 질병을 물건이나 살아 있는 생명체에 줘 버리는 민속적 행위에서 기원했다. 반면, 티모니는 인두법을 새로운 의료 기술로 전환시키려는 시도를 했다. 한 식물에서 다른 식물로 접목을 하는 원예 기술을 떠올리며, 그는 이 방법이 인체에 외부 물질(alien matter)을 주입하는 것과 유사한 것으로 생각했다. 티모니는 이 기술을 그래서 '접종(inoculation)'이라고 불렀다.[29] 이와 같은 초기 인두법의 역사를 통해, 그리고 『소고』의 제목[접종하다(Inoculating)와 이식하다(Transplanting)를 함께 쓰고 있는]에서도 알 수 있듯이, 우리는 이러한 용어들이 명확한 구분 없이 사용되었음을 알 수 있다. 이 두 용어는 매더의 일기나 『베데

스다의 천사』와 같은 다른 기록들에서도 명확한 구분 없이 이용되었다.[30]

매더는 각각의 문헌에 대해 독립된 요약을 제공하며 오스만제국과 그리스의 방식을 구분하고 이 방식들을 비교했다. 우선, 티모니의 인두 접종법에 대해 묘사했는데 여기에는 감염 물질의 공여자를 선발하는 방법, 접종 전 접종 대상자를 보호하는 법, 인두 접종 과정과 증상, 그리고 두창 감염의 정상적인 과정 등에 대한 내용이 포함되어 있었다. 티모니는 최상의 두창을 앓고 있고 12일에서 13일차 된 건강하고 젊은 사람을 공여자로 추천했다.[31] 감염 물질은 큰 농포 중 일부를 찔러서 모으고, 사용할 때까지 깨끗하고 따뜻한 병에 담아 보관하도록 했고, 감염 물질은 가능한 빨리 사용할 것을 권유했다.[32]

그리고 인두 접종 전에 병을 운반하는 사람에 의해 인두 접종을 받는 사람이 두창에 감염되는 것을 방지하기 위해 병실에 들어간 적이 없었던 사람이 감염 물질이 들어 있는 병을 운반하도록 했다.[33] 인두 접종사는 피부의 두 군데 또는 그 이상의 위치에(가장 좋은 위치는 팔의 근육) 세 갈래로 나뉜 외과 바늘 또는 란셋으로 몇 방울의 피가 나올 때까지 몇몇의 작은 상처를 만들어야 했다.[34] 감염 물질을 피와 섞고 상처는 호두껍질 또는 오목한 그릇으로 몇 시간 동안 덮어 두도록 했다. 인두를 접종 받을 사람에게는 거의 20일 동안 고기와 육수를 멀리하도록 했다.[35] 티모니의 원본과 비교할 때, 매더는 접종 위치와 바늘의 각도에 덜 주의를 기울였다. 티모니에 의하면, 인두법은 인체의 피부 어디에나 실시 가능했다. 그러나 팔 또는 요골(Radius) 부분이 추천할 만한 위치였다. 또한 관례는 침을 횡 방향으로 넣고 감염성 물질이 혈액과 쉽게 섞이게 하기 위해서 피부를 약간 찢는 것이라고 설명했다.[36] 그러나 이를 제외하고는 매더의 요약은 티모니의 기록과 거의 유사했다.

한편, 매더의 요약은 다른 지역과 상이한 사회적 계급의 사람들로부터 전달된 정보의 방법론적 차이를 그가 명확하게 구분하고 있었음을 보여준다. 필라리니의 경우 매더는 필라리니가 관찰한 그리스인 여성 인두 접종사가 무엇을 했는지 그리고 이 접종 방식에 대해 필라리니가 어떻게 반응했는지를 적었다. 여성이 시행한 그리스 방식을 설명하면서 매더는 그녀가 공여자를 선발하는 방식, 감염 물질을 모으고 보관하는 방식 그리고 환자를 돌보는 법에 대해 전반적으로 티모니의 오스만 제국식 방식에 대한 내용과 유사하다고 설명했다.[37]

그러나 후일 『베데스다의 천사』에서 매더는 그 그리스 여성의 인두 접종 방식은 특히 접종 위치와 상처의 숫자에 있어 티모니의 설명과 필라리니에 의해 알려진 바와 달랐다고 주장했다.[38] 그 그리스 여성은 필라리니가 허용한 것보다 더 많은 위치를 찔렀고, 살집이 적은 곳에 인두를 접종했다.[39] 그리고 매더는 그 여성 인두 접종사의 편을 들지 않고 다음과 같이 필라리니의 제안에 동의했다.

철 또는 금 바늘로 사선으로 찌른다. 그리고 같은 바늘로 농을 떨어뜨려 상처 속으로 밀어 넣는다. 그리고 필렛[40]으로 묶는다. 따라서 그녀의 방법은 이마, 턱, 양쪽 뺨, 양쪽 손목, 양쪽 발등을 찌르는 것이다. 이는 의심할 여지없이 지나친 행동이다. 필라리너스[필라리니]는 "어떤 사람들은 팔에 하나를 넘지 않는 작은 절개만으로 이것[인두법]을 잘 접종한다는 것을 확인했다(이는 내게 인두 접종 흔적을 보여준 아프리카인들의 경우에도 마찬가지였다.)[41]

매더와 오네시무스의 이야기는 이미 역사가들에 의해 언급된 바가 많지만, 매더가 오네시무스 외에 다른 아프리카인들과도 인두법에 대한 이야기를 나누었다는 것은 그다지 알려지지 않았다. 매더는 후일 『베데스다의 천사』에서 오네시무스가 그가 인두 접종에 대해 이야기를 나누었던 유일한 아프리카인이 아니었다고 기록했다. 위에서 언급된 내용에서도 알 수 있듯이 매더는 아프리카인들의 실제 경험을 문헌 지식에 대한 매우 중요한 비교군으로 이용했다.⁴² 인터뷰를 통해 매더는 아프리카인들의 인두 접종 방식에 대해 배웠고, "…… 사람들은 두창 즙을 모으고, 피부를 자르고, [즙]방울을 넣는다; 그리고 사람들은 조금 아프고, 몇몇이 두창을 앓고, 아무도 인두 접종으로 죽지 않고; 그 누구도 더 이상 두창을 앓지 않는다"라고 그 방법을 묘사했다.⁴³

그러나 매더가 보스턴의 의사들에게 무엇을 제공했는지에 대해 역사가 마고트 미날디(M. Minardi)는 2004년 논문에서 매더가 품위(gentility)가 의심스러운 아프리카인들로부터 구전된 정보보다는 티모니와 필라리니가 제공한 문헌 정보를 더 선호했다고 주장했다.⁴⁴ 켈리 와이즈컵은 2011년 자신의 논문 「1721년 보스턴 인두법 논쟁에 나타난 아프리카 의학 지식, 평이한 스타일, 그리고 풍자(African Medical Knowledge, the Plain Style, and Satire in the 1721 Boston Inoculation Controversy)」에서 매더의 행보를 조금 다르게 해석했다. 그녀는 매더가 구두로 전해진 정보와 함께 실제로 학식 있는 외국인(Learned Foreigners)이 남긴 문헌 자료에 대한 자신의 관찰을 소개함으로써, "이 경우에 왕립학회를 능가하는 이국적인 지식의 중심으로서 영국의 주변부에서 그의 위치를 보여줬다"고 주장했다.⁴⁵

그러나 실제로 매더가 학식 있는 의사들의 문헌 자료와 아프리카인들의 구술 자료 중 무엇을 더 신뢰했는지 알 수 없다. 그가 사람들에게 공개하기로 한 것의 동기가 그 자신의 것인지, 또는 독자의 반응을 미루어 짐작한 것인지 알기 어렵기 때문이다.[46] 그리고 여기에는 문헌과 구술이라는 차이 이외에도 (아직 연구가 없는)의사와 환자(접종 대상자)라는 상이한 관점이 존재한다. 매더가 어떤 형식으로 전달된 그리고 누구로부터 온 지식에 더 큰 방점을 찍었는지와는 별도로 이 이야기를 통해 우리가 주의 깊게 주목해야 하는 명확한 또 다른 중요한 지점은 인두 접종을 묘사하는 여러 가지의 정보가 매더에게 도달했고, 이러한 지식들이 통섭과 통합의 결론에 다다르지 못한 채 보일스턴에게로 전달되었다는 점이다. 인두법을 실행한 사람이 아니었던 매더는 실제 접종에서 더 많은 질문과 답이 요구된다는 점을 알 수 없었고, 또 의사들(즉 지식인으로서 권위를 가진 사람들)이 제공하는 정보에 대해서 우선순위를 정하기도 어려웠다.

실행과 경험을 통한 변화

한편, 런던의 왕실가족들은 몬태규와 메이틀런드의 인두 접종 시연에 큰 관심을 가졌다. 웨일즈의 공주였던 캐롤라인 공주(1683~1737)가 특히 인두법 도입에 있어 중요한 역할을 했는데 그녀는 어린 나이의 앤 공주를 두창으로 잃은 적이 있었고 생존해 있는 자녀들에게 인두를 접종하기를 원했다. 그러나 그녀는 외래 기술을 의심했고 자녀에게 인두를 접종하기 전에 꼼꼼하게 이 기술의 안전성에 대해 따져 보길 원했다. 18세기에는 아직 인체 실험과 관련된 윤리 규정이 마련되어 있지 않았던 시대였다. 따라서 캐롤라인 공주와 그녀의 의사는 다음의 네 가지 문제에 대한 답을 찾고자 일련의 인체 실험을 진행하기로 결심했다.

첫째, 인두 접종으로 진짜 두창(genuine smallpox)을 감염시키기 위해 무엇이 필요한가? 둘째, 인두 접종 이후 접종을 받은 사람은 정말 두창으로부터 안전한가? 셋째, 인두법은 상이한 신체 상태를 가지고 있는 사람들에게 안전한가? 마지막으로 (보일스턴이 염려했던 바와 같은) 인두 접종에 있어 가장 좋은 방법은 무엇인가?

1721년 여름, 왕실의 지원 하에 런던에서 실험대상자가 선발되었고 인두 접종이 진행되었다. 8월 9일, 캐롤라인의 요청에 의해 찰스 메이틀런드는 뉴게이트 감옥(Newgate Prison)의 수감자 중 6명을 실험대상자로 선발했다. 왕립의사회의 의장이자 런던왕립학회회보의 편집자였던 의사 한스 슬로운(Hans Sloane, 1660~1753)[47]이 지켜보는 가운데 메이틀런드는 두창 감염 물질을 이들의 양팔과 오른쪽 다리에 접종했다.[48] 6명 중 5명은 첫 인두 접종을 받은 후 3일 뒤에 재접종을 받았다고 하나 그 접종 방법에 대해서는 명확한 기록이 남겨진 바 없다.

메이틀런드와 그의 유명한 의사 증인들은 죄인을 실험 대상으로 선택했다. 캐롤라인 공주의 인두법 실험에 참여했던 사람들 중 하나인 의사 리처드 미드(Richard Mead, 1673~1754)는 몇 십 년 뒤에 런던의 아동병원(the Foundling Hospital)에 아동 인두 접종을 도입한 사람이었다. 이 시기 미드는 오스만 제국의 방식 이외에 후일 중국식 인두 접종법으로 서양에 알려진 인두 접종 방식을 실험해 보고자 했다. 나이가 젊은 여자 죄수를 선택한 후 미드는 두창 감염 물질에 담근 면사를 그녀의 콧구멍에 넣었고, 피실험자는 매우 큰 고통을 겪었다. 미드는 인두 접종이 성공했다고 주장했지만,⁴⁹ 이후 이 중국식 방법을 사용하는 의사는 더 이상 없었다. 위 실험에서 이 방식은 다른 방식에 비해 더 위험한 방식으로 보여졌기 때문이었다. 후일 1767년에 출판된 책에서 리처드 미드는 중국식 인두 접종 방식에 대해 설명하며, 왜 자신이 그리스식 방법이 더 유용하다고 생각하는지를 밝혔다. 그는 이 방식으로 인해 혈액을 통해서가 아니라 신경 액체(the nervous liquor)를 통해 전염이 퍼질 수 있기 때문에 중국식 방식이 그리스식 방법보다 훨씬 더 위험하다고 설명했다.⁵⁰

그러나 메이틀런드의 실험을 목격했던 다른 사람들은 인두 접종 방식보다는 인두 접종을 통해 확실하게 두창을 예방할 수 있는지에 더 관심을 기울였다. 예를 들어 한스 슬로운은 인두가 자연적으로 감염되는 두창⁵¹에 대한 평생 면역을 가능하게 하는지를 알고 싶어 했다. 그래서 그는 인두를 접종 받은 19세 여성을 허트포드(Hertford)에 있는 메이틀런드의 두창 병원으로 보내 두창 환자들을 간호하도록 했다.⁵² 이 병원은 1721년 가을에 메이틀런드가 그리스도 병원(Christ's Hospital)에 개원한 인두 접종 병원이었다. 이 곳으로 보내진 엘리자베스 해리슨(Elizabeth Harrison)은 메이틀런드가 뉴게이트 감옥에서 인두를 접종한 사람들 중 한 명이었다. 1721년 12월 4일 메이틀런드는 "…… 엘리자베스 해리슨이 그 병원에서 10주 동안 머물렀다. 그리고 그동안 우리 여자 하인을 돌봤고, 그 다음에는 병원에 속한 자연적으로 두창에 감염된 소년들 중 한 명을 그 질병이 시작할 때부터 끝날 때까지 돌봤는데, 아프거나 그들로부터 감염되지 않았다"고 확언했다. 이 장소에서 그 여성은 두창의 감염을 피했고, 이 결과를 들은 슬로운은 인두 접종의 효과를 확신했다.⁵³ 이후에도 허트포드 병원에서 인두를 접종 받은 아이들이 증상이 가벼운 진짜(genuine) 두창에 감염되었다는 것이 알려졌다. 1721년 11월까지 메이틀런드의 인두법에 대한 자신감은 높아 갔다.[54]

그럼에도 캐롤라인 공주는 여전히 그녀의 자녀처럼 어린아이들이 인두 접종을 받아도 안전한지에 대해 더 확신을 가지고 싶어 했다. 같은 해 그녀는 유사한 인두 접종 실험을 또 명령했는데, 이번에는 피실험자로 성 제임스 교구에서 자선 지원을 받는 어린이들을 선택했다. 11명의 아이들에 대한 실험이 잘 진행되고 있었지만, 이 시기 캐롤라인 공주의 지인 중 아이 한 명과 남자 한 명이 인두 접종으로 사망하면서 인두법에 대한 그녀의 확신이 흔들렸다.[55]

캐롤라인 공주의 요청과 후원을 받았던 영국의 의사들과는 달리 멀리 떨어진 북아메리카의 영국 식민지 마을의 의사였던 보일스턴은 제한된 문헌 기록에 기반해 가족, 친구, 이웃들에게 인두 접종을 실험해야 했다. 1721년과 1722년 두창 유행의 해 동안 행해진 역사적인 인두 접종에서 보일스턴은 제한된 문헌 기록이 제공하는 정리되지 않은 인두 접종 방법을 실제 접종에 어떻게 반영했을까?

앞서 언급한 바와 같이 보일스턴은 티모니와 필리리니의 원본에 접근하는 것이 제한되어 있었다. 『소고』의 공저자로 보일스턴도 아프리카에서도 인두법이 행해진다는 것을 알았을 것이다. 그럼에도 『소고』뿐만 아니라 그 어떤 저작에서도 아프리카 인두 접종 방식에 대한 언급은 너무나 간단하게 기술되었다. 같이 보일스턴이 인두 접종법을 재구성하는데 중심적인 역할을 한 문헌 자료는 매더가 티모니와 필리리니의 인두법을 요약한 글이었다. 몇몇의 초창기 인두 접종에 대한 설명에서 보일스턴은 튀르키예식으로 절개하고 견과류 껍질을 이용했다고 주장했다.⁵⁶ 그러나 매더의 요약본은 보일스턴이 필요한 충분한 정보를 제공하지 못했고 그는 문제를 겪었다. 보일스턴은 후일 출판된 글에서 1721년과 1722년에 경험했던 문제점들에 대해 불평했다. "매더는 티모니우스[티모니]와 필라리누스[필라리니]의 논문을 잘 대변하지 못했다. 나는 내가 그 논문들을 직접 읽을 수 있길 기도했다."⁵⁷ 이와 같은 자료의 한계는 보일스턴으로 하여금 의료 기술로서 인두법의 안전성과 효과를 확신하기 위해 실험을 하고 경험을 통해 배우도록 만들었다.⁵⁸

인두법을 옹호한 『소고』에서 보일스턴은 일부 환자들에게서 비정상적인 열이 발생한 사례에 대해 기록하기도 했다. 그는 "우리는 아직 배우는 사람들일 뿐이다. 경험을 통해 실제 진료에서 더 능숙해 지기를 바란다. 그러나 저명한 티모니우스와 필라리누스가 이야기 한 바와 같이 대체로 경험에서는 일이 흐트러진다"라고 경험과 지식의 차이를 설명하며 자신의 고충을 토로했다.⁵⁹ 일례로 보일스턴의 환자 중 치버라는 사람이 열이 심하게 났는데, 보일스턴은 치버에게 사혈을 하고 하제를 이용해 몸을 정화하고 물집을 생기게 하는 등 여러 가지 치료를 시도했다. 치버가 회복되고 이후 접종 부위가 2차 감염 없이 잘 회복되었지만, 보일스턴은 이 사건으로 그가 오스만 제국의 인두 접종 방법이라고 생각했던 방법을 버렸다.⁶⁰ 보일스턴은 '튀르키예식' 방법에 대해 의심을 하게 되었고, 자신이 더 나은 방법이라고 믿는 방식으로 환자에게 인두를 접종하기 시작했다.⁶¹

변화된 방식으로 인두를 접종한 보일스턴의 두 번째 인두 접종을 재구성하는데 이용 가능한 1차 사료는 세 종류가 있다. 세상에 처음 선을 보였던 자료는 헨리 뉴만(Henry Newman, 1670~?)의 논문, 「뉴잉글랜드에서 진행된 인두 접종 방법(The Way of Proceeding in the Small Pox Inoculated in New England)」으로 1722년과 1723년 사이 영국왕립학회의 회보에 게재되었다. 뉴만은 1678년 하버드 대학을 졸업하고, 1690년과 1693년 사이에 동일 대학의 도서관에 고용되었다. 이후에는 런던으로 이주해 뉴햄프셔 주와 대학의 에이전트로 일했고, 기독교 지식과 복음 전파를 위한 학회(the Society for Promoting Christian Knowledge and of the Society for Propagation of Gospel)의 비서로도 재직했다. 뉴만의 논문은 보일스턴의 인두 접종을 13항으로 나누어 설명하고 있으나, 매더의 글을 정리한 보스턴의 영문학자 조지 L. 키트레지(George L. Kittredge)는 뉴만은 단지 전달자에 불과하고 코튼 매더가 진짜 저자일 것으로 확신했다.

둘째로 매더는 자신의 책 『베데스다의 천사』의 20장에 '실제 우리의 절차(our Way of Proceeding, in the Practice)'라는 글을 수록했다. 이 제목은 그가 경험적인 지식을 중요하게 취급했음을 시사한다. 그러나 이 부분에 담겨져 있는 내용은 매더가 왕립학회의 회보에 실은 글에 추가 사항을 약간 더한 것으로 글의 길이가 좀 더 길어졌을 뿐이었다. 마지막으로 보일스턴은 1726년에 출판된 『역사적 설명(An Historical Account)』에서 1721년과 1722년 두창 유행 기간 동안 자신이 행한 인두 접종에 대해 묘사했고, 이 논문은 런던과 보스턴에서 출판되었다.[62]

위의 문헌들을 종합해 볼 때 1721년 보일스턴은 인두 접종 방식을 실험하고 결정하는데 있어 감염 물질의 선택과 보관, 그리고 접종 도구 등에 대해 갈등하고 고민했음을 알 수 있다. 우선, 두창 감염 물질 선택에 있어서 보일스턴은 다양한 선택지를 제안했다. 그는 "약을 복용하거나 뚜렷한 외형의 숙성된(ripe) 두창 농포에서 얻은 고름; 감염 물질의 상태가 좋고 감염된 환자가 건강하다는 조건 하에 자연적 방식(in the natural Way)으로 감염되거나 또는 인두 접종을 받은 사람으로부터" 인두를 제공 받을 수 있다고 적고 있다.[63]

게다가 보일스턴은 매더의 요약본에서 제시된 감염 물질을 따뜻한 온도에 보관하라는 충고에 대해 반대하며, 채취한 감염 물질을 보관하는 다른 방법을 제안했다. 그는 감염 물질은 반드시 사용을 위해 밀봉되어야 하고, 차가운 장소에 보관해야 하며, "열을 받으면 물질은 곧 발효되거나 파괴된다"고 적었다.[64] 그리고 상처에 감염 물질을 직접 떨어트리는 것을 대신해 접종사가 감염 물질을 적신 면 조각에 수분을 더하고 상처에 올려놓을 것을 추천했다.[65] 또한 인두 접종을 받는 환자들이 접종이 진행되는 동안 호흡기를 통해 두창에 감염되는 것을 방지하기 위해 보일스턴은 환자들에게 반대 방향으로 고개를 돌리고 있으라고 했다. 상처는 견과류 껍질 대신에 회반죽으로 덮었다. 감염 물질은 24시간 붙이고 있도록 했는데, 이는 매더가 자신의 요약본에서 추천한 몇 시간을 크게 상회하는 것이었다.[66]

더 나아가 보일스턴은 18세기 중반 적절한 인두 접종 방법에 대한 논쟁에서 중요하게 다루어진 제3의 요소를 이미 초기 인두 접종에서 거론했다. 후일 1726년에 출판된 자신의 책에서 인두 접종을 받고자 하는 사람들의 몸을 인두 접종에 적합하게 준비시키기 위해서 하제를 사용하거나 구토를 유발하는 약물을 가끔 사용한다고 밝혔다.[67] 따라서 보일스턴은 인두법의 방식을 자신이 익숙한 체액설(humoral theory)에 기반 한 기존의 의학 지식, 그리고 새로운 경험과 융합시켰고 이와 함께 민간의학에서 이용되던 비전문적인 도구들을 자신이 평소 이용하는 보다 전문적인 외과적 도구들로 바꿨다.

대서양 지식 네트워크의 변방인 보스턴에서 진행된 인두 접종 성공 사례는 바다를 건너 영국에 전해졌고, 인두법의 도입에 박차를 가하는 데 영향을 미쳤다. 영국의 아메리카 식민지 보스턴으로부터 온 보일스턴의 인두 접종 성공에 대한 소식은 인두 접종에 대한 신뢰를 잃었던 런던의 캐롤라인 공주에게 다시 한번 자극제가 되었다. 1721년 11월 16일, 처음에는 인두 접종에 강경하게 반대했었던(보스턴 거주 의사들 중 영국 지식인 네트워크에 연결되어 있었던) 보스턴 의사 더글라스가 보스턴의 인두 접종에 대한 글을 작성했고, 이 글은 영국의 왕립학회 회원들 앞에서 읽혔다. 영국의 성직자이자 역사가인 다니엘 닐 목사(Reverend Daniel Neal, 1678~1743) 또한 1722년 초 보스턴으로부터 온 인두 접종에 대한 뉴스를 런던으로 전했다.[68] 캐롤라인 공주는 보스턴의 인두 접종 경험에 대해 배우기 위해 닐을 소환했다. 대략 1년 정도의 실험과 데이터 수집 후 1722년 4월 그녀는 결국 자신의 두 딸 아멜리아와 캐롤라인에게 인두를 접종하기로 결심했다.[69]

마치며

18세기 초 인두법 도입의 초기 역사에 대한 연구는 주로 인두법 논쟁(수용 또는 반대)에 초점이 맞추어져 있었다. 이러한 상황에서 이 시기 실제로 인두법에 대해 어떠한 지식이 런던과 보스턴에 전달되었고, 기술적 측면에 있어 어떤 선택과 변화가 진행되었는지에 대한 연구는 그간 간과되었다. 그러나 실제로 무엇이 어떻게 진행되었는지에 대한 질문은 이 시기 반복되는 실험과 인두법에 대한 불안과 논쟁을 이해하는 데에도 중요하다.

몬태규와 메이틀런드, 그리고 매더와 보일스턴이 런던과 보스턴에 인두법을 도입하기 이전에 중국, 아프리카, 그리스, 오스만 제국 등의 지역으로부터 영국 그리고 대서양을 가로질러 미국으로 인두법에 대한 이야기는 이미 사람들의 입과 글을 통해 전해지고 있었다. 이러한 정보는 무역과 인적 이동, 그리고 지식 네트워크를 타고 입소문과 문헌을 통해 런던과 영국의 식민지 보스턴에 전해졌다. 그러나 이 시기 인두 접종 기술에 대한 묘사는 그 기원과 방법에 대해 다양하게 서술하고 있어 일관성이 부족했고 재현을 위한 충분한 정보를 포함하고 있지 못하는 등 구체성이 부족하기도 했다. 더불어 네트워크 접근성에 따라 얻을 수 있는 정보의 양과 질에도 차이가 있었다.

문헌과 구전으로 전해진 지식으로서의 인두법은 런던과 보스턴에 두창이 유행했던 1721년에 비로소 처음으로 실행될 수 있었다. 이 시기 다양한 대서양 네트워크로 연결되어 있었던 런던과 보스턴은 감염병뿐만 아니라 지식, 실험 결과와 경험적 관찰을 통한 인두법에 대한 지식을 교환했다. 두 도시의 초기 인두법의 선구자들은 이후 보편화되는 사실들을 입증하기 위해 다양한 실험적 시도를 했다. 가장 적절한 접종 방식을 찾기 위해 다양한 접종 방식에 도전하기도 했는데, 이들은 후일 비서구적 스타일로 간주되는 인두 접종 방식도 배제하지 않았다.

초기 인두법 접종에서 기술적 측면의 세부 사항에 대한 궁금증과 실제 접종에서 부딪히게 되는 여러 복잡한 문제들에 대한 답은 문헌이나 구전 지식이 아닌 개별적 실험과 관찰을 통해서 얻어 나갈 수밖에 없었다. 시일이 지나면서 거듭된 실험과 접종의 경험이 축적되었고 인두 접종에 이용된 도구와 방식은 교체되고 변화했다. 1721년 말까지 오스만 제국 지역의 방식, 그리스식 방식 등으로 불렸던 인두 접종 방법은 접종자의 경험과 판단에 따라 애초에 종이나 입을 통해 기술된 바와는 다른 형태로 발전해 나갔다. 이 과정에서 인두법의 민간의학적 요소는 점차 탈락되었고 이 기술은 의료인에 의해 당대 서양 의학의 체계 하에 재편성되어 갔다.

미주

1. 영미 지역에서 인두법 수용 과정과 논쟁을 다룬 고전적 연구로 G. Miller, *The Adoption of Inoculation for Smallpox*, Philadelphia: University of Pennsylvania Press, 1957; J. Blake, "The Inoculation Controversy in Boston: 1721~1722," *The New England Quarterly* 2(4), 1921; J. Barrett, "The Inoculation Controversy in Puritan New England," *Bulletin of the History of Medicine* 12, 1942; O. E. Winslow, *A Destroying Angel: The Conquest of Smallpox in Colonial Boston*, Boston: Houghton Mifflin, 1974 참고. 좀 더 최근 연구로 R. Tindol, "Getting the Pox Off All Their House: Cotton Mather and the Rhetoric of Puritan Science," *Early American Literature* 46, 2011.

2. 여성과 관련된 연구로 G. Miller, "Putting Lady Mary in Her Place: A Discussion of Historical Causation," *Bulletin of the History of Medicine* 55, 1981; I. Grundy, *Lady Mary Wortley Montagu: Comet of the Enlightenment*, N. Y.: Oxford University Press, 2001. 인종과 관련된 연구로 M. Minardi, "The Boston Inoculation Controversy of 1721~1722: An Incident in the History of Race," *The William and Mary Quarterly* 61, 2004; K. Wisecup, "African Medical Knowledge, the Plain Style, and Satire in the 1721 Boston Inoculation Controversy," *Early American Literature* 46, 2011.

3. Miller, 1957, pp. 48~49; R. P. Stearns, "Remarks upon the Introduction of Inoculation for Smallpox in England," *Bulletin of the History of Medicine* 24, 1950, pp. 107~108.

4. 티모니의 글은 런던에서 처음 소개되었지만 그의 인두법에 대한 관찰 내용은 독일의 뉘른베르크와 라이프치히에도 동시에 편지로 전해졌다. E. Timonius and J. Woodward, "An Account, or History, of the Procuring the Small Pox by Incision, or Inoculation; As It Has for Some Time Been Practised at Constantinople," *Philosophical Transactions* 29, 1714~1716, pp. 72~82. 제임스 C. 무어의 논의 참고. C. Creighton, *A History of Epidemics in Britain* 2,

Cambridge University Press, 1894, pp. 463~465; J. C. Moore, The History of the Small Pox, London: Longman, Hurst, Rees, Orme, and Brown, 1815, p. 226; Stearns, "Remarks upon the Introduction of Inoculation," p. 110; Miller, 1957, pp. 55~57; G. Williams, *Angel of Death: The Story of Smallpox*, N. Y.: Palgrave Macmillan, 2010, pp. 63~68.

5   Blake, 1921, p. 490; H. Sloane and T. Birch, "An Account of Inoculation by Sir Hans Sloane," *Philosophical Transactions* 49, 1755~1756, p. 516; Miller, 1957, pp. 59~60; Moore, 1815, p. 227.

6   Moore, 1815, p. 227.

7   Minardi, 2004, pp. 47, 61; Winslow, 1974, p. 33; 1716년 매더가 우드왈드에게 보낸 편지로 볼 때 오네시무스는 서아프리카의 구라만티(Guramantee)에서 왔다. 그러나 유지니아 허버트(Eygenia W. Herbert)에 의하면 인두 접종은 아프리카 대륙의 다양한 민족 그룹에서 실시되고 있었다. E. W. Herbert's "Smallpox Inoculation in Africa," *The Journal of African History* 16, 1975, pp. 552~559.

8   노예무역이 이 지역 상인들이 서인도제도와 상업적 관계를 유지하는 것을 도왔기 때문에 당시 보스턴은 매우 활발하게 북대서양 노예무역에 참여하고 있었다. Wisecup, 2011, pp. 27~28; Herbert, 1975, pp. 524~544.

9   C. Mather to J. Woodward, July 12, 1716, in G. L. Kittredge, "Some Lost Works of Cotton Mather," *Proceeding of the Massachusetts Historical Society* 45, 1911~1912, p. 422; C. Mather, *Diary of Cotton Mather*, 2 vols., N.Y.: Frederick Ungar, 1957, p. 621; C. Mather, *The Angel of Bethesda*, Gordon W. Jones, ed., Barre, MA: American Antiquarian Society, 1972, p. 107; J. Duffy, *Epidemics in Colonial America*, Baton Rouge: Louisiana State University Press, 1971, p. 28; Tindol, 2011, p. 4; K. Silverman, *Selected Letters of Cotton Mather*, Baton Rouge: Louisiana State University Press, 1971, p. 214; P. C. Cohen, *A Calculating People: The Spread of Numeracy in Early America*, N.Y.: Routledge, 1999, p. 96;

10   C. Maitland, *Mr. Maitland's Account of Inoculating the Small Pox*, London: J. Downing, 1722, p. 7; D. Barnes, "The Public Life of a Woman of Wit and Quality: Lady Mary Wortley Montagu and the Vogue for Smallpox Inoculation," *Feminist Studies* 38, 2012, p. 344.

11 Miller, 1957, pp. 71~73; Miller, 1981, p. 7.
12 Creighton, 1894, pp. 467~468; Miller, 1957, pp. 70~80; Grundy, 2001, p. 210.
13 *A Report of the Record Commissioners of the City of Boston Containing the Records of Boston Selectmen*, 1716 to 1736 Vol. 2, Boston: Rockwell and Churchill, 1885, p. 81.
14 *A Report of the Record Commissioners of the City of Boston, Containing the Boston Records From 1700 to 1728*, Vol. 8, Boston: Rockwell and Churchill, 1883, p. 154; *A Report of the Record Commissioners, 1716 to 1736*, Vol. 2, p. 82.
15 *A Report of the Record Commissioners, 1716 to 1736*, Vol. 2, p. 82.
16 Winslow, 1974, p. 46.
17 A. Kass, "Boston's Historic Smallpox Epidemic," *Massachusetts Historical Review* 14 2012, pp. 7~8; P. A. Waston, *The Angelical Conjunction: The Preacher-Physicians of Colonial New England*, Memphis: The University of Tennessee Press, 1991, p. 34.
18 Barrett, 1942, p. 172. 북미 대륙의 영국 식민지에서는 이 시기 아직 의과대학이 설립되지 않았기 때문에, 매우 소수의 의사들만이 정규 의학교육을 받을 수 있었고, 대부분의 의사들은 도제식 의학교육을 받았다.
19 Winslow, 1974, p. 46.
20 Mather, 1957, p. 628; 윈슬로에 의하면 매더는 6월 6일 이와 같은 요청을 했다. 그러나 매더는 자신의 일기에 6월 23일로 기록하고 있다. Winslow, 1974, p. 46.
21 Winslow, 1974, pp. 46~48; *Collections of the Massachusetts Historical Society, For the Year 1794*, Boston: Munroe & Francis, 1810, p. 291.
22 실버만은 매더가 두 의사의 보고서와 오네시무스의 증언에 더해 여러 왕립학회 회원의 글을 보유하고 있었다고 설명했다. 그러나 매더가 보스턴 의사들과 공유했던 것은 티모니와 필라리니의 글이었다. Silverman, 1971, p. 342.
23 Z. Boylston, *An Historical Account of the Small-Pox Inoculated in New England, Upon all Sorts of Persons, Whites, Blacks, and of all Ages and Constitutions*, London: S. Chandler, 1726, p. 4; Z. Boylston, *Some Account of What Is Said of Innoculating or Transplanting the Small Pox by the Learned Dr. Emanuel Timonius, and Jacobus Pylarinus*, Boston: S. Gerrish, 1721, p. 10.

24　Winslow, 1974, p.46; p.53.
25　그 예로 Tindol, 2011, pp.12~14; Minardi, 2004, p.60; Wisecup, 2011, pp.29~35를 들 수 있다. '베데스다'는 요한복음에 등장하는 병을 고치를 효험이 있다고 일컬어지는 예루살렘에 있는 연못의 이름이다.
26　Boylston, 1721, 페이지 없음.
27　Ibid.; Boylston, 1726, p.4; Mather, Diary, 1957, p.624 (note 1); Winslow, 1974, p.47.
28　Boylston, 1726, p.4.
29　Creighton, 1894, pp.474~477.
30　Mather, 1957, pp.632~639; Mather, 1972, p.115.
31　Boylston, 1721, p.2; Mather, 1972, p.108.
32　Boylston, 1721, p.2.
33　Ibid.
34　Ibid., p.3.
35　Ibid.
36　Timonius and Woodward, 1714~1716, pp.73~74.
37　Boylston, 1721, pp.6~7.
38　Ibid., p.7.
39　Ibid.
40　수술을 할 때 견인을 위해 이용하는 고리, 끈, 또는 테이프.
41　Mather, 1972, p.110. 이탤릭과 닫는 따옴표 부재는 원전에 따름.
42　매더는 아프리카 출신 노예들에게 들은 아프리카에서 인두 접종에 대한 설명이 동일했다고 언급했다. 그러나 유지니아 허버트는 아프리카에 다양한 인두 접종 방식이 존재했을 가능성이 있다고 제안했다. 허버트에 의하면 인두법의 기원(토착 또는 해외)이 불분명하지만, 상이한 감염 물질(농, 딱지 등)이 이용되었고 인두 접종 위치(팔, 다리, 이마, 손등, 팔목, 엄지손가락, 손가락 그리고 다른 부위)가 다양했는데, 이는 아프리카 내에서도 서로 다른 민족과 지역에서 선호된 접종 방식이 있었음을 반증한다고 하겠다. 허버트의 연구는 18~20세기까지 아프리카 대륙 전체를 포괄하고 있어 그녀가 연구한 시대가 오네시무스의 시대에 한정된 것은 아니지만, 이 흥미로운 연구를 통해 인두법이 여러 가지의 선택지에 의해 다양화될 수 있음을 알 수 있다. Herbert, 1975, pp.553~557.

43　Boylston, 1726, p. 9.
44　Minardi, 2004, p. 60.
45　Wisecup, 2011, p. 35.
46　이후 공적 논의에서 인두법에 반대하는 사람들은 매더의 지식이 아프리카로부터 기원했다는 점을 크게 공격했다. 인두법의 선구자였던 매더에게 오네시무스로부터 전해들은 이야기는 양날의 검이었다. 매더는 이 비과학적인 이교도 지식도 자비로운 신의 영역에 속하는 것이라 설명하며, 인두법이 합리적이고 합법적인 기술이라고 많은 학식 있는 사람들과 영국의 왕립학회가 이 새로운 기술의 신뢰성을 승인했다고 방어했다. 코튼 매더는 또한 인두법을 신의 선물로 묘사하면서 옹호했는데, 인두법 반대론자들이 아프리카 지식에 대해 명확한 거리를 두었음에도 불구하고, 매더는 "인두법의 증거는 단지 오네시무스의 말을 통해 전해진 것뿐만 아니라 그에게 육체적으로 각인되어있다"고 보았다. 새로운 기술의 도입은 종교, 인종, 그리고 과학의 관계를 재해석하도록 했다. Boylston, 1721, pp. 8~9; Minardi, 2004, p. 51; Wisecup, 2011, pp. 43~44;
47　이번에도 역시 메이틀런드는 실험에 참여하길 주저했다. 슬로운은 그를 도울 몇 명을 의사를 자신이 구하겠다고 메이틀런드를 설득했다. Grundy, 2001, p. 211; Miller, 1957, pp. 82~86.
48　Maitland, 1722, p. 21.
49　Creighton, 1894, pp. 468~469.
50　R. Mead, *The Medical Works of Richard Mead*, M. D., Dublin: Thomas Ewing, 1767, pp. 256~266.
51　지역사회감염(community-acquired infections), 즉 호흡기를 통한 감염의 18세기 표현.
52　Miller, 1957, p. 87.
53　Ibid.; Creighton, 1894, pp. 469~470; Maitland, 1722, p. 33.
54　Miller, 1957, p. 88. 그러나 이러한 확신은 다른 문제점을 동반했다. 인두법을 통해 두창에 감염될 수 있다면 접종받은 사람은 두창을 앓은 적이 없는 사람들에게 이 질병을 감염시킬 수 있고 인두 접종을 받은 환자가 두창을 유행시킬 수 있다는 결론이 나오기 때문이다. 보스턴에서 후일 보이는 것과 같이 공중보건학적 측면에서 인두의 위험성은 이 새로운 기술이 전파되는데 매우 중대한 장애가 되었다. 대중 그리고 행정가들의 인두 접종에 대한 반대는 마을에서 인두

접종을 허가하고 금지하는 역할을 보스턴 위원회가 어떻게 수행할 수 있는지에 초점이 맞추어져 있었고, 이러한 논쟁은 18세기 말까지 계속되었다.

55 Miller, 1957, pp. 96~99. 메이틀런드는 선더랜드 백작(Earl of Sunderland)의 2년 6개월 된 아들에게 1722년 4월 인두를 접종했고, 왕의 외과의였던 클라우드 아먄드(Claude Amyand)는 1722년 4월 30일 배서스트 경(Lord Bathurst)의 하인에게 인두를 접종했다.
56 Boylston, 1721, p. 15; Boylston, 1726, p. 7.
57 Boylston, 1726, pp. 3~4.
58 Boylston, 1721, p. 11.
59 Ibid., pp. 11~12.
60 Boylston, 1726, pp. 6~7. 바렛에 의하면 윌리엄 더글러스 역시 후일 자신의 책 『보스턴에서 실행된 인두 접종(Inoculation of the Small-pox as practiced in Boston)』에서 영국왕립학회의 회보에도 충분한 정보가 담겨있지 않았다고 기록했다고 한다. Barrett, 1942, p. 173.
61 Boylston, 1726, pp. 7~56.
62 Cotton Mather to John Woodward, July 12, 1716, p. 461.
63 Boylston, 1726, p. 49; Mather, 1972, p. 114; H. Newman, "The Way of Proceeding in the Small Pox Inoculated in New England. Communicated by Henry Newman, Esq; Of the Middle Temple," *Philosophical Transactions* 32, 1722~1723, p. 33.
64 Boylston, 1726, p. 49.
65 Ibid., p. 50. 보일스턴이 이러한 접종 방식의 최초 발명자인지는 정확하게 알 수 없다. 그러나 보일스턴 이후에 이와 같이 감염 물질에 젖은 섬유 조각을 이용하는 유사한 방식에 대한 기록이 영국에서도 등장했다. T. Nettleton, "A Letter from Dr. Nettleton, Physician at Halifax in Yorkshire, to Dr. Whitaker, concerning the Inoculation of the Small Pox," *Philosophical Transactions* 32, 1722~1723, p. 37; Creighton, 1894, p. 483.
66 Creighton, 1894, p. 483; Newman, 1722~1723, p. 33; Mather, 1972, pp. 113~114.
67 Boylston, 1726, pp. 48~49.
68 매더도 한스 슬로운에게 1722년 3월 10일 보일스턴의 인두 접종에 대해 편지를

썼다. Silverman, 1971, p. 347.
69　A. Boylston, *Defying Providence: Smallpox and the Forgotten 18th Century Medical Revolution*, Charleston, SC: CreateSpace, 2012, pp. 54~55; Miller, 1, pp. 80~91; pp. 95~96.

제2부

동아시아의 우두법 도입과 발전

제5장

개항 이후 한국의 우두법 도입과 의학 지식 네트워크

신규환

시작하며

한국에서 종두법은 사실상 정약용(丁若鏞, 1762~1836)의 주도로 소개·정리되었다고 할 수 있다. 그는 중국의 『종두방(種痘方)』과 「종두심법요지(種痘心法要旨)」를 편집하여 「종두요지」(1800)라는 이름으로 인두법 이론을 정리하였고, 『영길리국신출종두기서』라는 우두법 번역서를 「신증종두기법상실」(1828)이라는 이름으로 우두법을 요약·소개한 바 있다. 인두법과 우두법 전파 사이에는 한 세대 정도의 간극이 존재하는데, 인두법은 정약용 이외에도 박제가(朴齊家, 1750~1805), 홍석주(洪奭周, 1774~1842) 등 실학자들과 이종인(李鍾仁, 1756~1823)·이종원(李鍾元, 1760~1843) 등 임상가들의 협력에 의해 짧은 시간 내에 전국적으로 확대되는 성과를 내기도 했다.[1] 그 후 한국에서 인두법이 지속적으로 확대된 것과 달리 우두법은 소개된 지 얼마 되지 않아 단절되고 말았다. 최한기(崔漢綺, 1803~1877)가 『신기천험(身機踐驗)』(1866)을 통해 우두법 지식을 소개했지만, 실질적인 접종 지식을 전수하거나 우두법 보급에 나선 것은 아니었고 단순 지식을 소개하는 데 그쳤다. 지석영(池錫永, 1855~1935)의 『우두신설(牛痘新說)』(1885)이 등장하여 우두법이 재확산되기까지 한국에서 우두법은 무려 60여 년 동안 별다른 변화 없이 공백 상태나 다름없었다. 이것은 치우시(邱熺, 1774~1851)의 『인두략(引痘略)』(1817) 이후, 중국에서 우두법이 크게 확대되고, 히로세 겐쿄(廣瀨元恭, 1821~1870)의 『신정두종기법(新訂痘種奇法)』(1849)과 난바 호세쓰(難波抱節, 1791~1859)의 『산화신서(散花新書)』(1850) 등의 발간 이래로 일본에서 우두법 지식이 급속히 확대되었던 것과 대조적이다.[2]

우두법은 시술이 간편하고 안전하며 그 효과가 뛰어나다고 알려졌음에도 불구하고, 한국에서 왜 곧바로 확산되지 못했고 오랜 공백기를 거쳐야 했던 것일까? 또, 개항 이후 오직 지석영 개인에 의해서만 도입·확산된 것일까? 개항 이후 우두법의 도입과 확산이 이전과 다른 점은 무엇일까?

이런 의문들에 대해서는 최근 연구들이 중요한 시사점을 제공하였다. 우두법 도입 초기의 오랜 공백 기간이 생긴 것에 대해서 우두법이 인두법의 한계를 크게 극복한 것으로서 많은 실학자들의 관심을 끌었으나 19세기 전반 우두법 도입은 매우 제한적이었다. 서학 탄압의 분위기 때문에, 실학자들은 서양의학 지식이 자신들을 통해서 유출되고 있다는 사실이 알려지는 것을 꺼려했고, 실학자들의 의학 지식 네트워크도 정치적 압박을 넘어설 만큼 강고하지 않았다. 19세기 전반까지 우두법 도입이 제한된 이유로 서학에 대한 정치적 탄압, 의학 지식 네트워크의 결여, 관민의 지원 부족, 두묘 확보와 접종 기술 등 여러 가지 요인이 복합적으로 작용했다. 특히 두묘의 채취 및 보관, 접종 기술 등 그동안 종두법 연구에서 간과되어 온 원천기술의 중요성을 강조했다.³

개항 이후 수신사(修信使) 사행을 계기로 우두법의 도입과 확산이 이루어진 점에 대해서는 오치아이 히로키(落合弘樹)와 하세가와 사오리(長谷川さおり) 등의 연구가 여러 시사점을 제공하고 있다. 이들 연구는 제1차 수신사 사행을 계기로 우두법과 서양의학 등 의학 교류가 본격화되었다는 점에 주목했다. 수신사 사행을 통한 의학교류는 우두법과 서양의학을 통해 일본에 우호적인 분위기를 조성하고자 했던 일본 정부와 새로운 문명을 기꺼이 배우고자 했던 조선 정부의 이해가 맞아떨어진 결과였다. 또한 기존 연구가 주로 지석영 개인에 대한 활동과 평가가 중심이었다면,⁴ 최근의 연구들은 수신사 일행들의 활동에 대한 사료 발굴과 더불어 일본과의 의학 교류에 초점을 맞추고 있다.⁵

기존 연구는 개항 이후 우두법의 도입과 확산을 몇몇 개인들의 관심과 선택의 결과로서 설명하고 있다는 한계가 있다. 왜 이 시기에 우두법이 갑작스럽게 부상했는지, 어떻게 개인적인 관심으로 그치지 않고 국가적 사업으로 발전했는지 그 연결고리가 설명되지 않고 있다. 이 연구는 의학 지식 네트워크의 관점에서 우두법의 도입과 확산 과정에 주목하면서, 개항 이후 한국에서 우두법의 도입과 확산이 이전과 달랐던 지점을 두창의 유행으로 인한 우두 백신에 대한 정치적·사회적 관심의 부상, 의학 지식 네트워크의 구축, 두묘의 제조와 접종법 연구 등 개항 이후 달라진 사회적 분위기와 임상 술기 차원으로 나누어 탐색해 보고자 한다.

여기에서 의학 지식 네트워크란 의학 지식을 둘러싼 관·민간·지식계 등의 인적인 연결망과 장비와 실험실 등 지식과 기술의 부산물까지를 포괄하는 것이다.⁶ 이 연구는 개항 이후 한국에서 우두법 도입과 확산이 단순히 몇몇 개인의 의지와 분투라기보다 그동안 우두법 연구에서 간과되어 왔던 의학 지식 네트워크의 구축과 활용에 달려 있었음을 확인해 보고자 한다. 이를 위해 이 연구는 일본 외무성이 작성한 수신사 사행 관련 자료, 제생의원 관련 자료, 우두법 개인 저작 등을 주로 활용할 것이다.

수신사 사행과 우두법 수용

개항 이후 우두법이 크게 주목받게 된 이유 중의 하나는 두창의 유행과 관계 깊다. 두창은 19세기 동안 한국 사회에 가장 큰 고통을 주었던 대표적 질병 중의 하나로 두창의 유행 상황에 대해서는 다양한 기록들이 있다.

먼저 사대부층의 일기류를 살펴보자. 18세기 후반 유만주(兪萬柱, 1755~1788)가 1775~1787년까지 쓴 일기 『흠영(欽英)』을 살펴보면, 두창과 홍진(紅疹, 홍역을 지칭)을 대표적인 감염병으로 기록하고 있다.⁷ 19세기 한양과 근교에 거주했던 대표적인 경화사족(京華士族) 중의 한 명인 정원용(鄭元容, 1783~1873)은 『경산일록(經山日綠)』을 남겼다. 이 일기는 1783~1867년까지 90여 년간 총 68회의 감염병 발생 상황과 160건의 감염병을 기록했다. 발병 횟수로 보면 홍역, 두창, 말라리아, 콜레라 순으로 많았다. 홍역은 8년 동안 22건 34회 등장하였고, 두창은 12년 동안 20건 44회 등장하였다. 말라리아는 9년 동안 15건 50회였고, 콜레라는 1821년 한 해 동안 4건 21회였다. 사망률로만 보면, 콜레라

표 1 1908년도 한국 감염병 환자 수 및 사망자 수(1908년 12월 31일 조사)

(단위: 명)

종별	인별	콜레라	장티푸스	이질	두창	디프테리아	성홍열	계
환자	한국인	58	310	220	1,443	7	12	2,080
	일본인	52	492	174	410	33	3	1,134
	계	110	802	394	1,853	40	15	3,214
사망	한국인	47	112	37	377	2	9	603
	일본인	34	118	47	101	13	1	295
	계	81	230	84	478	15	10	898

출처: 統監府, 『第2次 韓國施政年報(明治四十一年)』龍山: 統監府, 1910, 164쪽.

75%, 두창 35%, 말라리아 18%, 홍역 13%의 순서였다.[8] 19세기 처음 한국 사회에 등장한 신종 감염병 콜레라를 제외하면, 가장 빈번하게 발생하는 공포스러운 질병은 두창이었음을 알 수 있다.

알렌은 『제중원 일차년도 보고서』(1886)에서 두창이 한국 사회에서 매우 흔했으며, 어린이 중 만 2살에 20%가 사망하고, 2살에서 4살 사이에 40~50%가 사망하고, 한국인 전체 사망 중 50%가 두창으로 사망한다고 진단했다. 그는 한국인들은 자신들만의 예방 접종법을 가지고 있는데, 100명 중 60~70명은 인두법으로 접종한다고 지적하였다.[9]

그렇다면 19세기 말부터 20세기 초에는 어떠했을까? 이 시기는 대한제국과 일제 식민당국이 두창 통제에 많은 노력을 기울이던 시기였음을 상기할 필요가 있다. 특히 통감부는 두창 예방을 최우선 정책으로 삼아 경시총감과 각도 관찰사에게 우두 접종을 실시하게 하여 각도 종두사무위원 28명, 종두인허원 1,612명, 경찰의촉탁 52명을 배치하였다. 또한 부녀자 종두를 위해 부인인허원을 배치하였고, 1908년에 우두 접종자는 54.4만 명에 달했다. 통감부의 『제2차 한국시정연보(1908)』에 의하면, 이와 같은 적극적인 예방 접종에도 불구하고 1908년도 감염병 중에서 두창 환자는 1,853명이고, 사망자는 478명으로 최대의 피해를 냈다. 치명률도 25.8%로 결코 낮지 않았다. 또한 두창 환자(1,853명)는 전체 이 환자(3,214명)의 57.7%에 달했고, 두창 사망자(478명)는 전체 사망자 수(898명)의 53.2%에 달했다.[10]

이 보고서는 일본인의 감염병 환자 비율(8.9%)에 비해 한국인의 비율(0.3%)이 매우 낮게 나타나는 이유로 한국인이 감염병을 숨기는 경향이 있음을 지적했다. 또한 1909년과 1910년 통감부의 『한국시정연보』에도 두창은 높은 발병률과 사망률을 기록했다. 20세기 초, 일제 식민당국은 다른 어떤 감염병보다도 두창 통제에 적극적인 태도를 가지고 있었다. 그럼에도 불구하고 두창은 이 기간 동안 여전히 한국 사회에서 가장 위협적인 감염병이었다. 이렇게 볼 때, 18세기 말 이래로 20세기 초까지 두창이 조선사회에서 어느 정도의 파괴력을 지니고 있었을지는 충분히 짐작이 가능할 것이다.

두창은 다른 급성 감염병과 달리 종두법이라고 하는 효과적인 예방책이 존재했기 때문에, 19세기 각국 정부나 민간에서 종두법에 관심을 두었던 것은 당연한 일이었다. 조선에서도 두창에 대응하기 위한 방법으로 인두법이 활용되고 있었기 때문에, 정부 관료와 지식인들은 종두법의 효과에 깊은 관심을 갖고 있었다. 개항 이후 수신사들이 일본으로의 사행을 준비하면서, 일본 정부가 두창에 어떻게 대처하고 있는지 살펴보는 것은 수신사들의 중요한 관심사 중의 하나가 될 수밖에 없었다.

1876년 「조일수호조규(朝日修好條規)」가 체결된 후, 일본 정부는 조약 체결을 위해 파견했던 구로다 기요타카(黑田淸隆) 일행의 조선 방문에 대한 답방 형식으로 조선 정부에 수신사 파견을 요청했다. 이에 조선 정부는 1876년 5월 22일~6월 27일까지 김기수(金綺秀, 1832~1894)를 정사(正使)로 임명하고, 현석운(玄昔運) 등 역관을 정식 수행원으로 임명했다. 김기수의 추천 등으로 박영선(朴永善, 1828~?) 등 수행원이 추가되어 총 76명으로 구성된 제1차 수신사가 파견되었다. 이후에도 수신사는 세 차례 더 파견되었는데 의학 교류가 집중적으로 이루어진 것은 제1차 사행에서였다.[11]

제1차 수신사 일행 중에서 일본과 의학 교류를 주도했던 인물은 현석운, 박영선, 홍현보 등 통역사와 관료들이었다. 현석운은 별견당상(別遣堂上)의 직책으로 공식 통역을 담당하였고, 박영선은 서기부사과(書記副司果)로 임명되었는데, 이들은 일본 의사들과 종두법에 관한 의학 교류를 진척시켰다. 홍현보(洪顯普)는 어의 겸 용인현령(龍仁縣令)으로, 제1차 사행이 끝난 후 「조일수호조규」 부록을 논의하러 온 외무성 직원들과 의학 교류를 진행하였다.

1876년 5월, 일본 정부는 영접단을 부산포에 파견하여 수신사 일행을 맞이했다. 5월 13일, 일본 영접단 대표들은 한국측 실무대표인 현석운과 구체적인 세부 일정 등에 대해 논의했다. 이 때 일본 영접단 대표단의 일원인 해군 군의 시마다 슈카이(島田修海)와 현석운은 두창의 피해와 종두법에 관해서 토론하기 시작했다. 먼저 시마다가 두창을 막기 위한 우두법의 효과에 대해 설명하자, 현석운은 조선에도 두창을 막는 방법으로 두딱지를 코에 흡입시키는 방법, 즉 인두법이 있음을 설명하였다. 이에 시마다는 인두법은 매우 위험한 방법이며, 우두법은 일본에서 수십 년 동안 수만 명에게 시행했지만 피해가 없었다며 정부 차원에서 우두법의 시행을 권했다. 현석운은 처음에는 부정적인 의사를 전달했지만, 우선 아이들에게 시행하여 효과를 거둔다면 조선 정부도 호응할 것이라고 응답했다.[12]

다음날 시마다는 곧바로 왜관 일대에 찾아가 우두법을 시행하고자 했으나 주민들의 저항에 부딪혔다. 이에 시마다는 주민들에게 서양의학에 대한 신뢰감을 주고자 구순구개열 시술을 먼저 시행하였고, 다음날 수술이 끝난 환자를 본 주민들은 우두법의 시행을 허락하여 16명의 아이들이 접종을 마칠 수 있었다. 수신사 일행과 영접단 일행이 소통하는 가운데 서양식 외과시술과 우두법 시술이 동시에 행해진 것이었다. 또 다른 구순구개열 환자가 찾아와 시마다의 시술을 받기도 했으며, 조선 주민들은 신의(神醫)가 왔다며 반색했다.[13] 외교적 사행을 앞둔 시점에서 벌어진 이 사건은 서양의학에 대한 자신감과 관심이라는 양측의 의사가 결합된 산물이었다.

그 후 수신사 일행은 부산을 출발하여 시모노세키와 고베를 거쳐 5월 29일 요코하마에 입항했다. 일본 외무성의 환대를 받은 수신사 일행은 도쿄에 들어가 공식 일정을 소화했다. 또한 공식적인 일정 이외에 각자 관심사에 따라 개인 일정을 소화하기도 했다. 어느 날 수신사 일행 중 환자가 발생하자, 준텐도의원(順天堂醫院)의 오타키 도미조(大瀧富三)가 사행단의 의무책임자인 박영선을 찾아왔다. 박영선은 오타키와의 대화 중 시마다의 왜관 지역에서의 우두 접종과 의료활동을 화제에 올렸고, 이를 계기로 박영선은 오타키와 함께 준텐도의원을 찾았다. 박영선은 오타키를 통해 우두법에 관한 더 자세한 정보를 얻을 수 있었고, 준텐도의원 원장인 사토 다카나카(佐藤尚中, 1827~1882)로부터 우두법을 배울 수

있었다.[14]

박영선이 처음부터 우두법을 배우려는 의도를 갖고 있었는지 알 수 없지만, 결과적으로 수신사 일행들 사이에서 우두법은 화제가 되었고, 우두법을 포함한 서양의학 일반에 대해서도 관심을 드러내었다. 박영선은 부산으로 귀항하는 길에 일본 군의에게 서양의학과 우두법에 관한 지식을 구하기도 했다. 귀항선 선장은 박영선을 도와 고베에서 벤자민 홉슨(Benjamin Hobson, 1816~1873, 중국명 合信)의 『전체신론(全體新論)』(1851), 『박물신편(博物新編)』(1855), 『서의약론(西醫略論)』(1857), 『부영신설(婦嬰新說)』(1858), 『내과신설(內科新說)』(1858) 등 서의5종(西醫五種)을 구하고자 했으나 『서의약론』은 끝내 구하지 못했다. 또한 박영선은 준텐도의원에서 우두법을 배웠으나 두묘는 구하지 못했는데, 수신사 일행을 호위했던 해군 군의 사네요시 야스즈미(実吉安純, 1848~1932)가 두묘 150인분을 대신 구해 주기도 했다. 아울러 사네요시는 두묘를 구해 준 것 뿐만 아니라 부산에 도착한 이후 다시 한번 왜관 일대에서 10명의 조선인 아이들에게 우두 접종을 실시하였다.[15]

제1차 수신사의 도쿄 방문 이후, 일본 정부는 「조일수호조규」 부록에 대해 논의하기 위해 외무대승 미야모토 쇼이치(宮本小一, 1836~1916)와 해군 대군의 야노 요시테쓰(矢野義徹) 등을 조선에 보냈다. 부산에 입항한 야노는 제1차 수신사의 일본 방문 때 시마다와 사네요시 등이 그랬던 것처럼 왜관 인근에 거주하는 주민들을 대상으로 우두법과 외과술을 시행해 보였다. 조선인 주민들이 적극적으로 호응했음은 물론이다.[16]

미야모토와 야노 일행은 조선 정부에 임진왜란 때 약탈해 간 『의방유취(醫方類聚)』를 반환할 의사가 있음을 내비쳤고, 이에 어의 겸 용인현령

제2부 동아시아의 우두법 도입과 발전   153

홍현보가 이들을 찾아갔다. 이들의 만남에서도 우두법과 서양의학의 효용이 대화의 주요한 내용이 되었다.[17] 미야모토와 야노 일행은 조선 정부에 『의방유취』뿐만 아니라 홉슨의 서양의서를 기증하고, 홍현보에게도 별도로 『전체신론』 2권을 전달했다.

제1차 수신사의 도쿄 방문 이후, 조선에서 돌아온 외무대승 미야모토는 외무경(外務卿) 데라시마 무네노리(寺島宗則, 1832~1893)에게 조선에 병원 설립과 의관(醫官) 파견의 필요성을 역설하는 의견서를 제출했다.[18] 의견서에는 해군 군의 사네요시와 야노의 의료활동에 대한 기록이 첨부되었다. 미야모토의 의견서는 서양의학이 조선인들의 호응을 얻고 있으며, 조선에 서양식 병원이 설치될 때 표면적으로는 일본인들에게 의료서비스를 제공하고 실질적으로는 조선인에게 일본에 대한 우호적인 정서를 갖게 할 수 있을 뿐만 아니라 문명개화에 적극 나서게 하는 효과를 가져올 수 있다고 확신하고 있었다. 그 결과 일본 정부는 1877년 2월, 부산 왜관에 제생의원(濟生醫院)을 설립하였고, 초대 원장으로 야노 요시테쓰를 임명하였다.[19]

제생의원 설립 의도와 운영방침은 일본의 외교관인 이시바타 사다(石幡貞, 1839~1916)가 쓴 『조선귀호여록(朝鮮歸好餘錄)』(1878)이라는 견문기를 통해 살펴볼 수 있다.[20] 이시바타는 개항 시기 왜관이 조계지로 바뀌는 과정에서 일본측 외교관으로 협상을 주도했던 인물이고, 『조선귀호여록』 5권 3책에 당시 상황에 대해 여러 가지 기록을 남긴 바 있다. 『조선귀호여록』은 권1의 「의원시설(醫院始設)」, 권5의 「제생의원 고시(濟生醫院 告示)」, 「병원 운영규칙 3조[院則三條]」, 「종두조례(種痘條例)」 등 제생의원의 의료활동 기록을 싣고 있는데, 그중 제생의원의 설립 목적은 권5의 「제생의원 고시」에 잘 나타나 있다.

> 새로이 여기에 의원을 설치한다. 처방과 조제는 근대의 것을 따르고 진료과목은 내과와 외과를 아우른다. 그 뜻하는 바는 거류민만을 위한 것이 아니라 장차 조선인에게도 널리 미쳐서 두 나라 사람들이 일찍 죽거나 병환의 걱정에서 오래도록 벗어나 모두가 그 천명을 다하기를 바란 것이다. 이는 곧 두 나라 사람들이 친목을 서로 나누고 두터운 인정을 나누는 것이니, 옛 성인의 뜻 역시 이러한 것이 아니겠는가.[21]

이 글은 제생의원의 설립 목적이 일본인뿐만 아니라 조선인의 치료를 통해 양국의 우호증진에 기여하는 것에 있음을 밝히고 있다. 또한 「병원 운영규칙 3조」에서는 제생의원의 진료시간, 약값 지불 원칙, 무료 종두 원칙 등에 대해서 서술하였다.

「병원 운영규칙 3조」
제1조 진료는 매일 오전 10시부터 12시까지이며, 점심 휴식 후 오후 1시부터 3시까지로 한다. 단, 2월 11일 개원 이후 일주일에 한 번 휴업한다.
제2조 약값은 조선인은 매월 1일 조선돈 3푼에서 20푼까지 납부하는데, 사람마다 빈부 차이가 있으니 극빈하여 돈을 낼 수 없는 자는 돈이 생길 때까지 납부를 연기할 수 있다. 그러나 일본인은 매월 1일 6전 이상을 납부해야 한다.
제3조 매월 15일 종두를 시행하되 사례금은 받지 않는다.[22]

병원 설립 목적에 호혜의 원칙을 내세운 만큼 병원 운영에 있어서도 가난한 조선인을 위해 상대적으로 저렴한 약값을 책정했다. 극빈자에게는 사실상 무료로 의술을 제공하고자 했다. 병원 설립 과정에서 우두법 시행이 중요한 목표 중의 하나였으므로 무료 종두를 병원 운영 원칙의 하나로 삼았다. 종두는 매월 15일에 한 차례 무료로 실시하기로 했는데, 개원 한 달여 만에 매월 5차례로 대폭 확대했다. 그 내용은 『조선귀호여록』의 「종두조례」(1878. 3)에 실려 있는데, 종두시술의 목적과 경위를 설명하고 있다. 흥미롭게도 이러한 무료 접종 횟수의 확대는 두묘 수급과 긴밀한 관련이 있었다. 「종두조례」 전문에는 다음과 같이 서술하고 있다.

> 제생의원은 이를 본받아 매월 5회 종두 시술을 하기로 정하였다. 바라건대 모든 사람들을 두루 사랑하고 널리 구제하며 그 사이에 경계를 지어서는 안 될 것이다. 그런데 두묘는 소모되기 쉽지만, 유행에는 때가 없으므로 규칙을 정하여 대비하지 않으면 오래도록 보급하는 것을 보장하기 어렵다. 그러므로 접종 후에는 반드시 접종한 아이에게서 고름을 채취하여[採漿] 다른 아이에게도 이를 전하도록 해야 한다.[23]

만약에 한 달에 한 번 우두 접종을 실시하게 되면, 매번 새로운 우두묘를 외부로부터 확보해야 하는 문제가 발생한다. 그런데 한 달에 다섯 번 접종을 실시하면 6일 간격으로 접종하는 것이고, 이럴 경우 접종한 아이들로부터 새로운 두장(痘漿)을 확보할 수 있게 된다. 우두묘를 불안정하게 수입하느니 지속적인 접종을 통해 두묘를 자체 조달하는 방안을 모색한 결과였다. 이러한 방안은 두창 유행기에만 제한적으로 활용할 수 있었지만, 매번 새로운 우두묘를 외부로부터 확보해야 하는 번거로움이 없이 자체적으로 두묘를 확보할 수 있는 방안이었다. 이로써 제생의원은 단순히 서양의학을 시술하는 병원 역할뿐만 아니라 두묘의 생산과 유통, 우두 접종법의 교육에 이르는 우두법의 전초기지가 될 수 있었다. 실제로 제생의원 개원 첫해에 작성된『제생의원 1877년 의원보고[明治十年分醫院報告]』별지에는 "우연히 한인 한 사람이 와서 의학을 배우기를 청하였다. 군의는 그에게 의식비를 주고 이를 가르치기를 수개월, 더욱이 종두 기술을 배우게 하여 부산 근방의 제읍에 시술하도록 허락했다"라고 기록되어 있다.[24] 지석영이 제생의원에 와서 우두법을 배우기에 앞서 이미 한국인 중 한 명이 우두법을 배워서 부산 인근에서 활동했다는 것이다. 제생의원은 이미 한국 사회에서 의학 지식 네트워크의 한 거점으로서 자리잡고 있었던 것이다.

제1차 수신사의 일본 방문은 개항으로 인한 후속 조치를 실행하는 것이었지만, 뜻하지 않게 양국 모두 우두법과 서양의학이라는 돌발 변수를 만들어냈다. 일본은 두창으로 고통받는 조선의 백성들을 구제할 수 있는 우두법이라는 방안을 조선 정부에 제시함으로써 문명국의 호의를 전달할 수 있었고, 이러한 호감이 장기적으로는 열강과의 경쟁 속에서 조선에 대한 주도권을 가져다줄 수 있다고 여겼다. 수신사의 사행을 돕는 호행 의료진과의 환담은 뜻밖에도 제생의원의 건립이라는 결실을 맺었다. 제생의원은 기본적으로 일본인 거류민을 위한 치료시설이었지만, 조선인도 치료함으로써 일본 정부의 호의를 상시적으로 나타낼 수 있는 전략적 기지였다. 다른 한편 제1차 수신사의 사행 이래로 우두법은 조일 우호와 신문명의 상징이 되었다. 일본 정부는 제생의원을 통해 우두법과 서양의학을 확산시킬 수 있는 의학 지식 네트워크 주요 거점으로 삼을 수 있었던 것이다. 조선의 개화파 관료들은 일본의 적극적인 응대 속에서 새로운 문명을 배울 수 있는 절호의 기회로 삼을 수 있었다. 바꿔 말하면, 조선으로서는 제생의원을 통해서 우두법과 서양의학을 배울 수 있었고, 제생의원을 새로운 의학 지식 네트워크의 거점으로 활용할 수 있었다.

의학 지식 네트워크의 구축과 활용

개항 이후 우두법의 도입과 확산 과정에서 일본 네트워크, 중국 네트워크, 의료선교 네트워크 등 세 가지 이상의 의학 지식 네트워크가 존재했다. 이 중에서 기존 연구들이 주목했던 것은 일본을 통한 경로였고, 지석영은 일본 경로를 대표하는 인물이었다.

> 이런 비과학적인 분위기 중에 홀로 빛을 떨친 것은 이조말 '조선의 제너'라 불리는 송촌 지석영 선생이다. …… 지석영 씨는 일찍이 종두법에 관심을 가지고 과학적으로 논술된 책을 입수하여 감명깊게 읽었으며, 1879년 겨울 …… 부산에 가서 일본 해군 군의 토츠카 씨에게 종두의 핵심을 배워 이를 각도에 전파하여 조선민중을 두역의 참해로부터 구하려고 했다. 하지만 종두의 과학적 효과를 전혀 이해하지 못했던 민중은 도리어 이를 외국의 마술, 사법으로 간주하여 …… 심하게 배척했다. …… 그러나 서서히 팔도의 문화도 날로 그 면목이 쇄신하여 지난날에 사술로 매도되

었던 종두법이 이제는 하늘이 내린 복음으로 이해되어 전도가 모두 그 혜택을 받기에 이르게 된 것은 오로지 모두 지 선생의 피땀어린 노력과 고군분투에 힘입은 것이라 생각한다.[25]

위 글은 1934년 조선총독부 과학관장 겸 해군 소장이었던 시게무라 기이치(重村義一, 1875~1938)가 조선의 무능과 선각한 과학자의 자기희생을 대비시키며 지석영이 일본을 통해 배운 우두법의 성과를 상찬한 것이다. 지석영 신화는 이렇게 일본인의 주도하에 만들어졌고, 그것은 과학계의 정설이 되었다. 이후 의학사 서술에서 한국의 서양의학 도입과정에서 지석영의 고군분투와 이를 도운 일본의 역할 등이 강조되어왔다. 신동원은 이러한 지석영 신화의 이면에는 개인에 대한 강조, 조선정부의 역할 축소, 제국주의적 동기의 은폐 등의 문제점이 있다고 지적했다.[26]

특히 그는 최초의 도입과정에서 핵심적인 일을 했으며(1단계), 최초의 정부 차원의 사업에서 주역을 맡았다(2단계). 그렇지만 이후의 활동은 그 없이 이루어졌으며, 그는 논객 또는 정치가로서 우두법의 실시에 나타난 문제점을 비판하고 감시하는 일을 했을 뿐이다. …… 지석영은 조선 말의 보건의료 상황과 개화적 상황을 잘 포착해서 자신의 능력을 발휘해 나갔던 것이지 그가 모든 것을 만들어 나간 것이 아니었기 때문이다. 우두법은 서양에서나 중국, 일본에서 성공을 거두었던 것으로, 개항 이후 개화정부나 수구 정부를 막론하고 모두가 중요한 국가사업으로 간주했던 사업이다. 이런 분위기 속에서 지석영의 활동이 다른 인물보다 두드러졌던 것

이지, 그가 몸을 던져 무지와 몽매를 깨쳐 나가면서 그 모든 것을 일궈냈던 것은 아니다.[27]

신동원은 지석영 신화를 비판하면서 우두법 도입과 확대 과정에서 지석영의 역사적 역할이 과대 포장되어 왔음을 지적하면서 이재하, 김인제 등 파편화된 개인들의 중요성도 지적하고 있다. 그러나 그의 연구는 우두법 도입과 확대 과정에서 지석영의 역할을 상대화시키는 데 중요한 공헌을 했지만, 여전히 개인 중심의 설명방식에서 벗어났다고 말하기는 어렵다.

기존 설명과 달리, 이 글은 개인의 활동보다는 그러한 활동이 가능하게 했던 의학 지식 네트워크에 주목하고자 한다.[28] 의학 지식 네트워크란 의학 지식을 둘러싼 관·민간·지식계 등의 인적인 연결망과 장비·실험실 등 지식과 기술의 부산물을 포괄하는데, 이 글에서는 단순한 인적 연결망을 넘어서 그러한 연결망이 안정적으로 작동할 수 있는 비인간 행위와 장소성에 주목하고자 한다. 최근의 '행위자-네트워크 이론(Actor-Network Theory)'에 따르면, 현실 세계는 다양한 종류의 인간 또는 비인간 행위자의 네트워크로 이루어진 세계이다.[29] 행위자-네트워크 이론은 비인간 행위자의 역할까지도 포괄하고 있다는 점에서 의학 기술의 역할과 장소성을 부각시킬 수 있는 장점이 있다. 이 글에서는 우두법의 확산 과정을 행위자-네트워크 이론을 활용하여 설명해 보고자 한다. 그 중에서도 네트워크의 장소성을 강조하는 파사드 오브젝트(facade object)와 오브젝트 아상블라주(object assemblage)의 관계를 통해 우두법의 확산을 설명할 수 있다. 건축학 용어를 빌리면, 오브젝트 아상블라주는 건물

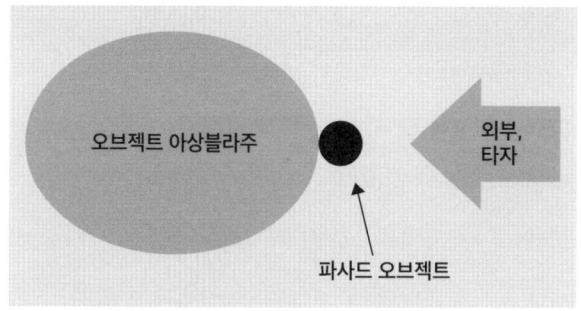

그림 1 **파사드 오브젝트와 오브젝트 아상블라주**
출처: 이준석, 「신유물론의 새로운 개념들: 행위자-네트워크 이론과 객체지향존재론으로 보는 과학기술적 인공물의 구성방식 분류」, 『사회와이론』 42, 2022, 139쪽.

전체에 해당되며, 건물의 입면인 파사드 오브젝트는 오브젝트 아상블라주의 일부이면서 전체를 대변하는 성격을 갖는다.

〈그림 1〉의 역사적 실체 중의 하나로 나가사키(長崎)의 데지마(出島) 섬을 쉽게 떠올릴 수 있다. 데지마는 에도시기 쇄국정책 하에서 네덜란드와의 무역을 위해 설치한 인공섬으로 외국과 접촉할 수 있는 유일한 연결 지점이었다. 일본 본토와는 다리 하나를 사이에 두고 데지마 섬과 오갈 수 있었다. 데지마 섬에는 서양식 병원과 우두종계장(牛痘種繼場)이 있었고, 다리 건너편에는 1849년 우두 접종에 성공한 나라바야시 소켄(楢林宗建, 1802~1852)의 가옥이 위치했다. 나라바야시는 바타비야를 통해 건너온 우두묘를 지속적으로 실험할 수 있었고, 그 결과 일본의 우두법 확산에 결정적인 역할을 하게 되었다.[30] 에도 시기 일본 내부에서는 난학이라는 의학 지식 네트워크가 작동하고 있었을 뿐만 아니라 네트워크의 결절 지점에 데지마라는 파사드 오브젝트가 존재했기 때문에, 우두법의 성공과 확산이 가능했던 것이다.

조선에서 우두법 지식이 일찍 도입되었음에도 불구하고, 그 확산에 실패했던 것은 의학 지식 네트워크의 부재와 파사드 오브젝트와 같은 결절 지점이 부재했기 때문이다. 개항 이후 달라진 점은 조선에도 조계라는 파사드 오브젝트가 존재하게 된 것이다.

개항 이후 부산 왜관은 나가사키의 데지마와 같은 역할을 수행했다. 일본 정부는 제1차 수신사 파견을 계기로 우두법과 서양의학이 조일 우호관계를 개선하고 조선의 개방을 주도하는 데 효과적인 수단이 될 수 있다고 판단했다. 이에 왜관에 제생의원을 설치하고 주기적인 우두 접종을 통해 양국의 선린 우호를 강화하고자 하였다. 말하자면 일본 정부의 적극적인 지원 속에서 우두법이 확산될 수 있는 네트워크의 연결 지점으로 파사드 오브젝트가 만들어진 것이다.

주목해야 할 것은 지석영을 비롯한 몇몇 인물들은 정식 관료가 아니었음에도 불구하고, 공적인 우두법 네트워크를 적극적으로 활용할 수 있었다는 점이다.[31] 제1차 수신사로 일본을 다녀온 박영선은 자신의 제자인 지석영에게 『종두귀감』(1871)을 전달하고 우두법을 전수해 주었다. 『종두귀감』은 구가 가쓰아키(久我克明)가 쓴 책으로 제너가 우두법으로부터 백신제조법에 이르기까지 우두 접종에 관한 모든 지식을 망라한 저서였다. 1879년 10월, 지석영은 우두 접종법을 더욱 확실히 알기 위해 제생의원을 찾아갔다. 제생의원은 우두 접종법을 배우고 우두묘를 확보할 수 있는 의학 지식 네트워크의 중요 거점이었다. 지석영은 그곳에서 두 달 동안 해군 군의 도쓰카 세키사이(戶塚積齋)로부터 우두법을 배웠고, 우두묘와 종두침까지 받을 수 있었다.

지석영은 제생의원에서 우두법을 배운 후, 그해 12월 귀경길에 충주

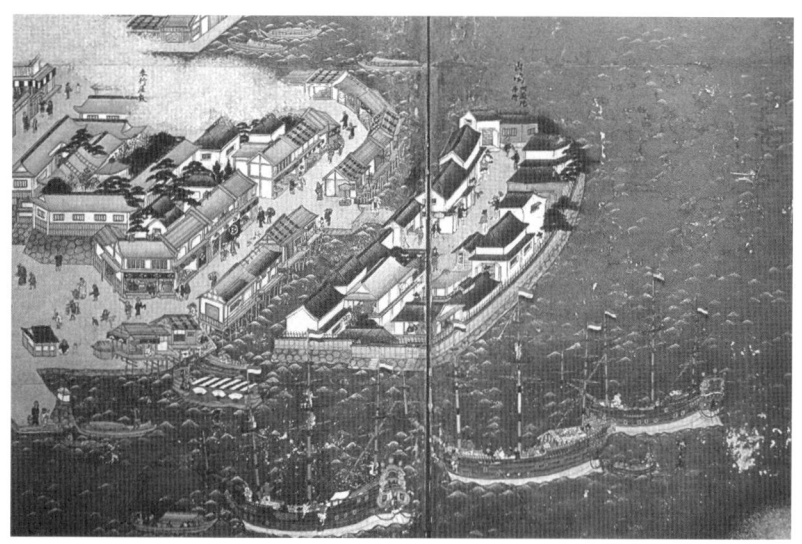

그림 2 나가사키 병풍도 속의 데지마
출처: 「寬文長崎圖屛風」, 長崎市立博物館所藏, 1673.

군 덕산면의 처가에 들렀다. 그는 그곳에서 장인을 설득하여 2살의 어린 처남에게 우두를 접종하여 성공하였고, 이를 계기로 그 마을 어린이 40여 명에게 접종하였다. 이것이 한국 최초의 집단 우두 접종이었다. 1880년 1월에 상경한 지석영은 2월부터는 서울에서 개화를 받아들이는 집안의 아이들에게 접종하기로 하였다. 그러나 우두 접종은 곧 난관에 부딪혔다. 우두묘를 확보할 수 없었기 때문이다. 이것이 데지마와 왜관의 다른 점이었다. 데지마에는 끊임없이 우두묘가 공급되었고, 우두묘를 대량 생산할 수 있는 종계 실험까지 진행되었지만, 왜관에서는 우두 접종만이 시연되었을 뿐이었다. 제생의원처럼 접종 횟수를 늘려 자체 생산하는 방안이 있었지만, 봄·가을 유행기를 지나면 이마저도 쉽지 않았다.

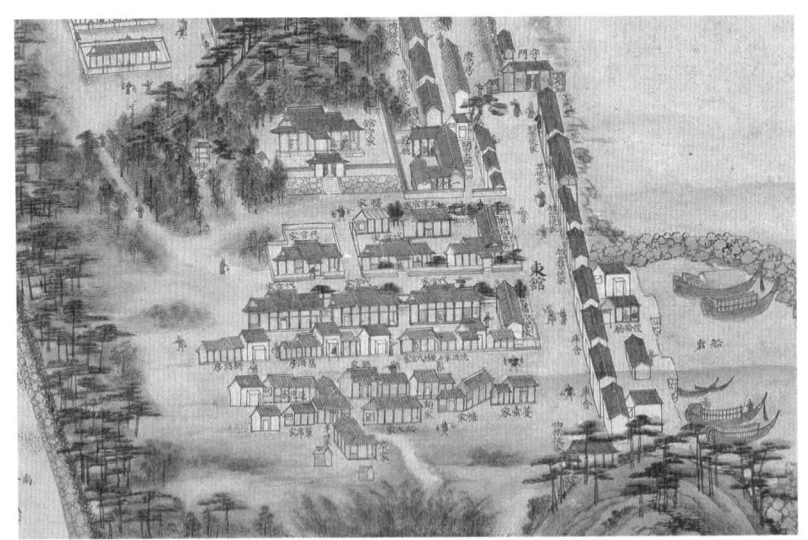

그림 3 「초량 왜관도」, 1783
출처: 국립중앙박물관.

결국 우두 접종을 지속하기 위해서는 두묘제조법을 확실히 익히지 않으면 안되었다.

제2차 수신사는 1880년 6월 말, 정사 김홍집(金弘集, 1842~1896) 외 58명으로 구성되었다. 지석영은 그 해 7월, 김홍집이 이끄는 제2차 수신사 일행으로 일본에 건너가서 우두묘 제조기술을 익힐 수 있었다. 귀국 후에도 지석영은 일본 공관의 마에다 기요노리(前田淸則)와 교류하면서 우두묘 제조법의 완성도를 높였다. 그는 종두장(種痘場)을 설치하면서 우두묘 제조를 최종적으로 완성할 수 있었다. 이로써 우두 접종사업을 본격적으로 전개할 수 있게 되었다.[32]

1882년 임오군란이 발생하자, 지석영의 종두장은 개화파의 본진으로

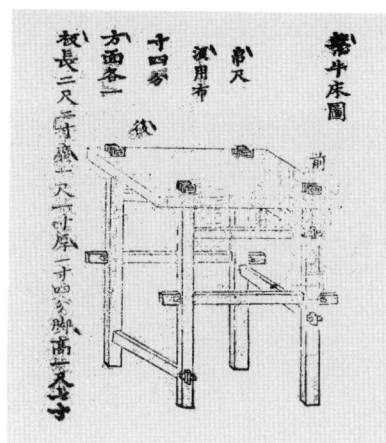 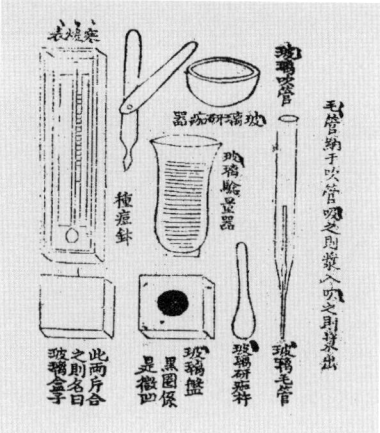

그림 4 『우두신설』(1885)의 송아지 결박 침상도 및 종두 기구
출처: 韓國學文獻研究所 編, 『池錫永全集』 1卷, 亞細亞文化社, 1985, 77~78쪽.

인식되어 수구파들의 직접적인 타격 대상이 되어 불타버리고 말았다. 지석영도 수구파들의 습격을 피해 피난하지 않으면 안 되었고 그의 우두접종사업도 중단될 수밖에 없었다. 임오군란이 수습되자 지석영은 종두장을 재개하고 개화정책을 적극 지지하였다. 개화파 역시 우두 접종사업을 개화정책의 일환으로 인식하여 우두법의 보급에 적극적으로 나섰다. 1882년 8월, 전라도 어사 박영교(朴泳敎)의 주도로 전주에 우두국이 설치되자 지석영은 그곳에서 전라도 일원의 자제를 모아 우두법을 교수하였다.[33] 1883년에는 충청도 어사 이용호(李容鎬)가 공주에 우두국을 설치하였고, 그곳에서 경상도 출신의 의원이 우두법을 교수하였다.[34] 이즈음 지석영은 문과에 응시하여 급제하고 사헌부 지평(持平)에 임명되어 개혁파의 일원으로 개혁정책을 주도할 수 있었다. 그러나 갑신정변의 실패로 지석영은 또다시 수세에 몰리게 되었다.

이러한 어려움 속에서도 1885년 4월, 『우두신설』 상하 2권을 발표하였다. 상권은 제너의 종두법을, 하권은 우두 제조 및 접종법, 종두 기구 등을 소개하였다. 또 소아채장법으로부터 송아지사육법, 우두채장법에 이르기까지 두묘 제조와 관련되는 내용을 상세히 설명하였다. 『우두신설』은 종두침 등 종두기구와 우두채장용 송아지 결박 침상 등 도판을 게재하였는데, 우두 접종법, 두묘 제조, 두묘 보관 등 접종술과 두묘 제조 등에 상당한 비중을 두었음을 알 수 있다.[35]

1885년 중앙의 통리교섭통상사무아문, 각 도의 우두교수관, 각 군읍의 우두 의사로 이어지는 행정조직이 형성되면서 우두법 시행이 체계화되었고, 1890년이 되어서는 그 범위가 전국을 포괄하기에 이르렀다. 우두 의사들은 우두교수관을 통해 자격을 인정받음으로써 시술을 독점하게 되었다. 하지만 서양문물에 대한 반감, 무당 등 기존에 두창을 관리하던 세력의 반발, 우두 의사의 횡포, 접종 비용의 수혜자 부담 등으로 인해 우두법 시행이 전국화된 1890년 바로 그 해, 우두 의사의 자격증이 회수되고 우두국이 철폐되었다.[36]

우두사업이 국가사업으로 등장한 것은 갑오개혁 정부가 들어선 이후였다. 갑오개혁 정부는 내부에 위생국을 신설하고, 1895년 「종두규칙(種痘規則)」을 반포하여 생후 70일 이후부터 만 1세 사이의 소아와 성년이라도 우두 접종을 하지 않은 사람을 대상으로 강제접종을 의무화하였다. 또한 「종두의양성소규정(種痘醫養成所規程)」을 반포하여 1개월의 수학기간을 거쳐 졸업시험 합격자에 한하여 종두의 면허를 부여하도록 했다.[37] 접종 자격은 종두의 면허나 의사 면허 소유자로 제한되었다. 1897년 사설이지만 종두의양성소가 설립되어 졸업생이 배출되었고,

1898년에는 「종두소세칙(種痘所細則)」에 의거, 우두를 시술하는 종두소와 우두를 제조하는 종계소(種繼所)가 나누어 설립되었다. 1899년에는 관립의학교가 설립되는 등 의학 지식 네트워크의 구축을 통해 우두법의 전국적 확산을 위한 주요한 거점이 1890년대 후반에 순차적으로 건립되었다.

이밖에도 러시아와 중국 네트워크를 통한 경로가 있었다. 1870~1880년대 이현유(李鉉有)와 이재하(李在夏)가 이 네트워크를 활용하고자 했다. 이현유는 『제영신론(濟嬰新論)』(1902) 서문에서 1881년 자신이 러시아 블라디보스토크에 가서 우두법을 배우고자 했으나 실패하고 다시 중국에 가서 우두법을 배웠다고 했다.[38] 특히 이재하는 대구에 우두국을 설치하고 『제영신편(濟孾新編)』(1889)을 발간하기도 했는데, 그 서문에는 다음과 같은 글이 있다.

> 지난 을해(1875)년에 내가 평양에 놀러갔을 때 계득하를 사귀었다. 그는 사람됨이 박식하고 인자하여, 매번 나에게 영국의 명의인 에드워드 제너에 대해서 얘기하곤 했다. 그것을 들으니 소경이 눈을 뜬 듯, 귀머거리가 소리를 듣는 듯하였다. 후에 지석영이 일본인에게서 최창진이 중국인에게서 이 법을 배웠다.[39]

그의 주장에 따르면, 그가 1879년 제생의원에 찾아가 우두법을 배웠던 지석영보다 4년 앞서 우두법을 배운 셈이었다. 실제로 제생의원에는 지석영보다 앞서 우두법을 배운 사람이 있었기 때문에, 이재하의 주장이 설득력이 없다고 말할 수는 없다. 다만 중국을 통한 우두법 도입은 중국

정부의 공식적인 지원을 받지 못했기 때문에, 의학 지식 네트워크의 연결 지점으로서 왜관과 같은 파사드 오브젝트를 확보하지는 못했을 것이다.

의료선교 분야에서도 우두법은 매우 중요했다. 두창은 선교지에서 가장 많은 사망자를 낸 질병이었기 때문이다. 더욱이 두창은 선교지 주민들뿐만 아니라 의료선교사 자신과 가족들에게도 치명적이었다. 의료선교사들은 다양한 방식으로 우두법을 선전하며 우두 접종을 확대하고자 노력했다. 특히 의료선교의 의학 지식 네트워크는 두묘 확보와 전파에서 중요한 역할을 담당했다. 중국의 사례가 이를 잘 증명한다.[40]

그러나 1880년대 한국에서 의료선교는 합법도 아니었고 아직은 초기 단계였기 때문에, 의학 지식 네트워크가 활발하게 작동하지는 않았다. 무엇보다 의료선교의 네트워크는 일본의 의학 지식 네트워크와 경쟁상대가 되지 못했다. 1888년 제중원 원장으로 활동했던 존 헤론(John W. Heron, 1856~1890)은 조선에서 "좋은 백신을 구하기가 매우 어렵다"라고 평가할 정도였다.[41] 반면 1890년대를 지나면서 상황은 급속도로 개선되었다.

지난 5달 반의 일 중 백신 접종은 오직 한 건이 있었다. 이것은 백신 접종을 위해 요구되는 과정을 거친 후 자격증을 받은 종두의에 의해 엄청난 수의 백신 접종이 이루어진 것에 분명히 기인한다는 점에서 주목할만한 일이다. 백신의 본질 혹은 무균이나 항패혈에 관한 아무런 지식이 없기 때문에 종두의들이 백신이라고 추측되는 것을 접종함으로써 많은 경우 매우 심각한 결과를 초래하는 다양한 종류의 병원균을 희생자에게 접종하는 것은 대단히 비참한 것이다. 우리는 기회가 있을 때마다 이 점을 사람들에게 알려주어야 하며, 사람들이 그들의 자식들에게 다른 사람에게서 얻은 바이러스로 접종하는 것을 경고해야 한다. 그리고 이 일은 외국인 진료실과 전국에 흩어져 있는 일본인 약종상에게서 순수한 백신을 쉽게 구할 수 있기 때문에 훨씬 용이하다.[42]

올리버 에비슨(Oliver R. Avison, 1860~1956) 원장은 제중원에서 우두 백신 접종이 거의 이루어지지 않는 이유가 조선 정부가 승인한 종두의의 적극적인 활동으로 인한 것임을 인정했다. 종두의양성소의 법정 교육 기간은 1개월로 설정되어 있었는데, 졸업생들은 실제로는 6개월 정도를 교육받았다.[43] 이들은 단기간에 우두법을 배운 것이기 때문에, 에비슨은 이들이 백신 개념을 잘못 이해하여 남용할 수 있다는 점을 우려하고 있었다. 그럼에도 불구하고 에비슨의 보고는 1890년대에는 의료선교 분야에서 백신 수급에 큰 문제가 없었을 뿐만 아니라 일본의 의학 지식 네트워크도 활발하게 작동되고 있음을 보여주고 있다.

마치며

19세기 초 정약용이 우두법을 처음 소개한 이래로 두 세대 동안 무엇이 달라졌던 것일까? 개항 이후 우두법이나 서양의학 지식을 습득하기 위한 한국인의 의학 지식 네트워크가 형성된 것도 아니었고, 우두법이나 서양의학을 배울 수 있는 의과학자들이 갑작스럽게 양산된 것도 아니었다. 개항 전후 달라진 것은 「조일수호조규」 체결 이후 문호개방을 강화하려는 조선 정부에 대한 일본의 적극적인 태도였다. 일본의 군의와 관료들은 우두법과 서양의학이 당시 두창의 유행으로 고통받던 조선인들에게 일본에 대한 우호적인 태도를 이끌 수 있는 충분히 설득력 있는 수단이라고 보았다. 이를 위해 일본 군의와 관료들은 수신사 일행이 우두법과 서양의학 등에 관심을 두게 하는데 성공했다고 판단했고, 이러한 관심을 지속시키고자 부산 왜관에 병원을 설치하고 정부 의관을 파견했다. 요컨대, 개항 이후 조선에는 이전과 달리 새로운 지식이 유입될 수 있는 일종의 의학 지식 네트워크의 연결 지점이 형성된 것이다.

조선의 관료와 의사들 역시 방역의 효과를 극대화할 수 있고 부국강병을 도모하는 데 필수적인 우두법과 서양의학에 대한 관심을 갖고 있었고, 그 지식을 토착화할 수 있는 방안을 모색했다. 그들은 우두법과 서양의학을 동일시했고, 일본의 우호적인 태도 덕택에 일본 정부의 군의와 공관의 등의 도움을 적극적으로 받을 수 있었다. 조선인들이 활용할 수 있는 1870~1880년대 의학 지식 네트워크는 일본 정부가 지원하는 의학 지식 네트워크였다. 우두법 도입과 확산에서 개인의 역할이 강조되든 네트워크의 역할이 강조되든 결국은 일본의 영향과 관련이 깊은 것은 사실이다. 그러나 개인의 행위는 지속성을 유지하기 어려운 반면, 인간/비인간 행위자-네트워크는 지속성과 확산성을 가질 수 있다는 점에서 차이가 있다. 또한 행위자-네트워크 이론의 시각에서 보자면, 일본의 데지마와 조선의 왜관은 파사트 오브젝트로서 네트워크의 연결 지점으로 작동하고 있었다는 공통점도 있지만, 차이도 있었다. 데지마는 두묘 생산에 필요한 장비와 실험실을 갖추고 있었지만, 왜관은 그것과는 거리가 멀었다. 일본 정부의 의학 지식 네트워크는 정치적으로 우호적인 관계에 있을 때는 문제가 없었지만, 불안정하거나 대립적인 관계에서는 더 이상 작동할 수 없는 한계도 갖고 있었다. 이러한 불안정한 의학 지식 네트워크를 극복하기 위해서는 특정 지점이나 인물에 의존하기보다는 정식 의학 교육 기관을 통해 안정적으로 의료 인력을 양성하는 것이 필요했다. 그러한 과제는 1890년대 이후 광무개혁 시기 국가 주도의 종두의양성소나 의학교와 같은 정식 의학 교육기관의 개설을 통해 성과를 볼 수 있었다.

지석영의 등장은 우두법의 도입과 확산에서 개인의 의지와 분투를 대표하기보다는 의학 지식 네트워크를 활용할 수 있는 인물이 등장했다는 점을 상징한다. 지석영은 이 네트워크를 통해서 우두법 지식뿐만 아니라 두묘 제작과 접종법 등 임상술기에 대해서도 폭넓게 배울 수 있는 기회를 제공받았다. 지석영 이외에도 같은 시기에 이재하, 최창진, 이현유 등이 중국과 러시아 등 다양한 경로를 활용하여 우두법의 확산을 위해 노력하였다. 이들은 모두 중국인과 중국 경로 등을 통해 우두법을 배웠는데, 중국정부의 강력한 지원을 받지는 못했지만 의학 지식 네트워크를 어느 정도 형성하고 있었던 것으로 보인다. 또한 의료선교 분야는 상대적으로 뒤늦었지만 의학 지식 네트워크를 구축하며 우두법의 확산에 기여했다.

미주

1. 한국에서 인두법에서 우두법으로 전환에 대해서는 이 책의 제1장을 참고.
2. Ann Jannetta, *The Vaccinators: Smallpox, Medical Knowledge, and the 'Opening' of Japan*, Stanford: Stanford University Press, 2007; 박기수, 「淸 중엽 牛痘法의 도입과정과 광동 行商의 역할」, 『명청사연구』 40, 2013; 조정은, 「근대 상하이 공공조계 우두 접종과 거주민의 반응: 지역적·문화적 비교를 중심으로」, 『의사학』 29(1), 2020; 조정은, 「의학 지식의 수용과 변용: 종두법(種痘法)의 전래와 한문 우두서(牛痘書)를 중심으로」, 『명청사연구』 49, 2018; 조정은, 「청말 의료선교사의 눈으로 본 두창과 종두법」, 『명청사연구』 56, 2021.
3. 신규환, 「한국 종두법의 발전과 의학 기술의 문제: 인두법에서 우두법으로 전환과 의학 지식과 기술의 간극」, 『의료사회사연구』 10, 2022.
4. 신동원, 「미국과 일본 보건의료의 조선진출: 제중원과 우두법」, 『역사비평』 56, 2001; 신동원, 「한국 우두법의 정치학: 계몽된 근대인가, '근대'의 '계몽'인가」, 『한국과학사학회지』 22(2), 2000; 최규진, 「우두법 도입으로 수많은 민중의 생명을 구하고 자주적 근대의료의 기틀을 놓은 지석영」, 『대한의사협회지』 62(5), 2019.
5. 落合弘樹, 「朝鮮修信史と明治政府」, 『駿台史學』 121, 2004, 1~20; 하세가와 사오리·최규진, 「1876년 제1차 수신사를 통한 한일 의학교류: 우두법을 중심으로」, 『일본문화연구』 82, 2022.
6. 이 연구는 행위자-네트워크 이론을 활용하여 인간 행위자의 네트워크뿐만 아니라 비인간 행위자(장비, 실험실 등)의 네트워크의 형성까지도 주목해 보고자 한다. 이와 관련해서는 브루노 라투르 지음, 홍성욱 옮김, 『인간·사물·동맹: 행위자 네트워크 이론과 테크노사이언스』, 이음, 2010.
7. 김호, 「18세기 후반 居京 士族의 위생과 의료: 『欽英』을 중심으로」, 『서울학연구』 11, 1998, 138쪽.
8. 배대호, 「19세기 전후 사대부가의 감염병 양상과 대처: 정원용의 『경산일록』을 중심으로」, 『조선시대사학보』 95, 2020, 283~289쪽.

9   H. N. Allen and J. W. Heron, *First Annual Report of the Korean Government Hospital Seoul*, Yokohama R Meiklejohn & Co., 1886, p. 16.
10 統監府,『第2次 韓國施政年報(明治四十一年)』龍山: 統監府, 1910, 164~165쪽.
11 제1차 수신사와 우두법 관련 내용은 하세가와 사오리 등의 연구가 상세하며, 이하 수신사의 의학교류 내용은 하세가와 등의 연구를 참고하였다. 하세가와 사오리·최규진, 2022.
12 日本外務省,「朝鮮国修信使來聘書 金綺秀 明治九年三」,『明治九年朝鮮国修信使金綺秀来朝一件』, 1876a. B03030149500, 0190-0191.
13 日本外務省,「朝鮮国修信使來聘書 金綺秀 明治九年三」, 1876a. B03030149500, 0191.
14 日本外務省,「信使滯京日記 坤」,『航韓必携』8卷, 1876b; 사카다 모로토 저, 이효정 역,『항한필휴』, 보고사, 2018, 183쪽.
15 日本外務省,「朝鮮修信使歸国送船乗組醫官記事」,『明治九年朝鮮国修信使金綺秀来朝一件: 迎送関係ノ部』, 1876c. B03030152800, 0173-0174.
16 日本外務省,「宮本大丞朝鮮理事始末 九」,『宮本大丞朝鮮理事始末 第二巻』, 1876d. B03030157500, 0201-0202.
17 日本外務省,「宮本大丞朝鮮理事始末 四 / 1 朝鮮理事日記 3」(1876. 8. 2),『宮本大丞朝鮮理事始末 第一巻』, 1876e, B03030154800, 0249-0252.
18 日本外務省,「復命書附属ノ別録並釜山港へ管理官派遣及医院設立ノ儀意見上申」,『日鮮修好条規関係一件 第一巻』, 1876f. B06150027800, 0179-0184.
19 서용태,「1877년 釜山 濟生醫院의 설립과 그 의의」,『지역과역사』28, 2011; 서용태,「'마마'와 '호열자'로 보는 개항기 보건의료」,『한국문학논총』82, 2019.
20 이시바타와『조선귀호여록(朝鮮歸好餘錄)』에 대해서는 이경록,「『조선 귀호여록』에 실린 제생의원 관련 기록」,『연세의사학』7(1), 2003; 허경진,「일본 시인 이시바타 사다(石幡貞)의 눈에 비친 19세기 부산의 모습」,『인문학논총』(경성대), 15(1), 2010.
21 「濟生醫院告示」; 石幡貞,『朝鮮歸好餘錄』卷之五, 日就社, 1878, 4쪽.
22 「院則三條」; 石幡貞,『朝鮮歸好餘錄』卷之五, 日就社, 1878, 4쪽.
23 「種痘條例」; 石幡貞,『朝鮮歸好餘錄』卷之五, 日就社, 1878, 5쪽.
24 『釜山府立病院小史』, 釜山府, 1936, 3쪽.
25 重村義一,「朝鮮の情神的科學者池錫永先生」,『朝鮮同胞の光』, 1934, 124~126쪽.

26 신동원, 2001, 335쪽.
27 신동원, 2000, 156쪽.
28 Ann Jannetta(앤 자네타)는 일본의 우두법 지식의 도입과 확산에 있어서 난방의 네트워크의 역할에 주목한 바 있다. Ann Jannetta, 2007.
29 이준석, 「신유물론의 새로운 개념들: 행위자-네트워크 이론과 객체지향존재론으로 보는 과학기술적 인공물의 구성방식 분류」, 『사회와이론』 42, 2022.
30 香西豊子, 『種痘という衛生: 近世日本における豫防接種の歷史』, 東京大學出版會, 2019, 358~359쪽; Ann Jannetta, 2007, pp. 132~139.
31 지석영이 과거에 합격하여 관료가 된 것은 1883년의 일이다. 그는 1887년에는 전남 강진으로 유배를 갔고, 1894년 복권되어 이듬해부터 동래부사, 동래관찰사 등을 지냈다. 그는 1899년에는 의학교 초대 교장이 되었고, 1907년 의학교가 대한의원 의육부로 개편되자 교장에서 학감으로 좌천되었다가 퇴직했다.
32 신용하, 「지석영의 개화사상과 개화활동」, 『한국학보』 30(2), 2004, 92~93쪽.
33 기창덕, 「池錫永 先生의 生涯」, 『松村 池錫永』, 아카데미아, 1994, 30~31쪽.
34 신동원, 『한국근대보건의료사』, 한울, 1997, 63쪽.
35 韓國學文獻研究所 編, 『池錫永全集』 1卷, 亞細亞文化社, 1985, 66~82쪽.
36 신동원, 1997, 116쪽.
37 박윤재, 「대한제국기 종두의양성소의 설립과 활동」, 『정신문화연구』 32(4), 2009, 33~34쪽.
38 김두종, 「우리나라의 두창의 유행과 종두법의 실시」, 『서울대학교논문집 인문사회학편』 제4집, 1956, 57쪽, 김두종, 『한국의학사(全)』, 탐구당, 1981, 478~479쪽.
39 李在夏, 『濟嬰新編』; 『韓國醫藥大系』 51, 여강출판사, 1994, 739쪽.
40 조정은, 2021, 462~463쪽.
41 김인수 옮김, 『헤론 의사의 선교편지』, 쿰란출판사, 2007, 128쪽.
42 「1901년도 제중원 연례보고서」, 『延世醫史學』 4(3), 2000, 221쪽.
43 박윤재, 2009, 40쪽.

제6장

청말 의료선교사의 눈으로 본
중국의 두창과 종두법

:
:

조정은

시작하며

대략 19세기 초부터 서양의 다양한 근대 과학지식과 기술이 중국에 물밀 듯이 흘러 들어왔다. 그중에서도 의학은 서구와 중국의 이질성을 가장 잘 보여주는 사례이자, 나아가 서양 근대 과학기술의 선진성을 대표하는 분야였다. 근대 해부학과 생리학, 외과술이 중국 전통의학과 어떻게 달랐는지, 이러한 근대 의학 지식이 중국에 어떤 영향을 미쳤는지에 대해 당대의 지식인들부터 현대의 연구자들까지 관심을 두고 연구를 진행해 왔다.

그렇다면 근대 의학 분야에서 가장 먼저 중국의 지식인들을 매료시킨 지식·기술은 무엇일까? 바로 '우두법(牛痘法)'이다. 중국인은 이미 인두법을 통해 백신과 면역의 개념을 알고 있었기 때문에, 우두법이야말로 중국에 근대 의학을 소개하는데 가장 좋은 방법이었다.[1] 알렉산더 피어슨(Alexander Pearson, 1780~1874)의 『영길리국신출종두기서』(1805)나 치우시(邱熺, 邱浩川, 1774~1851)의 『인두략(引痘略)』(1817)은 전통의학의 이론을 이용하여 우두를 선전하였는데, 이러한 방식은 과학적 근거의 존재 여부와는 별도로 서양 기술에 대한 중국인의 반감을 완화하는 데 효과적이었다.

서양인과 중국인이 협력하여 우두법이라는 새로운 기술을 알리기 위해 노력한 또 다른 대표적인 사례를 상하이에서 찾을 수 있다. 상하이 최초의 서양식 병원 인제의원(仁濟醫院)의 설립자이자, 상하이에 최초로 우두법을 소개한 영국의 의료선교사 윌리엄 록하트(William Lockhart, 1811~1896) 또한 황춘푸(黃春圃, 1833~1911)라는 중국인 의사와 협력하여 우두법의 확대를 도모하였다.[2] 피어슨과 치우시, 록하트와 황춘푸의 사례는 새로운 기술의 확대를 위해 중국인과 외국인이 어떻게 상호협력하였는지 잘 보여준다.

윌리엄 록하트의 사례에서 알 수 있듯이 우두법의 전래와 확대에 중요한 역할을 한 외부인으로 의료선교사를 꼽을 수 있다. 의료선교사란 선교 단체에 소속되어 비기독교 국가에 파견되는 의사를 뜻하며, 그들에게 있어 의료활동은 선교 그 자체였다.[3] 이 글에서는 분석 대상을 프로테스탄트 의료선교사에 한정하였는데, 이는 프로테스탄트 쪽에서 사회복음 운동의 하나로 의료와 자선활동을 중시하면서 중국에서 활동한 의료선교사 대다수는 프로테스탄트 계열이었기 때문이다. 외국인 의료선교사는 수월한 선교 활동을 위해 중국의 문화와 사회, 중국인의 심상(心想)을 이해해야 했다. 따라서 의료선교사의 글은 중국인에게 너무나 상식적이었기에 오히려 기록이 남지 않았던 부분을 생생하게 묘사하고 있다는 점에서 매우 중요한 사료적 가치를 지닌다. 특히 우두법은 의료선교사에게 있어 근대 의학의 우수성과 함께 기독교의 자비로움을 보여줄 수 있는 도구였다. 따라서 의료선교사의 기록에서 두창과 백신 접종에 관한 내용을 쉽게 찾아볼 수 있다. 외부인이 본 중국의 두창과 종두법은 어떤 모습이었을까. 중국의 우두법 확대에 의료선교사는 어떤 역할을 했을까.

의료선교사의 두창 기록

중국인의 두창 인식

중국에서 두창은 약 4~5세기경부터 유행했다고 알려져 있다. 송·원대부터 중국 전역으로 퍼지기 시작하여 원·명대에는 대부분이 걸릴 정도였다.[4] 지난부(齊南府)에서 활동한 의료선교사 콜트먼(Robt. Coltman)은 "두창은 중국에서 가장 보편적인 질병이다. 즉 거의 모든 사람이 살면서 어느 시기가 되면 두창을 앓게 되는데, 주로 어린 시절에 걸린다. 두창에서 자유로운 곳은 없다. 두창은 어디에나 존재한다고 볼 수 있다. 하지만 유행병이 되는 일은 거의 없는데, 어른들이 모두 어렸을 때 이 병을 앓았기 때문이다"라고 하였다.[5] 전장(鎭江)에서 활동하던 린치(J. A. Lynch) 또한 중국에는 두창이 널리 퍼져있어 누구도 피할 수 없다고 지적했다.[6] 이 외에도 의료선교사나 외국인 의사의 기록에서 중국에 두창이 만연하다는 지적은 쉽게 찾아볼 수 있다.

바이러스의 존재가 규명되지 않았던 전통 시대 중국에는 두창의 원인에 대해 다양한 설이 존재했는데, 전통의학에서는 '태독설(胎毒說)'의 영향력이 컸다. 태독은 어머니의 배 속에 있을 때 받은 독을 말한다. 선행연구에 따르면 태독설은 송 이후 정식으로 등장하여 명·청대에 이르러 완비되었는데, 특히 두창이나 홍역과 같은 질병의 원인으로 태독설을 널리 믿었다.[7] 두창은 태독에서 기인하여 시기를 만나 발병하므로 누구도 벗어날 수 없다.[8] 푸저우(福州)에서 활동한 의료선교사 매켄지(M. Mackenzie)는 자신이 가지고 있는 오래된 중국 의서에 따르면 "두창독은 자궁 내에 있으므로 살아있는 사람 중 두창에서 벗어날 수 있는 사람은 없다"고 소개하였다.[9]

일찍이 프랑스 출신 예수회 선교사 시보(Martial Cibot)는 태독과 원죄의 연관성을 발견했다.[10] 베이징(北京)의 의료선교사 더전(John Dudgeon, 德貞, 1837~1901)에 따르면 중국인들은 질병을 하늘이나 신이 과거 혹은 현재의 죄에 대해 내리는 벌이라 여겨, 병을 지칭할 때 속된 이름을 사용하면 그 병을 내린 신들을 모욕하는 행위가 되어 병이 낫지 않으리라 두려워했다. 그의 말을 빌리면 "중국의 민간신앙에서 적절한 표현을 사용하여 악의 영향을 물리치려고 애쓰는 것은 놀라운 일이 아니었다."[11] 두창을 꽃에 비유한 것도 이 때문이다. 두창은 중국에서 천화(天花), 즉 하늘의 꽃이라고 불렸는데, '천(天)'은 두창이 피할 수 없는 질병이라는 의미이고, '화(花)'는 두창에 걸렸을 때 생기는 콩 모양의 발진이 터져나갈 때의 모습을 묘사한 것이다. 인두 접종은 '인두를 불어넣는다'라는 뜻에서 취화(吹花)라 불렸다.[12] 중국인들은 두창을 일생에 한 번은 꼭 앓아야 하는 병으로 믿고, 두창에 걸리는 일을 희사(喜事)라 표현하며 아이에게 '꽃'이 나타나면 축하를 했다.[13] 의료선교사의 기록에 따르면 중국인은 "사람은 언젠가 반드시 두창에 걸리므로, 어린 시절에 이를 해치우는 게 낫다",[14] "어른보다 어린이일 때 앓는 게 안전하다"[15]고 여겼다.

당시의 중국인들은 지금과 달리 두창을 감염병이라고 생각하지 않왔다. 쓰촨(四川)에서 활동한 킬본(Omar Leslie Kilborn, 1867~1920)은 "[중국인들은] 두창은 뼛속에 있고 홍역은 장(腸)들 속에 있어, 건강을 위해서는 반드시 끄집어내야 한다[고 여긴다]. 그래서 우리는 누군가가 두창이나 홍역에 '전염'되었다는 말을 전혀 들어보지 못했다"[16]고 기록하였다. 중국인의 관념에서 두창은 몸 안에서 끄집어내는 것이지 전염되는 것이 아니므로, 환자를 격리해야 한다는 생각도 하지 못했다. 그래서 의료선교사는 "중국인은 격리를 모른다"며 의아해했다.

두창에 걸린 어린아이들이 여전히 부모의 팔에 안겨 길거리를 돌아다니고, 많은 사람이 지나다니는 길가에 있는 오두막에 환자를 내버려 두기도 했다.[17] 킬본은 아이들을 돌보기 위해 보모를 고용했는데, 보모는 자신의 아이가 두창을 앓고 있는데도 부주의하게 일을 하러 왔다. 결국 2명의 어른과 한 명의 아이가 두창에 걸렸지만, 다행히 회복했다. 킬본의 기록에 따르면 중국에서는 이런 일이 흔했다. 그는 노소 구분 없이 많은 사람이 두창에 걸리고도 진료소나 교회에 왔으며, 길에서도 두창 환자를 만날 수 있다고 적었다. 당연히 두창에 걸려 많은 사람이 죽지만 중국인들은 이를 이해할 만하고 당연한 일로 여겼다.[18]

한편 민간신앙적인 해석에 의하면 두창은 역귀(疫鬼)가 산 사람을 해코지하기 때문에 걸린다. 따라서 중국인들은 아이가 두창에 걸리면 두창신을 모시는 두신묘(痘神廟)에 가서 풍성한 제사상을 바치고 역귀를 퇴치해 달라 기원하였다. 두신 신앙이 정확히 언제부터 생겼는지는 알 수 없지만, 적어도 명나라 중기 경에는 전 중국에 퍼져있었던 것 같다.[19] 재미있는 사실은 아이가 두창에 걸린 지 아홉 번째 되는 날 상태가 괜찮아지면 두신에게 더 많은 제물을 바치지만, 반대로 아이의 상태가 악화하

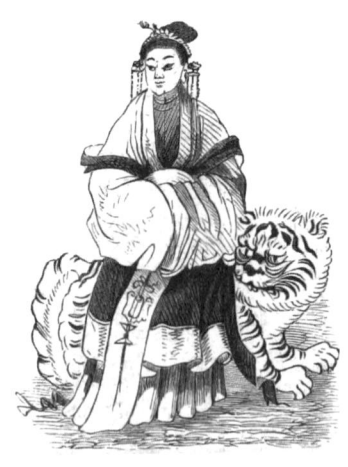

그림 1 호파내

출처: Justus Doolittle, *Social Life of the Chinese, with Some Account of Their Religious, Governmental, Educational, and Business Customs and Opinions*, New York: Harper & Brothers, 1865, p. 290.

거나 죽으면 아무것도 바치지 않았다는 점이다.[20] 중국에서 신에 대한 믿음과 존중은 신이 내가 원하는 걸 주는지에 달렸기 때문에, 영험이 없다고 판단된 신은 숭배를 받지 못했다.

두신 중에는 여신이 압도적으로 많은데, 두창이 어린아이가 걸리는 병이고 전통 시대에 어린아이를 돌보는 건 여성의 역할이었기 때문이다. 중국 전역에서 믿어진 두신 '두진랑랑(痘疹娘娘)'이나 푸저우 전역에서 널리 믿어진 두신 '호파내(虎婆奶)' 모두 여성이며, 유명한 여신 '마조(媽祖)'나 불교의 '관음(觀音)' 또한 두신의 역할을 했다. 호파내는 호랑이를 탄 여성의 모습을 한 신으로, 어린아이의 생육을 관장한다. 푸저우에서 활동한 선교사 두리틀(Justus Doolittle, 1824~1880)은, 중국인이 두창에 걸린 아이의 상태가 심각해지면 호파내의 신상 앞에서 혹은 묘를 방문하여 향을 피우며 아이의 회복을 기원한다고 하였다.[21] 인두와 우두를 막론하고 접종 후 두신에게 무사를 기원하는 풍속은 오랫동안 이어졌다. 이로 미루어 두신신앙이 종두법과 상호작용하며 이어졌음을 알 수 있다.

두신 신앙 외에도 다양한 민간신앙적 조치가 행해졌다. 한커우(漢口)에서는 천으로 원숭이를 만들어 아이들의 등에 메어주었다. 그렇게 하면 두창에 걸리게 하는 역귀가 아이 대신 원숭이에게 깃든다고 믿었다.[22]

두창의 위협과 백신 접종

중국에서 활동하던 의료선교사와 그 가족에게도 두창은 매우 위협적인 감염병이었다. 콜트먼은 다른 해보다 두창이 심각했던 1889년 봄, 아내와 세 아이가 두창에 걸렸으나 다행히 모두 회복했다는 기록을 남겼다.[23] 헌틀리(Geo. A. Huntley)는 중국에 온 선교사들의 사망률이 높은 이유를 두창 때문이라 단언했다. 그는 "우리의 가장 젊고, 가장 힘이 있고, 가장 장래성 있는 선교사들이 지난 2년간 명단에서 사라졌다. 대부분이 승선하기 전 간단한 예방 접종이나 재접종을 등한시했기 때문이다"라고 설명했다.[24]

다양한 선교사들이 헌틀리의 주장에 동조했다. 중국내지회(中國內地會)의 창립자인 유명한 선교사 테일러(Hudson Taylor, 1832~1905) 또한 선교사 후보를 대상으로 한 예방 접종은 추천사항이 아닌 필수사항이 되어야 한다는 데 동의했다. 중국내지회에서는 실제로 모든 선교사 후보가 중국으로 떠나기 전에 성공적인 백신 접종을 완료해야 한다고 규정하였다. 중국인에게는 그렇게 두려운 질병이 아닐지도 모르지만, 유럽인들의 사망률은 매우 높아서 중국내지회 또한 다수의 우수한 인재를 두창으로 잃은 상황이었다. 이에 따라 재접종의 중요성도 강조되었다.

린치는 자기 경험에 비추어 백신 접종의 중요성을 설명했다. 그는 일 년간 외국인들이 두창에 걸린 경우를 6건 보았는데 모두 어린 시절 접종을 받은 경우였다. 이 중 두 명은 매우 심각했고 한 명은 치명적이었다. 따라서 린치는 어린 시절에 한 번 접종받은 것만으로는 안전하지 않으므로, 파견하기 전에 다시 백신을 접종해야 한다고 주장했다. 최근에 접종받은 사람은 병에 걸리지 않았기 때문이다. 중국내지회의 다우스웨이트(A. W. Douthwaite, 1848~1899) 또한 재접종은 권고가 아닌 필수임을 강조했다. 상하이의 분(Henry William Boone, 1839~1925) 의사는 중국에 오는 모든 사람이 성공적인 재접종을 마친 상태여야 하며, 선교 단체는 선교사가 되려는 사람에게 최근 성공적인 백신 접종 혹은 재접종을 받았다는 증명서를 받아야 한다고 주장하였다.[25] 이러한 논의를 거쳐 1890년 박의회 대회에서는 여러 선교 단체에게 중국에 파견하기 전 선교사 후보를 대상으로 성공적인 재접종을 마쳐야 한다고 권고하였다.[26]

이후로도 두창은 선교사들을 위협하는 치명적인 질병으로 오랫동안 악명을 떨쳤다. 1920년 중국 선교사 가족의 건강 상태를 조사한 보고서[27]에 따르면, 중국에서 두창에 걸릴 확률은 본국의 30배에 달했다. 선교사 중에는 260건의 두창 감염 사례가 보고되었는데 그중 55명이 사망했다. 어떤 곳에서는 그 지역에 온 26명의 선교사 중 12명이 두창에 감염되었다. 조사 결과 백신 미접종자는 두창에 걸릴 확률도 높았고, 걸리고 나서 심각한 상태에 빠질 위험도 컸다. 이처럼 외국인 의사와 의료선교사가 힘을 합쳐 우두 접종의 확대에 노력한 배경에는 외국인이 중국의 두창에 더 취약하다는 현실이 있었다.

우두법 시행의 현실

의료선교사의 활약

중국에 우두법을 처음으로 소개한 인물은 동인도회사 소속 외과의 알렉산더 피어슨이다. 1821년 피어슨의 두 번째 보고서에는 광둥에 우두국이 설립되었다는 내용과 함께 다른 지역, 멀게는 베이징까지 우두법이 알려졌다고 기록되어 있다. 피어슨은 1832년 가을 중국을 떠나기 전 광둥뿐만 아니라 중국의 거의 모든 지역에 우두가 전해졌음에 만족하였다고 한다.[28] 하지만 이는 피어슨의 기대에 불과했다. 상하이에 우두가 1840년대 초반에 시행되었다는 점만 봐도 알 수 있듯이, 1830년대에는 아직 중국 전역에서 우두가 접종되지는 못했다.

중국 각지에서 활동하던 의료선교사들은 피어슨의 뒤를 이어 우두법을 널리 알리기 위해 노력했다. 이들은 다양한 매체를 통해 우두법을 선전하고, 미션계 병원 혹은 지역민과 협력하여 설립한 우두국에서 무료 우두 접종을 실시하였다. 또한 중국인 의사에게 우두법을 전수함으로써 우두법의 확대에 중요한 역할을 담당했다. 다양한 영어와 중국어 매체를 통해 우두를 선전한 대표적인 인물로 더전을 들 수 있다. 그는 『중서교회보(中西敎會報)』에 실린 「우두고(牛痘考)」라는 글을 통해 제너가 우두를 발견하게 된 과정부터 피어슨을 통해 중국에 우두가 전래된 과정을 자세히 소개하였다. 그리고 광저우에서는 우두국이 설립되면서 두창의 유행이라는 재해를 막을 수 있었다며, 우두를 믿어 백성을 이롭게 해야 한다고 주장했다.[29]

『박의회보』의 「병원보고서」에서도 미션계 병원에서 실시한 백신 접종에 대한 기록을 찾을 수 있다. 1888년 병원보고서에 따르면 푸저우의 미션계 병원에서 3건의 백신 접종 사례를 보고했고, 상하이 동인의원(同仁醫院, St. Luke's Hospital)에서는 병원과 연계된 우두 접종소에서 매우 많은 수의 아기와 어린아이에게 백신을 접종했다고 하였다.[30] 1889년에는 샤먼(廈門)의 미션계 병원(Misson Hospital and Dispensary at Amoy,

Presbyterian Church of England) 60건, 1890년에는 홍콩의 엘리스 메모리얼 병원(Alice Memorial Hospital) 113건과 상하이의 세인트 존스 대학(聖約翰書院) 진료소(St. John's College Dispensary) 782건의 백신 접종이 있었다.[31] 윈난성 텅웨(騰越)에서 활동한 시르카(Ram Lall Sircar)는 지난 2년 동안 매년 100명 이상의 아이들에게 백신을 접종했고, 훌륭한 결과를 얻었다고 보고했다.[32]

중국 측에서도 우두 접종의 확대를 위해 의료선교사의 도움이 필요했다. 톈진(天津)에서 활동한 의료선교사 멕켄지(John Kenneth Mackenzie, 1850~1888)는 톈진 총독(Viceroy)으로부터 사묘(寺廟)와 연계된 백신 접종소를 설립해 달라는 요청을 받았다. 요청은 수락했지만 자기가 직접 접종소에서 일할 시간은 없었기 때문에, 중국인 몇 명에게 접종법을 가르쳤다.[33] 중국에서 사묘는 중국 민간신앙의 신을 모시는 종교적 장소이면서 사회적 회합의 장소였으며, 자선사업이 펼쳐지는 주요 무대이기도 했다. 따라서 새로운 장소를 모색하느라 시간과 인력을 쓰는 것보다 기존에 이용해 온 사묘에 우두국을 설립하는 것은 이상한 일이 아니었다.

이처럼 우두 접종은 중국인과 외국인 의료선교사의 협력하에 중국 전통의 자선사업 인프라를 이용하는 형태로 널리 퍼져나갈 수 있었다. 특히 많은 병원과 우두국에서 무료로 백신을 접종하였는데, 그럼으로써 가난한 사람도 쉽게 백신을 맞을 수 있어 우두 접종의 확산과 두창 방역에 큰 도움이 되었다.

한편 우두법 시행을 위해서는 접종에 사용할 두묘의 확보가 절대적으로 중요한데, 여기에서도 의료선교사의 활약이 빛났다. 의료선교사와 미션계 병원은 자신들의 국내외 네트워크를 활용하여 두묘를 확보했다.

1863년 광저우의 의료선교사 커(John Glasgow Kerr, 1824~1901)는 홍콩의 케인(W. Kane) 의사와 인도 캘커타(Calcutta, 현재의 콜카타)의 맥퍼슨(H. M. Macpherson) 의사의 도움으로 백신 림프(牛痘漿)를 받아, 광저우의 의료전도회 병원(Medical Missionary Society's Hospital at Canton)에서 1,494명의 아이들에게 백신을 접종할 수 있었다.[34] 커는 백신 공급이 중국인을 위해 병원이 할 수 있는 가장 중요하고 도움이 되는 일 중 하나이며, 몇 년간 꾸준히 신선한 백신을 공급하는 일이 얼마나 힘든지 아는 사람이라면 매우 고마워할 것이라고 하였다.[35]

초기에는 백신을 외국에서 어렵게 수입하였으나, 19세기 후반부터는 상하이에서 공급받는 경우가 늘었다. 매켄지는 상하이에서 두묘를 공급받는다면서, "일부 의사들은 일본에서 두묘를 공급받지만, 우리는 상하이의 두묘가 더 믿을만하다고 생각한다"고 하였다.[36] 상하이 공공조계에서는 19세기 말부터 송아지를 이용해 직접 제조한 백신[calf lymph]을 튜브에 넣어 상하이와 그 주변 및 중국 여러 지역에 공급하고 있었다.[37] 백신을 어떻게 확보하느냐는 크게 두 가지 방식이 있는데, 송아지에게서 백신을 채취하여 튜브에 보관하는 방식과 계속해서 어린아이에게서 어린아이에게로 우두 접종을 이어가며 백신의 활력을 유지하는 암투암(arm-to-arm) 방식이 있다. 암투암이 더 오래된 방식으로, 피어슨이 받은 백신도 이런 방식으로 중국에 들어왔다. 튜브를 이용하는 방식은 암투암 방식보다 후에 등장했으며, 더 안전하고 간편했다. 그래도 여전히 암투암 방식을 선호하는 의사도 있었다. 매켄지에 따르면 남중국의 외국인 의사는 대부분 암투암 방식을 이용하지 않았지만, 미국의 의사 웰치(Welch)는 유아의 팔에서 직접 채취한 백신을 선호했다.[38]

의료선교사들은 확보한 신선한 백신을 미션계 병원에서만 사용하지 않고, 우두 접종에 관심이 있는 중국인 의사에게도 공급하여 우두가 더 널리 퍼질 수 있도록 도왔다. 커는 확보한 백신을 중국인 두의(native vaccinators, 痘醫)에게도 공급하였다고 기록하고 있다.[39] 커와 마찬가지로 의료전도회의 일원이었던 그레이브스(R. H. Graves)는 인두법이 만연한 지역에 우두법을 알리고자 노력하는 두 명의 중국인 의사에게 우두 접종 기술을 가르치고, 백신도 제공했다. 신선한 백신을 가지고 돌아간 중국인 의사는 여러 아이에게 성공적인 우두 접종을 했다는 소식을 전해 왔다.[40] 광저우 병원에서는 의료선교사에게 우두법을 배운 중국인 두의가 수백 명의 어린아이에게 백신을 접종했다.[41] 이처럼 의료선교사를 통해 우두법을 배운 중국인들은 의료선교사의 손이 미치지 못하는 곳까지 우두법을 전파하였으며, 이는 우두법 확대에 결정적인 역할을 하였다.

우두 접종의 고난

우두 접종이 수월하지만은 않았다. 피어슨은 중국에 우두가 들어온 후 적어도 두 번 접종이 끊어진 적이 있다고 기록했다.[42] 두창 유행이 끝나면 사람들이 우두 접종에 무관심해지기 때문이었다.[43] 1890년 콜트먼은 무지와 취급 시의 부주의함 때문에 많은 경우 백신이 오염되어 있다고 우려했다.[44]

매켄지는 우두 접종이 실패한 사례를 자세히 기록하였다.[45] 영국성공회선교협회(Church Missionary Society) 맹인 소년 학교에서는 인두 접종을 받아 선명한 두흔을 가졌을 뿐만 아니라 우두까지 접종받았는데도 불구하고 13~16살의 남자아이 세 명이 두창에 걸려 사망했다. 매켄지가 성공적으로 백신을 접종한 소년도 2주 후에 두창으로 사망했다. 4살 된 어린아이의 사례도 있다. 이 아이는 갓난아기 때 메리 셔(Mary Shire) 의사에게 성공적으로 백신 접종을 받은 적이 있었으나, 1909년 봄에 간호사에게 받은 재접종은 실패하고 말았다. 결국 소년은 몇 주 후 두창에 걸려 사망했다. 물론 가족 중 백신 접종자는 살아남고, 미접종자는 사망한 사례로 볼 때 백신 접종이 전혀 효과가 없었던 것은 아니었지만, 지금 우리가 생각하는 것만큼 만능이었던 것도 아니었다.

    백신 접종 후 성공적인 반응이 일어나지 않는 경우도 있었다. 매켄지는 이를 자연면역이 형성되어 있기 때문이라기보다는 사용한 우두칼이나 두묘에 문제가 있어 접종이 성공하지 못한 것이라 주장했다. 그는 오히려 사람들이 백신 접종의 실패를 자연면역을 가지고 있기 때문이라 오해하거나 백신에 대해 반응이 없다고 여길까 우려했다. 한편 중국인들은 백신 접종에 뒤이은 두창으로 사망자가 발생하거나, 백신을 접종한 어린아이에게서 피부질환과 같은 증세가 나타나면, 두의가 백신을 접종할 때 독이 함께 주입되었기 때문이라 오해하였다. 이러한 편견은 우두법 확대에 장애물로 작용하였다.

    시르카는 지방 당국이 세운 우두국이 인기를 얻지 못한 것도 부작용 문제 때문이라 지적했다.[46] 지방 당국은 평판이 좋은 중국 의사를 월급제로 고용해서 무료 접종을 시행했지만, 백신 접종 후 패혈증을 앓거나 소위 '성공적인' 백신 접종 후에 두창에 걸려 심각한 상태에 놓이기도 했기 때문이다. 두창에 걸려 한쪽 눈은 멀고 다른 쪽은 때때로 안 보이는 아이가 시르카를 찾아온 일도 있었다. 아이의 어머니는 집에 있는 다른 형제는 양쪽 눈 모두 보이지 않게 되었다고 하였다. 형제 모두 지역 우두국에서 성공적인 백신 접종을 받고 15일 만에 두창에 걸렸다. 시르카는 백신 접종 후 패혈증 사례들을 검토하여 두묘가 부패했거나 접종 시 깨끗하지 않은 칼을 사용한 게 원인이라는 결론을 내렸다. 그는 이러한 문제가 백신에 대한 신뢰를 떨어뜨리고 사람들에게 편견을 갖게 한다고 우려하였다.

이러한 의료선교사의 기록을 통해 우두법 시행 초기의 우여곡절을 엿볼 수 있다. 백신의 부패와 더불어 중국인 두의의 경험 부족, 근대적 의학 지식의 부족, 비위생적인 도구의 사용은 우두 접종 실패의 주요 원인이었다. 의료선교사가 보기에 우두법 자체에는 문제가 없지만, 우두 접종이 계속 실패하면 사람들이 접종 자체를 꺼릴 수도 있었다. 따라서 의료선교사는 접종 실패 원인을 지속적으로 조사하고 서로 정보를 교류하면서 우두법을 확대하고자 노력하였다.

우두법의 중국식 수용

의료선교사가 본 인두법

의료선교사는 인두법에 대해 다양한 기록을 남기고 있는데, 이러한 기록을 통해 의료선교사의 인두법에 대한 인식과 더불어 민간의 인두법에 대한 뿌리 깊은 신뢰를 엿볼 수 있다. 록하트는 "인두법은 중국인 의사에 의해 다수 시행되고 있는데, 인두를 접종받는 중국인 어린아이의 수가 [우두보다] 더 많다"고 지적하였다.[47] 그가 본 방식은 두묘를 묻힌 솜을 콧구멍에 집어넣거나, 두창 환자의 옷을 아이에게 입히는 것이었다. 상하이의 인두법을 소개하면서 록하트는 피어슨이 우두법을 소개한 후 우두법이 널리 알려진 광저우처럼 상하이에서도 우두법이 주목받기를 바란다고 썼다. 하지만 록하트의 바램과는 달리 상하이에서 인두법은 오랫동안 살아남았다. 1909년에도 닝보(寧波)에서 온 중국인 의사가 인두법을 시행하면서 상하이의 두창 유행을 초래했다는 기록이 남아있다.[48] 심지어는 1920년대에도 여전히 인두 접종이 지속되었음을 짐작할 수 있는 연구 결과도 있다.[49]

　매켄지 또한 푸저우의 인두 접종에 대한 글을 남겼다.[50] 그는 인두법을 '중국식 방법', 제너의 우두법을 '영국식 방법'이라고 표현했다. 중국식 방법은 일생에 한 번 시행하며, 받은 사람에게는 확실한 면역을 주지만 접종받지 않은 사람에게 두창을 퍼뜨릴 위험이 있다. 인두 접종을 위해 먼저 두창에 감염된 사람의 피부밑에서 덜 위험한 형태의 바이러스를 채취하는데, 이는 흔히 '두창을 산다(buying the small-pox)'고 한다. 두창을 살 때는 일단 온도가 적당해야 하고, 포진은 윤이 나면서 엷은 색이어야 한다. 그리고 환자는 다른 피부병이 없어야 한다. 자는 아이의 옷을 벗긴 후, 속옷을 털어서 떨어져 나온 두가(痘痂, 두창 환자의 딱지)를 조심스럽게 모아 활력을 잃지 않도록 잘 포장한다. 두가는 두꺼운 것이 얇은 것보다 낫고, 살구색이나 핑크색이 노란색보다 낫고, 어두운색은 사용해서는 안 된다. 이렇게 모은 두가는 놋쇠관에 옮겨서 시원하고 어두운 방에 두고, 언제 수집한 것인지 연월일을 기록한다. 겨울에 수집한 두가가 더 활력이 있어 오래 보관할 수 있고, 여름에 모은 것은 20일 안에 효력을 잃는다. 이 두가를 가루로 만든 후, 속이 빈 관을 이용해서 가루를 남자아이는 왼쪽 콧구멍, 여자아이는 오른쪽 콧구멍에 넣는다.

시르카도 "[중국의] 대다수 사람은 'Chui Hwa' 추이화(吹花), 혹은 두창 딱지를 가루로 만들어 어린아이의 콧구멍에 불어 넣는 방식에 대해 확고한 믿음을 가지고 있다"라며 매켄지와 같은 방식의 인두법을 소개했다. 우두 접종이 훌륭한 성과를 거두고 있지만, 여전히 인두를 접종받는 숫자에 비하면 매우 적다는 그의 지적에서 여전히 인두법이 인기 있었음을 알 수 있다.[51]

매켄지와 시르카가 묘사한 방식은 인두법 중 한묘법이다. 수묘법과 한묘법은 비교적 안전하고 효과가 뚜렷하지만, 전문적인 기술을 가진 두의를 초빙해야 하므로 비용이 많이 든다. 따라서 가난한 사람들은 위험하지만, 큰 비용이 들지 않는 방법을 사용하기도 했다. 예를 들면 한커우에서 활동한 포스터(Arnold Foster)는 다음과 같은 기록을 남겼다. 1896년 한커우에는 평년보다 두창이 크게 유행했다. 그가 운영하던 작은 학교에서도 세 학생이 사망했는데, 그중 한 소년은 5살밖에 안 됐지만 매우 똑똑해서 기억에 남는 아이였다. 이 소년과 같은 집에 사는 다른 아이가 가벼운 두창에 걸렸는데, 두창에 걸릴 좋은 기회라 생각한 아이의 어머니가 소년을 아픈 아이와 같은 방에 들여보냈다. 하지만 어머니의 기대와 달리 불쌍한 소년은 중병에 걸렸고, 어머니의 슬픔 속에서 결국 짧은 투병 끝에 사망하고 말았다.[52] 이 기록은 두창을 피하려다 더 큰 화를 입은 사례이다.

종두 인식의 차이

인두법에 대한 중국인의 신뢰는 우두법 수용에도 영향을 미쳤다. 치우시의 『인두략』은 중국식 관념을 이용하여 신기술인 우두를 소개한 대표적인 사례이다. 일단 책 이름이 두를 심는다는 의미의 '종두(種痘)'가 아닌 두를 끄집어낸다는 의미의 '인두(引痘)'라는 점에서 태독설이 우두법의 수용에도 여전히 영향을 미치고 있었음을 알 수 있다.

중국인과 달리 의료선교사는 태독설을 믿지 않았다. 앞장서서 태독설을 부정한 인물로 더전을 들 수 있다. 그는 중국 책에서 두창을 '선천지독(先天之毒)' 때문에 걸리므로 사람이라면 피할 수 없다고 주장하고, 두창에 걸리는 것을 선천지독을 제거할 수 있는 지극히 아름다운 일[極美之事]로 여기는데, 그렇다면 왜 두창으로 인해 사람이 다치는 것인지 되물었다. 또한 서양 사람들도 부모에게서 태어나는 것은 마찬가지인데 두창이 유행하지 않으며, 중국에도 두창에 걸리지 않는 사람이 있지 않냐고 반문했다. 나아가 당대(唐代) 이전 사람들도 교합을 통해 아기를 낳았을 텐데 당대 이전에는 태독설이 없었으며, 사람은 매일매일 태어나는데 두창 환자가 어떤 때는 나오고 어떤 때는 나오지 않는 것도 태독이 두창의 원인이 아님을 보여준다고 강조했다. 그는 태독설을 적극적으로 부정하면서, 사시(四時)의 사(邪)와 온역(溫疫)의 기(氣)가 감응해서 두창에 걸린다고 설명했다.[53] 후자 또한 중국의 전통적인 사(邪)나 기(氣)라는 개념을 활용하고 있지만, 그 내용은 서양의 미아즈마(Miasma)설과 유사한 점이 있다. 미아즈마설은 나쁜 공기 때문에 전염병에 걸린다는 주장으로, 세균설이 등장하기 전까지 서양에서 널리 믿어졌다.

의료선교사에게 있어 인두는 단점이 명확하여 우두와 비교 불가[54]였다. 매켄지는 이 중국식 방법이 거의 천 년 동안 좋은 시도를 해왔지만, 현재는 사람들에게 별 도움이 되지 않는다고 비판했다.[55] 인두의 가장 큰 단점은 두창을 심하게 앓을 위험이 존재한다는 것이다. 시르카는 인두를 접종받으면 일주일 이내에 두창에 걸리는데, 사용한 두가의 독성과 양에 따라 심각한 병세에 시달리게 된다고 지적했다. 매년 이러한 과실 때문에 적지 않은 숫자의 어린아이가 죽거나 얼굴이 상하고, 실명하게 된다.[56] 더 큰 문제는 주변 사람들에게 두창을 유행시킬 위험이 있다는 것이다. 이에 반해 우두는 두창 감염의 위험성이 없다는 큰 장점이 있었다.

이 외에도 의료선교사는 인두의 단점으로 다양한 금기사항을 들었다. 치우시는 우두법을 소개하면서 "모든 남자아이는 첫 번째 백신 주사를 왼팔에 맞고, 여자아이는 오른팔부터 시작해야 한다"고 하였다.[57] 음양설에 따르면 남자는 양이고 여자는 음인데, 왼쪽은 양이고 오른쪽은 음이다. 따라서 앞 절에서 매켄지가 인두법을 묘사하면서 설명한 것처럼, 인두법에서는 두가를 가루로 만들어 남자아이는 왼쪽 콧구멍, 여자아이는 오른쪽 콧구멍에 넣었다. 서양의 우두법에는 당연히 이러한 관념이 없다. 『영길리국신출종두기서』에서는 팔에 접종할 때 왼손 오른손을 구분할 필요가 없다고 하였다.[58] 그런데 『인두략』에서는 우두법을 소개하면서도 성별에 따라 왼쪽 오른쪽을 구분하고 있다. 영문으로 된 『인두략』 서평에서는 이를 기이한 충고라 표현하며 이해할 수 없다는 반응을 보였다.[59]

또한 인두는 접종 시기와 음식도 가려야 했다. 중국인은 인두를 대부분 봄에 맞았는데, 이 영향으로 우두도 봄에는 접종자가 크게 늘고 여름이나 가을, 겨울에는 크게 줄었다. 피어슨은 중국인들이 여름과 가을의 더운 날씨에 심각한 전염병이 유행하므로 백신을 맞아서는 안 된다고 여긴다고 기록했다.[60] 또한 『인두략』에서는 우두 접종을 받고 나서 먹어도 좋은 음식과 먹으면 안 되는 음식을 구분했다. 기름기 없는 돼지고기, 구운 오기고기는 괜찮지만, 소고기나 새고기 등은 피해야 한다.[61] 이러한 음식 금기는 전통의학적 사고방식에서 비롯된 것이다. 이러한 관념을 비판하면서 더전은 일 년 중 우두를 접종받으면 안 되는 때는 없다며, 언제든 접종을 받을 수 있다고 설득하였다.[62] 록하트로부터 우두법을 배운 황춘푸 또한 인두법과 달리 우두법은 금해야 하는 음식이 없고 사시사철 맞을 수 있는 게 장점이라고 하였다.[63]

한편 우두가 따라올 수 없는 인두만의 장점도 있다. 매켄지는 시카고의 한 의학생의 사례를 소개하였는데, 이 학생은 5차례나 우두 접종을 받았지만 모두 실패했고, 결국 일부러 본인을 두창에 노출시켰다. "결과적으로 그는 비싸고 자주 [결과가] 형편없더라도 효과는 확실한 옛 방식으로 현재 면역을 얻었다."[64] 이처럼 우두법을 접종받은 사람 중에는 백신이 반응하지 않아 면역을 얻지 못하는 경우가 있었다.

또한 인두법은 한 번 접종하면 보통 평생 면역을 얻기 때문에, 재접종이 필요 없다. 이에 반해 우두는 접종하고 나서 얼마간 시간이 흐르면 면역 효과가 떨어지기 때문에 재접종이 필수이다. 상하이의 우두 재접종 간격은 1892년 7년에서 1903년 5년, 1905년 3년으로 줄었는데, 이는 재접종이 매우 중요했음을 보여준다.[65] 그래서 인두에 익숙한 중국인의 재접종에 대한 인식은 외국인과는 전혀 달랐다. 의료선교사들은 우두 재접종이 매우 중요하다고 생각했지만, 중국인은 재접종의 필요성을 잘 인식하지 못했다. 오히려 어린아이가 우두를 맞으면 다시 맞을 필요가 없다고 믿거나 혹은 혹은 접종 자국이 남아있는 동안에는 두창의 위협을 면할 수 있으리라 여겼다.[66] 따라서 우두는 인두와 달리 재접종이 필요하다는 불편함이 있지만, 인두보다는 안전하므로 우두를 접종해야 한다며 우두 접종의 당위성을 피력하는 일은 중요한 과제였다.

마맛자국 또한 의료선교사와 중국인의 관점이 서로 달랐던 사례이다. 의료선교사는 접종 후 자국이 남지 않는다는 점이 우두법의 장점이라 생각했지만, 당황스럽게도 결혼 상대를 찾는 중국 남성은 오히려 약간의 마맛자국을 결혼 상대가 지녀야 할 중요한 자격이라 여겼다. 마맛자국이 있다는 사실은 이미 두창에 걸린 적이 있어 면역을 갖추었다는 증거가 되기 때문이다. 해관(海關)의 의료보고서에서는 "아내를 찾는 중국인은 우두 접종의 흔적이 미래의 면역을 약속한다는 점을 아직 배우지 못했다"고 지적하였다.[67]

이처럼 의료선교사와 중국인은 우두법의 확대라는 같은 목적을 공유하였지만, 중국인의 우두법에 대한 지식의 부족과 의료선교사의 중국 문화에 대한 빈약한 이해가 빚어낸 오해와 편견은 쉽게 극복되지 않았다.

마치며

중국인들은 인두법을 통해 이미 백신 접종의 개념을 알고 있었기 때문에, 우두법은 근대 의학을 소개하는데 가장 좋은 방법이었다. 중국에 처음으로 근대 서양의학을 소개한 의료선교사들도 우두법을 통해 근대 의학의 우수성과 함께 기독교의 자비로움을 보여주고자 했다.

따라서 의료선교사는 두창의 유행과 백신 접종에 관해 다양한 기록을 남겼다. 이러한 기록을 통해 중국의 두창 유행 현황과 중국인의 두창관을 살펴볼 수 있다. 중국에서 두창은 어느 지역에서나 항상 존재하는 감염병이었다. 두창의 원인으로는 태독, 천벌, 역귀를 들었는데, 어떤 원인을 따르든 간에 중국에서 두창은 피할 수 없이 인생에서 한 번은 겪어야 할 질병으로 인식되었다. 또한 두창이 외국인에게도 상당히 위협적인 질병이었기 때문에 선교사의 백신 접종 및 재접종이 중시되었음을 알 수 있다.

피어슨 이후, 의료선교사는 우두법의 확대를 위해 다각도로 노력했다. 다양한 매체를 통해 우두법을 선전하고, 지역의 상인과 지식인, 지방관 등과 협력하여 설립한 우두국 혹은 미션계 병원에서 무료 우두 접종을 실시하였다. 또한 의료선교사와 미션계 병원은 자신들의 국내외 네트워크를 활용하여 두묘를 확보하고, 중국인 의사에게 우두 접종법을 전수하여 우두 접종의 확대에 기여했다. 하지만 우두법 시행이 순탄한 것만은 아니었다. 초기에는 의료선교사도 여러 우여곡절을 겪었다. 백신의 부패, 중국인 두의의 지식과 경험 부족, 비위생적인 도구의 사용 때문에 우두 접종은 종종 실패했다. 우두 접종이 계속 실패하면 사람들이 우두 접종 자체를 꺼릴 우려가 있기 때문에, 의료선교사는 우두 접종이 실패한 원인을 지속적으로 조사하고 서로 정보를 교류하면서 우두법의 확대를 위해 노력하였다.

인두법에 대한 중국인의 높은 신뢰도 우두법 확대에는 걸림돌이었다. 의료선교사는 인두법의 방식과 함께 다양한 인두 접종 사례를 소개하고 있는데, 이를 통해 당시에도 인두법이 보편적으로 시행되고 있었음을 알 수 있다. 이런 글에서 의료선교사는 인두로 인해 사망하거나 실명한 피해자를 사례로 들면서 우두법의 장점을 강조했다. 그러나 인두법과 인두법을 구성하고 있는 전통적 관념을 버려야 할 것으로 인식한 의료선교사와 달리, 의료선교사로부터 우두를 배운 중국인들은 오히려 오랫동안 자신들이 믿고 지켜온 전통적 관념 안에서 우두법을 수용하고자 했다. 대표적으로『인두략』은 태독설과 음양론, 접종 시기와 접종 후 먹는 음식에 대한 금기 등을 우두에도 적용했다. 당연히 의료선교사는 이러한 금기를 이해하지 못했고, 중국인들에게 우두는 인두와 달리 어느 계절이든 맞아도 되고 접종 후에 음식을 가릴 필요도 없다고 설명했다. 한편으로는 세균설이 등장하지 않은 상황에서 두창의 원인을 설명하기 위해 중국의 전통의학적 관념을 이용하기도 했다.

의료선교사는 우두법의 확대를 위해 한편으로는 인두를 비판하고, 한편으로는 전통적 관념을 이용하기도 했다. 하지만 이러한 노력에도 불구하고, 서양인의 사고방식으로 중국인을 온전히 이해하는 일은 쉽지 않았다. 재접종과 마맛자국에 대한 서로 다른 인식이 보여주듯이, 의료선교사와 중국인 사이에는 좁히기 힘든 지식과 이해의 차이가 존재했기 때문이다. 이를 어떻게 좁혀나가는지의 문제는 우두를 필두로 한 서양근대의학의 토착화 문제와 직결된다.

미주

1 鄧鐵濤·程之范,『中國醫學通史(近代卷)』, 人民衛生出版社, 2000, 311쪽.
2 이 책의 제10장 참고.
3 조정은,「의사인가, 선교사인가: 醫療宣敎師의 정체성 문제와 역할의 변화」,『중국근현대사연구』62, 2014.
4 範行準,『中國預防醫學思想史』, 人民衛生出版社, 1953, 106~110쪽.
5 Robt. Coltman, "The Fevers of China," *China Medical Missionary Journal* 3, 1890, pp. 164~165. *China Medical Missionary Journal*(『박의회보(博醫會報)』)는 박의회(博醫會, The China Medical Missionary Association)가 1887년부터 발행한 잡지이다. 박의회는 전 중국에서 활동한 프로테스탄트 의료선교사의 단체로, 1886년부터 1932년까지 활동했다. 잡지명은 1907년 *The China Medical Journal*로 변경되었으므로, 이하 1887년부터 1907년 6월호까지는 *CMMJ*, 1907년 7월호부터 1931년까지는 *CMJ*라 표기한다.
6 Geo. A. Huntley, "Vaccination a Duty," *The Chinese Recorder*, March, 1892, p. 122.
7 羅光芝 等,「中醫兒科胎毒理論源流考」,『山東中醫藥大學學報』43(2), 2019, 172~173쪽.
8 「痘疹者何, 原於胎毒, 感於時期發出而爲痘與疹之證也」,『痘疹定論』, 2쪽;「夫痘胎毒也, 伏於有形之始, 因感而發爲生人所不能免然其發也」,『御纂醫宗金鑑』卷六十, 2쪽.
9 M. Mackenzie, "A Paper on Vaccination, and with Reference to the Recent Epidemic of Smallpox in Foochow," *CMJ* 1, 1909, p. 21.
10 Larissa Heinrich, "How China Became the "Cradle of Smallpox": Transformations in Discourse, 1726~2002," *East Asia Cultures Critique* 15-1, 2007, p. 20.
11 John Dudgeon, "Occidentalism of Russina," *The Chinese Recorder*, April, 1870, p. 306.
12 Ram Lall Sircar, "Report on the Health of Tengyueh for the Two Years Endig 31st March, 1908," *CMJ* 5, 1908, p. 318.

13　Frederick Porter Smith, "The Orientalism of Russia," *The Chinese Recorder*, June, 1870, p. 20; John Dudgeon, 1870, p. 306.

14　"Freely Ye Have Received," *CMMJ* 3, 1906, p. 106.

15　Omar Leslie Kilborn, *Heal the Sick: An Appeal for Medical Missions in China*, Toronto: Missionary Society of the Methodist Church, 1910, p. 74.

16　Omar Leslie Kilborn, "Medical Mission Work in China," *The Chinese Recorder*, April, 1901, p. 176.

17　Elliott I. Osgood, *China's Crossroads*, Powell & White, 1922, p. 132.

18　Omar Leslie Kilborn, 1910, p. 74.

19　두신신앙에 대해서는 邱仲麟, 「明代以降的痘神廟與痘神信仰」, 『中央研究院歷史語言研究所集刊』 88(4), 2017.

20　Arnold Foster, *In the Valley of the Yangtse*, London Missionary Society, 1899, p. 160.

21　Justus Doolittle, *Social Life of the Chinese, with Some Account of Their Religious, Governmental, Educational, and Business Customs and Opinions*, New York: Harper & Brothers, 1865, p. 290.

22　Arnold Foster, 1899, p. 160.

23　Robt. Coltman, 1890, p. 165.

24　Geo. A. Huntley, "Vaccination a Duty," *The Chinese Recorder*, March, 1892, p. 120.

25　Geo. A. Huntley, 1892, pp. 121~124.

26　"China Medical Missionary Association, Meetings of Members in Conference," *CMMJ* 3, 1890, p. 212.

27　William G. Lennox, *The Health of Missionary Families in China: A Statistical Study, Department of Economics*, University of Denver: Denver, Dolo, 1920, pp. 103~111.

28　"China's First Foreign Medical Benefactor," *CMMJ* 3, 1887, p. 94.

29　德貞, 「益智會: 牛痘考」, 『中西教會報』 8(91), 1903, pp. 9~10.

30　"Hospital Report," *CMMJ* 4, 1888, pp. 186~187.

31　"Hospital Report," *CMMJ* 2, 1889, p. 74; *CMMJ* 2, 1890, p. 73; *CMMJ* 4, 1890, p. 287.

32　Ram Lall Sircar, 1908, p. 318.
33　Mary Isabella Bryson, *John Kenneth Mackenzie: Medical Missionary To China*, Fleming H. Revell Company, 1891, pp. 191~192.
34　John G. Kerr, "Report of the Medical Missionary Society's Hospital at Canton for the Year 1863," *Report of the Medical Missionary Society in China for the Year 1863*, Hongkong: Printed by a Shortrede & Co, 1864, p. 10.
35　John G. Kerr, "Report of the Medical Missionary Society's Hospital in Canton," *Report of the Medical Missionary Society in China for the Year 1865*, Hongkong: Printed by a Shortrede & Co, 1866, p. 12.
36　M. Mackenzie, 1909, p. 21.
37　이 책의 제10장 참고.
38　M. Mackenzie, 1909, p. 23.
39　John G. Kerr, 1866, p. 12.
40　R. H. Graves, "Report of the Medical Missionary Society's Dispensaries at Wu-Chau & Shiu-Hing," *Report of the Medical Missionary Society in China for the Year 1867*, Canton, 1868, p. 18.
41　"Minutes of the Thirtieth Annual Meeting of the Medical Missionary Society in China," *Report of the Medical Missionary Society in China for the Year 1868*, Hongkong: Printed by a Shortrede & Co, 1869, p. 12.
42　박기수는 중국어 사료를 분석하여 우두 백신이 끊어진 시점을 1806년과 1808년으로 보았다. 朴基水, 「清 중엽 牛痘法의 도입과정과 광동 行商의 역할」, 『명청사연구』 40, 2013, 230~233쪽.
43　A. P.[Alexander Pearson], "Report submitted to the Board of the National Vaccine Establishment, Respecting the Introduction of the Practice of Vaccine Inoculation into China, A. D. 1805; Its Progress since that Period and Its Actual State. Dated Canton, February 18th 1816," *The Chinese Repository*, May, 1833, p. 37.
44　Robt. Coltman, 1890, p. 165.
45　M. Mackenzie, 1909, pp. 22~23.
46　Ram Lall Sircar, 1908, p. 319.
47　W. Lockhart, "Report of the Medical Missionary Society's Hospital at Shanghai,

from 1st of May, 1844, to 30th of June, 1845," *Report of the Medical Missionary Society in China for the Year 1845*, Victoria: Printed at the Hongkong Register Press, 1846, p. 22; William Lockhart, *The Medical Missionary in China: A Narrative of Twenty Years' Experience*, London: Hurst and Blackett, 1861, p. 238.

48 Arthur Stanley, "Health Officer's Report for February," *The Municipal Gazette*, March 20, 1909.

49 馬伯英,「以史爲鏡可明興替: 十九世紀末二十世紀初抗天花豫防接種回顧調査」,『上海中醫藥雜誌』, 1991.

50 M. Mackenzie, 1909, pp. 20~22.

51 Ram Lall Sircar, 1908, p. 318.

52 Arnold Foster, 1899, p. 160.

53 德貞,「雜事: 種痘珍言」,『萬國公報』578, 1880, 16~17쪽.

54 "Freely Ye Have Received," *CMMJ* 3, 1906, p. 105.

55 M. Mackenzie, 1909, p. 21.

56 Ram Lall Sircar, 1908, p. 318.

57 "Yao's History of Vaccination—a Review," *CMMJ* 4, 1887, p. 174.

58 『英咭唎國新出種痘奇書』, 1805, 5쪽 [George Thomas Staunton, *Miscellaneous Notices Relating to China, and Our Commercial Intercourse with that Country. Part the Second*, Havant: I. Skelton, 1828].

59 "Yao's History of Vaccination—a Review," 1887, p. 174.

60 A. P. [Alexander Pearson], 1833, p. 38.

61 "Yao's History of Vaccination—a Review," 1887, p. 174.

62 德貞, 1880, 16~17쪽.

63 黃春圃,「上海城隍廟花園內官設牛痘局單」,『中國教會新報』, 1869, 189쪽.

64 M. Mackenzie, 1909, p. 23.

65 이 책의 제10장 참고.

66 M. Mackenzie, 1909, p. 23.

67 C. A. Gordon, *An Epitome of the Reports of the Medical Officers to the Chinese Imperial Maritime Customs Service, from 1871 to 1882*, London: Bailliere, Tindall, & Cox, 1884, p. 77.

제7장

19세기 일본 종두사업의 제도화

:
:
:

김영수

시작하며

동아시아 3국의 근대는 무엇으로 표상되는가? 새로운 의학의 도입, 의료제도의 발전이라는 측면에서 살펴봤을 때 질병, 특히 감염병을 통제할 수 있는 수단을 마련하고 이를 시행하는 담당자를 법적으로 규정했다는 것에 있다고 할 수 있다. 특히 두창은 고대부터 각 지역의 정치와 사회변동에 큰 영향을 끼친 감염병이다. 후지카와 유(富士川游, 1865~1940)의 『일본질병사』(1912)[1]에 따르면, 두창은 735~1838년까지 58회의 대유행이 있었는데, 때로는 천황 및 고위 귀족이 두창으로 사망하여 조정의 정치를 혼란에 빠뜨리기도 했다. 두창의 유행이 정치적으로도 영향을 끼칠 정도였고, 크고 작은 유행이 지속적으로 발생했지만, 유효한 치료법이 없어 민간에서는 포창신(疱瘡神)을 모셨다. 그러던 두창이 일본에서 통제 가능한 감염병으로 인식되기 시작한 것은 19세기 중엽 우두묘 수입에 성공하여 우두묘의 보급이 가능해진 때부터였다. 이후 국가적 차원에서 종두사업이 실시되면서 두창은 통제가 가능한 감염병이 되었고, 1980년 세계보건기구(WHO)가 두창 박멸을 공식 선언하여 현재는 역사 속으로 사라진 감염병이 되었다.

일본에서 두창 유행을 정부 차원에서 통제하기 시작한 것은 콜레라, 페스트와 마찬가지로 19세기 중엽 이후, 즉 메이지(明治) 정부가 들어선 이후라고 할 수 있다. 메이지 정부의 감염병 통제를 다룰 때 두창은 근대를 표상하는 감염병인 콜레라나 페스트에 비해 부각되지 않는 경향이 있다. 이는 두창 유행의 통제를 가능하게 한 두묘의 수입과 우두법이 도쿠가와 막부 말기에 시행되었던 덧에 종두를 일본이 근대화되기 이전 시기에 성취한 성과로 평가하기 때문일 것이다. 그러나 두창 통제는 전근대의학의 근대의학으로의 전환, 혹은 양자간의 연계를 보여주며 전근대와 근대의 감염병 대책의 연속성을 잘 보여주는 사례로 봐야 할 것이다. 그 이유는 메이지 정부가 발족한 이후에도 주요한 시기마다 여전히 두창이 크게 유행하여 대응해야 했고, 다이쇼기(大正期) 이후에나 피해 규모가 줄어드는 감염병이기 때문이다.[2]

근대 두창의 유행과 종두사업에 관한 연구는 크게 주목받지 못했다. 이 글에서는 에도시대부터 실시되어 온 종두사업을 개설하면서 메이지기의 두창 통제를 위한 제도 정비의 실제를 확인해 보고자 한다. 아울러 종두사업을 시행하는 과정에서 중요한 역할을 담당한 종두의의 규정과 역할 변화, 그리고 종두의 의무화 등의 요소를 중심으로 두창에 관한 법제도의 정비와 이에 대한 민중의 반응을 고찰해 보고자 한다.

일본에서의 두창의 유행, 종두의 실시 등을 다루는 연구는 대부분 일본에서 진행되고 있고, 다수의 연구는 에도시대에 이루어낸 성과를 다루는 연구에 경도되어 있다. 즉 종두는 서양의학의 선구로서 에도 후기의 두창대응의 역사를 보여주는 전형적인 표상(表象)으로 자리잡고 있는 것이다. 따라서 관련 연구는 두창 유행이나 종두의 정치적·사회적인 영향에 주목하기보다 에도시기에 종두에 관한 지식이 의가(醫家), 특히 난방의(蘭方醫) 그룹을 통해 유입되는 과정 및 우두묘의 수입과 전파과정을 주로 다루고 있다.[3] 따라서 종두에 관한 연구는 지역 사회 안에서 어떠한 방식으로 종두를 실시했고, 이에 대해 사람들이 어떻게 받아들였는지에 대한 관심보다 진보사관으로서 인두에서 우두로, 그리고 종두의 '성공'이라는 측면을 조명하려는 경향이 있다.

　기존의 연구 경향은 최근 연구에서도 이어지고 있다. 역사 속의 두창 유행, 인두법·우두법 도입과 실천의 역사를 종합적으로 다룬 최근 연구서에서도 근세 일본을 중심으로 종두의 역사를 조명하고 있다.[4] 그러다 보니 우두묘가 수입된 이후에 종두가 어떻게 지속될 수 있었는지에 대한 관심은 적다.[5] 또한 일본에서 의료사 연구의 중요도가 높아가고 있지만 이를 뒷받침해줄 만큼의 연구자가 부재하고, 메이지기로 표상되는 근대에 이루어진 종두사업에 관심을 갖는 새로운 연구자가 늘지 않는 상황[6]이 지속되고 있어, 기존의 내러티브에서 벗어난 새로운 관점을 보여주는 연구가 진행되기 어려운 상황이다. 아울러 메이지기의 의료사 연구는 대부분 콜레라 유행과 통제를 통한 근대 일본의 건설에 주목하고 있어 종두에 대한 관심도가 상대적으로 낮은 것도 또 다른 요인이라고 하겠다.

　이 글은 에도 말기부터 시작된 종두사업의 실제를 확인하고, 메이지 초기에 이루어진 관련 법령의 정비와 그 내용을 분석하는 것으로 종두가 제도화되고 민중에게 확산되어 가는 모습을 분석하고자 한다. 이는 근대 일본의 감염병 규칙이 갖는 전근대와의 연속성 및 단절성을 확인하고, 근대적 제도의 특성을 살펴볼 수 있는 사례연구가 될 것이다.

19세기 중반 우두법의 보급과 민중의 반응

우두법은 일본에서 19세기 중반에 본격적으로 시행되었으나, 고대부터 두창이 유행했던 만큼 그에 대한 다양한 예방법과 치료법이 존재했다. 우두법이 도입되기 직전인 18세기 말에서 19세기 초를 중심으로 두창 예방과 치료에 앞장선 대표적인 의가(醫家)를 꼽아보자면 다음과 같다. 『종두필순변(種痘必順辯)』(1795)을 집필하고 인두법을 활용하여 종두 보급에 진력한 오가타 슌사쿠(緒方春朔), 맥진과 복진을 부정하고 입술과 혀를 통한 진단을 중시하여 두창 치료에서 이케다류를 만들고, 막부 의학관에 두과(痘科)를 설치하여 활동한 이케다 즈이센(池田瑞仙)[7] 등을 들 수 있다.[8]

이들이 행했던 종두는 인두묘(人痘苗)를 활용한 것이었고, 일정 정도 예방 효과가 있었다고 전해진다. 그러나 1798년 에드워드 제너가 우두묘(牛痘苗)를 사용한 종두법을 발표하자 일본 내에서도 의사집단을 중심으로 우두법에 관한 의학 지식이 빠르게 확산되어 갔다. 우두법에 관한 지식이 일본에 도입된 것은 1803년[9]이었으나, 1820년대에 들어서야 우두묘를 활용한 종두법이 시행되었다. 일본의 첫 우두법은 나카가와 고로지(中川五郎治, 1768~1848)라는 인물이 러시아에서 돌아온 후 1821년[10]에 시베리아에서 본 것을 직접 실시한 것으로 알려져 있다.[11] 그러나 이러한 시도는 에조치(蝦夷地)와 일부의 동북 지방에서 제한적으로 실시된 것이었고, 두창을 앓은 사람에게서 채취한 것을 소에 넣어 우연히 얻은 재료로 종두를 실시했기 때문에 제대로 된 우두법은 아니었다고도 평가된다.[12]

다만, 1820년 이후 의사집단은 우두법의 전파를 위해 러시아어로 된 우두법 책자의 번역본인 『둔화비결(遁花祕訣)』(1820), 그리고 『인두략(引痘略)』(1831)을 요약하여 우두법의 유용성과 보급의 필요성을 설명한 『인두신법전서(引痘新法全書)』(1847)와 같은 의학서적을 발간하였고, 데지마(出島)의 동인도회사 상관장은 바타비아에 두묘를 요청하여 우두법을 실시하는 등 지식과 기술을 축적해 나아가기 시작했다.[13] 우두법의 효과와 시술방법을 담은 책자의 발간과, 실패로 끝났지만 우두묘를 이용하여 여러 차례 종두를 시도했다는 사실은 난방의 사이의 우두법에 대한 지대한 관심과 그에 상응하는 실천을 잘 보여준다. 이처럼 우두법에 대한 관심이 높아지고 관련 지식과 기술이 축적되어 가는 가운데, 1849년에 바타비아 총독부로부터 우두재료인 두장(痘漿)과 두가(痘痂)를 받게 되었고, 두가 중 하나가 효력을 가졌던 것이다. 이것을 네덜란드 상관의(商館醫) 모니케(Otto Gottlieb Johann Mohnike, 1814~1887)가 접종에 성공[14]하면서 일본 전국에서 우두법을 실시할 수 있는 기반이 극적으로 마련되었다.[15]

1849년 우두묘가 일본에 들어온 이후, 우두법이 빠르기 실시되면서 두묘는 단기간에 전국에 배포될 수 있었다. 두묘는 각지의 다이묘(大名)가 우선적으로 자신의 아이에게 종두를 실시하고, 이후 번(藩) 사람들에게 종두를 시행하도록 명령하는 형태로 전파되었다.[16] 이를 가속화한 것은 우두묘의 수입으로 인한 의학 지식과 실천 사이 시간적 간극의 축소였다. 확산을 주도한 것은 유력 다이묘와 에도에서 활동하던 난방의였다. 우두법이 각지에서 동시다발적으로 진행되었다는 점은 19세기 중반 의사집단, 유력자 등의 자발적인 노력과 의학 지식에 대한 비판적인 인식의 결과라고 할 수 있다.[17]

19세기 전후에 인두법을 중심으로 한 치료가 일정한 효과를 얻고, 우두법의 효능을 다룬 서적이 발간되어 관련 지식이 축적되는 가운데, 우두묘의 수입으로 우두법을 실시할 수 있게 되었지만 이것을 대중들이 받아들이는 것은 별개의 문제였다. 일반 민중에게 더욱 유효한 치료법은 두창에 걸리지 않도록, 혹은 걸리더라도 가볍게 앓고 지나갈 수 있도록 신에게 기원하는 것이었기 때문이다.[18] 이처럼 인두법, 우두법, 그리고 민간신앙적인 두창 퇴치법이 공존하는 가운데, 각 지역에서는 위로부터 우두법을 강제하는 조치가 취해졌다.

방식이야 무엇이든 공통적으로 확인되는 사실은 사람들이 되도록 두창에 걸리는 일은 피하고 싶어 했다는 점이다. 두창에 걸리면 죽거나 혹은 살아남더라도 평생 마맛자국이 남았기 때문에 겪고 싶지 않은 역병으로 인식되었던 것이다. 그런데 종두라는 두창 예방법은 포창(疱瘡=두창)을 몸 안에 넣는다는 의미인 식포창(植疱瘡)[19]이라는 별명으로도 불렸다. 인두묘나 우두묘를 활용하여 두창을 예방하는 종두법에 확신이 있었던 의사 집단이나 직접 그 효과를 확인한 일부 사람들은 종두법에 대한 두려움보다는 필요성을 공유하고 있었다. 하지만 일반 민중들에게는 종두의 필요성과 사람에게서 뽑아낸 물질이 아닌 소에서 뽑아낸 물질을 몸에 넣는 이유에 대해 설명하고 이해시킬 필요가 있었다.

두창 유행을 피하기 위한 방식으로 평온을 기원하는 것에 기대고 있던 민중에게 우두법이 유익하다는 것을 알리기는 어려웠다. 종두의 효과는 바로 확인되는 것이 아니라 다음 유행이 발생했을 때 확인할 수 있기 때문이다. 따라서 종두의 효과를 민중에게 바로 보여주는 것도, 종두에 참여시키는 것도 쉽지 않았다.[20] 난방의라고 할지라도 우두법을 시행할 때 주변인에게 협력을 요청하는 것은 쉽지 않았는데, 이같은 사실에서도 보급의 어려움을 확인할 수 있다. 당시 우두법은 우두묘의 효과 지속을 위해 어린아이에게 종두한 후 적절한 시기에 두장을 채취하여 다른 아이에게 종두해야 했다. 이 과정이 적절히 이루어지지 않으면 우두묘는 그 효력을 잃고 변질되어 면역의 효과를 보장할 수 없었다. 따라서 일정한 간격으로 우두법을 시행하는 것은 아주 중요했는데, 시행 초기에는 우두법에 대한 대중적인 인식이 없었기 때문에 난방의가 일가친척이나 친한 친구의 자식에게 협력을 요청하는 것도 쉽지 않았던 것이다.[21]

다만 의서의 확산과 난방의 개개인의 의지, 그리고 각지에서 다이묘가 영민(領民)에게 우두법을 시행하라고 명령한 정책 덕분에 민중의 반발과 거부가 우두법의 보급을 저해하지는 않았다.[22] 또한 중앙의 도쿠가와 막부도 공식적으로는 우두법의 시행을 지원하지는 않았지만, 그렇다고 별도의 제재도 취하지 않음으로써 각 지역에서 우두법이 법제화[23]되어 순조롭게 보급될 수 있는 길을 열어주었다.[24]

메이지기의 종두 규칙 정비와 실제

종두사업의 보급과 종두의(種痘醫)

우두묘가 각지로 보급되어 우두법이 시행되어 가는 가운데, 1858년에는 각지에서 인두금지령이 반포되면서 우두법은 대표적인 종두법으로 자리 잡아갔다.[25] 막부 말기의 우두법 보급의 정도는 각 번마다 차이가 있으나, 서양 학문을 접한 번일수록 적극성을 띠어 빠르게 확산되었다.[26] 이를 더욱 가속화한 요인은 종두사업에 중앙정부, 즉 막부가 개입한 것이었다. 1860년경이 되면 난방의와 번을 중심으로 시행되던 종두를 중앙정부 차원에서 실시하고자 하였다. 1858년 난방의의 출자로 에도에 설립된 오타마가이케 종두소(お玉が池種痘所)를 막부가 지원하기 시작한 것이다. 1860년에 이곳은 막부 직할기관이 되었고, 종두사업뿐만 아니라 서양식 의학교의 역할까지 담당하게 되면서 이듬해 서양의학소(西洋醫學所)로 다시 개칭하였다. 이때 오타마가이케 종두소 건립에 출자한 난방의는 의학소[27]의 교수진으로 부임했고, 그 집단 내에서 막부가 신설한 의학소의 관리책임자가 선출되었다.[28] 이 사례는 점차 서양의학이 중앙정부가 추진하고자 하는 의료에 도입되는 모습과 종두사업이 공적 영역으로 포섭되는 모습을 잘 보여준다.

이처럼 종두사업은 에도 말기에 막부가 관여하기 시작하여 중앙정부의 역할로 상정되었고, 우두묘의 제조와 보급, 두창의 유행 억제 등의 역할을 담당하던 의학소의 기능은 그대로 메이지 신정부의 종두사업으로 이어졌다. 다만, 1869년 2월에 의학소가 대병원, 의학교겸병원으로 개칭되고, 5국(의학교, 병원, 종두관, 매독원, 약원)을 두어 그 역할이 확대

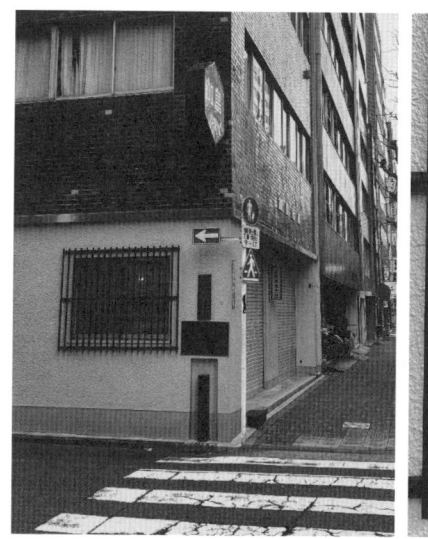
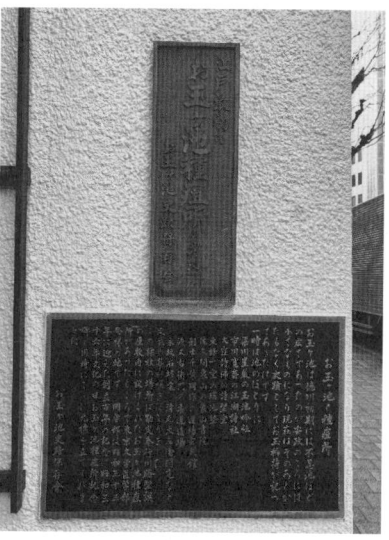

사진 1 일본 도쿄 지요다구(千代田區)에 위치한 오타마가이케 종두소 자리
종두소가 있던 자리이자, 도쿄대학 의학부의 발상지이다. 관련 내용을 설명하는 안내판과 표지석이 설치되어 있다.
출처: 2024년 3월 필자 촬영.

됨에 따라 종두사업은 정부가 추진하는 여러 사업 중의 하나가 되었다. 1870년 3월에 기관명이 또다시 대학동교(大學東校)로 변경되는 과정에서도 종두관[29]은 그대로 이어졌고, 관련 규칙이 마련되면서 사업의 중요성은 그대로 유지되었다. 규칙에서 밝히고 있는 종두관 설립의 목적과 의의를 통해 메이지 정부의 종두사업 추진 목적을 확인할 수 있다.

    우두법(牛痘種法)은 서양에서 행해지고 있다. 이미 70여년 전에 자연두(自然痘, 두창-역자)의 참독(慘毒)을 면하였다는 것에는 조금의 의심도 없다. 황조(皇朝, 에도 막부-역자)에서는 (우두법이) 가에이(嘉永) 연간

(1848~1854 - 역자)에 드디어 시행되었으나, 용의(庸醫) 및 무축(巫祝)의 무리(徒)의 호구(糊口)의 수단이 되고, 미숙한 의술을 실시하여 왕왕 자연 두에 재감염시키는 일이 있어 사람들이 (우두법을) 의심하게 만들었다. 이는 하늘에서 내려준 양법(良法, 우두법 - 역자), 조화(造化)의 묘기(妙機)를 잃는 것[損]이다. 이번 에도[輦轂ノ下]에 종두관을 건설하여 (종두) 시행의 규칙을 만들고 부번현(府藩縣) 각 곳에 종두관(館)을 두어 본관의 규율에 따라 널리 시행하도록 하여, 어린아이가 재앙과 액운을 피할 수 있도록 하여 백성의 번식에 효과를 볼 수 있도록 한다. 종두는 인명에 관계하는 것으로, 이후 반드시 동교(대학동교 - 역자)에 입학하여 그 기술[藝術]을 성취한 자가 아니면 그 법(우두법 - 역자)을 행할 수 없다. 단, 번이나 현의 종두소에서 종두를 담당하는 의사는 그 기관[廳]의 증서를 가지고 본 종두관에 입문하여 학술의 성부(成否)를 시험한 후에 종두규칙서와 면장을 받을 수 있다.[30]

종두관규칙(種痘館規則)은 우두법에 대한 신뢰에서 출발하고 있다. 동시에 당시 전국에서 시행되던 종두법의 문제점을 밝히고, 이를 해결하기 위해 종두관에서 종두의(種痘醫) 교육을 실시하고 면허자격을 부여하여 정부 차원에서 종두사업을 통제하고자 하는 의지도 드러나 있다.

이는 규칙에 포함된 시행법에서 잘 나타난다. 이는 도쿄부의 사례를 언급한 것으로, 종두관에서부터의 거리를 감안하여 출장소를 설치하고 가까운 지역(町)을 배당하여 치료를 원하는 자에게 편리하도록 도시요리(添年寄·中年寄)[31] 30명을 세와가카리(世話掛)로 임명하고 매년 태어난 아이의 수를 조사하며 그중 생후 75일부터 100일의 아이를 대상으로 종두소에서 종두를 실시하도록 정하였다. 단, 종두일마다 한 구(區)에서 1인의 담당자[町年寄]가 종두한 아이들의 출입을 조사하도록 하였다. 아울러 정부 신설 이래 백성의 구조(救助)를 위하여 종두를 시행하였다는 점도 강조했다.

즉 막부 말기에 각 번의 번주와 번의(藩醫), 재촌의(在村醫) 등을 중심으로, 그리고 종두 보급을 위해 각지에 설치된 종두소 등을 중심으로 실시하던 종두를 정부의 주도하에 각 지역의 행정담당관에게 종두 대상자를 파악하도록 하고, 관립의학교육기관 내의 종두관을 중심으로 종두법을 보급하며, 종두의의 종두술을 교육하는 등 국가사업으로 추진되었다는 것을 확인할 수 있다. 이 과정에서 기존에 종두를 담당했던 의사들은 관계기관의 증서를 가지고 종두관에서 종두 기술을 확인받은 뒤에 종두를 실시하도록 조치하였다. 에도시대에 육성된 의사들(난방의, 한방의 모두 포함)을 포섭하고, 종두술을 활용하는 형태였다.

이 규칙을 통해 종두관에서 종두술을 가르치고, 종두를 시행할 수 있는 자격을 부여하면서 전국의 종두의를 관리하고 종두사업을 일원화해 나아갔다는 점은 확인할 수 있다. 그러나 규칙에 담겨있는 종두술(術)에 대한 개념은 모호하다. 종두술은 사용하는 침[用鍼]을 적절히[橫斜深淺の適度] 사용하는지를 고려하여 두묘의 좋고 나쁨을 검사하여 시행하나, 사람의 성질과 기후의 춥고 따뜻함이 있으므로 이에 주의하여 '백발백중의 묘기'로 시행할 것을 요하는 기술로 설명되고 있기 때문이다. 이 문장만으로는 종두관에서 어떤 방식으로 종두를 행했는지, 그리고 종두술을 어떻게 교수했는지 확실히 알 수 없다. 따라서 종두를 실시했을 때 효과가 제대로 나타나는지도 확인하기 어렵다. 다만 이 규칙에 구체적인 종두 시행 방식, 관내 포고문, (소아)진찰감정, 종두법, 채장법(採漿方 – 두묘를 채취하는 방법) 등이 포함되어 있어 종두 실시에 관한 대강이 마련되었다는 점에서는 의의를 찾을 수 있다.

규칙이 반포된 다음 달인 1870년 4월에는 이 기준에 맞추어 전국에서 종두가 실시되었고, 미비점은 곧 보완되었다. 1871년 11월에 대학동교 내의 종두관을 폐지하고 종두국(種痘局)을 신설하여 종두의(種痘醫)의 면허장 발급 및 두묘 배포[分與]에 관한 규정을 마련한 것이다.[32] 이 규정에 따르면, 면장을 발급받은 종두의는 자택이나 단체를 결성하여 종두를 실시할 수 있었으며, 종두의가 되고자 하는 자는 면허를 받은 의가(醫家)에 입문하여 그 기술을 전수받아 면허장을 신청할 수 있게 하였다. 또한 분묘(分苗)를 받고자 하는 자는 대학동교 및 면허를 받은 의가에게 신청하여 받을 수 있게 규정하였다. 이는 종두의가 갖는 기술을 일정 정도 유지하게 하는 방법임과 동시에 양질의 두묘를 확보하기 위한 정책으로 해석할 수 있다. 왜냐하면 종두사업을 실시하기 위해서는 좋은 두묘를 선별하는 작업이 필수적이었기 때문이다. 메이지 초기에는 에도시대와 마찬가지로 우두묘를 접종받은 어린아이 중에 접종 성공으로 2개의 이상의 농포가 형성되어 이른바 선감(善感)을 보이는 아이에게서 두장을 채취하여 다시 종두를 실시하는 방식으로 두묘(人傳牛痘苗)를 확보하였다. 이 전묘(傳苗) 방식으로 또 다른 아이에게 종두를 실시하였는데, 여러 번의 전묘가 일어나면 성분이 변하거나 예방력이 약해져 종두 후에 두창에 걸리는 사례가 다수 발생했다. 즉 좋은 두묘를 확보하기 쉽지 않았던 탓에 메이지 정부는 1874년 6월에 도쿄부(東京府)의 위생국 내에 우두종계소(牛痘種繼所)를 설치하여 송아지[犢牛]에게 두묘를 넣어 신선하고 활발한 두장을 마련할 수 있도록 두묘 제조를 시작하였다.[33] 그러나 결과적으로는 제조량이 수요에 미치지 못하여 1880년대 말까지도 어린아이에게서 채취한 두묘를 사용하여 전묘 방식으로 종두를 실시하는 것이 일반적이었다.[34] 따라서 종두의가 효력이 있는 두장을 '제대로' 선별하여 채취하는 것은 종두사업의 성패와 직결되었고, 이에 종두의의 자격과 기술은 더욱 중요해졌다.

같은 해 10월에는 「종두규칙(種痘規則)」이 반포되었다. 이에 따라 정부에 의한 종두사업이 더욱 강력히 추진되면서 사업에 박차가 가해졌다. 이해 8월에 「의제(醫制)」가 반포되어 문부성이 의정(醫政)을 총괄하는 것으로 정해진 해이기도 하여, 기존의 규칙을 보완·정리하여 「종두규칙」을 반포한 것이었다.[35] 종두는 앞서 설명한 것과 같이 종두를 '제대로' 시술하고, 제대로 된 두묘를 확보할 수 있는 종두의의 역할이 중요했기 때문에 「종두규칙」에는 종두의에 관한 규정(자격, 역할, 면허장 발급 등)이 다수를 차지했다. 아울러 종두 방법, 종두 실시 횟수, 선감 및 불선감 보고, 불선감 보고 시에는 재접종 여부, 적정한 종두 시기 등도 명시되었다. 그리고 「종두규칙」의 부록으로 「종두심득(種痘心得)」이 반포되었는데, 여기에는 두장의 저장 및 이용, 접종 부위, 점침(點針)의 거리, 칼의 형태, 채장(採漿)의 대상 등 기술적인 내용이 담겨져 있었다.

종두 보급을 위한 규칙의 정비

1876년 4월에는 기존의 「종두규칙」을 개정한 「종두의규칙(種痘醫規則)」이 반포되었다.[36] 종두의에 관한 규정은 종두에 관련된 규칙이 제정된 초기부터 중요하게 다루어졌는데, 이때 반포된 「종두의규칙」은 1874년의

「종두규칙」의 종두의에 관한 부분을 별도로 발췌한 것이다. 기존의 규칙과 비교하여 내용상 상이한 부분은 제1조의 내용 중 "종두술은 면허장을 소지한 자가 아니면 허락하지 않는다"의 뒤에 이어지는 단서 조항이다. 기존에는 "종두술은 내외과의가 행하는 것으로, 별도로 면장을 부여하는 데에 미치지 못하고, 현금의 사정은 아직 이에 이르지 못한다. 또한 그 기술의 보급이 필요하므로, 당분간 이 기술을 익힌 자를 검토하여 면장을 부여하여 이를 시행하게 한다"고 되어 있었는데, 이것이 1876년의 해당 규칙에서는 "의술개업면장을 소지한 자 및 의술로 관성부현(官省府縣)에서 일하는 자는 이에 해당하지 않는다"로 변경되었다.

종두의제도는 제2조에서 규정하는 것과 같이 의가[師家]에서 기술을 습득한 증서를 받아 이력서를 첨부하여 지방청에 청원하면 면허장을 받는, 신고제로 운영되던 제도였다. 따라서 종래에는 의사로서, 혹은 의가에 입문하여 종두술을 배워 단시간에 종두의가 되는 길이 열려 있었지만, 1875년에 의술개업시험이 실시되고 그 결과 의술개업면장[37]이 부여되면서 종두의의 규정은 점차 변경·강화되었다. 종두만을 전문으로 담당하는 의사가 아닌 정부에 의해 규정된 새로운 의사가 종두를 담당하게 되면서 종두를 시행하는 주체가 점차 변화해 간 것이다. 여기에 1878년에는 종두의 면허발급도 제한되었다. 일부 지역에서는 종두의 면허를 종전 개업의에 한하여 발급한 사실이 확인된다.[38]

이와 함께 같은 해 5월에는 「천연두예방규칙(天然痘豫防規則)」이 반포되었다.[39] 이 규칙에는 접종 대상자 및 연령, 접종 보고체계, 접종증명서 발급, 종두 실시 내용의 보고체계, 유행 시의 보고 및 유행 지역 전(全) 주민 접종, 벌금 부과 등의 내용이 포함되어 있었다. 규칙의 내용을 통해 예외 없이 종두를 실시하고, 접종자와 미접종자를 파악하기 위한 보고체계를 구축하는 것에 목적이 있었음을 알 수 있다. 또한 벌금을 부과함으로써 접종 대상자가 종두를 실시하지 않을 경우 법적 처분을 받게 하여 종두의 의무화를 추진했다.

종두의 의무화가 진행되면서, 종두를 보급하기 위한 보완 장치도 마련되었다. 그중의 하나는 시료권의 배급이었다. 우두시종권(牛痘施種券)은 1877년 도쿄부의 일반 시료권 발급 규정과 함께 규정된 것으로, 자비로 종두를 받을 수 없는 자에게 발급하도록 규정한 시료권이다.[40] 이것은 민중에게는 '무료'로 접종할 수 있는 기회를 부여하는 시혜적인 성격의 것이기도 했지만, 도쿄부라는 지역행정기관을 통해 종두를 보급하고, 종두 대상자를 파악하는 역할을 겸한 것이기도 했다.

이후 메이지 정부는 1880년에 「전염병예방규칙(傳染病豫防規則)」과 「전염병예방심득서(傳染病豫防心得書)」를 반포하면서 감염병 규제의 대강을 마련하였는데, 두창도 콜레라, 장티푸스, 이질, 디프테리아, 발진티푸스와 함께 6종 감염병으로 정해져 규칙의 적용을 받았다. 그러나 이는 어디까지나 각 감염병이 유행할 때에 공통적으로 적용할 내용을 규정해 놓은 것이었고, 두창에만 적용되는 규칙이 새롭게 규정된 것은 아니었다.

1880년 초까지 각종 감염병에 관한 규정을 마련하고, 신선한 두묘를 확보하는 조치를 취하며, 종두술 교육을 통해 종두의 효율성을 높이며 강제적으로 종두를 시행해 나갔으나, 접종률은 기대치보다 낮았다. 접종자는 1875년 기준으로 5%(1~6월), 2%(7~12월)에 머물렀고, 1875년 전반기 종두 접종자 수는 29만 5,940명(선감 17만 1,061명, 불선감 8,888명,

재접종[再三種] 11만 5,991명), 하반기 수는 71만 5,975명(초종 선감 51만 4,684명, 불선감 1만 7,822명, 재접종선감 4만 8,567명, 불선감 13만 4,902명) 이었다.[41] 전체 인구 대비 종두를 실시한 인구는 상당히 낮았는데, 이는 여전히 종두를 기피하는 자가 많았기 때문이었다. 이는 우두법에 관한 지식 보급의 문제, 관련제도의 대중에의 파급력 정도, 강제성의 정도 등에 기인하는 것이기도 하지만, 종두의 비용 문제의 영향이기도 했다. 일본 종두사업에 관한 대표적인 연구에서 메이지 정부가 종두사업을 추진하면서 이를 무료로 실시했다고 기술하고 있으나, 실상은 그렇지 않았다.[42] 왜냐하면 종두를 실시할 때 종두비를 지불한 사실을 확인할 수 있기 때문이다.[43] 심지어 그 비용은 고액으로 평가되었다.[44] 그 외에도 교통수단이 발달하지 않았던 시대에 종두의가 먼 거리에 있는 촌락을 방문하여 종두를 실시하는 것에 대한 경제적 부담이 컸던 점도 작용했다고 할 수 있다.

두창의 예방효과도 정부의 기대치에 미치지 못했다. 정부의 지도하에 종두사업이 10여 년간 지속되었기 때문에 제대로 진행되었다면 첫 접종을 받은 아이들뿐만 아니라 5~7년마다 재접종을 받은 아이들도 존재했다. 그러나 그간의 종두의 성패를 보여주는 것과 같이 1885년부터 2년간 대규모의 두창 유행이 발생했던 것이다. 이 시기에 발생한 사망자는 3만 2천 명으로, 메이지기 동안 두창으로 인한 사망자 수로는 가장 많았다.[45] 지역별 발생자 수와 환자 수, 그리고 접종자 중의 환자 및 사망자 발생 등을 구체적으로 분석하여 평가할 필요가 있으나, 같은 해 11월에 기존의 종두규칙을 정리·보완한 「종두규칙(種痘規則)」을 새롭게 반포했다는 점에서 메이지 정부가 그간의 종두사업 실시를 어떻게 평가하고 있었는지는 엿볼 수 있다. 1885년 11월 9일에 제정되어 1886년 1월

1일부터 「종두규칙」이 시행되면서 기존의 「종두의규칙」(1876)과 「천연두예방규칙」(1876)은 폐기되었다. 새롭게 제정된 규칙의 내용은 다음과 같다.[46]

종두규칙

제1조   종두는 소아 출생 후 만 1년 이내에 행할 것. 만약 불선감이면, 1년 내에 재차 종두(再三種)를 시행할 것.

제2조   종두는 선감이 있은 후라도 5년 내지 7년에 다시 접종(再種)을 시행하고, 재접종 후 5년 내지 7년에 재접종(三種)을 실시할 것.

제3조   두창 유행의 조짐이 있을 때는 제1조, 제2조의 기한에 상관없이 관리가 지정한 기일 내에 종두를 시행할 것.

제4조   종두를 받은 자가 병 혹은 사고로, 제1조, 제2조, 제3조의 시기에 종두를 실시할 수 없을 때는 질병은 의사의 진단서, 사고는 친척 또는 이웃[隣保]의 확인 도장[證印]이 찍힌 증서를 첨부하여 호장(戶長), 역장(役長)에게 제출할 것.

제5조   종두를 받는 자는 의사가 지정한 날짜에 검진을 받고, 두장채취가 필요한 때에는 거부하지 못함.

제6조   종두를 마친 자는 의사로부터 종두증을 수령하고, 호장, 역장에게 제출할 것. 단, 천연두(원문 그대로)에 걸린 자는 의사로부터 그 증서를 수령하여 본 조항에 준할 것.

제7조   16세 미만인 자의 존장(尊長)[47] 후견인 혹은 고용주 등으로 하여 그 유소년을 감독하는 자는 앞의 각 조(條)의 책임에 맡길 것. 빈원(貧院), 육아원(育兒院) 등에 입원한 자는 해당 장(長)에게 앞의 각

조의 책임을 맡길 것.

제8조 의사는 종두의 선감, 불선감을 검진하여 종두증을 부여할 것. 단, 천연두(원문 그대로)에 걸린 자를 치료할 때에는 본 조항에 준하여 그 증서를 부여할 것.

제9조 제1조~제8조를 어기는 자는 5전 이상, 50전 이하의 과료에 처할 것.

제10조 부지사, 현령은 종두명세표를 제작하여, 매년 1월, 7월에 내무경에게 보고할 것.

제11조 이 규칙을 시행하는 방법, 세칙은 부지사, 현령이 편의를 설정하여 내무경에게 제출할 것.

기존의 규칙에서는 종두의와 관의 의무를 강조하였으나, 개정된 「종두규칙」은 종두를 받는 자의 의무도 강화하였다. 접종자의 보고의무가 추가된 것이다. 제6조의 내용이 이에 해당한다. 또한 제7조의 단체의 장 등에게 종두 시행의 책임을 부여하는 것으로 집단 접종이 가능하도록 하여 더욱 신속하고 대규모의 종두를 시행할 수 있는 기반을 마련하였다.

아울러 두창 유행에 따라 위의 규칙을 반포하기 직전에 「종두시술심득서」를 개정하여 각 현에 배포하였다.[48] 이는 「종두심득」(1874)을 개정한 것이다. 여기에는 종두의 금기, 종두 방법, 두묘 채취 및 저장법, 선감·불선감의 감별 등에 관한 내용이 담겨있다. 이는 정확한 종두시술을 위한 제도 정비로, 종두의 교육을 받은 의사들이 알아야 할 사항을 모아 둔 것이다. 이 규칙은 1909년 4월 새로운 「종두법」이 반포될 때까지 활용되었다.

종두사업의 성패: 개인에서 제도로

관련 규정이 다양하게 마련된다고 해도, 정부가 종두를 효율적으로 시행하기 위해서는 두 가지의 요건을 충족해야 했다. 하나는 양질의 두묘를 공급 또는 채취하는 것, 또 하나는 종두의가 제대로 된 종두를 시행하는 것이었다. 앞서 살펴본 것과 같이 두장 채취는 종두의의 역할로 규정되어 있었기 때문에 종두 시행에 있어서 종두의의 역할은 상당히 중요했다. 관련 규정이 여러 차례 변경된 것에서도 이를 확인할 수 있다. 그렇다면 종두의는 어떻게 규정되었고, 관련 법령이 정비되어가는 가운데 그들의 역할은 어떻게 변해갔는지를 확인해 보도록 하자.

1870~1880년대를 거치면서 종두의에 관한 규정은 여러 차례 개정되었다. 종두의가 처음 규정된 1870년의 규칙에서는 종두의는 대학동교에 입학하여 종두술을 배워야 했고, 기존에 종두소에서 종두를 담당한 의사라도 관청의 증서를 가지고 종두관에 들어와 그 의술을 시험받은 후에 종두규칙서와 면장을 받는 절차가 진행되었다.

그러나 종두의 실시와 보급이 시급한 상황에서 이러한 형태로는 다수의 종두의를 양성하기 어려웠고, 1874년 「종두규칙」에서는 종두 기술을 배운 것을 증명하여 지방청에 서류를 내면 이를 확인하고 면허를 부여하는 방식으로 변경되었다.[49] 이로써 1875년을 전후하여 종두의가 다수 양산되었고, 그들은 종두 보급의 일선을 차지했다. '종두의'를 거점으로 하여 종두사업을 보급하는 방법을 강구했던 것이다. 여기에서 중요한 고려사항은 이들을 어떻게 규정하고 활용할지에 관한 것이었는데, 이는 기존에 종두를 행했던 자까지 포함하여 면장을 부여하여 양적·질적 확산을 꾀하는 것으로 해결했다. 종두 실시의 중요성을 강조함과 동시에 '종두의'라는 자격에 전문성을 부여하는 형태로 보완한 것이다.

그러나 1876년 내무성 포달로 반포된「종두의규칙」[50]에서는 의사(醫事)제도의 정비에 따라 종두의의 자격을 재규정하였다. 앞서 서술한 바와 같이 종두술을 실시하기 위해서는 면허장을 발급받아야 했는데, 여기에 예외 규정이 생겨난 것이다. 의술개업면장을 소지하거나 관공서에서 그 일을 담당하는 자[服事]는 별도로 면허장을 발급받을 필요가 없어진 것이다. 종두의를 두어 종두를 실시하는 것과 도제식으로 종두기술을 배우는 큰 틀은 변함이 없었지만, 기존에 용이하게 종두의의 자격을 획득할 수 있는 방법은 제한되었고, 종두의의 역할도 종두의의 고유의 역할에서 개업의 역할의 일부가 되었다.

1880년대에 들어서면 이전의 종두 방침에서 또 한 번의 변화가 일어나는데, 그 원인으로는 콜레라의 유행, 법정전염병으로 두창을 지정한 것 등의 법제적·사회적 변화를 들 수 있다. 이때의 중요한 변화는 누구를 '종두의'로 활용할 것인가에 대한 정부의 본격적인 입장 전환이라고 할 수 있다. 1870년대 중반까지는 종두의라는, 종두만을 전문으로 하는 일종의 관리직[51]을 별도로 두어 종두를 시행하게 했다고 한다면, 의술개업시험의 시행에 따라 의사면허가 부여된 자에게 종두 실시의 권한을 부여하는 쪽으로 나아갔다. 1880년이 되면 의사 중의 93.8%가 부현에서 발행하는 의사면허를 소지[52]하게 되면서 이러한 변화가 촉진되었다. 동시에 이는 종두사업만을 위하여 새롭게 종두의 자격을 부여하는 것을 중지했다는 의미이기도 했다.

제도적으로 가시적인 변화가 나타난 것은 1885년에 반포된「종두시술심득서(種痘施術心得書)」에서이다. 여기에서는 종두술을 실시하는 주체를 종두의로 명명하지 않고, "종두술을 시행하고자 하는 자"로 서술하고 있다. 이는 종두의라는 직이 사라지고, 이를 개업의가 대체한 상황을 잘 보여주는 문구라고 하겠다.[53] 이는 1886년 「종두규칙」에서 "의사에게 종두를 받는다"라는 표현으로 구체화되었다. 단, 종두의의 역할에는 종두를 실시하고, 그 기술을 보급하는 것뿐만 아니라 두묘의 채취와 효력 있는 두묘를 선별하는 것도 포함되어 있었는데, 그렇다면 이 기술과 노하우를 새롭게 면허를 얻은 의사에게 어떻게 전달했을까? 이는 1885년에 제정된 「종두시술심득서」의 내용을 이전보다 구체화시켜 종두술에 관한 지식을 체계화시킨 사례에서 찾을 수 있을 것이다. 즉, 의사제도를 정비하는 과정에서 종두의는 점차 사라져갔고, 종두의의 역할은 종두시술심득서를 통해 전달되어, 기술적인 부분이 일원화되며 종두를 시행하는 면허의사에게 전수된 것으로 볼 수 있다. 이는 근대 일본의 서양 의사의 육성과 활용 그리고 지방위생행정제도의 전환과 맞물려 있는 부분이기도 하다.

종두사업은 에도 말기부터 메이지 정부로 이어지는 사업으로, 전근대적 대응의 근대화라는 측면에서 바라볼 수 있다. 「의제」, 「전염병예방규칙」이 반포되면서 1880년대부터 종두사업에 도입된 전통적인 장치들이 사라져갔지만, 이는 여전히 국가가 시행해야 하는 중요 사업 중의 하나로 지정되어 의무화되어 갔다. 메이지 정부 수립 이후에 정부 주도로 실시된 종두사업은 체계적인 보급이라는 측면과 대중에게 두창의 공포를 경감시켜줬다는 점에서 긍정적으로 평가할 수 있다. 다만, 종두 비용을 일부 빈민을 제외하고는 전적으로 개인이 부담해야 했다는 점은 여전히 종두 보급의 저해요소였다.[54] 뿐만 아니라 두창이 유행하여 임시종두를 실시할 때에는 기존의 종두대상자뿐만 아니라 일정 연령의 성인은 이전의 접종 여부와 관계없이 다시 종두를 실시해야 했다. 이때 소요되는 비용은 모두 지방관청의 부담이 되었다. 이에 지방관청은 의사 개인이 '인술'을 베풀어 무료로 종두를 시행해 줄 것을 부탁하여 의사들의 반발을 사기도 했다.[55] 종두 정책의 엇박자로 인해 두창은 1900년대 초까지 여러 차례 유행을 반복했다. 아울러 종두에 관한 제도뿐만 아니라 지방행정제도 등이 계속 변해가는 가운데, 종두술의 전수, 두묘 채취, 선감·불선감 확인, 재접종 등 실무적인 부분도 기대한 만큼 원활하게 이루어지지 못했다.[56]

다만, 두창을 피하기 위해서는 반드시 종두를 실시해야 한다는 강제적(비강제적) 의식이 생겨났고, 종두사업의 주요 대상이 갓난아이나 어린아이였기 때문에, 근대교육제도의 실시와 맞물려 종두가 시행되면서 전국적인 보급이 가속화된 측면은 종두보급에 있어 중요한 요소로 꼽을 수 있다. 한 예로 1880년 아이치현에서는 소학교에 입학하는 학생은 반드시 종두증서를 휴대해야 했고, 증서가 없으면 입학을 불허했다.[57] 그리고 아이치현 정촌립(町村立)소학교 교칙에는 입학생도의 학령은 만 6~14년으로 하고, 종두를 실시하거나 두창을 앓은 자로 지정하는 문구가 포함되었다. 대부분의 소학교, 중학교 교칙에 종두 접종을 하거나 두창을 앓은 자만이 입학이 가능하다고 규정하고 있어, 교육받을 학령이 되면 자동적으로 종두를 실시하는 제도적 장치가 마련되어 갔다고 볼 수 있다.[58] 1882년 전후의 소학교 취학률[59]은 50%대[60]로, 소학교 취학 연령대의 어린이를 대상으로 꽤 강제적으로 종두를 실시할 수 있는 구조가

마련되어 근대 일본의 종두사업의 확대를 추인했다고 볼 수 있다.[61]

마치며

이 글에서는 에도 말기부터 시작된 종두사업의 실제를 확인하고, 메이지 초기에 관련 법령이 정비되면서 종두사업이 제도화되는 과정을 살펴보았다. 에도 후기에 우두법에 관련된 지식이 확산되고 우두묘가 수입되면서 전국적으로 우두법이 보급되기에 이르렀다. 이러한 변화는 번주, 난방의 등 개인이 전면에 나서서 견인한 것으로, 개인의 자발적 노력과 의학 지식에 대한 비판적인 인식과 실행의 결과였다고 할 수 있다. 막부가 종두사업에 개입하기는 했으나, 제도화라는 측면에 주목하기보다는 막부의 서양의학 수용의 한 단면, 난방의의 종두 보급을 가속화에 일조했다고 보아야 타당할 것이다. 종두사업이 제도화된 것은 메이지 정부가 수립된 이후이고, 그 제도화 과정은 1880년대까지 이어졌다.

메이지 정부가 실시한 다양한 감염병 대책 중에 그 처음이라고 할 수 있는 종두에 관한 규칙은 막부 말기의 종두 시행 인력인 종두의와 에도 시대의 우두술을 포섭하면서 메이지 초기까지 수차례 보완·정비되며 제도화되어 갔다. 그 과정은 종두의라는 전근대적이면서도 근대적인 종두 시행인력에 대한 규정의 변화로 추적해 볼 수 있다. 종두의의 규정을 강화하고, 결과적으로는 정부가 발급한 면허를 받은 개업의에게 그 역할을 맡김으로써 종두사업의 주체가 개인에서 국가, 정부로 변경되어 간 모습을 볼 수 있다. 제도화의 또 다른 측면은 강제종두 대상의 확대로 확인할 수 있다. 유료였지만 일정 나이대의 어린아이에 대한 접종의무를 부여하고, 빈민을 대상으로 무료접종권을 배부하면서 접종자의 보고 및 신고 의무를 강화하고, 근대적인 학교 교육의 시작을 계기로 교육제도에 종두의무를 포함시키면서 전 국민의 종두를 실시해 나갔다.

이러한 제도화 과정에는 위로부터의 강제성이 수반될 수밖에 없다. 다만 동 시기 일본 민중이 크게 저항하여 정부의 강제적인 통제의 부정적인 측면이 크게 부각된 콜레라 방역사업에 비하면 종두사업에 대한 저항은 개별 사례가 존재하기는 하지만 종두 보급을 지연시킬 정도는 아니었다고 평가할 수 있다. 이러한 배경에는 종두사업이 가지고 있는 전근대성과 근대성의 혼재, 즉 제도상으로는 담당자가 변화해갔지만 종두사업을 담당하는 주체가 연속성을 띠었다는 점과 메이지 정부 수립 이전부터 종두지식과 실천이 이루어졌다는 점이 영향을 끼친 것으로 볼 수 있다.

미주

1 후지카와 유(富士川游)의 『일본질병사(日本疾病史)』는 1912년에 의학 관련 서적을 다수 출판하던 토봉당(吐鳳堂)에서 초판이 발행된 이래, 1944년에는 일본의서출판(日本醫書出版), 1969년에는 헤이본샤(平凡社)의 동양문고(東洋文庫)에서 재간행됐다.

2 메이지시기에는 1870년을 비롯하여 총 5차례 두창 유행이 발생했다. 1885~1887년, 1892~1894년, 1896~1897년, 1908년 등으로, 1870년 유행 시의 환자 및 사망자 수는 정확하게 알 수 없으나, 이후 유행 시기에는 적게는 4천 명부터 많게는 3만 2천 명에 이르는 사망자가 발생했다. 다이쇼기 이후에도 지속적으로 유행하였으나, 발생 및 피해 규모는 상대적으로 작다. 이 글에서는 메이지기에 한하여 언급한다. 「衛生統計からみた醫制百年の歩み」, 厚生省醫務局 編, 『醫制百年史』 付錄, ぎょうせい, 1976, 29쪽.

3 小林茂, 「近世の南西諸島における天然痘の流行パターンと人痘法の施行」, 『歷史地理學』 197, 2000; 松木明知, 「幕末の弘前藩における疱瘡流行と牛痘普及の實態」, 『日本醫史學雜誌』 43(1), 1997; 前川哲朗, 「疱瘡・コレラの流行と對策」, 『市史かなざわ』 6, 2000; 青木歲幸, W. ミヒェル 編, 『天然痘との闘い Ⅰ-九州の種痘』, 岩田書院, 2018.

4 대표적으로 다음의 두 권을 꼽을 수 있다. アン・ジャネッタ 著, 廣川和花・木曽明子 訳, 『種痘傳來』, 岩波書店, 2013; 香西豊子, 『種痘という〈衛生〉: 近世日本における豫防接種の歷史』, 東京大學出版會, 2019.

5 廣川和花, 「日本における感染病史研究の現狀と展望」, 2021 한일역사가회의 발표 자료집, 136쪽.

6 김영수, 「일본 의학사의 연구동향과 전망: 연구 주제와 방법론의 확대」, 『의사학』 29(2), 2020, 470쪽; 月澤美代子, 「複合領域としての醫療史/醫學史/科學史」, 『日本醫史學雜誌』 64(4), 2018, 403쪽.

7 중국의 다이만코(戴曼公)에게서 두창 치료법을 전수받아 자손에게 치료법을 전수한 것으로 알려져 있는 이케다 세이초쿠(池田正直)의 4대손이다.

8   구체적인 내용은 이 책의 제3장을 참조.
9   青木歲幸, W. ミヒェル 編, 2018, 55~56쪽.
10 관련해서는 제3장의 논문을 참조.
11 川村純一, 『病いの克服－日本痘瘡史』, 思文閣出版, 1999, 193쪽.
12 青木歲幸, W. ミヒェル 編, 2018, 56쪽.
13 青木歲幸, W. ミヒェル 編, 2018, 57~68쪽.
14 모니케는 1848년에 두장을 가지고 우두법을 실시했으나 실패했고, 이후 지볼트의 제자이자 사가번(佐賀藩)의 번의(藩醫)인 나라바야시 소켄(楢林宗建)과 논의하여 바타비아 총독부로부터 두가도 들여왔다. 두묘가 들어오자 나라바야시는 10개월 된 셋째 아들을 데리고 데지마로 향했고, 모니케는 나라바야시 소켄의 아들과 네덜란드 통사의 아이 총 세 명에게 우두 접종을 실시했다. 그중에 나라바야시 소켄의 아들 겐자부로(建三郎)만이 선감을 보이면서 우두 접종을 성공했다. 青木歲幸, W. ミヒェル 編, 2018, 63~78쪽.
15 川村純一, 1999, 193쪽.
16 1849년 중엽 우두묘가 나가사키항에 들어온 이래, 같은 해 말까지 일본의 주요 국(國)에 도입되었다는 설이 있으나 이를 실증하기는 어렵다. 그러나 적어도 단기간에 도쿠가와 막부의 직할지를 포함한 일본 내 주요 지역에 우두묘가 전파되었다는 점은 명확하다. ヤン·ジャネッタ, 2013, 154~160쪽.
17 青木歲幸, W. ミヒェル 編, 2018; アン·ジャネッタ, 2013; 香西豊子, 2019.
18 포창신에게 제사드리는 그림(疱瘡神祭の圖)을 참조. 畑中章宏, 『日本疫病圖說』, 笠間書院, 2021, 33쪽.
19 大嶽浩良 編, 『栃木の流行り病傳染病感染病』, 下野新聞社, 2021, 37쪽.
20 의사가 오면 도망가거나, 무축(巫祝)이 하는 말을 믿어 종두를 비방하는 자가 10명 중에 5~6명은 있었다는 기록이 남아 있다. アン·ジャネッタ, 2013, 177쪽; 大嶽浩良 編, 2021, 54~55쪽.
21 大嶽浩良 編, 2021, 391~393쪽.
22 나가토노쿠니(長門國), 에치젠(越前), 미토(水戶), 가가(加賀), 센다이(仙台) 등의 제번(諸藩)과 사쓰마(薩摩), 히젠(肥前), 오무라(大村), 시마바라(島原) 등의 다이묘는 모든 어린이에게 우두법을 시행하라는 엄명을 내렸다. アン·ジャネッタ, 2013, 172~173쪽.
23 지역별 법제화 과정은 香西豊子, 2019, 385~396쪽.

24 막부에서는 서양의학을 배척하는 움직임이 있었다. 두묘가 일본에 도착하기 직전인 1849년 4월에 막부 직할지에서 난방(蘭方)을 금지하는 난방금지령을 내렸던 것이다. 이러한 정책이 영향을 미쳤기 때문인지, 아니면 난방의 네트워크만으로도 두묘를 운반하고 우두법을 보급시킬 여력이 충분했기 때문인지 유력 다이묘나 난방의도 막부에 지원을 요청하지 않았다. 그러나 막부와 다이묘, 난방의 관계가 서로 대척점에 있었다고 보이진 않는다. 왜냐하면 이미 18세기 말에 막부 직할지에서 두창을 예방하고자 인두법을 시행하기도 했고, 두묘가 유통된 주요 지역, 즉 에도, 교토, 오사카, 나가사키는 모두 막부 직할지였다. 또한 도쿠가와 막부는 1857년에 에조치(蝦夷地)에서 막부의 재원으로 아이누족에게 우두법을 시행하기도 했기 때문이다. 앤·쟈네타, 2013, 171~172쪽; 永野正宏,「1857~1859年における箱館奉行による種痘の再檢討」,『北方人文研究』 4, 2011, 10~13쪽; 香西豊子, 2019, 444쪽.

25 青木歲幸, W. ミヒェル 編, 2018, 57쪽.

26 규슈 지역에 한정되어 있기는 하나, 다음의 단행본에 규슈의 각 번 내의 종두 보급 상황이 자세히 실려 있다. 青木歲幸, W. ミヒェル 編, 2018.

27 1863년 서양의학소에서 의학소로 개칭되었다.

28 오타마가이케 종두소에서 서양의학소로 변화한 과정에 대해서는 앤·쟈네타, 2013, 178~186쪽.

29 에도 말기에도 종두 보급을 담당하던 기관명은 일반적으로 종두관이라고 불렸다. 메이지 정부 수립 이후에 여러 기관명이 변경되었는데, 종두관이라는 명칭은 그대로 이어졌다.「衛生統計からみた醫制百年の步み」, 厚生省醫務局 編, 1976, 29쪽.

30 「大學東校種痘館規則ヲ定ム」, 明治3年 3月, JACAR(アジア歴史資料センター) Ref.A15070667900, 太政類典·第一編·慶應三年~明治四年·第八十一卷·保民·衛生(國立公文書館).

31 메이지 초기 각종 제도가 변화하는 가운데 법령을 전달하는 방식은 에도시대의 방식을 응용하였는데, 포고[触れ]는 도쿄부에서 세와가카리(世話掛)·고요우카가이토반(御用伺當番) → 각 구(區)의 소에도시요리(添年寄)·나카도시요리(中年寄) → 각 정(各町)의 순서로 전달되었다. 메이지 2년(1869)에 나누시(名主)가 폐지된 대신에, 도시요리(添年寄·中年寄)가 50명 정도 임명되었고, 50개의 행정구에 한 명씩 배치되었다. https://www.soumu.metro.tokyo.

lg.jp/01soumu/archives/0703kaidoku02_2.htm.

32 厚生省醫務局 編, 資料 編, 1976, 233~234쪽.
33 「牛痘種繼所ヲ設ケ各地方種痘施行ノ良苗ヲ申請セシム」, 1874년 6월 24일, 厚生省醫務局 編, 1976, 234쪽; 「第二章 第三款 種痘」, 1877년 12월, 記錄材料·衛生局第一第二報告, 國立公文書館デジタルアーカイブ.
34 渡邊則雄, 『愛知縣の疫病史』, 現代企劃室, 1999, 118~119쪽.
35 「種痘規則」, 1874년 10월 30일, 厚生省醫務局 編, 資料 編, 1976, 234~235쪽.
36 「種痘醫規則」, 1876년 4월 12일, 厚生省醫務局 編, 資料 編, 1976, 236쪽.
37 의술개업면장을 취득하기 위한 자격은 비교적 간단하여, 1년 반의 의업을 수학한 자로 되어 있었고, 실질적으로 독학한 자라고 할지라도 시험을 치를 수 있었다. 시험에 합격하면 면허를 받아 개업할 수 있었으므로, 메이지기의 개업의의 상당수가 이 제도를 통해 배출되었다고 볼 수 있다. 김영수 저, 연세대학교 의학사연구소 편, 「근대일본의 의사면허 변천 – 의제부터 의사법까지」, 『동아시아 역사 속의 의사들』, 역사공간, 2015, 366쪽.
38 佐藤敬三郎 編, 『改正新潟県管民必携』, 佐藤敬三郎, 1878, 66~67쪽.
39 「天然痘豫防規則」, 1876년 5월 18일, 厚生省醫務局 編, 資料 編, 1976, 236쪽.
40 「東京府施療券及牛痘施種券發行規則」, 厚生省醫務局 編, 資料 編, 1976, 238쪽.
41 「第二章 第三款 種痘」, 1877년 12월, 記錄材料·衛生局第一第二報告, 國立公文書館デジタルアーカイブ.
42 アン・ジャネッタ, 2013, 193쪽.
43 渡邊則雄, 1999, 111쪽.
44 渡邊則雄, 1999, 66쪽.
45 「衛生統計からみた醫制百年の歩み」, 厚生省醫務局 編, 付錄, 1976, 29쪽.
46 「種痘規則」, 『官報』708, 太政官文書局, 1885년 11월 9일.
47 일가 친척이 아닌 사람으로서 자기보다 나이가 많음, 또는 그런 사람.
48 村田冬次 編, 『種痘規則類集』, 村田冬次, 1894, 9~19쪽.
49 渡邊則雄, 1999, 120쪽.
50 「종두의규칙」에는 종두의의 자격, 면허장의 수여, 타인에게 면허장 양도 금지, 임무의 목적, 종두 접종 후의 처치, 종두표 작성의 의무, 시기와 횟수 등을 명시하고 있다. 長尾景弼 編, 『官省規則全書』 36~38, 博聞社, 1877.
51 각 지역에서 발행한 의사명부에서 종두의로 활동했던 인물의 학문적 계통성

을 확인할 수 있는데, 난방의뿐만 아니라 한방의도 포함되어 있었다. 渡邊則雄, 1999, 113쪽.
52   厚生省醫務局 編, 資料 編, 1976, 54쪽.
53   村田冬次 編, 1894, 9쪽.
54   비용 부담은 1885년의 법령 개정 이후에도 지속되었다. 1885년 기준 첫 번째 종두 비용은 6전, 재종은 3전 정도였다. 大嶽浩良 編, 2021, 67쪽.
55   大嶽浩良 編, 2021, 72~73쪽.
56   다만 지역적인 편차를 고려할 필요는 있다. 메이지 정부에 영어 교사로 고용되어 1873년에 내일한 체임벌린(Basil H. Chamberlain)이 1898년에 그의 저서의 제3판을 발행하면서, "반세기 전에는 마맛자국이 있는 사람의 비율이 높았으나, 지금은 영국과 마찬가지로 일본에서도 그런 사람은 거의 보지 못한다"고 술회했기 때문이다. 香西豊子, 2019, 471쪽.
57   渡邊則雄, 1999, 122쪽.
58   연구서에서는 중학교에 입학하는 학생이 입학 전에 3차 접종까지 마쳤다는 점을 지적하고 있다. 또한 1890년 도치기현의 한 중학교에서 두창 환자가 발생했을 때의 학교 측의 조치를 설명하면서, 우선 학교를 휴교하고, 학급 폐쇄, 3일간 휴교 조치를 취하며, 「전염병예방규칙」의 청결법, 섭생법, 격리법, 소독법을 시행했던 사례를 들고 있다. 두창 환자와 접촉한 자의 종두 시행은 별도로 언급되지 않았다. 大嶽浩良 編, 2021, 67~68쪽.
59   1872년 구미의 교육제도를 모방하여 학제가 실시되었다. 학제하에서는 학교 설립 및 유지에 필요한 비용은 대부분 지방 주민이 부담하고, 국고에서는 아주 약간 보조하는 형태였다. 필요 비용은 고액의 수업료를 징수함으로써 충당했다. 단, 수업료가 당시 물가로는 고액이었기 때문에 빈민의 수업료는 면제해 주었다. 그러나 징병제, 지조개정 등 메이지 정부의 일련의 정책과 마찬가지로 학제의 실시는 민중의 불만의 대상이 되어 학교방화사건 등으로 이어졌다. 1879년 정부는 중앙집권적인 형태의 학제를 대신하여 교육의 권한을 지방에 이양한 형태의 교육령을 반포했다. 그러나 교육령 반포 이후 이러한 완화정책으로 취학률이 급격히 낮아지는 지역이 나타나는 등의 폐해가 속출하자, 1880년에 개정교육령을 반포했다. 이는 다시 교육에 대한 국가의 통제를 강화한 것으로, 교육 행정상 중요 사안에 대해서는 문부경(文部卿)이 인가하도록 하고, 부지사현령(府知事縣令)의 권한을 강화하였다. 또한 소학교 설치와 취학 의

무에 관한 규정을 강화하였다. 개정교육령은 1885년에 다시 개정되었다. 文部省 編, 『學制百年史(記述編)』, 帝國地方行政學會, 1972, 169~173쪽.
60 1882년의 전국 소학교 학령아동 취학률은 50.7%로, 아이치현의 소학교 취학률과 거의 비슷하다. 文部省 編, 1972, 198쪽.
61 渡邊則雄, 1999, 122쪽.

제8장

19~20세기 우두법 연구와
글로벌 관점의 유용성

이현주

시작하며

바리올라 바이러스(*variola* virus) 감염에 의해 발병하는 두창(smallpox)은 인류 역사상 가장 공포스러운 질병 중 하나로 기록되어 있다. 두창의 예방과 치료를 위해 인류는 고대로부터 다양한 민속적·의학적 조치를 취했다. 두창의 파괴력은 인류에게 다양한 영향을 미쳤으며, 역사상 최초로 박멸된 질병이라는 두창에 부여된 수식어가 담고 있는 인류의 미래에 대한 희망적 메시지는 역사가들이 인류와 이 질병의 투쟁에 대해 지속적으로 관심을 가지도록 이끌어 왔다. 한편, 18세기 말 우두 백신(cowpox vaccine)이 소개된 이후 19세기 말까지 다른 백신이 발견되지 않아 두창 백신은 1세기에 가까운 시간 동안 유일한 백신으로 남아 있었다. 따라서 우두 백신은 백신 기술 발전 및 백신 관련 정책 발달에 있어 인류의 역사에 지대한 영향을 미쳤다고 할 수 있으며, 이와 같은 이유로 이 질병이 박멸된 1980년대 이후에도 국내외에서 두창에 대한 연구가 계속되고 있다.

　이 장에서 집중적으로 다루고 있는 19세기에서 20세기 전반에 이르는 시기는 두창의 역사상 다음과 같은 측면에서 중요하다. 1959년 세계보건기구(World Health Organization, WHO) 주도의 세계적 두창 박멸 정책이 도입되었는데, 그 이후 두창 및 두창 백신의 역사는 종종 지구적 관점에서 서술되고 있다. 그러나 처음 발견된 때로부터 20세기 중반까지 우두법은 대륙과 바다를 넘어 전파되었고, 그렇기 때문에 이 시기의 우두법 발달은 일국적 관점이 아닌 보다 넓은 지리적 맥락에서 분석될 필요성이 있다. 한편, 20세기 중반 이전의 우두법 연구에서 지리적 맥락은 그 이후 역사에 비해 더 중요한 듯하다. 백신 보관법은 20세기 중반 이후 크게 진보했는데 이로 인해 우두 백신 발견 이래로 20세기 중반까지 계속되어 온 중요한 기술적 문제들이 많이 해결되었다. 따라서 20세기 중반 이후보다 이전의 우두법의 기술적 한계를 이해하는 데 있어, 지리적 관점은 더 중요한 의미를 가진다. 더불어 이 시기는 서구 열강의 제국주의적 팽창이 활발하게 진행되었던 시대로 우두 기술과 우두 접종 정책 또한 일국적 차원을 넘어 제국 안팎의 다양한 교류와 네트워크를 통해 확장된 지리적 영역으로 퍼져 나갔다. 이러한 역사적 맥락을 고려한다면, 19세기 말에서 20세기 중반의 우두 기술 및 정책에 대한 연구는 국가나 지역적 특성을 고려하면서도 국경을 넘는 보다 포괄적인 지리적 맥락 속에서 논의될 필요가 있다. 예를 들어, 조선 후기와 일제강점기를 잇는 시기에 한국의 우두법은 주로 한반도 내 또는 일부 일본과 중국을 잇는 동아시아라는 맥락 속에서 논의되어 왔다. 그러나 이 시기 우두법의 확산과 관련 정책의 발달은 전 세계적 흐름이었던바, 보다 확장된 지리적 맥락 속에서 연결과 단절, 보편과 특수성의 문제를 분석할 필요가 있다.

그리하여 이 장에서는 1980년도 이후 해외에서 출판된 우두법 관련 논문과 책을 정리·분석하여 해외에서 논의된 우두법 관련 연구의 쟁점을 살펴보고, 글로벌 관점의 연구가 한국의 우두법 연구 발전에 기여할 수 있는 부분을 간단하게 논의하고자 한다. 본론에 앞서 이 장의 한계에 대해 언급하면, 이번 장에서 다루는 자료는 주로 영어권에서 출판된 자료에 한정되어 있다. 또한 19세기에서 20세기 중반까지 주로 서양과 관계된 지역의 우두의 역사를 다룬 문헌을 중심으로 구성되어 있다. 그러나 '19세기~20세기 우두법 연구와 글로벌 관점의 유용성'에서 논의하는 우두법과 관련된 역사적 이슈는 유럽, 북유럽, 북아메리카, 라틴아메리카, 인도, 동남아시아 등 해당 시기에 서구 세계와 연관된 광대한 지역을 포괄하고 있다. 동아시아 지역 내부에서 우두법의 보급과 관련된 도전과 한계 그리고 성공에 대한 상세한 내용은 이 책의 다른 장을 통해 그 흐름을 충분히 파악할 수 있으리라 생각된다. 제국주의와 식민주의를 통한 서양 세계의 팽창과 우두법의 관계를 다루는 이 장은 직접적으로 동아시아의 사례를 논의하지는 않지만, 다른 장에서 논의한 동아시아에서 우두법의 보급과 확산이 진행되던 시기의 다른 지역에서 진행된 우두법 역사의 전개를 정리하고 있어 동아시아 우두법의 역사를 보다 거시적으로 지리적·시대적 맥락 속에 위치시킬 수 있도록 돕는다. 따라서 동아시아 우두법의 역사를 글로벌 관점에서 생각해 보고, 추후 우두법 연구사 발전의 향방을 고민해 보는 기회를 마련하는 데 기여할 수 있을 것으로 기대한다.

서양에서 우두법 연구의 제문제

백신 기술

우두 접종에서 경험하게 되는 다양한 기술적 한계와 실패로 인해 생산 및 보관 기술, 접종법에 대한 끊임없는 논쟁이 존재했다. 그럼에도 우두의 역사에서 기술적 측면은 오랜 기간 역사가들의 주목을 받지 못하다가, 2000년도 중반 이후로부터 중시되기 시작했다. 18세기 말에서 20세기 중반까지 다양한 종류의 우두를 이용한 백신이 개발되었다. 질적인 측면에서 우수한 우두의 생산 및 대중화를 위한 대량 생산화 기술, 그리고 원거리 운송 동안에도 변질되지 않는 우두 보관 방식에 대해 다양한 실험과 연구가 진행되었다. 2005년 출판된 『균열된 국가: 1800~1947 영국령 인도에서 두창, 공중보건, 그리고 백신 정책(*Fractured States: Smallpox, Public Health and Vaccination Policy in British India 1800~1947*)』의 저자들은 19세기 및 20세기에 사용된 우두 백신 기술에 대한 잘못된 인식, 즉 백신이 변함없는 일반적인 효능(constant and general efficacy)을 가지고 있다는 검증되지 않은 믿음에 강력하게 도전했다.[1]

우두법을 세계적으로 알린 에드워드 제너(Edward Jenner, 1749~1823)의 시대로 돌아가 볼 때, 제너가 이용했던 우두에 감염된 소는 영국 일부 지방에서만 발견되었기 때문에 기타 지역에서 백신 실험을 하기 위해서는 이 감염 물질을 전달받아야 했다. 소를 직접 운송할 수 없는 상황에서 다음과 같은 몇 가지의 방식이 이용되었다. 첫째는 소에서 사람으로 우두를 감염시킨 후, 감염 물질(우두)을 액상 형태로 보관하는 방법이었다. 유리병에 밀봉하거나, 두 개의 유리 슬라이드를 이용해 진공 상태로 보관하는 방법 등이 이용되었으나, 액상 형태의 우두는 원거리 운송에 매우 취약했다. 이러한 한계를 극복하고자 기존에 인두 접종에서도 종종 이용되었던 방식인, 접종자의 팔에서 농을 채취해 실 조각에 흡수시킨 후 건조시켜 보관하는 방법이 이용되었다.[2] 특히 지리적으로 멀리 떨어져 있는 곳으로 우두를 운반하는 경우 이러한 방식을 취했다. 일례로, 미국에서 처음으로 우두 접종을 했던 보스턴의 벤자민 워터하우스(Benjamin Waterhouse, 1754~1846)도 이러한 방식으로 영국으로부터 우두를 조달 받았다. 그러나 건조 방식 또한 감염 물질의 감염력 약화로 인해 우두 접종에 실패하는 경우가 종종 있었다.

19세기 중반까지 가장 일반적으로 이용되던 방식은 제너 자신이 실험에 이용했던 방법으로, 백신 접종자를 우두를 보관하는 일종의 '용기(container)'로 이용하는 암투암(arm-to-arm) 방식이었다. 이는 우두 접종 후 일정 기간이 경과해 감염이 확실할 때, 접종자의 팔에서 직접 우두를 채취해 다른 이의 팔에 접종을 하는 방식이었다. 1819년 3월 푸에르토리코의 산후안(San Juan)과 산토도밍고(Santo Domingo)의 경우 우두전달을 위해 우두를 접종받은 여성을 직접 파견한 일화도 있었다.[3] 일단 우두를 확보한 의사들이 이러한 방식으로 우두를 오랜 시간 신선하게 보관할 수 있었지만, 지속적으로 접종 대상자가 공급되어야 한다는 단점이 있었다. 19세기 초 스페인의 카를로스 4세(Charles Ⅳ)의 지원으로 조직된 백신 원정대도 이러한 방식으로 우두를 보관했다. 의사 프란시스코 발미스(Francisco Xavier de Balmis, 1753~1819)가 책임자로 선정되어 발미스 원정대(Balmis Expedition)라고도 불리는 이 원정대는 라틴아메리카 및 아시아를 방문해 우두 백신을 전달했다. 발미스는 1778년부터 발렌시아(Valencia)에서 의사교육을 받았고, 멕시코에서 연구 및 거주 경력이 있었으며, 1803년에는 1801년 파리에서 처음으로 출판되었던 사르트(J. L. Moreau de la Sarthe, 1771~1826)의 우두 백신에 대한 서적 (*Traité historique et pratique de la vaccine*)의 스페인어 번역본을 출판하기도 해 이 원정대의 적임자로 선정되었다. 원정대는 1803년 11월 30일 스페인의 라 코루냐(La Coruña)를 출발했다. 160톤 콜베트함 마리아 피타(*María Pita*)에 원정대 인원과 함께 3세에서 9세 사이의 어린이 22명이 탑승했고, 항해가 진행되는 동안 우두의 효능을 유지하기 위해 2명의 아동이 9일에서 10일 간격으로 백신을 접종 받았다.[4]

암투암 방식의 경우 우두를 인체 외부에서 보관하는 것이 아니어서 부패나 변질 등의 위험이 적었지만, 다른 문제점이 있었다. 일부 의사들은 장기간 여러 사람을 거친 백신의 효능이 떨어지는 케이스에 대해 보고했다. 그러나 인간화 바이러스의 가장 큰 문제점은 단독(erysipelas), 매독(syphilis)등의 질병 감염의 위험이었다.『폭스: 미국이야기(*Pox: An American History*)』의 저자 마이클 윌라이치(Michael Willich)에 의하면 1861년 이탈리아에서 백신 접종을 받은 63명의 어린이 중 46명이 매독에 걸리고 그중 몇몇이 사망하는 사건이 발생했다고 한다. 이 사건은 미국에도 보도가 되었고, 백신의 안정성에 대한 환자들의 불안감을 더욱 가중시켰다. 이탈리아와 미국뿐 아니라 영국, 독일, 인도 등에서도 이러한 방식의 위험성이 백신 거부의 주요 원인이 되기도 했다.[5]

『폭스』의 저자는 이러한 인간화 백신의 단점을 극복하고자 동물을 이용해 백신을 배양하는 방식이 발전하게 되었다고 설명한다. 소를 이용한 백신이 이탈리아에서 처음으로 소개되었는데, 역종두(逆種痘) 또는 재귀종두(再歸種痘)라고 부르는 이 방식은 인체에서 얻은 우두를 아직 새끼를 낳지 않은 암송아지에게 다시 접종시키는 방식으로 미국과 유럽의 다른 나라에서도 다양한 방식으로 기술 개발이 이루어졌다. 1860년도에 들어서는 인간이 아닌 소에서 직접 얻은 우두 바이러스를 초산 전의 암송아지에게 접종시키는 방식이 이용되었다. 이러한 송아지를 이용해 백신을 배양하는 방식은 매독 전염의 위험이 없고 인간화 백신에 비해 대량 생산이 가능해 푸에르토리코(1863), 프랑스(1864), 벨기에(1865), 미국(1870), 일본(1874), 독일(1884) 등 다양한 국가에서 도입했다.[6] 영국령 인도에 대한 연구인 『균열된 국가』와 19세기 중반에서 1901년까지의 인도 북서부 지역을 다루고 있는 논문 「펀자브에서 두창 유행의 재해석[Revisiting Smallpox Epidemic in Punjab(c. 1850 – c. 1901)]」은 이 지역에서 문화적·경제적·환경적 이유로 소를 이용할 수 없는 경우가 있었고, 이러한 이유로 송아지를 비롯해 다양한 동물(버팔로, 양, 염소, 당나귀) 등이 동물 백신 생산에 이용되었다고 설명한다.[7]

송아지를 이용한 동물 백신에도 문제점이 존재했는데, 생산과 보관의 과정에서 생길 수 있는 오염이 문제가 되었다. 우선 생산 단계에서 송아지의 피부에 번식하는 연쇄상구균(streptococci)과 포도상구균(staphylococci) 등의 박테리아로 우두가 오염될 수 있었으며, 장시간 열대성 기후 등의 고온에서 보관할 경우 백신이 변질되었다.[8] 이러한 단점을 보강하기 위해 다양한 실험이 이루어졌고, 바셀린(vaseline), 라놀린(lanoline), 글리세린(glycerine) 등의 다양한 첨가제가 백신에 더해졌다.[9] 1891년 시드니 코프맨(Sydeney A. M. Copeman, 1862~1947)이라는 영국인 의사는 글리세린이 백신을 보존할 뿐 아니라 불필요한 박테리아도 죽인다는 사실을 알아냈다. 글리세린은 희석제(diluent)로도 사용될 수도 있어 백신 접종 횟수를 늘리는 효과도 함께 누릴 수 있었다.[10] 마이클 월라이치는 이러한 글리세린 우두가 1898년까지 국제적으로 표준화되었다고 주장했지만, 타 지역 연구를 볼 때 지역적 상황에 따라 다양한 방식이 이용되었던 것으로 보인다.

그러나 글리세린을 더하는 보존 방식도 다른 문제점을 가지고 있었는데, 결빙온도(freezing temperature) 이상의 온도에서 바이러스가 종종 불활성화 되었다.[11] 우두 백신은 높은 온도에 취약했고, 이러한 이유로 기온이 높은 인도 일부 지역, 필리핀, 아프리카 등에서 백신 보급이 다른 지역에 비해 매우 지연되었다. 필리핀의 케이스를 연구한 켄 드 비부와즈(Ken De Bevoise)에 의하면 미국의 지배를 받았던 20세기 초 필리핀의 경우, 백신 공장 건설 등의 현지 기반 시설의 확충, 냉동보관 및 열 저항 건조 백신의 개발, 휴대용 아이스박스와 같은 운송 수단의 개발을 통해 열대성 기후로 인한 한계를 극복했다.[12] 제랄 드 할트위그(Gerald W. Hartwig)의 연구에 의하면 아프리카 수단의 경우 1930년도까지 액상 상태의 송아지 백신을 이용했고, 그 이후는 건조 백신을 수입해 접종에 사용했다. 1930년대 이후 새롭게 도입된 백신으로 인해 80~90%의 접종 성공률을 기록했던 것으로 보이며, 1950년대 초반 수단에서 생산된 백신이 이용되었지만, 그 효과는 만족스럽지 못했다. 1957년 또는 1958년 냉동건조장치(freeze-dry apparatus)가 도입되었고, 2년 후 섭씨 37도(화씨 98.6도)에서 두 달간 보관이 가능한 건조 백신 생산이 가능해졌지만, 기구의 관리와 수리에 드는 비용으로 인해 대규모 생산이 어려웠다. 1962년 세계보건기구의 지원으로 두창에 대항하는 전국적 캠페인이 진

행되자, 이 지역에서 생산되는 액상 백신과 함께 해외에서 수입되는 냉동건조 백신이 함께 이용되었다.[13]

종합해 볼 때, 20세기 중반까지 보급된 백신은 생산, 보관, 운반에 있어 다양한 도전에 직면했다. 1860년대 이후 인간화 백신에서 동물 백신으로 전환하면서 백신 대량 생산의 가능성이 열렸지만, 품질의 유지라는 측면에 있어서 안정적인 백신을 개발하기까지 오랜 시간이 소요되었다. 더불어, 지역에 따라 달라지는 기후, 경제 상황, 생물군, 문화 등의 조건들로 인해 각 지역에서 경험하게 되는 문제점에도 차이가 있었으며, 최선의 해결 방식에도 차이가 존재할 수밖에 없었다. 기술의 발전은 획일적으로 진행되지 않았고 지역적 특색에 맞추어 변형, 변용되었다.

백신 접종 정책

한편, 우두 백신 관련 역사가들은 백신 정책의 성공 여부와 백신 수용에 영향을 미친 다양한 요소들에 대해 논의해 왔다. 이들은 강제접종법 및 중앙화된 관리 시스템의 도입, 그리고 지방의 독립적, 또는 연계된 형태의 백신 보급 시스템 및 행정의 발달, 안전을 고려한 우두 접종자의 전문화와 정규의료인의 우두 접종 독점 배제를 통한 우두의 대중화 등의 이슈에 대해 다루어 왔는데, 아래에서는 백신 접종 정책의 성공과 실패에 영향을 미쳤다고 판단되었던 주요 요인에 대해 간략하게 살펴보겠다.

첫째, 해당 국가나 지역의 두창 유행 패턴은 백신 접종 수용 정도에 영향을 미친 것으로 보인다. 스웨덴의 경우 1800년도 초기 백신 도입 시 두창 유행에 더 많은 타격을 받아 사망률이 높았던 동부 지역이 서부 지역에 비해 백신에 대한 관심이 높았다.[14] 월라이치도 19세기 말 미국에서 백신 접종률이 감소하고 백신에 대한 반대 운동이 성장하는 배경의 하나로 19세기 말 미국에서 18세기 동안 창궐했던 바리올라 마요르(variola major)가 아닌 그보다 증상이 훨씬 가벼운 바리올라 미뇨르(variola minor)에 의한 두창 전염이 확산되었던 것을 그 이유로 들고 있다.

둘째, 인두법의 경험이다. 인두법의 보급 여부는 우두법의 수용에 영향을 미쳤다. 스웨덴의 경우 인두는 대중화되지 못했으나, 인두 도입의 경험을 통해 의사들이 우두 도입 이전의 유사 접종 기술을 연마할 수 있었고, 인두법 도입의 실패를 통해 공중보건 관리자들은 시스템의 취약성에 대해 분석할 수 있었으며, 우두 도입 시 더 나은 공중보건 시스템을 마련하는 데 도움이 되었다는 분석이 있다.[15] 다른 지역에서도 문화적·사회적 조건에 따라 인두법의 대중화 정도와 우두법의 수용의 관계는 다양하게 나타난다. 우두 접종과 유사하게 절개식 인두 접종이 이루어졌던 지역에서는 방법론적 유사성으로 인해 접종 수혜자가 우두에 대한 두려움을 덜 느꼈던 경우도 있고, 유사한 방식으로 이루어지기 때문에 기존 방식에서 새로운 방식으로의 전환에 대한 필요성을 절감하지 못했던 지역도 있었다. 더욱이 그 증상에 있어서는 다르지만, 접종 시 유사한 통증을 유발한다는 점에서 일생 한 번의 접종으로 평생 면역을 얻을 수 있는 인두에 비해, 최소 4년에서 최장 10년 안에 재접종이 필요한 우두의 효용성에 대해 의문을 제기하는 사람들도 있었다. 그리하여 백신 보급 후에도 많은 지역에서 인두 접종이 지속되었다. 특히 강제백신접종법(compulsory vaccination law)을 일찍이 실시했던 서구 국가들의 경우 두창 유행을 촉발할 수 있는 인두 접종을 함께 금지했지만, 민중은 인두법에서 우두법으로 즉각 전환하지 않았다. 특히 다음 장에서 설명하게 될 식민지의 상황에서 우두는 신문명/인두는 개선되어야 할 낡은 관습의 이분법적 구도가 형성되었고, 식민지 통치자에 대한 거부감이 우두 접종에 대한 거부감과 연동되는 경우도 종종 있었다.[16]

셋째, 우두의 수용뿐 아니라 정책의 성공 여부에 영향을 미친 요인으로 재접종에 대한 논의 및 정책화를 들 수 있겠다. 일찍이 강제접종 정책을 도입해 그 모델이 되었던 스웨덴의 경우, 이 접종법의 도입으로 1880년도 이후 두창으로 인한 유아 사망률은 매우 크게 감소했지만, 1875년 통계에 의하면 두창 백신의 재접종이 자율화되어 있는 가운데, 25세에서 49세 성인의 두창으로 인한 사망률은 백 년 전보다 10배 가까이 증가해 두창 백신 재접종이 두창 케이스 발생 예방에 있어 매우 중요한 역할을 했음을 보여준다.[17] 19세기 후반 재접종의 필요성에 대한 의료인들의 반대는 없었으며, 대부분의 국가에서 그 필요성을 인식하고 있었으나 앞서 설명한 대중적 거부감으로 인해 재접종을 법률적으로 강제하는 것은 쉬운 일이 아니었다. 핀란드의 경우도 일찍이 재접종의 중요성을 인식하고 있었지만, 법제화하기까지는 긴 시간이 소요되었다. 1884년 법률에 이미 백신 접종의들에게 재접종을 권유할 것을 명시했지만, 재접종 의무화는 1920년에 이르러야 법으로 제정되었다.[18]

이외에도 백신 접종에 대한 인구학적 측면의 데이터 수집과 자료 분석을 통한 효율적인 백신 행정의 운영, 안정적인 정책 실현을 위한 지속적인 자금의 유입, 그리고 접종 대상자와 의료인의 이해관계를 적절하게 만족시키는 우두 접종 가격 책정 및 무료접종 제도의 효율적 운영 등이 우두의 수용 및 우두 관련 정책의 성공 여부에 영향을 주는 요인들로 논의되었다.[19]

19세기 동안 북유럽, 서유럽, 아메리카 대륙의 많은 나라들이 국가적 차원에서 백신 접종을 장려했고, 전 국민을 대상으로 하는 백신 접종 프로그램을 통해 두창 발생률과 아동 사망률을 낮추려는 노력을 했다. 대부분의 경우 백신 접종을 의무화하는 강제백신접종법이 제정되었으나 그 구체적 정책과 실천에 있어서는 다양한 양상이 나타났다. 우두 접종의 비용(무료, 개인 부담), 접종 시기, 접종 횟수(1회 접종/재접종), 접종 주체(의사/비의료인/위생경찰), 접종 대상(어린이/성인/구체적 접종연령), 접종 기관 및 장소(가정방문, 기관), 지역의 의료 기관 및 보건 시설 활용 등에 있어 특정 지역 및 국가의 결정이 달랐다. 한편, 백신 관련 행정을 중앙화시키려는 노력이 계속되는 가운데, 지방에서의 중앙 행정력의 공백이 드러나거나, 지방에서 중앙의 행정력에 도전하며 긴장을 유발하는 경우도 있었다. 더불어 1870년도 이후 국가 주도의 백신접종정책 및 강제법의 제정에 반대하는 백신 반대 운동이 여러 국가에서 조직화되기 시작했고, 백신 반대 운동의 영향도 국경을 초월해 번져나갔다.

제국의 팽창과 우두법

우두법 연구자들이 주목하고 있는 또 하나의 중요한 주제는 제국과 네트워크를 통한 우두법의 전 지구적 보급의 문제이다. 19세기에서 20세기 중반에 이르는 기간 동안 우두 접종 기술, 우두 백신, 그리고 우두 백신법 및 정책은 서구열강의 해외팽창과 맞물려 라틴아메리카, 인도, 동남아시아, 동아시아를 아우르는 광대한 지역으로 퍼져나갔다. 우두 기술

개발의 진원지였던 영국뿐 아니라 스페인, 네덜란드, 미국 등 다양한 국가들이 재외 국민 및 파견 군대의 보호 그리고 효과적인 식민지 경영 등을 위해 우두 백신 정책에 관여했다. 본 섹션에서는 제국을 통한 우두법 전파의 문제가 어떻게 논의되어 왔는지 살펴보겠다.

영국의 식민통치와 우두법

19세기에서 20세기 중반까지 광대한 제국적 팽창을 했던 영국에 대해서는 인도 및 아프리카 수단 그리고 팔레스타인 지역에 대한 연구가 있다. 영국의 오랜 식민지였던 인도는 7세기경부터 두창이 널리 유행한 것으로 기록되어 있다. 지역차가 있지만 인도에 거주하는 유럽인들 및 원주민들은 우두 도입 이전 다양한 형태의 인두법을 실시하고 있었다.[20] 영국의 인도 점령기간 동안 두창은 공중보건학적으로 문제가 되는 질병이었다.[21] 두창 감염에 있어 지역차가 커, 85% 이상 인두 접종을 받은 벵골 지역(북동부)의 경우 매우 낮은 두창 감염률을 보였지만, 역사가들은 북부와 중부지방의 경우 두창 감염률이 매우 높았을 것으로 추정한다.[22]

전체적으로는 인구의 대략 20%가 인두법에 의해 보호를 받았고 80% 정도가 두창 감염에 노출되어 있었다. 1802년 백신이 소개되었으나 인도에서 백신 보급은 매우 느렸다. 1850년대 이후 증가 추세를 보이며, 1880년대에 들어서 백신이 두창으로 인한 사망률에 미치는 영향이 분명하게 드러나기 시작했다.[23] 인도에서 백신에 대한 반응은 매우 다양했다. 교육 수준, 인종, 두창 관련 민간·토속·무속 신앙이 뿌리내리고 있는 정도에 따라 우두 백신에 대한 반응에 차이가 있었다. 공동체에 따라 두창을 관장하는 시탈라신의 영역에 대한 침범으로 생각해 백신의 접종을 거부하기도 했고 영국인들은 비문명화의 증거로 이러한 토속신앙을 비난했다. 인도 지역 내 교육 수준이 낮은 이슬람 사람들의 경우 백신에 대한 저항이 대체로 높았다.[24]

인도에서도 영국 정부의 선례를 따라 여러 지역에서 백신강제접종법이 도입되었고, 부분적인 성공을 거두었다. 캘커타(현재의 콜카타)(1865), 봄베이(현재의 뭄바이)(1876), 마드라스(현재의 첸나이)(1884) 등 대도시에서는 두창 대유행 이후 강제접종법이 도입 되었다. 1865년 벵골 정부는 인두 접종을 금지하고, 아기의 첫 생일 전에 백신 접종을 반드시 할 것을 의무화했다. 봄베이와 마드라스의 경우 강제법의 도입이 두창 사망률 저하에 인지할 만한 변화를 일으켰다.[25] 펀자브 지역에는 1878년도 강제접종법이 소개되었고 1880년도에 인두 접종이 금지되었다.[26] 자얀타 반시아(Jayant Banthia)와 팀 다이슨(Tim Dyson)은 공동 연구에서 인도의 경우 강제법의 도입이 두창 위협에 노출된 아동 및 어린이의 수를 줄이는 데 중요한 역할을 했으며, 백신에 대한 정부와 대중의 태도 변화가 위의 지역에서 19세기 말 두창 쇠퇴에 중요한 역할을 했다고 주장했다.[27]

그러나 2005년에 출판된 『균열된 국가』는 우두법과 우두 접종 정책이 인도에서 영국 정부를 중심으로 중앙통제적인 형태로 도입되었다는 믿음은 깨어져야 하는 신화에 불과하다고 강력하게 주장했다. 이 연구에 의하면 제국 통치의 도구로서 의학 기술과 강제백신접종 정책은 다양한 도전에 직면했다. 식민지 중앙정부와 지방정부 간, 그리고 식민지 정부 내에서도 백신 정책의 구체적인 진행 방식에 대한 다양한 이견이 존재했고, 인도의 다양한 풍토와 기후, 사회·문화적 배경은 불완전한 백신 기술에 대한 더 많은 논쟁과 도전을 만들어냈다. 더불어, 영국의 백신 반대 운동과 직접적인 연계는 없었던 것으로 추정되나 인도에서도 영국의 백신 정책에 대항한 광범위한 대중 저항이 있었다.[28]

영국의 식민지에서 기술적·정책적 한계가 있었다는 것은 아프리카 수단 및 팔레스타인 케이스에 대한 연구에서도 드러난다. 제랄드 할트위그(Gerald W. Hartwig)는 수단에서 영국의 우두정책은 부분적으로만 성공했다고 주장했다. 1898년 영국이 수단을 이집트와 통합해 지배하기 이전 수단에는 인두법이 존재했었다. 그러나 20세기 동안 아프리카의 서양 의료인은 인두 접종으로 인한 두창 유행 및 사망률 증가를 지적하며, 인두 접종을 강력하게 반대했다. 대부분의 유럽인은 백신을 지지했으며, 인두를 옹호하는 사람을 낮춰 보았다.[29] 수단에서는 1899년에서 1904년까지 영국인과 시리아인 의사로 구성된 이집트 군대의 의무대(the Medical Corps)가 헬스케어를 담당했고, 1932년까지 민간의료 부분에서도 군의 역할이 부분적으로 계속되었다. 1920년대 식민지 정부가 두창 관리에 관심을 보이기 시작했고, 백신 접종 및 환자 격리에 있어 수단인은 대체로 협조적이었다.[30]

그러나, 20세기 중반까지 백신 접종이 두창 발생을 방어하는 데 이용되었지만, 두창 박멸에는 어려움을 겪었다. 우선, 인두 접종을 막기 어려웠다. 여성의 백신 접종률이 대체로 낮았고, 의료진 또한 백신의 효능에 대한 확고한 자신감을 가지고 있지 못해 백신 보급에 있어 장애 요소의 역할을 했다. 이에 더해, 병자에게 병문안을 가는 수단의 풍습도 두창 감염차단을 어렵게 했다. 두창 발생 케이스에 대한 보고도 정확치 않아 데이터 수집에도 어려움이 있었다. 인두 접종과의 유사성, 백신 접종 시 통증의 문제는 민간의 저항을 가중시켰다.³¹ 그러나 가장 큰 어려움 중 하나는 아프리카의 더위로 인해 백신이 운송 중에 변질되기 쉬웠다는 것이다. 1960년대 세계보건기구에 의해 냉동건조 백신이 도입될 때까지 수단에서 백신 정책은 부분적인 성공만을 거두었고, 두창은 위협적인 존재로 남아 있었다.³²

나다브 다비도비치(Nadav Davidovitch)와 잘만 그린버그(Zalman Greenberg)의 20세기 초 팔레스타인의 케이스에 대한 공동연구 또한 영국이 원주민 설득에 많은 어려움을 겪었고, 당시 영국의 백신 기술력에 여전히 많은 한계가 있었다는 것을 잘 보여준다. 1917년 12월 예루살렘이 영국군에 항복하고 1920년대에 들어서면서 영국은 팔레스타인 지역에서 감염병 퇴치에 신경을 쓰게 되었다. 팔레스타인은 영국의 식민지는 아니었지만, 이와 유사한 형태로 경영되었다. 오스만 제국 시절 백신접종은 산발적으로만 이루어졌고, 대략 인구의 10% 정도의 소수만 백신을 접종받았다. 영국은 팔레스타인에서 건강과 의료에 관한 다양한 분야의 정책을 실현해 가면서, 지역적 특성을 고려해 전통적인 지방의 지도자를 이용했다. 그러나 영국 통치 기간 동안에 일어난 두와이메(Duwaimeh) 마을 두창 유행 사건은 영국 정부의 식민지인과의 불통을 여실히 드러냈다.

1921년 12월 19일 외딴 마을 두와이메에 두창 환자가 발생했다는 소식을 듣고 영국인 공중보건공무원이 방문했다. 촌장의 명령에 의해 마을의 치료사가 300명의 어린이들에게 인두를 접종시켜 숨겨 놓았다는 사실을 모르고, 그 요원은 보고된 두창 환자만 확인하고 돌아갔다. 곧 마을에 두창이 유행하게 되었고, 영국 측은 긴급히 병원을 세우고, 백신 접종을 추진했으나 부모들의 저항이 컸다. 영국 측은 팔레스타인에 설립된 파스퇴르연구소에서 공급된 백신을 이용해 접종을 실시했으나, 2,754명의 백신 접종자 중 172명만이 백신에 반응을 보였다. 이후 이집트 카이로산 백신이 파스퇴르연구소의 백신을 대신하게 되었다. 두와이메의 케이스는 영국의 보건 정책에 대한 원주민의 불신과 영국 정부의 백신정책의 무능을 보여주는 케이스라고 할 수 있으며, 식민지에서 저항 없는 의학 및 공중보건을 통한 문명화가 어려움을 보여주는 케이스라고 하겠다. 이 논문의 저자는 또한 건강을 그 자체의 목적으로 하지 않고, 식민지 발전을 위한 전제조건으로 삼는 식민지의학(colonial medicine)에 대한 날카로운 비판을 더하고 있다.[33]

    제국의 팽창과 우두의 문제는 영국 국내에서 백신 반대 운동을 전개하는 데 중요한 소재로 이용되기도 했다. 나자 더어바흐(Nadja Durbach)는 『신체적 문제(Bodily Matters: The Anti-Vaccination Movement in England, 1853~1907)』에서 영국 국내의 우두 접종 강제법과 연관해 영국의 제국주의적 팽창이 비판되었다고 설명한다. 1897년 해외에서도 이름이 나 있었던 영국의 대표적인 백신 반대 운동가인 윌리엄 텝(William Tebb, 1830~1917)은 "영국의 백신 반대자들은 자신들의 나라뿐 아니라 식민지와 유럽 전체를 위한 전쟁을 하고 있다"라고 선언했다.[34] 1880년부터 인도 식민지에서도 백신 접종 의무화에 반대해 백신 반대 운동이 일어났다. 식민지와 영국의 백신 반대 운동가들이 조직적으로 연결되어 있는 것은 아니었지만, 영국의 제국주의적 확장과 우두 접종 강요는 국내에서 정부를 비판하는 도구로 이용되었고, 그 수사학적 가치가 컸다. 영국의 백신 반대 운동가들은 아프리카 식민지에서 아프리카인들이 받는 고통을 국가의 폭정을 비판하는 데 이용했다. "한 손에는 성경을, 다른 한 손에는 성스러운 백신 림프(lymph)"를 들고 아프리카를 문명화하기 위해 노력하는 선교사 및 제국주의 국가가 비판의 대상이 되었다. 더불어 그들은 영국의 빈민 및 노동자 계급을 식민지 아프리카인들 및 미국의 흑인 노예와 평행선에 놓고 비유하며, 기본적인 인권에 대해 항변했다.[35]

스페인 제국과 우두법

스페인은 백신 원정대를 통해 초기부터 적극적으로 식민지에 우두를 보급하기 위한 노력을 했었다. 그러나 호세 리고-페레즈(Jose G. Rigau-Perez)의 스페인 백신 원정대와 푸에르토리코에서의 우두 백신 수용에 대한 연구는 이미 잘 알려져 있는 발미스 백신 원정대의 신화를 파괴하며, 제국을 통한 우두 기술 전파의 과정에 있어서 한계를 매우 효과적으로 드러낸다. 리고-페레즈의 연구에 의하면 발미스 도착 이전 푸에르토리코에 백신이 이미 보급되어 있었다. 1803년 11월 푸에르토리코에 두창이 유행하기 시작했다. 바르셀로나에서 의학 교육을 받고 1790년부터 산후안(San Juan)에서 활동하며 1803년에는 왕립군 병원의 수석외과의로 근무하고 있던 군의관 프란시스코 올러(Francisco Oller)는 백신의 도입을 통해 두창 유행을 통제하고자 했다. 올러는 인근에 또 다른 섬 세인트 토마스(현재 미국의 버진 아일랜드)에서 이미 백신 접종이 이루어졌다는 사실을 알게 되었다. 이곳에는 영국 또는 네덜란드의 영향으로 백신이 전해졌을 것으로 보인다. 올러는 지인에게 요청해 두 차례 우두 감염 물질을 받았다. 첫 번째 물질은 건조된 형태였으나 백신 접종에 실패했다. 두 번째로 도착한 액체 상태의 감염 물질로, 올러는 11월 28일 자신의 두 아들에게 성공적으로 백신을 접종시켰다. 총독인 카스트로도 두

창 유행의 통제를 위해 백신 접종을 지지했다.[36]

　뒤늦게 도착한 발미스는 원정의 의미가 퇴색하는 것을 막기 위해 기존에 보급된 백신의 효능에 대해 강력하게 의문을 제기했다. 우두 보급에 있어 통제권을 회복하기 위해 발미스는 올리를 공개적으로 비난하고 기존에 백신 접종에 참여했던 의사들이 백신을 어디서, 어떻게 접종했는지를 상세하게 보고할 것을 요구했다.[37] 리고-페레즈는 푸에르토리코에서의 경험에도 불구하고 쿠바를 제외한 라틴아메리카 지역에서 이미 제너의 우두 백신 접종을 시작한 지방의 의사나 외과의들과 발미스의 관계가 푸에르토리코에서와 크게 다를 바 없었다고 설명한다. 리고-페레즈의 푸에르토리코 연구는 백신 보급을 위한 제국의 노력이 현지에서 어떻게 받아들여졌었는지를 보여주며, 발미스 원정대의 실질적 결과에 대해 우리가 보다 정확한 역사적 이해를 할 수 있도록 도와준다는 측면에서 매우 중요하다고 하겠다.[38] 더불어, 백신 독점이 이미 무너진 상태에서 백신 보급에 있어 원거리를 연결하는 제국의 네트워크보다 백신 물질 전달이 용이한 근거리 네트워크의 활용도가 높았음을 시사한다. 이 연구를 통해 제국의 거점들이 연결되는 지리적 공간 안에서 다양한 네트워크가 작동하고 있었고, 스페인의 백신원정대의 백신 보급에 있어 식민지 거주민의 이익이 우선적으로 고려되지 않았음을 알 수 있다.

　또 다른 스페인 제국 관련 연구인 마사 퓨(Martha Few)의 과테말라에 대한 몇몇 연구는 제국에 의해 진행되었던 우두 예방법의 전파에서 보여진 강제성과 이러한 과정에서 드러난 힘의 불균형에 대해 주목한다.[39] 퓨는 의학 지식 및 기술의 전래에 있어 제국의 역할을 다음과 같이 평가한다.

두창에 대한 지식과 의료기술의 순환은 지방에서 무역, 대양을 가로지르는 우편 네트워크, 개종과 관련 있는 종교적 네트워크 및 인력, 아메리카 대륙의 식민지에 존재했던 민족적으로 다양한 도시 및 마을에 거주하던 스페인 및 크리올 엘리트의 생동감 있는 경험에 기반을 두고 있다. 이러한, 연관, 네트워크와 절차들은 유럽의 팽창에 빚을 지고 있으며, 그에 의해 골자가 만들어졌다. 두창 관련 지식은 식민지에서 형성되고, 검토된 후 스페인의 제국적 건강 케어 정책에 정보를 제공했으며, 스페인 제국을 통해 라틴아메리카와 아시아에 재유통되었다."[40]

그러나 퓨는 제국을 통한 의학 기술 전래의 빛과 그림자에 대해 명확하게 지적하고 있다. 인두법, 우두법, 다른 두창 대응 방식이 식민지 원주민들에게 도움이 되었을지라도, 원주민의 반대와 저항을 저지하는 과정에서 강제성이 이용되었고, 백신 접종을 둘러싼 담론과 실천이 인종적·민족적·사회적 지위 간의 위계질서 및 통치자와 피통치자 간의 위계질서의 차이를 강화시키는 의학, 종교, 군사적 힘의 관계에 바탕을 두고 있다는 점을 기억해야 한다는 것이다.[41]

동남아시아에서 제국의 팽창과 우두법

동남아시아 지역의 경우 역사적으로 스페인, 네덜란드, 미국 등 다양한 제국주의 국가의 영향권 아래 놓여 있었다. 다양한 국가의 지배를 받았다는 역사적 사실뿐 아니라 많은 지역이 섬으로 이루어진 도서 지역이라는 지형적 특성도 동남아시아 내에서 두창 및 백신의 경험을 다양화하는 데 기여했다.

이 지역에서는 중국과 인도와의 접촉으로 태국과 인도차이나에 주기적으로 두창이 유입되었으나, 북베트남을 제외한 동남아 지역에서 19세기가 될 때까지 두창이 풍토병화하기에 인구수가 너무 적었다. 필리핀 및 말레이 제도의 경우 도서 지역으로 자바와 발리와 같은 인구가 많은 섬과 작은 규모의 섬에서 두창 발생 패턴 및 그 대응 방식이 많이 달랐다. 외부로부터 환자 유입이 적은 내륙 지역 그리고 인구밀도가 낮은 지역일수록 두창 발생률이 낮았다.[42]

18세기 말 영국인과 네덜란드인이 인도네시아의 자신들의 거주지를 중심으로 인두법을 소개했다. 우두 백신의 경우 1802년 봄베이와 스리랑카의 영국인 거류지, 1802년 전에 마우리티우스(Mauritius)의 프랑스 구역, 1804년 자바의 네덜란드 거류지, 1805년에 필리핀의 스페인 거류지, 1805년 또는 1806년 벵쿨루, 수마트라의 영국 공장 등에 백신이 보급되었고 스페인의 발미스 원정대가 필리핀에 백신을 전달했다. 네덜란드령 동 인도에서는 1937년, 영국령 말라야에서는 1940년경부터 두창이 사라졌고, 동남아시아에서는 1972년, 아시아 전체에서는 1975년 10월에 두창이 박멸된 것으로 기록되어 있다.[43]

네덜란드의 영향권에 들어있었던 인도네시아의 자바 같은 경우 식민지 우두 정책이 비교적 성공적으로 이루어진 것으로 평가되고 있다. 자바에서는 유럽인과 그들의 노예를 중심으로 백신이 보급되었다. 1805년에서 1815년 사이에 다른 섬 지역으로 백신이 전파되고, 자바인 다수가 백신을 접종받았다. 네덜란드 재점령 시기, 1820년에서 1821년 법령에 의해 더 많은 어린이를 대상으로 하는 백신 접종뿐 아니라 케이스 발생을 추적하고 방지할 수 있도록 하는 다양한 감시와 예방 정책의 기틀이

마련되었다.⁴⁴

그러나 네덜란드의 통치력이 미치지 못했던 자바 이외의 인도네시아 지역(특히 외곽 섬 지역)에서 백신 정책은 많은 편차가 있었다.⁴⁵ 1900년까지도 도서 지역의 반 정도는 네덜란드의 통치권에 들어 있지 않았다. 더욱이, 태평양 전쟁 및 독립전쟁 시기 백신 정책이 단절되었으며, 두창이 재발하기도 했다. 인도네시아에서 백신 보급도 인력 부족, 불만족스러운 백신의 품질, 식민주의에 대항하는 주민의 저항, 영적 존재에 대한 도전으로 생각해 백신 접종에 저항한 종교인들, 백신 접종 부작용 등의 문제에 봉착했으나 네덜란드 통치가 백신 접종의 확대에 미친 영향은 매우 컸다. 피터 붐가드(P. Boomgard)는 "일반적으로 이야기해 팩스 니얼랜디카(Pax Neerlandica) 없이는 효과적인 백신 접종도 없었으며, 사람들은 미결의 제국은 미결의 백신 프로그램을 의미한다는 사실을 잘 알고 있었다"라고 주장한다.⁴⁶

켄 드 비브와즈의 연구에 의해 조명된, 스페인과 미국 통치하의 필리핀의 경험은 자바와는 매우 달랐다. 1805년 발미스 원정대에 의해 우두 백신이 보급된 이후 20세기 초반까지 필리핀의 경우 두 개의 제국-스페인과 미국-이 우두 백신 보급 및 두창 통제 정책에 중요한 역할을 했었다. 그러나 유럽, 북미, 자바와 같은 동남아시아 지역에서 성과와 비교할 때 필리핀에서 백신을 보급하고 두창을 통제하는 데 많은 어려움이 있었던 것으로 보인다. 우선, 스페인 지배하의 중앙백신위원회(the Central Board of Vaccination)는 효과적인 프로그램 운영에 실패했다. 초기 백신 접종에 대한 규제는 있었지만, 백신 접종은 실질적으로 선택사항으로 남아 있었다. 백신 접종을 피하고자 하는 필리핀인들의 수가 많았고, 강제가 없는 스페인 정부의 백신 접종 정책은 실패로 돌아갔다. 더불어 필리핀의 사회적·경제적 상황으로 인한 주거 환경, 의복 공유 문화 등은 감염차단을 어렵게 했고, 당시 필리핀의 보건 행정 현실로 이러한 근본적인 부분에 있어서 사회개혁의 실현은 매우 요원했다.[47]

자국 군인을 보호하고자 했던 미국은 스페인과는 달리 일부 지역에서 강제접종을 실시했다.[48] 일례로, 1901~1902년 필리핀 북부 바탕가스(Batangas) 전투 동안 미군이 지정한 28개 마을에 주민들을 수용하고 대량의 글리세린 백신을 보급하고, 80명의 필리핀 우두 접종사를 고용해 일반인 가택에 방문해 두창 흉터가 없는 모든 이에게 백신을 접종하는 공격적인 접종정책을 실시했다.[49] 그러나 미군은 백신의 대량 보급을 통해 질병을 통제할 수 있는 충분한 자원을 보유하고 있지 않았다. 더욱이 고온의 열대성 날씨는 감염력이 보존되면서도 오염되지 않은 백신의 보급을 매우 어렵게 했다. 액체 및 건조 상태의 우두 백신이 시도되었지만, 안정적인 백신의 보급은 19세기 후반에 들어서도 여전히 이루어지지 못했다. 미군이 필리핀에 상륙한 이후에는 본국에서 파견된 미국인들의 안전을 지키기 위한 노력의 일환으로 샌프란시스코 및 선상에서 미국인에게 백신을 접종시켰다. 그럼에도 필리핀에서 두창으로부터 미군을 보호하는 것은 매우 어려웠다. 샌프란시스코 또는 요코하마로부터 전달되는 백신 공급에만 의존할 수 없었기 때문에 결국 마닐라에 있었던 백신 농장을 다시 열어, 백신을 조달하고, 주둔군을 재접종시켰다. 일로일로(Iloilo)에 새로운 백신 공장이 들어서게 되자, 1900년 5월 이후에는 이 공장으로부터 냉동 보관된 백신의 우송이 가능하게 되었다. 이후 열저항 건조백신도 도입되었다. 백신 농장의 위치, 냉장시설의 유무, 그리고 차

후 휴대용 아이스박스 등의 기반 시설 및 운송 수단의 개발은 필리핀에서 미국이 우두 백신 보급을 지리적으로 확장하는 데 매우 중요한 역할을 했다.[50]

마치며 : 우두법 연구와 글로벌 관점의 유용성

우두의 역사는 유럽 근대국가의 성장과 해외팽창, 국경을 넘는 다양한 네트워크를 통한 지식과 물자, 정보의 순환이라는 역사적 현상과 매우 밀접하게 연관이 되어 있었다. 제너의 우두법은 그 역사적 선례를 찾아보기 힘들 만큼 빠르게 전 세계적으로 전파되었다. 제너는 1796년부터 본격적으로 우두 연구를 했고, 1798년 『바리올라 백신의 원인과 효과에 대한 연구(The Inquiry into the Causes and Effects of Variolae Vaccinae)』라는 제목으로 자신의 연구 결과를 정리해 발표했다. 제너의 책은 1799년 라틴어(비엔나), 1800년 프랑스어(리옹)를 필두로 20세기 중반까지 다양한 언어로 세계적으로 번역되었다.[51] 서적과 더불어 우두 백신도 빠르게 이동해, 유럽 전 지역 및 러시아,[52] 그리고 아메리카로 전파되었으며, 유럽의 제국주의 팽창을 통해 아시아, 아프리카, 남아메리카, 동남아시아 등으로 퍼져나갔다. 영국, 스페인, 네덜란드, 미국 등의 서구 열강은 재외국민 보호 및 식민지 경영을 위해 식민지 및 유사 식민 지역에서 백신 정책에 관여했다.

따라서 19세기 말에서 20세기 중반에 이르는 시기 한국의 우두법 관련 역사를 깊이 있게 이해하기 위해서는 당시 지리적 경계를 넘어 전파되고 공유되었던 기술력과 정책에 대한 총체적 이해가 우선되어야 한다고 생각된다. 한국에서 우두법의 역사는 서양의학의 도입, 한국의료의 근대화 등의 주제와 관련해 많은 주목을 받아 왔다. 1990년대 후반에 들어오면서, 우두법의 도입, 두창 유행, 식민지 시기 우두 정책 등 두창 및 우두법을 조명하는 연구 성과들이 나오기 시작했다. 이러한 성과에도 불구하고 19세기에서 20세기 중반에 이르는 한국의 우두 관련 역사를 더 깊이 있게 이해하기 위해서는 앞으로 동아시아를 넘는 더 폭넓은 글로벌 관점에서 우두 기술의 전래 및 발전 그리고 우두의 접종과 관련된 법률과 정책에 접근하는 것이 매우 중요할 것으로 보인다.

더불어 해외 2차 사료에 대한 확장된 연구는 한국에서 그동안 우두백신과 관련해 어떠한 부분의 논의가 부족한지를 가늠해 볼 수 있는 중요한 척도이다. 그간 국내, 또는 일본과 중국과의 관계에 중심을 두고 이루어진 한국에서의 우두에 대한 연구를 해외의 다른 지역에 대한 연구를 포괄하는 확장된 시각에서 재조명할 때 다음과 같은 유용성이 있으리라 생각된다. 우선, 2000년대 중반 이후 지속적으로 주목받고 있는 기술적 발전에 대한 연구들은 한국의 우두법 연구에 있어 (이 책에서 일부 다루고 있기는 하지만) 심도 있는 기술적 부분에 대한 연구가 시급함을 환기시킨다. 새로운 사료 발굴 및 부족한 국내 사료를 보강하기 위한 해외 2차 사료와의 비교 분석을 통해 기술 부분에 있어 한국의 우두법을 어디쯤 위치시킬 수 있을지, 한국의 우두 정책의 실제에 있어 어떠한 기술적 제한과 가능성이 있었는지에 대한 좀 더 깊이 있는 연구가 가능할 것이다. 더불어 대한제국 말기와 일제강점기에 도입된 종두법 및 정책을 연구하는 데 있어, 기타 지역에서 발달한 백신강제접종법 및 다양한 행정적 조치와 비교연구가 필요할 듯하다. 이미 해외 각지에서 관련 법률이 먼저 제정된바, 대한제국 시기 백신 접종법은 다른 나라의 법률 및 정책을 참고로 만들어졌을 가능성이 크다. 이 시기부터 일제강점기를 통해 한국의 백신 기술, 정책, 법률에 많은 영향을 미쳤던 일본의 경우도 백신의 기술, 정책 발달 등에 있어 다양한 유럽 국가와 관계를 맺고 있었다. 한국 및 동아시아의 케이스를 연구하는 데 있어 이러한 정책의 다양한 해외 연원을 이해하는 것은 일제강점기에 진행되었던 강제적 접종 정책에서 19세기 말에서 20세기 동안 지구촌의 많은 부분에서 공유되었던 법과 정책의 한계와 일본제국주의 정책의 특성을 분리해 보기 위해 필수적인 작업이라고 생각된다.

우두법에 대한 정보 및 기술의 이동은 다양한 영향력을 통해 매우 복잡하게 진행되었다. 하나의 지역이나 국가가 백신 기술의 전파에 있어 배타적인 영향력을 발휘한 경우도 있지만 그렇지 않은 경우도 많았다. 미국과 캐나다의 경우는 영국의 영향력이 중요하지만, 스페인의 경우 연구서와 백신 모두 프랑스를 통해 전수받았다. 중국의 경우 최초의 우두는 스페인에 의해 전해진 것으로 알려져 있지만, 최초로 번역 및 요약된 우두에 관한 서적은 영국의 것을 바탕으로 하고 있다. 일본의 경우 앤 자네타(Ann Jannetta)의 연구에서 상세히 조명된 바 백신 물질의 도입에 있어 네델란드 네트워크가 중요한 역할을 했다.[53] 2009년 출판된 해미쉬 이온(A. Hamish Ion)의 요코하마 연구에 의하면 일본에서 우두 백신강제접종법(1871)을 도입하는 데 1860년대 요코하마에서 영국 해군의 주도로 이루어졌던 일본인 매춘여성의 매독 의무 검진(1868)과 일본인 민간인을 대상으로 하는 강제백신접종의 경험이 큰 영향을 미쳤다고 한다.[54]

개별 국가에 대한 심도 있는 연구나 지역사적 접근법이 가지는 유용성이 여전히 존재하는 가운데, 이 장에서 논의한 바와 같이 19세기에서 20세기 중반까지의 우두의 역사는 좀 더 넓은 지리적 공간을 포함하는 포괄적 관점에서 논의되어야 하는 측면이 있다. 우두 백신뿐만 아니라 우두 기술 재현에 필수적인 참고도서, 우두와 관련된 법과 정책 그리고 강제접종법에 반대하는 대중적 운동은 유럽의 지리적·군사적·경제적 팽창과 기술과 교통의 발달로 좁아지고 통합되어 가는 세계라는 흐름과 맞물려 광대한 지리적 공간에 걸쳐 퍼져나갔기 때문이다. 한편, 제국의 성공 뿐 아니라 식민지 지역에서 겪은 제국의 좌절은 지식과 정보, 새로운 기술 및 제도가 일방적으로 이식되는 것이 아니라 지역의 상황에 맞추어 끊임없이 변용되고 수정되었다는 것을 증명한다.

미주

1 S. Bhattacharya, M. Harrison, M. Worboys, *Fractured States: Smallpox, Public Health and Vaccination Policy in British India 1800~1947*, New Delhi, India: Orient Longman, 2005, p. 9.
2 J. G. Rigau-Perez, "The Introduction of Smallpox Vaccine in 1803 and the Adoption of Immunization as a Government Function in Puerto Rico," *The Hispanic American Historical Review* 69, 1989, p. 394.
3 Ibid., p. 419.
4 Ibid., pp. 395~396.
5 C. Huerkamp, "The History of Smallpox Vaccination in Germany: A First Step in the Medicalization of the General Public," *Journal of Contemporary History* 20, 1985, p. 629; M. Willich, *Pox: An American History*, London: Penguin Books, 2011, p. 182.
6 Willich, 2011, pp. 182~183; Rigau-Perez, 1989, p. 420.
7 Bhattacharya, 2005, pp. 40~41, 45~47; Sukhdev Singh Sohal, "Revisiting Smallpox Epidemic in Punjab(c. 1850-c. 1901)," *Social Scientist* 43, 2015, pp. 70~71.
8 Willich, 2011, p. 184.
9 Bhattacharya, 2005, pp. 48~51; Sohal, 2015, pp. 70~71.
10 Willich, 2011, pp. 184~185.
11 K. De Beboise, "Until God Knows When: Smallpox in the Late-Colonial Philippines," *Pacific Historical Review* 59, 1990, p. 164.
12 Ibid., pp. 185~186.
13 G. W. Hartwig, "Smallpox in the Sudan," *The International Journal of African Historical Studies* 14, 1981, pp. 19~23.
14 P. Sköid, "From Inoculation to Vaccination: Smallpox in Sweden in the Eighteenth and Nineteenth Centuries," *Population Studies* 50, 1996, p. 254.

15 Ibid., pp. 256~266.
16 R. W. Nicholas, "The Goddes Sitala and Epidemic Smallpox in Bengal," *The Journal of Asian Studies* 41, 1981, p. 28; Hartwig, 1981, pp. 25~28.
17 Sköld, 1996, p. 79; 1997, pp. 261~262.
18 K. Pitkänen, J. H. Mielke and L. B. Jorde, "Smallpox and Its Eradication in Finland: Implications for Disease Control," *Population Studies* 43, 1989, p. 104.
19 Sköld, 1996, p. 258.
20 감염 물질을 피부로 삽입하는 방식, 식도를 통해 삼키는 방식 등이 있었고 접종 부위도 손목 및 다른 신체 부위를 포괄해 다양했다. Nicholas, 1981, p. 26; pp. 28~29.
21 Ibid., pp. 33~36.
22 J. Banthia and T. Dyson, "Smallpox in Nineteenth-Century India," *Population and Development Review* 25, 1999, pp. 654~656; Sohal, 2015, p. 63; p. 65; p. 66.
23 Banthia and Dyson, 1999, p. 659.
24 Nicholas, 1981, p. 36; Sohal, 2015, p. 68.
25 Banthia and Dyson, 1999, p. 665; pp. 677~678.
26 Sohal, 2015, p. 69.
27 Banthia and Dyson, 1999, p. 664; p. 667.
28 Bhattacharya, 2005, pp. 52~69; p. 217; pp. 214~225.
29 Hartwig, 1981, pp. 13~14.
30 Ibid., pp. 16~17.
31 Ibid., pp. 25~28.
32 Ibid., p. 33.
33 N. Davidovitch and Z. Greenberg, "Public Health, Culture, and Colonial Medicine: Smallpox and Variolation in Palestine during the British Mandate," *Public Health Reports* 122, 2007, pp. 398~400; pp. 402~403.
34 N. Durbach, *Bodily Matters: The Anti-Vaccination Movement in England, 1853~1907*, Durham: Duke University Press, 2005, p. 79에서 재인용.
35 Ibid.
36 세인트 토마스로 백신이 전해지게 된 계기는 군대에 의한 전파가 유력하다. 캐

리비안 지역에 주둔하고 있었던 영국군의 경우 백신 접종이 의무사항이었고 네덜란드 왕립 백신 협회(The Danish Royal Institute for Vaccination)가 1802년 서인도제도에 백신을 보냈다는 기록이 있어 그 경로에 대해서는 두 가지의 가능성이 존재한다고 하겠다. Rigau-Perez, 1989, pp. 398~400.

37 Ibid., p. 403.
38 Ibid.
39 M. Few, "Circulating Smallpox Knowledge: Guatemalan Doctors, Maya Indians and Designing Spain's Smallpox Vaccination Expedition, 1780~1803," *The British Journal for the History of Science* 43, 2010, p. 521.
40 Few, "Medical Humanitarianism and Smallpox Inoculation in Eighteenth-Century Guatemala," *Historical Social Research* 37, 2012, p. 304.
41 Few, 2010, p. 537.
42 F. Fenner, "Smallpox in Southeast Asia," *Crossroads: An Interdisciplinary Journal of Southeast Asian Studies* 3, 1987, p. 36; P. Boomgaard, "Smallpox, Vaccination, and the Pax Neerlandica: Indonesia, 1550~1930," *Bijdragen tot de Taal-, Land- en Volkenkunde* 159, 2003, p. 596.
43 Boomgaard, 2003, pp. 590~591; p. 603; Fenner, 1987, p. 38.
44 Boomgaard, 2003, p. 604.
45 Ibid., p. 606.
46 네덜란드 정부가 성인이 된 후 그들의 군대에 입대시킬 목적으로 어린아이들에게 마술적 표식을 하기 위해 백신을 접종시킨다는 소문이 유행하기도 했다. 백신을 접종받은 사람들이 약해지거나 비겁해진다는 풍문도 있었다. Ibid., p. 606; pp. 608~609.
47 De Bevoise, 1990, pp. 158~161; pp. 164~165.
48 Ibid., pp. 174~175; p. 178.
49 Ibid. p. 179.
50 Ibid., p. 181; pp. 185~186.
51 H. Bazin, *Vaccination: A History from Lady Montagu to Genetic Engineering*, Esher, UK: John Libbey Eurotext, 2011, p. 77.
52 1799년 5월 비엔나(오스트리아), 1799년 11월 하노버(하노버선제후국, 독일), 1800년 5월 제네바(스위스), 1800년 8월 베를린(프로이센, 독일), 1800년 8월

지브롤터(1704년 이후 영국령), 1800년 8월 나폴리(이탈리아), 1800년 9월 파리(프랑스), 1800년 9월 앤트워프(벨기에), 1800년 12월 마드리드(스페인), 1800년 12월 키예프(우크라이나), 1801년 코펜하겐(덴마크), 1801년 10월 스톡홀름(스웨덴), 1801년 10월 모스크바(러시아). Ibid., p.81.

53　A. Jannetta, *The Vaccinators: Smallpox, Medical Knowledge, and the 'Opening' of Japan*, Stanford: Stanford University Press, 2007.

54　A. H. Ion, "Sexual Imperialism on the China Station during the Meiji Restoration: The Control of Smallpox and Syphilis at Yokohama, 1868~1871," *The International History Review* 31, 2009, p.710; pp.716~717; p.723; pp.732~739.

제3부

동아시아의 두창 유행과 관민의 대응

제9장

식민지 조선의
두창 유행과 관민의 대응

．
．
．

김영수

시작하며

일제는 조선을 식민지배 하는 기간 내내 감염병의 유행을 맞닥뜨렸고, 이에 대응하기 위한 다수의 법령을 마련했다. 1915년에 「전염병예방령」을 마련하여 전염병 전반에 대한 예방행정의 체계를 마련하였고, 전염병이 유행할 때마다 각종 규칙을 반포했다. 일제강점기를 표상하는 단어 가운데 전염병 예방, 위생, 방역 등이 포함될 정도로, 일제강점기 내내 해결해야 할 당면 문제 중의 하나는 전염병 유행을 통제하고 예방조치를 마련하는 것이었다.

일제강점기 동안 문제시되었던 감염병 가운데, 두창은 종두라는 효과적인 예방책이 있었음에도 통제가 어려웠던 감염병이었다. 두창은 조선 후기에도 가장 위협적인 전염병 중 하나였고, 19세기 초에 전통적인 종두 방식인 인두법뿐만 아니라 서양에서 발견한 우두법 지식과 기술이 조선에 유입되며 종두에 의한 두창 예방이 시작되었다.[1] 이후 1876년 수신사 교류에서 우두법에 관한 지식이 조선에 수입[2]되었고, 1890년대 조선에서 우두 접종은 공인된 종두의가 실시하면서 급속하게 확산되었다.[3] 일제강점기 초반에는 강제 종두가 시행되면서 두창은 어느 정도 통제할 수 있는 감염병으로 인식되는 듯했다. 그러나 1930년대 중반에도 두창은 "듣기만 하여도 무서운" 감염병의 대표 자리를 내어주지 않았다.[4]

두창 유행이 지속된 이유는 가장 유력한 예방책인 종두를 실시하지 않아서가 아니다. 1910년대 조선총독부는 대한제국의 종두 정책을 계승하면서 접종 횟수를 1회에서 2회로 늘리고, 강제로 접종하도록 정책을 펼치면서 기존의 정책을 강화하며 종두의 확산을 꾀했다.[5] 1910년대 초반에는 이러한 정책이 효과를 보는 것 같았으나, 1919년부터 두창은 다시 유행하기 시작했고, 1930년대에는 일상적인 만연이 지속되었다. 1919년의 두창의 재유행을 계기로 조선총독부에서는 「조선종두령(朝鮮種痘令)」(1923)을 제정하여 기존의 종두규칙을 일신하였으나 두창 유행은 재유행 이전인 1910년대 초반의 수준으로 돌아가지는 못했다.

1919년의 두창의 폭발적인 유행은 조선총독부의 종두정책에 영향을 주었다. 조선총독부는 1923년에 대한제국 시기부터 이어져 오던 「종두규칙(種痘規則)」을 폐지하고, 「조선종두령」을 제정한 것이다. 「조선종두령」은 조선총독부가 식민지 조선의 상황을 파악하고 실정에 맞는 종두를 시행하고자 새롭게 마련한 법령이다. 일본에서 1909년 제정된 「종두법(種痘法)」이 1945년까지 개정 없이 유지되었다는 점에 미루어 볼 때, 「조선종두령」은 일본의 「종두법」을 바탕으로 기존의 「종두규칙」을 보완, 수정하는 형태로 마련되었다고 할 수 있다. 이처럼 기존의 규칙과 법령을 수정, 보완하여 「조선종두령」이라는 독자적인 법령을 마련했음에도 불구하고, 두창의 유행을 효과적으로 통제하지 못한 원인은 무엇이었을까? 이는 만연하는 두창 유행에 대해서 조선총독부가 어떻게 분석하고 대응하고자 한 것인지, 그리고 그러한 정책이 식민지 조선에 유효했는지 확인하는 과정에서 해답을 얻을 수 있을 것이다.

식민지 조선의 종두 정책의 한계는 선행연구에서 확인된 바 있다.[6] 선행연구에서는 「조선종두령」을 반포한 결과, 강제성은 강화되었으나 불완전한 위생사상과 민적(民籍)이 정리되지 않아서 미종두자가 다수 존재했고, 종두기술에 대한 불신과 종두할 때 느끼는 고통 등으로 종두를 꺼리는 문화가 지속되고 있었다는 점을 지적하고 있다.[7] 이러한 점이 법령을 재정비했음에도 불구하고 두창 유행을 억제하지 못한 사회적인 요인이라는 점에는 동의하는 바이나, 위의 한계는 이미 「조선종두령」이 반포되기 이전부터 지속되던 문제로, 새로 부상한 문제라고 보기는 어렵다. 또한 강제적으로 종두를 시행했다는 점이 일제의 식민지 종두정책의 특징으로 언급되나, 강제성은 일본이나 대만에서도 동일하게 나타난다는 점을 지적해 둔다.

선행연구는 식민지 조선의 종두 정책이 시기에 따라 어떻게 변화하였는지에 초점을 두고 있어, 「조선종두령」이 1923년에 반포된 사실만을 언급하고, 어떠한 근거와 판단으로 조선총독부가 이 법령을 제정하게 되었는지는 분석의 대상으로 삼고 있지 않다. 그리고 종두 시행에는 여러 가지 어려움이 따르기는 했으나, 실제 종두 인원수가 늘어난 점은 부인할 수 없는 사실인데, 종두를 기피했다는 점만이 강조되어 왔다.

이러한 관점에서 살펴볼 때 조선총독부의 정책의 유효성을 판단하기 위해서는 해당 법령의 제정부터 근본적으로 살펴볼 필요가 있다. 「조선종두령」이 어떠한 계기로 제정된 것이고, 법령 개정에서 문제로 인식하고 개선에 주안을 두었던 점이 해당 시기의 통치 방향이나 의과학적 지식과 어떻게 연결되는지 확인해 보아야 조선총독부의 종두 정책에서「조선종두령」이 갖는 의미를 확인할 수 있을 것이다. 이를 위해 먼저「조선종두령」법령 제정 당시 조선총독이 일본 내각총리에게 보낸 문서를 근거로 제정 연유를 확인하고, 법령 제정을 위해 식민지 조선 사회에 제시했던 논리가 무엇인지에 주목하고자 한다. 이어서 법령 제정 후에도 두창 환자 수가 크게 줄어들지는 않았던 점에 주목하여, 변화된 제도의 유효성을 확인해 보고자 한다. 특히「조선종두령」의 내용 중 종두시술생 정책에 주목하면서 교육 내용과 역할을 파악하여 식민지 조선의 종두 정책의 시행과 효과의 측면에서 정책을 분석해 보고자 한다. 이 장에서는 식민지 본국과 비교하여 전염병 정책의 강제성이나 차별성에 주목해 왔던 기존 연구와는 달리, 조선총독부의 전염병 정책 담당자의 현실 인식과 법제도 운용이라는 점에 초점을 두고 있다.

1920년대 두창의 재유행과 정기종두의 강화

조선에서 방역사업을 담당하고 있던 다수의 일본인 의사들은 조선인이 위생사상이 유치하다는 점을 자주 언급한다. 조선인들에 대한 선입견은 두창이 유행할 때 어김없이 드러난다. 그리고 두창에 대한 두려움이 없다는 점도 함께 언급한다. 조선총독부 및 도 위생과에서 관련 사업을 담당하는 일본인 의사들은 기본적으로 조선인은 두창을 무서워하지 않는 것 같다는 점에 주목하였다. 예전의 일본 산간에서 중고옷을 사서 착용하여 두창에 걸렸다는 사례를 들며 전염력이 맹렬한 두창을 무서워하지 않고, 예방법을 지키지 않아서 유행이 지속되고 만연하였는데, 조선인의 경우도 동일하고, 환자를 차단하는 등의 노력도 하지 않는다는 것이다. 게다가 두창에 걸렸다가 회복되지 않은 자가 목욕탕에 가기도 하고, 두가(痘痂)가 떨어지지 않은 어린아이를 엄마가 등에 업고 돌아다니기도 하는 점도 언급했다.[8]

그들은 기본적으로 두창이 엄청난 전염력을 가지고 있다는 점을 상당히 우려했다. 다만 실제로 접촉을 금지하는 것으로는 두창의 유행을 막기는 어렵고, 종두를 통해서만 두창을 예방하고, 유행의 정도를 낮출 수 있다고 보았다. 따라서 어떤 지역에서 두창이 유행했을 때 두창에 걸린 환자 중에 종두 접종자와 미접종자를 구분한 비율을 제시하여 종두의 효과를 보여주고자 했고, 이러한 언급은 1919년 두창이 재유행하면서 더욱 현저하게 나타났다.

통계에 따라 다른 결과를 보이기는 하나, 1919년도에 두창이 유행했을 때는 미종두자는 두창 환자 중에 3분의 1을 차지했고, 미종두자의 2분의 1이 사망했다.[9] 이 결과에 대해서 종두를 접종한 자는 두창에 걸리더라도 사망하는 경우가 적다고 설명하였다. 그러나 위의 두창 환자 비율을 달리 해석하면, 전체 환자 중에 기종두자가 3분의 2를 차지한다는 의미로도 볼 수 있다. 그러나 기종두자 중에 두창에 걸린 환자가 얼마나 사망했는지에 대해서는 언급하고 있지 않다.

종두를 실시한 자 가운데 두창에 걸리는 사례를 언급할 때는 전염병은 잠복기가 있어 잠복기 중에 종두를 실시하면 선감을 보이나 두창 예방은 되지 않고, 대신 두창을 가볍게 앓고 지나간다는 점을 강조하였다. 아울러 1919년 부산의 두창 유행 사례에서는 두창 환자 총 206명 가운데 일본인 환자가 조선인 환자의 4분의 3을 차지할 정도로 다수를 점했지만, 조선인의 수를 지적하면서 조선인은 검병적(檢病的) 호구조사를 할 때 검역의(檢疫醫) 등이 방문하면 급하게 환자를 숨긴다는 점을 강조하였다. 그렇기 때문에 환자를 발견하는 비율이 일본인보다 적어 환자 수에 있어서 일본인 환자가 조선인 환자보다 더 많은 수를 차지한다는 것이었다. 일제강점기 다른 전염병이 유행할 때도 항상 등장했던 문구이기는 하지만, 당국자도 이에 대한 확신이나 근거가 있었던 것은 아니다. 조선인의 위생 수준이 낮으므로 충분히 그럴 가능성이 있다는 점을 추측하여 기술했을 따름이었다.[10]

일제는 조선인 중에 두창에 걸리는 것을 무서워하지 않는 사람들이 많다는 점을 지적하는 한편, 두창에 걸린 환자와 종두의 관계를 언급하면서 종두를 실시하도록 그들을 설득하였다. 단, 여러 번 종두를 맞아도 완전히 면역력을 얻는 것은 아니고, 두창에 걸릴 가능성도 있다는 점도 언급하였다. 그럼에도 불구하고 종두는 두창 예방법의 전부이고, 어린이라도 편하게 맞을 수 있을 정도로 고통 없이 간단하다는 점을 함께 강조하며 두창을 예방할 수 있는 유일한 방법이 종두라는 점을 재차 강조하였다. 특히 마맛자국은 국가의 문명 정도, 위생사상의 보급 여부를 표상하는 것이므로, 길거리에서 마맛자국이 선명한 소년들을 자주 만나게 되는 조선은 더욱 종두를 적극적으로 시행해야 한다는 입장을 보였다. 두창이 유행할 때는 생후 2주일이 지난 갓난 아이에게 종두를 시행해도 괜찮으며, 홍역, 성홍열, 티푸스 등의 열질환 환자에게 종두를 실시해도 문

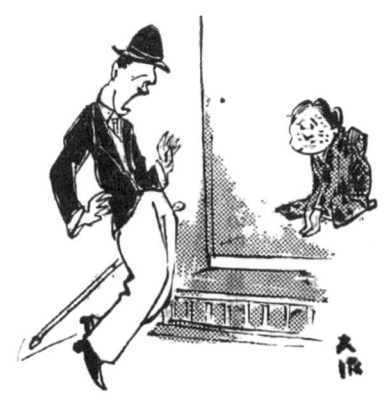

그림 1 **두창을 앓은 여성의 얼굴을 보고 놀라는 모습**
출처: 神山勇,「痘瘡に就て」,『自啓』113, 1937.

제가 없다고 하였다.[11] 또한 체질 여하에도 관계가 없다는 점도 강조하며 종두 접종을 독려하였다.[12]

1919년은 감염병의 해라고 해도 과언이 아닐 정도로, 인플루엔자, 콜레라와 함께 두창이 유행했던 해이다. 그리고 이때부터 두창 환자 수는 다시 늘어났다. 1915~1917년 사이에 50명이 채 안 되는 환자가 발생[13]하였기에 1919년 전국적으로 2,174명이 발생했다는 사실은 당국자 입장에서는 상당한 충격이었다.[14] 3·1운동으로 경찰 인력이 운동의 진압에 투입되면서 각지의 모든 방역이 멈춘 것이 감염병의 확산에 적지 않은 영향을 미쳤던 것이다.[15] 방역을 담당하는 경찰 인력이 부족했음에도 불구하고 이듬해인 1920년에는 인구의 3분의 1에 해당하는 약 524만 명 이상에게 종두를 실시했지만, 두창의 유행을 꺾기는 어려웠다.[16]

두창이 폭발적으로 유행하자, 이때 두창 유행과 그 예방법을 설파하는 과정에서 중점을 둔 내용은 여러 차례 반복적으로 종두를 시행해야 한다는 점이었다. 두창 환자 중에는 종두를 한 사람도 안 한 사람도 있지만, 종두를 한 번 했다고 할지라도 종두의 효력이 길지 않고, 평생 면역이 되는 것이 아니기 때문이라는 이유였다.[17]

일제는 1908년부터 종두를 강제적으로 시행[18]하였고, 조선총독부가 들어서면서 대한제국 때에 실시한 종두정책과 달리 두 번 접종하도록 하였다. 생후 90일 이후, 그리고 접종 성공 후 5년 이후에 재접종을 받는 구조였다.[19] 이것은 당시 종두의 면역이 5~6년이 지나면 소멸하기 때문이라는 인식에 근거한 것으로 보인다. 그러나 당국은 종두를 실시하여 일정 기간 동안 면역력이 유지된다고는 하지만, 그 기간 전에 얼마든지 종두의 유효기간이 종료될 수 있다는 입장을 취했다. 그 이유로는 종두 방법이 불완전할 수 있고, 의복과의 마찰 등 물리적인 원인으로 인해 선감이 발현하지 않을 수도 있기 때문이라는 점을 들었다. 그래서 매년 종두를 실시하는 편이 안전하다는 주장을 펼쳤다.[20]

　1919년 이후에도 두창의 유행이 잦아들지 않자 당국은 1921년 초부터 종두에 관한 법령 제정을 예고하며 논의를 시작하였다. 「조선종두령」 관련 논의는 조선총독부의 사이토 마코토(齊藤實, 1858~1936) 총독이 일본의 가토 도모사부로(加藤友三郎, 1861~1923) 내각총리대신에게 보낸 문서인 「조선종두령제령안(朝鮮種痘令制令案)」에서 확인할 수 있다.[21] 이 문서는 「조선종두령」 제정을 위해 조선의 두창 유행 및 종두 접종 상황 등을 설명하면서, 몇 가지 제정의 근거를 제시하는 내용으로 구성되어 있다. 먼저 조선은 사계절 두창 유행이 끊이지 않는 데다가 현재 활용하는 종두규칙이 구한국시대에 제정한 것이라서 종두 보급에 미비한 점이 적지 않기 때문이라고 새로운 법령 제정의 이유를 밝혔다.

　1919년부터 두창의 유행이 확대되었는 데도 불구하고, 1921년에야 개정에 대한 제의를 진행하게 된 것은 일본의 「종두법」 제정 및 실시 그리고 결과 도출과 연계되어 있다고 볼 수 있다. 일본에서는 1909년에 제정된 「종두법」은 생후 6개월 이내에 제1차 종두를 실시하고, 태어난 햇

수[數之年]로 10세가 되는 해에 제2차 종두를 실시하도록 정하고 있다. 1909년 법령이 제정되고, 1910년 1월부터 종두가 실시되었는데,[22] 시행과 더불어 제1차 종두를 실시한 아이는 이론상 1919년에 제2차 종두를 실시할 연령이 되고, 불선감일 경우 이듬해인 1920년에 재접종을 실시하게 된다.[23] 다시 두창이 유행을 보인 1919~1920년은 「종두법」 시행 이후 10년이 되는 해였기 때문에 일본에서도 그간의 2차에 걸친 종두 접종의 결과가 도출되는 시기였던 것이다. 또한 〈표 1〉의 환자 수에서 확인되는 것처럼 일본에서도 조선에서와 동일하게 이 두 해에 두창 유행이 지속되고 확산되었던 터라 두창의 재유행에 대한 위기감이 상당히 고조되었던 시기이기도 했다.[24]

일본에서는 평생 두 차례 종두를 실시하였는데, 1921년에는 지난 10년 동안 2회 접종을 시행하고 두 차례 접종의 결과를 비교한 결과, 제1기와 제2기의 선감률이 90%에서 60%로 확연히 낮아지는 것을 확인하였다. 이에 따라 조선에서 5년 후에 재접종을 할 경우, 재종의 선감률이 낮아질 가능성[25]을 염두에 두고 조사를 실시하는 한편, 오사카 두묘제조소 및 기타사토연구소의 조사 결과를 들어 5년 이상 경과하면 재종두를 실시할 필요가 있다는 점을 언급하였다. 조선총독부는 〈표 2〉와 같이 첫 번째 종두를 실시(初種)한 지 10년이 지나면 면역력이 희박해지거나 소실되어 미접종자와 같은 상태로 돌아간다는 점을 확인하였고, 접종 후 5년 전후를 기점으로 선감률이 낮아질 가능성을 염두에 두면서 접종 시기를 판단하고 있었다고 할 수 있다.

문서 내용을 통해 조선총독은 종두 접종 횟수를 최소 3회를 고려하고 있음을 확인할 수 있다.[26] 이러한 입장을 더욱 견고하게 한 것은 당시 조

표 1 **일본과 조선의 두창 환자 수 비교**

(단위: 명)

연도	일본		조선	
	환자 수	인구 1만 명에 대한 환자 비율	환자수	인구 1만 명에 대한 환자 비율
1919	4,055	0.71	2,180	1.25
1920	3,166	0.56	11,532	6.60
1921	889	0.15	8,316	4.81

출처:「朝鮮種痘令制令案」, JACAR(アジア歴史資料センター)Ref.A01200520400, 公文類聚·第四十七編·大正十二年·第三十巻·地理·土地·雑載　警察·行政警察·司法警察, 衛生, 社寺(国立公文書館).

선의 상황에 대한 인식이었다. 조선의 경우에는 두독(痘毒)이 농후한 지역으로, 항상 두창이 유행하는 지역이라는 이미지가 있는 데다가, 일본과 같이 바다로 둘러싸여 자연 격리 상태를 유지할 수 없는 환경이라서 종두를 하지 않으면 두창 발생이 끊이지 않을 것이라는 점을 지적하고 있기 때문이다. 그는 이어서 조선과 중국 사이에 국경이 있다고 해도 교통 관계가 밀접하고, 국경에 거주하는 조선인의 대다수는 중국 지역의 논밭으로 넘어가 경작하는 경우가 많아 왕복이 잦고, 중국인이 조선 근해나 도서에 와서 어업을 하거나 어부가 되어 거주하는 사례도 적지 않으며, 수백 척의 정크선이 매일 왕래하므로 이것에 의해 병독이 침입할 위험성이 상당하다는 점을 지적하였다. 게다가 조선에서 일본으로 이주하는 자가 많은데, 조선인이 다수 거주하는 후쿠오카, 효고, 가고시마 등의 여러 현(縣)과 오사카부(大阪府) 등에 두창 발생이 많아 조선에서 두창이 유행할 경우 일본에서 유행할 가능성이 더 커졌다는 점도 언급하고 있다. 즉 조선이 상시 두창 유행 가능성을 내포한 지역이고, 조선과 일본

표 2 1920년 식민지 조선에서 종두 후 두창에 걸린 환자 수

(단위: 명)

초종 후 연차	환자 수	초종 후 연차	환자 수
제3년차	375	제7년차	236
제4년차	400	제8년차	253
제5년차	352	제9년차	356
제6년차	317	제10년차	710

출처: 「朝鮮種痘令制令案」(1923년 3월 21일), JACAR(アジア歷史資料センター) Ref. A01200520400, 公文類聚·第四十七編·大正十二年·第三十卷·地理·土地·雜載, 警察·行政警察·司法警察, 衛生, 社寺(國立公文書館).

사이의 지역적 밀접성과 두창 유행의 상관관계를 들어 조선에서의 두창 유행은 곧 일본의 두창 유행이라는 점을 강조하였다.

사이토 총독이 보낸 문서는 조선의 두창 유행 상황을 종합적으로 기술하고 관련 조사를 실시하여 종두를 실시한 지 4~5년째에 환자가 증가하고, 이후 감소하다가 10년째에 다시 증가하고 있다는 점을 지적하고 있는데, 이는 조선총독부가 5년째에 종두[27]를 시행하는 것에 더하여 약 10년이 경과한 때에도 정기종두를 실시해야 하는 점을 역설하기 위해서 제시한 자료로 볼 수 있다.

「조선종두령」의 제정과 운용

「조선종두령」의 제정과 종두시술생 제도의 도입

앞서 살펴본 것과 같은 논의의 결과, 1923년 4월에 「조선종두령」이 반포

되었다.「조선종두령」에서는 제1기를 출생 후 1년 이내(출생 후 90일 경과), 제2기를 태어난 햇수로 6세, 제3기를 12세로 지정하고, 해당 시기에 종두를 실시하도록 정했다.[28] 그리고 정기종두를 실시하지 않았거나, 종두를 실시한 흔적이 불분명한 자에 대해서도 연령을 불문하고 종두를 시행하도록 규정하였고, 그 외의 규정은 일본의「종두법」에 따르도록 하였다.「조선종두령」을 제정한 지 약 한 달 반 후에는「조선종두령시행규칙(朝鮮種痘令施行規則)」도 반포하여 세부 사항을 정했다.[29]

조선총독부는 조선을 통치하면서 대한제국 시기에 시행하던「종두규칙」에 강제성을 더하고, 1회 접종이었던 것을 2회 접종으로 늘려「종두규칙」을 운영[30]해 오다가「조선종두령」의 시행으로 총 3회 접종이 확정되었고, 아직 종두를 시행하지 않은 성인도 접종 대상자에 포함시켰다. 이러한 조치는 종두를 강화하여 두창 유행을 예방하고자 취해진 조치였으나, 종두 접종을 받지 않은 자, 그리고 원래 종두를 맞아야 하는 영유아를 대상으로 하는 2회 접종에 추가적으로 12세의 어린이도 종두 대상자가 되면서 더 많은 두묘와 종두를 시행하는 인원이 필요했음을 의미하는 것이었다.

「조선종두령」의 부칙에는 종두를 시행하는 인력으로 종두법에서 정하는 의사(의생 포함) 외에 면제(面制)를 실시하면서 조선총독이 지정하는 면에서는 면장이, 그렇지 않은 경우는 당분간 소관 경찰서에서 종두를 시행하고, 경찰서장이 면장의 의무를 담당하도록 정하고 있다. 또한 지방장관이 필요하다고 인정할 때는 의사 및 의생 외에도 당분간 조선총독이 정하는 강습을 받은 자 중에 종두시술생(種痘施術生)을 임명하여 종두를 시행케 하였다.[31] 이와 같이 종두 대상이 확대된 것에 대비하여 종두를 시행할 수 있는 권한을 각 지방에 맡기고, 종두를 취급할 수 있는 인력을 확보하고 있음을 확인할 수 있다.

그러나 여기서 주목해야 하는 점은 「조선종두령」에서 언급하고 있는 종두를 시행하는 주체로서의 의사와 의생의 수이다. 일제강점기 내내 서양의학교육을 받은 의사는 해방 직전까지를 포함해도 2천 명[32]의 수준에 머물고, 의생면허를 받은 수도 1944년까지 1만 명을 넘지 못했다.[33] 그러한 가운데 종두를 시행하는 인력으로 의사와 의생을 활용한다는 것은 대부분의 지역에서 현실적으로 불가능한 발상이었다. 그리고 여전히 남성 의사 앞에서 살을 보이는 것을 기피하는 여성의 숫자도 많았기 때문에 원활하게 종두를 시행하기 위해서는 의사나 의생을 중심으로 종두를 시행하는 제도를 보완할 또 다른 시행 주체를 활용할 필요가 있었다.[34] 이것이 바로 종두시술생이라는 제도이다.

종두시술생 제도는 「조선종두령」에도 언급되어 있기는 하나, 법령에는 구체적으로 이 제도를 어떻게 운영할 것인지에 대한 지침은 등장하지 않는다. 단, 의사와 의생 외에도 필요에 따라 종두시술생을 교육하여 활용할 수 있다는 정도의 언급에 그친다. 이것은 종두시술생 제도가 실시되기 전에 종두 접종에 활용되었던 종두인허원 제도를 답습한 것이라고 할 수 있다.

종두인허원의 연원은 대한제국 시기까지 거슬러 올라간다. 1895년에 반포된 「종두규칙」에서 언급된 '양성소'가 종두의를 길러내는 기관을 만드는 근거 조항으로 작용했고, 관립으로 설치하지는 못했지만, 1896년에 일본인 의사 고조 바이케이(古城梅溪, 1860~1931)가 차린 찬화병원(贊化病院)의 부속기관으로 종두의양성소가 개소하면서 종두의를 배출하기 시작했다.[35] 종두의 교육은 고조가 편찬한 교과서인 『종두신서(種痘

新書)』(1898)를 바탕으로 종두의 역사, 두묘의 종류, 종두 방법 및 경과 등을 포함한 내용을 약 1개월에 걸쳐 시행하고자 했는데, 실제 교육기간은 그보다도 더 오래 걸렸다. 짧으면 4개월, 길면 8개월가량 교육을 받았던 것으로 보인다.[36] 이후 종두사업이 실시되면서 종두의양성소를 졸업한 자나 각 군에서는 종두인허원이 종두를 시행[37]했고, 종두인허원 제도는 일제강점기에도 이어졌다. 그들이 어떠한 교육을 받았는지 구체적으로 확인하기 어려우나, 종두 기술을 위주로 시험을 본 뒤에 종두인허원으로 고용되었던 것으로 보인다.[38] 그들은 지방별로 임명·해직되는 형태로, 한 번에 많은 수가 임명되었던 것 같지는 않다. 관련 내용은『대한제국관보』에서 확인할 수 있다.

「조선종두령」이 제정되기 전 해인 1922년도까지 종두인허원은 새롭게 임명 그리고 해직되는 절차를 거치면서 종두사업을 담당했던 존재였다.[39] 1919년에는 기존의 종두인허원의 수당을 인상하고, 종두를 시행한 지역에서 숙박할 필요가 있을 때 숙박요금의 일부를 지방비에서 보조하도록 하였다.[40] 그리고 1921년에 이미「조선종두령」을 제정하고자 하는 움직임이 있었는데도 불구하고, 같은 해에 이들에 대한 수당지급규정을 좀 더 세분하는 형태의 개편이 진행되었다.[41] 기존의 법령이 종두 인원수에 따라 수당을 지급하는 규정이 중심이었다고 한다면, 개정된 규정은 종두를 실시한 인원뿐만 아니라 검두(檢痘)한 인원수에 따라서도 차등으로 수당을 지급하도록 변경되었다. 이것은 1920년을 전후하여 종두 접종수가 증가[42]하고 있던 추세를 반영하는 것이기도 하고, 종두인허원의 역할이 이전보다 더욱 확대되고 있다는 것을 의미하는 것이기도 했다.[43]

이처럼 종두인허원은 종두사업에서 실질적으로 종두를 시행하는 주체로서 활동하고 있었고, 두창이 다시 유행함에 따라 그들의 역할은 더욱 중요해졌다. 따라서 「조선종두령」에서도 종두인허원의 역할을 담당하는 종두시술생이라는 제도를 규정에 포함시켰다. 그러나 「조선종두령」이 반포된 직후에는 여전히 각 지역에서 종두인허원이 종두사업을 담당했다. 이 시기 경성부에서는 종두인허원도, 종두시술생도 아닌 각 면장 부인이나 지방유력자의 부인 중에 종두법을 배우게 하여 실시하는 사례도 있었다.[44] 「조선종두령」의 시행일자가 1923년 9월 1일[45]이었기 때문에 이 시기를 앞두고 종두시술생 교육이 시작된 것으로 보인다.[46] 다만 종두시술생의 운영은 지방장관의 필요에 따라 달라지는 것이었기 때문에 지역별로 편차가 존재했다. 경기도의 경우 「종두시술생강습규정」은 1924년 8월이고, 다른 지역은 그보다 더 늦은 이듬해에 관련 규정이 공포되었다.[47] 그리고 종두시술생의 수당 규정이 반포되기 시작한 것은 1925년[48]이라서 여러 지역에서 종두시술생이 본격적으로 활동하기 시작한 것은 제도가 규정된 1년여 지난 시점이라고 할 수 있다. 그때까지는 기존의 종두인허원과 새로운 종두시술생이 공존하던 시기라고 할 수 있다.

종두시술생의 교육과 자격 문제

두창의 재유행에 따라 의사와 의생이 부족한 식민지 조선에서 종두인허원의 역할이 상당히 중요해졌다는 점은 앞서 언급하였다. 그리고 「조선종두령」의 반포로 종두인허원을 대체할 종두시술생 제도가 운영되면서 그들이 종두사업에 투입되기 시작했는데, 이들은 어떻게 선발된 사람들이며, 종두사업에 투입되기 위하여 어떠한 교육을 받았는지 확인해보자.

먼저 「조선종두령」에서는 지방장관이 '조선총독이 정하는 강습을 받은 자' 중에 종두시술생을 임명하도록 규정하였다. 여기서 언급하고 있는 '조선총독이 정하는 강습'은 종두에 관한 기본적인 지식과 실습에 관련된 교육을 의미한다. 종두시술생이 본격적으로 배출되기 전에 그 역할을 담당한 종두인허원은 1920년대 초가 되면 상당히 적은 수만 새롭게 임명되었기 때문에 종두를 담당할 종두시술생의 상당수는 새롭게 교육시켜 활용할 필요가 있었을 것으로 보인다.[49] 「조선종두령」 부칙에 '종두시술생을 명(命)하기 위해 필요할 경우 지방장관이 강습을 행'하도록 규정하고 있어, 지방별로 지방장관의 명으로 강습을 개최하여 새로운 종두시술생을 배출시키는 구조였다고 해석할 수 있다.

「조선종두령」이 반포되면서 종두 횟수가 기존의 2회에서 3회로 늘어났고, 기존에 종두를 실시하지 않은 성인도 그 대상에 포함되면서 종두 대상자는 급증하였다. 그 말은 종두를 실시하는 종두시술생도 그만큼 더 많이 모집할 필요가 있었다는 것을 의미한다. 이 상황을 잘 보여주는 예가 1923년에 경성부에서 실시한 종두사업이다. 경성부는 원래 예상했던 예산의 약 6배를 증액하여 종두를 실시하였는데, 예산상에서 약 1,300명 정도가 종두사업에 투입된 것으로 보이며, 투입된 인원 중에 의사에게 지급한 수당이 상대적으로 적은 것으로 보아 종두시술생이라는 용어는 사용하지는 않았지만 종두시술생에 해당하는 사람들이 다수 활동한 것으로 추측할 수 있다.[50] 이처럼 법령의 실시에 따라 종두를 시행하기 위한 대량의 인원이 동원되었다는 점을 확인할 수 있고, 신문지상에서는 1923년 8월 말경에 추계종두를 앞두고 종두시술생을 교육했다는 언급이 등장하고 있다.[51] 그 내용을 살펴보면, 종두시술생 교육은 충북 청주에서 실시한 것으로, 약 10명의 남녀를 대상으로 3~4일 동안 교육했다는 내용이었다. 이즈음부터 본격적으로 종두시술생을 교육하기 시작했다는 것인데, 그들의 자격 규정과 교육 커리큘럼은 관련 규정에서 확인할 수 있다.

종두시술생에 관련된 규정은 1924년에서 1925년 사이에 순차적으로 제정, 반포되었다. 종두 시행에 관해서는 지방장관이 결정권을 가지고 있었기 때문에 각 도의 고시나 훈령으로 「종두시술생강습규정」이 반포되었고, 이에 따라 제정 시기는 지역마다 차이가 있다. 빠른 곳은 경기도로, 1924년에 지방청 공문으로 반포되었다.[52] 공문에 따르면, 종두시술생이 되기 위해 강습을 받을 수 있는 사람은 보통문자를 이해할 수 있는 자로, 연령은 지역마다 약간의 차이를 보이나 여성은 18~40세, 남자는 20~50세를 대상으로 하였고, 정신이상, 간질[癲癇], 결핵, 한센병, 매독 및 그 외의 전염병 질환이 없는 자여야만 했다.[53] 1932년도에 전라북도의 사례와 같이 종두시술생의 조건이 보통학교 졸업 정도 이상의 학력을 소지한 자로 변경되는 지역도 있으나, 종두시술생 조건은 지역별로 상이하게 규정되었기 때문에 각 지역의 종두시술생의 학력 조건이 일괄적으로 높아진 것으로 볼 수는 없다.[54]

다음으로 종두시술생은 강습기간 중에 총 6~7가지의 내용을 배웠다.[55] 구체적으로는 조선종두령 및 관계법령, 두창 및 종두의 역사, 두묘 및 종두기구의 취급 방법, 접종 방법, 검진 방법, 실습이다. 경기도 공문에는 교육 내용 중에 소독 방법이 빠져있는데, 이후에 반포된 충청남도 및 강원도 공문에는 소독 방법을 포함한 총 7가지의 내용을 배우도록 구성되어 있다.[56] 강습에서는 공통적으로 법, 역사 그리고 종두에 관한 이론과 실무를 배웠고, 현장 실습도 포함되어 있었다. 그래서인지 강습생에게 수당을 지급하도록 명시되어 있다. 그리고 경찰서장은 종두시술생 강습을 받고자 하는 자를 경기도는 경찰부장에게, 충청남도와 강원도는 도지사에게 추천하도록 규정하고 있는데, 이것은 종두에 익숙한 자를 모집하기 위한 조치로 보인다. 또한 강습 일자, 장소, 강습일 등은 매번 경찰부에서 지정하도록 되어 있어 필요에 따라 강습을 개최할 수 있었다.

강습규정이 반포되면서 종두시술생을 교육시키기 위한 기본적인 틀이 마련되었다. 종두인허원 선정에 종두를 시술하는 기술을 선정 기준으로 언급했던 것과는 달리, 이때는 관련 지식과 종두 기술 모두가 중요한 자격 조건이었던 것으로 보인다. 다만, 3~4일이라는 짧은 기간 동안 법령과 역사와 종두 기술과 실습까지 익혀야 한다는 것을 감안했을 때, 교육기간 동안은 글로 필요한 사항을 배우고, 종두 기술은 종두 실무를 담당하면서 익혀 나간 것으로 보인다.

짧은 기간 동안 교육을 이수하고, 실제 사업에 바로 투입하는 것이 가능했던 이유로는 조선총독부가 두묘 제조 기술을 신뢰하고 있었기 때문으로 보인다. 일본에서는 재귀우두묘(再歸牛痘苗)[57]를 만들어 내면서 비교적 다량의 두묘를 생산해냈고, 이후 1902년 기술 개량으로 송아지로부터 우두묘를 계속 얻어내는 방법인 독체계속법(犢體繼續法)을 고안해내면서 이 방식이 전국적으로 활용된 바 있다. 개량된 두묘제조법을 고안한 우메노 신키치(梅野信吉, 1863~1930)는 원래 전염병연구소에 소속되어 이 방식을 고안했다. 그러나 1914년에 전염병연구소가 내무성에서 문부성 소관으로 이전되는 것을 두고 전염병연구소장인 기타사토 시바사부로(北里柴三郎, 1853~1931)가 반대하면서 기타사토는 별도로 기타사토연구소(北里硏究所)를 개설했는데, 이때 우메노는 기타사토연구소로 옮겨갔고, 기타사토연구소는 지속적으로 이 방식을 활용하여 우두묘를 제조했다.[58] 한반도에서는 1908년 인천에 일본 전염병연구소의 인천두묘제조소가 설립된 이래, 1922년에 기타사토연구소에서 대구에 두묘제조소를 짓고 1923년부터 출장소 영업을 실시했기 때문에 식민지 조선에서도 일본에서 활용된 우메노의 우두묘를 그대로 활용했다.[59] 따라서 종두에 활용하는 두묘의 품질을 신뢰할 수 있었기 때문에 종두 실무는 현장에서 진행된 것으로 보인다.

위와 같은 교육을 받은 종두시술생은 「조선종두령」에 의거하여 부윤 면장(府尹面長)이 시행하는 정기종두 및 임시종두 모두를 일컫는 '공종두(公種痘)'에 투입되었다.[60] 다음의 〈표 3〉에서 1924년부터 1942년까지 종두를 접종한 인원 통계를 확인할 수 있는데, 제1차에서 제3차까지 접종한 조선인 및 일본인은 거의 매해 2백만 명 이상이었고, 1930~1940년대로 임시종두, 특별종두[61] 등 정기종두 외의 종두도 실시되어 대상자의 수가 증가하는 추세였다. 1933년에는 500만 명 이상, 그리고 1940년에는 1,300만 명,[62] 1941년에 700만 명 이상이 접종을 받는 등 그 수가 크게 증가하였다.[63] 특히 1940년의 종두 인원수는 다른 해와 비교했을 때 규모가 상당히 큰데, 이는 식민지 조선의 전국에 1939년 말부터 1940년 내내 악성 두창이 유행했을 뿐만 아니라 일본에서도 광범위한 만연을 보여 상당한 종두가 실시되었기 때문이다.[64] 어느 병원에서든지 무료로 접종할 수 있도록 조치하고, 부민 대상으로 일제히 종두를 시행하거나 임시종두 및 강제종두 등 비정기 종두를 실시한 영향도 컸다.[65]

공종두 외에 사종두(私種痘)도 있었으나, 이것은 개인이 의사나 의생에게 가서 임의로 종두를 받는 것을 의미했고, 전체 종두 접종자 수에서

표 3 1924~1943년 식민지 조선의 종두 접종자 총수
(단위: 명)

연도	접종자 수	연도	접종자 수
1924	2,198,913	1934	2,551,501
1925	2,073,015	1935	3,654,260
1926	2,225,587	1936	3,470,687
1927	2,223,772	1937	2,821,042
1928	2,011,935	1938	2,928,162
1929	1,998,477	1939	3,357,115
1930	2,342,874	1940	13,781,246
1931	2,019,169	1941	7,129,683
1932	3,391,291	1942	4,591,585
1933	5,897,345	1943	4,461,658

출처: 『朝鮮總督府統計年報』, 1924~1943년을 참조하여 작성.

차지하는 비율은 아주 낮다. 한 예로, 1938년의 전체 종두 접종 수[66]는 조선인과 일본인을 합하여 292만 8,162명이었는데, 그중에서 공종두 총수는 291만 8,771명, 사종두 총수는 9,391명이었다.[67] 따라서 공종두를 행하는 종두시술생의 역할은 의사나 의생이 부족했던 식민지 조선의 종두사업에서 점차 중요해졌고, 그 수도 상당히 빠르게 증가했음을 알 수 있다.

그러나 앞서 서술한 것과 같이 종두시술생의 교육은 상당히 짧고 간단했다. 물론 교육 내용에는 법령의 기초적인 내용과 종두 접종에 필요한 실무가 포함되어 있었고, 두묘에 대한 신뢰도도 확보되어 있었지만, 종두를 성공적으로 접종하기 위해서는 종두 기술이 필요했고, 여러 가지 주의사항도 수반되었다. 예를 들면, 종두의 접종방식은 절종식(切種式)

으로, 십자로 절개하는 방식이었는데, 절개의 길이나, 절창의 깊이는 시술 후 약간 피가 배어 나올 정도로 시술해야 좋은 결과를 얻을 수 있었다. 약간이라도 더 깊어져 피가 나게 되면 좋은 결과를 얻을 수 없었다. 특히 신생아들에게는 숙련된 기술이 필요했다. 또한 종두 기구의 소독은 두묘가 주정(酒精)에 대한 저항력이 약하므로 대신에 3%의 석탄산수를 사용하는 편이 좋고, 주정으로 소독한 피부는 완전히 건조시킨 후에 시술해야 했다. 또한 두묘는 일광에 노출되지 않게 하고 난방기구를 피해 냉암소에 보관해야 했고, 두묘를 규정 인수보다 더 많은 사람에게 접종하지 않도록 주의하고, 접종 부위에 이미 두흔(痘痕)이 있을 때에는 가능한 한 피해야 했다. 이 외에도 신문에서도 독자 대상으로 주의를 주기는 했으나, 종두시술생은 접종을 받는 자를 대상으로 주의사항을 알려줘야 했다. 팔위로 접어올린 셔츠로 상완을 압박하지 않도록 주의시켜야 하며, 접종이 끝난 후에도 약 10분간 접종 부위를 건조시킨 후에 옷을 입도록 지시해야 했다. 두묘를 빨리 건조시키기 위해 스토브 등 고온으로 건조시키는 것을 피해야 했고, 접종 후에 접종 부위를 천이나 종이 등으로 닦아 옷을 바로 입지 못하도록 했으며, 접종 부위를 비비지 않고, 목욕을 하지 않도록 안내하는 것도 제대로 된 종두를 실시하기 위한 그들의 몫이었다.[68] 선감의 확인 역시 그들의 몫이었다.[69]

    1930년대 이후로 갈수록 정기종두뿐만 아니라 임시종두, 특별종두가 증가하는 가운데, 종두묘의 보관이나 접종 그리고 접종 후 처치에 이르기까지의 전 과정은 종두시술생이 담당하고, 관여하는 구조가 될 수밖에 없었다. 조선총독부에서도 실제로 지방에 의사나 의생의 수가 부족했기 때문에 종두시술생이라는 제도가 변칙적인 제도라는 점은 인정하면서도 어쩔 수 없이 이들을 활용할 수밖에 없다고 자인할 정도였다.[70] 어느 정도 양질의 두묘가 만들어지고 공급되고 있었기 때문에 숙련되지 않은 종두시술생을 대규모 공종두 사업에 활용하는 것은 가능했다. 그러나 조선총독부 위생과장이 위에 언급한 것과 같은 접종기술이나 주의사항에 대해 공개적으로 잡지에 게재하고 있다는 사실은 종두를 시술할 때 세밀한 부분의 주의가 잘 이루어지지 않는 현실을 보여주는 것으로, 종두시술생에 의한 종두 접종의 한계를 보여주고 있다고 할 수 있다.

정보의 범람과 종두 접종의 현실

앞서 살펴본 것과 같이 종두시술생은 짧은 기간 교육을 받고 공종두 사업에 투입되었다. 조선총독부도 인정하고 있듯이 그들을 활용하여 종두를 시행하는 것은 최선의 방법은 아니었지만, 간단한 교육으로 많은 사람들에게 종두를 실시할 수 있었기 때문에 당시 상황에서는 불가피한 선택이었다고 할 수 있다. 그렇다고 할지라도 정책적으로 미비한 점은 비단 종두시술생 제도만이 아니었다.

먼저 「조선종두령」의 반포로 종두 접종 횟수는 3회로 증가했지만, 출생한 지 1년 이내, 그리고 생후 90일이 지난 신생아에 대한 정기종두를 보완할 대책이 구체적으로 제시되어 있지 않았다는 점을 들 수 있다. 1932년의 두창 유행원인을 분석하는 기사에서 민중이 종두에 대한 지식이 적고, 종두자 명부 정리에 결점이 있고, 하층계급의 주거 이동으로 종두 접종 대상자에게 전부 종두를 시행할 수 없는 점 등을 언급함과 동시에 두창이 유행하는 시기에 2세 미만의 환자가 많은 점을 지적하면서 생후 90일 미만의 갓난아기는 종두 대상이 아니므로 다음 정기접종 전에 두창이 유행할 경우, 생후 1개월에서 10개월 사이의 유아가 미접종 상태가 되어 영유아의 두창 감염 확률이 높아지는 점을 지적하였다.[71] 즉 정기종두 시기에 생후 90일이 넘지 않는 경우 바로 종두를 실시하지 못하는데, 이듬해 정기종두를 실시할 때까지 어떤 조치도 취하지 않은 채 미접종 상태로 남아 있게 되는 점을 지적한 것이었다.

일본에서는 두창의 유행이 11월, 2월에 시작되어 이듬해 5월에 종식되거나 줄어드는 경향이 있다는 점을 들어 신생아가 1년 이상 미종두의 상태로 방치될 위험이 있어 좀 더 일찍 종두를 시행할 필요성이 제기되었고, 춘·추계 2회로 정기종두횟수를 늘려 춘계는 3~4월, 추계는 9~10월로 하고, 춘계는 전년도 7월 1일 이후 출생자, 추계는 당해 연도의 6월 30일까지 출생한 자를 대상으로 종두를 실시하는 방안이 논의되었다.[72] 한반도에서도 두창 유행의 계절적 특징은 일본과 비슷하게 나타나므로, 신생아의 제1기 접종은 두창을 예방하는 데에 있어서 중요하게 다루어져야 할 문제였음은 분명했다. 그러나 식민지 조선에서 이 문제를 어떻게 해결했는지에 대한 구체적인 언급은 확인된 바 없고, 접종 시기를 앞당겨야 한다는 의견만 제시되었다.[73]

다음으로 종두 횟수에 대한 다양한 의견이 제시되었다는 점을 꼽을 수 있다. 「조선종두령」에서는 일정한 연령에 정기종두를 3회 실시하고, 성인이라도 접종한 경험이 없으면 종두를 맞도록 규정하였다. 두창 유행의 원인을 종두를 맞지 않는 것으로 보고 있었던 위생행정 담당자들은 조선인들이 정기종두조차 맞지 않는 것이 문제라는 점을 지적하며 「조선종두령」에 따라 종두를 맞을 것을 설파하였다. 즉 접종하지 않는 사람이 많았기 때문에 접종을 장려하는 것에 초점을 맞추고 있었다. 반면, 의사들은 신문 및 잡지의 기고를 통해 종두는 여러 차례, 혹은 종두 접종 3년 혹은 5년 후에 다시 맞아야 한다는 점에 초점을 맞추고 있었다. 정기종두는 생후 90일 이후 1년 이내, 6세, 12세에 접종하는 것인데, 두창에 걸렸다고 해도 평생 면역이 되는 것이 아니므로 일정 시일이 흐르면 재감염의 우려가 있기 때문에 여러 차례 종두를 맞으라고 주장한 것이다.[74]

조선인 의사가 작성한 또 다른 신문기사는 종두는 대개 6개월 될 때 실시하는 것이 상례이고, 3년마다 접종해 주는 것이 좋다고 설명하였다.[75] 그리고 두창을 앓은 자라고 하더라도 평생 면역의 효과가 있는 것이 아니고, 10년이 지나면 또 전염될 위험이 있기 때문에 종두 후 3개년을 경과한 자는 되도록 접종하라고 설득하였다.[76] 이외에 종두 효과가 3~4년은 지속되므로 5년에 한 번은 맞아야 한다는 기사도 있었다.[77] 정기종두 외에도 지속적으로 종두를 실시해야 한다는 점에 초점이 있었다고 볼 수 있는데, 이것은 바꿔 말하면 종두를 3회 맞아도 면역력을 확보할 수 없음을 의미하는 것이었다.

조선총독부는 「조선종두령」을 실시한 이후에도 감염의 구체적인 원인은 특정하지 못했고, 중국과 접경하고 있어 교통이 빈번하므로, 조선인의 더 많은 수가, 더 자주 종두를 접종받도록 독려하는 데에 그쳤다. 그리고 1932년부터는 3차 정기접종뿐만 아니라 특별기(特別期) 종두가 추가로 실시되었다.[78] 이는 또다시 두창이 크게 재유행[79]했기 때문이었다. 이를 계기로 이후 1940년대까지 정기종두 외에 매년 특별기종두접종을 실시하여 두창 예방을 더욱 강화하였다. 이는 감염병 예방 차원의 두창 유행통제조치였으나, 전쟁에 투입할 건강한 군인을 확보하고자 한 의도도 깔려 있는 것이었다.[80] 그 결과 1930년대 이후에 들어서 이전 시기에 비해 접종자 수가 급증하였다. 동시에 불선감을 보이는 수나 종두 후 검진을 받지 않은 자들도 증가했다. 1920년대부터 1940년대 초까지 접종자 총수의 3분의 1~5분의 1 정도는 불선감을 보였고, 결과를 알 수 없는 경우도 상당수였다. 그러나 이들의 접종 결과까지 관리하기에는 역부족이었다. 즉 더 많은 사람에게 종두를 실시하여 어느 정도 예방의 성과를 거뒀다고도 할 수 있지만, 결과를 알 수 없는 경우도 많아 종두를 시행했어도 추가적인 접종이 불가피했다.

1920년대 후반, 일본에서도 두창 예방의 만전을 기하기 위해 제2기 종두 시기를 앞당기고, 제3기 종두를 실시하자는 의견이 등장할 정도로 두창 유행에 경각심을 가지고 있었다.[81] 일본에서는 「종두법」 시행 이래 메이지 시기와 같은 두창의 대유행은 일어나지 않았지만, 환자가 꾸준히 발생하고 있었고, 향후 2~3년은 임시종두에 의한 면연력이 소실되어 두창이 상당수 발생할 수 있는 시기와 맞물려 있었으며, 치명률[82]도 식민지와 큰 차이를 보이지 않았기 때문이다. 1910년부터 1938년까지의 일본에서의 치명률 평균은 22.03%로 식민지 조선(23.29%)보다는 낮았지만, 6~28%까지 편차가 컸고, 평균으로 따지면 조선이나 대만(23.43%)보다 약간 낮은 정도에 그쳤기 때문이다.[83] 따라서 일본에서는 환자가 발생할 때마다 환자의 역학조사를 실시했는데, 1940년쯤 되면 조선을 경유하여 들어온 환자가 압도적으로 많다는 분석이 도출되었다.[84] 전쟁으로 일본과 한반도 간에 왕래가 증가하는 가운데, 식민지 조선의 방역은 더욱 강화되는 추세를 보일 수밖에 없었다. 이에 따라 조선총독부는 종두 접종에서 중요한 선감을 확보하기보다 더 많은 사람에게 더 자주 종두를 실시하는 것으로 두창 예방정책을 펼쳐 나아갔다.

마치며

이 글에서는 조선총독부가 1919년경부터 재유행하기 시작한 두창을 통제하기 위해 기존의 「종두규칙」을 대신하는 「조선종두령」을 반포하게 된 이유와 「조선종두령」의 반포 이래 종두정책을 살펴보면서 제도의 유효성을 확인하고자 하였다. 식민지 주민들에 대한 강제접종이라는 논의에서 벗어나 식민 본국인 일본과의 정책적인 연관성을 염두에 두면서 식민 당국의 의사결정에 영향을 끼친 사안이 무엇인지 확인하고자 관련 문서의 내용을 분석하였다. 그 결과 1923년에 제정된 「조선종두령」은 일본에서 종두법이 실시된 이후 10년간의 종두 접종성적과 면역력의 상관관계, 그리고 조선의 지리적 특성 등을 고려하여 종두 접종 시기와 횟수를 결정한 것임을 확인하였다.

「조선종두령」에서는 부족한 의사나 의생을 대신하여 종두시술생을 교육시켜 종두를 시행하는 주체로 삼았다. 이들은 이전의 종두인허원 제도를 답습하면서도 종두 접종 횟수 증가에 따라 늘어난 종두 대상자에게 더 빠르게 종두를 시행하기 위한 목적으로 속성 교육을 받았는데, 전국적으로 교육 커리큘럼은 유사했지만, 각 지방장관이 필요에 따라 강습을 실시할 수 있었고, 지방마다 종두시술생의 자격이 상이하여 활동 인원수나 연령, 교육 수준 등에 지역별 편차가 존재하였다. 명칭은 변경되었지만, 종두인허원과 상당히 유사한 점이 많았으며 종두사업을 실시해 나아가는 가운데 종두만을 담당하는 인력이 별도로 필요했던 식민지 조선의 의료현실을 보여준다.

실제로 활동하던 종두시술생의 총인원은 확인되지 않는다. 그러나 1930년대 이후로 갈수록 정기종두 외에 임시종두, 특별기종두 등 다양한 형태로 종두 접종이 실시되면서 종두시술생의 역할은 점차 확대될 수밖에 없는 구조가 되었다. 종두 시술에서 선감을 얻기 위해서 유의해야 할 점은 상당히 많았으나, 대량 접종에 투입되다 보니 이들에게 세밀한 부분까지 주의하여 접종하도록 요청하는 데까지는 미치지 못한 것으로 보인다. 그러나 이들을 대체할 수 있는 인력이 없었기 때문에 조선총독부는 종두 실시의 적정 시기나 추가 종두 접종에 관한 의견이 분분한 가운데 두창 유행이라는 현실 앞에서 종두시술생이라는 제도에 의지할 수밖에 없었다. 특히 1930년대 후반부터는 두창의 지속적인 유행 이외에 군인으로 동원하기 위해 정기종두 외에도 특별기, 기타 종두 등 종두 접종의 총 인원수가 상당한 수준으로 증가하는데, 한정된 인력으로 급증하는 종두를 실시하기에는 물리적으로 한계에 다다랐을 것으로 보인다. 이에 선감을 확인하고 재종두가 필요한 자를 관리하기보다 두묘에 대한 신뢰에 기대어 더 많은 사람에게 더 자주 접종하는 방식으로 두창 유행을 저지하고자 했던 모습이 드러난다. 이러한 모습은 조선총독부가 무리한 방식으로 관련 제도를 운영했을뿐만 아니라, 전시기의 전염병 위협이라는 현실 앞에서 이를 더욱 변칙적으로 활용하면서 두창을 근본적으로 통제하는 데에는 이르지 못했음을 보여주고 있다.

흥미로운 점은 기존의 연구에서 일본 내지의 경우 1909년 「종두법」이 제정된 이후로 법령이 개정되지 않았다는 점을 지적하며, 두창을 효과적으로 통제한 것으로 그려왔다. 그러나 이번 연구에서는 본문에서 언급한 것과 같이 일본 내지에서도 종두 접종의 횟수를 늘리고, 종두 시기를 앞당기는 방안이 논의되었던 점을 확인할 수 있었다. 식민통치 기간이 길어질수록 제국 본토와 식민지 간의 교통망이 더욱 촘촘히 연결되고, 왕래가 활발해지면서 일본도 두창 유행에서 자유롭지만은 않았고, 식민지 조선의 두창 유행을 제대로 저지할 수 없었던 만큼 일본에서도 전염병 통제의 문제는 지속적으로 해결해야 할 문제였다.

미주

1. 김호, 「'이의순명(以義順命)'의 길: 다산 정약용의 종두법 연구」, 『민족문화연구』 72, 2016.
2. 하세가와 사오리·최규진, 「1876년 제1차 수신사를 통한 한일 의학교류: 우두법을 중심으로」, 『일본문화연구』 82, 2022.
3. 박윤재, 「대한제국기 종두의양성소의 설립과 활동」, 『정신문화연구』 32(4), 2009, 30쪽.
4. 박윤재, 「조선총독부의 우두정책과 두창의 지속」, 『의사학』 21(3), 2012, 377쪽.
5. 조선총독부는 대한제국 정부가 1895년 반포한 종두규칙을 인정하고, 종두인허원을 그대로 활용했고. 접종 횟수는 생후 70일~만 1세에 한 번 우두를 접종받도록 한 것을 생후 90일 이후, 접종 성공 후 5년 이후에 재접종을 받도록 변경하였다. 박윤재, 2012, 379~381쪽.
6. 박윤재, 2012, 382~387쪽.
7. 박윤재, 2012, 388~396쪽.
8. 高木逸磨, 「恐る可き天然痘の流行と豫防法」, 『朝鮮及滿洲』 144, 1919년 6월호, 95쪽.
9. 高木逸磨, 1919, 93쪽.
10. 高木逸磨, 1919, 94쪽.
11. 高木逸磨, 1919, 96쪽.
12. 加加見鐵太郎, 「天然痘について」, 『朝鮮及滿洲』 153, 1920년 3월호, 66쪽.
13. 1909년에는 4,500명, 1910년에 2,700명, 1911년에 3,300명이었으나, 1912년에 1,100명으로 줄어들었고, 1913년에는 불과 220명, 1914년에는 150명, 1915~1917년에는 50명이 안 되는 환자 수를 보였다고 기술하고 있다. 이 수치는 조선총독부가 작성한 통계연보의 두창 환자 수치와 완전히 일치하는 것은 아니지만 오차 범위는 상당히 작다고 하겠다. 加加見鐵太郎, 1920, 65쪽 및 朝鮮總督府 編, 『朝鮮總督府統計年報』 1909~1918년 참조.
14. 박윤재, 2012, 383쪽.

15 「痘瘡及發疹チフスの流行」,『朝鮮彙報』8, 1919, 138쪽.
16 1920년 당시 식민지 조선의 총인구는 1,700만 명으로 추산한다. 박경숙, 「식민지 시기(1910~1945년) 조선의 인구 동태와 구조」, 『한국인구학』 32(2), 2009, 32쪽.
17 高木逸磨, 1919, 94쪽.
18 강제접종은 두묘의 대량 제조 및 공급이 가능해짐에 따라 실시되었고, 이에 따라 종두인허원이 수령하던 접종료도 사라졌다. 신동원, 『한국근대보건의료사』, 한울아카데미, 1997, 389쪽.
19 박윤재, 2012, 380쪽.
20 加加見鐵太郎, 1920, 66쪽.
21 「朝鮮種痘令制令案」(1923年 3月 21日), JACAR(アジア歴史資料センター) Ref. A01200520400, 公文類聚·第四十七編·大正十二年·第三十卷·地理·土地·雑載, 警察·行政警察·司法警察, 衛生, 社寺(國立公文書館).
22 厚生省醫務局 編, 『醫制百年史(資料編)』, ぎょうせい, 1976, 276쪽.
23 永井小太郎, 野田作一, 『種痘法註解』, 栄寿堂, 1910, 7~8쪽.
24 일본에서 제5기 유행이 1917년, 1919년 그리고 1920년에 발생하였다. 1917년과 1919년에 오사카부와 효고현 등 일부 지역에서만 유행했던 것과는 달리 1920년에는 전국적으로 만연하였다는 특징이 있다. 참고로 1917년 이전의 제4기 유행은 1908년이었다. 川村純一, 『病いの克服－日本痘瘡史』, 思文閣出版, 1999, 71쪽.
25 구 종두규칙에 의해 5년째에 재접종을 했을 경우 선감률이 낮을 조짐이 있어 이를 입증할 필요가 있다고 밝히고 있다. 「朝鮮種痘令制令案」, 1923년 3월 21일.
26 현행 종두법과 같이 제2기 접종을 10세로 하면 종두의 면역력이 이미 희박하거나 또는 소실된 시기이기 때문에 병독에 걸리는 것은 명백하다고 서술하고 있다. 「朝鮮種痘令制令案」, 1923년 3월 21일.
27 사료 원문에는 5년째의 종두를 '임시종두'로 언급하고 있다. 추후 확인이 필요하다.
28 「조선종두령」의 정기종두 시기는 일본의 「종두법」이 제1기를 생후부터 이듬해 6월까지의 기간으로, 제2기를 햇수로 10세가 되는 때로 정한 것과는 다소 차이를 보인다.
29 「朝鮮種痘令」, 『朝鮮總督府官報』, 1923년 4월 2일; 「朝鮮種痘令施行規則」, 『朝鮮總督府官報』, 1923년 5월 23일.

30 박윤재, 2012, 380~382쪽.
31 「朝鮮種痘令」, 『朝鮮總督府官報』, 1923년 4월 2일.
32 의사면허번호는 1937년 말까지 1481번, 1944년에는 2154번까지 발급되었다. 김영수, 「한국 근대 전문직업인 의사의 탄생과 그 제도적 변천-의사규칙에서 국민의료법까지-」, 『한국사연구』 188, 2020, 18쪽.
33 박훈평 편저, 『일제강점기 의생 총목록』 1, 한국한의학연구원, 2017, 5쪽.
34 朝鮮總督府全羅北道衛生課 編, 『種痘施針』, 1934, 15쪽.
35 박윤재, 2009, 31~37쪽.
36 박윤재, 2009, 40쪽.
37 「한성종두사세칙중 개정건」, 『대한제국관보』, 1901년 10월 7일.
38 종두인허인 선정은 제12조에서 규정하고 있는데, 경기관찰부에서 관하 각 군에 훈령하여 숙련된 종두 시술인을 찾아내 보내어 종두 기술을 시험한 뒤에 선정하도록 하였다. 「한성종두사세칙중 개정건」, 『대한제국관보』, 1901년 10월 7일.
39 1911년 종두인허원을 임명할 때와는 다르게 1922년도에 임명된 숫자를 확인하면, 한 번 임명할 때 1~2명이 임명된 것을 확인할 수 있다. 종두인허원을 해직할 경우에도 비슷하다. 「種痘認許員任免」, 『朝鮮總督府官報』, 1911년 5월 4일; 「種痘認許員任命」, 『朝鮮總督府官報』, 1921년 4월 21일; 「種痘認許員任命」, 『朝鮮總督府官報』, 1922년 2월 2일.
40 「種痘認許員手當支給規定中左ノ通改正ス」, 『朝鮮總督府官報』, 1919년 6월 17일.
41 1921년의 『조선총독부관보』에는 평안남도의 종두인허원 수당지급에 관한 규정이 폐지된 것과 새롭게 규정된 내용이 같이 실려 있다. 폐지된 것은 도령(道令) 제4호이고, 새롭게 규정된 것은 도훈령(道訓令) 제12호이다. 「種痘認許員手當支給規定」, 『朝鮮總督府官報』, 1921년 4월 9일.
42 인구 100명에 대한 접종률이 1919년에 7.85명이었던 것이, 1921년에는 15.62명으로 2배 가까이 뛰었다. 총 접종자 수는 약 130만 명에서 약 275만 명으로 증가하여 접종자 수는 증가하는 추세였다. 「朝鮮種痘令制令案」, 1923년 3월 21일.
43 1920년 12월 말 현재, 전국의 종두인허원의 총수는 860명이고, 경기도, 경상북도, 황해도의 3도는 100명이 넘는 수가 활동했다. 朝鮮總督府 編, 『朝鮮衛生事情要覽』, 1922, 74~75쪽.
44 「痘神의 발동과 예방」, 『매일신보』, 1923년 5월 23일.
45 「조선종두령(하), 22일부 발령, 9월 1일 시행」, 『매일신보』, 1923년 5월 24일.

46 「종두시술생양성」, 『매일신보』, 1923년 9월 8일.
47 관련 법령은 지방청 공문으로 경기도, 평안남도, 충청남도에서는 훈령으로, 강원도에서는 고시로 반포되었다. 경기도가 제일 빠른 1924년 8월, 다음은 평안남도, 충청남도, 강원도 순으로 1925년 5월부터 8월 사이에 관련 법령이 게시되었다.
48 종두시술생 수당지급규정이 실시되면서 기존의 종두인허원 수당지급규정은 폐지된 것을 알리는 고시가 1925년에 확인된다. 「種痘施術生手當支給規程左ノ通定ム」, 『朝鮮總督府官報』, 1925년 6월 4일.
49 「種痘認許員任命」, 『朝鮮總督府官報』, 1921년 4월 21일;「種痘認許員任命」, 『朝鮮總督府官報』, 1922년 2월 2일.
50 원래 종두예산으로 책정된 경비는 약 874원이었으나, 종두를 실시하게 되면서 5,147원으로 증가했으며, 임시고원(臨時雇員), 고원용인비(雇員傭人費) 등으로 약 3,500원 이상이 소요되었다. 의사에게 지급한 수당은 약 340원에 지나지 않는다. 다만 동원된 이들이 법적으로 공인된 인력이었는지는 확인되지 않는다. 「조선종두령, 9월 1일부터 실시」, 『동아일보』, 1923년 7월 12일.
51 「종두시술생양성」, 『매일신보』, 1923년 9월 8일.
52 관련 법령은 지방청 공문으로 경기도, 평안남도, 충청남도에서는 훈령으로, 강원도에서는 고시로 반포되었다. 경기도가 제일 빠른 1924년 8월, 다음은 평안남도, 충청남도, 강원도 순으로 1925년 5~8월에 관련 법령이 게시되었다.
53 「種痘施術生ニ關スル件左ノ通定ム」, 『朝鮮總督府官報』, 1924년 8월 5일;「種痘施術生講習規程左ノ通定ム」, 『朝鮮總督府官報』, 1925년 6월 11일;「種痘施術生講習規程左ノ通定ム」, 『朝鮮總督府官報』, 1925년 8월 6일. 순서대로 경기도, 충청남도, 강원도의 규정이다.
54 「種痘施術生ニ關スル件左ノ通改正ム」, 『朝鮮總督府官報』, 1932년 6월 17일.
55 「種痘施術生ニ關スル件左ノ通定ム」, 『朝鮮總督府官報』, 1924년 8월 5일.
56 「種痘施術生講習規程左ノ通定ム」, 『朝鮮總督府官報』, 1925년 6월 11일;「種痘施術生講習規程左ノ通定ム」, 『朝鮮總督府官報』, 1925년 8월 6일.
57 어린아이의 팔에서 팔로 계속 종두를 실시하여 우두묘가 충분한 발두력을 보이지 않을 때 원래 숙주인 소에게 접종하여 발두력을 회복시키는 것, 즉 종두를 통해 사람에서 사람으로 옮겨간 우두묘를 다시 소에 넣어서 만든 우두묘를 재귀우두묘라고 한다. 添川正夫, 『日本痘苗史序說』, 近代出版, 1987, 83쪽.

58 添川正夫, 1987, 106~109쪽.
59 添川正夫, 1987, 103~104쪽; 朝鮮總督府全羅北道衛生課 編, 1934, 9쪽; 「대구에 두묘제조」, 『매일신보』, 1922년 5월 28일; 「두묘제조소 개시」, 『매일신보』, 1923년 4월 28일.
60 朝鮮總督府全羅北道衛生課 編, 1934, 17쪽.
61 특별 종두는 종두 보급을 위해 연령에 상관없이 종두를 실시하지 않은 자를 대상으로 실시하는 것을 의미한다. 西龜三圭, 「天然痘に就て」, 『朝鮮及滿洲』 294, 1932년 5월호, 91쪽.
62 1940년의 종두 인원 중에 천만 명의 수는 정기종두나 특별기가 아닌 기타로 집계된 수에 해당한다. 다만, 기타가 어떤 방식의 종두를 실시한 것인지에 대해서는 구체적으로 나타나 있지 않다.
63 朝鮮總督府 編, 『朝鮮總督府統計年報』, 1924~1943년.
64 「內地でも廣汎に天然痘蔓延す」, 『釜山日報』, 1940년 3월 16일.
65 경기도와 경성부는 80만 부민을 대상으로 일제히 종두를 실시하였고, 그 이후에도 병원에서 무료로 종두를 접종할 수 있도록 조치하였다. 「천연두유행과 종두의 실행-부민은 자진협력하라」, 『매일신보』, 1940년 1월 12일; 「끄칠줄 모르는 천연두 종두를 너흡시다」, 『동아일보』, 1940년 2월 5일; 「恐れよ天然痘 いよいよ釜山で種痘-强制的實施の日割決定」, 『釜山日報』, 1940년 2월 18일.
66 전체 종두 접종 수는 제1기, 제2기, 제3기, 특별기, 기타를 모두 포함하는 숫자이다.
67 朝鮮總督府 編, 『朝鮮總督府統計年報(昭和十三年)』, 1940, 340~343쪽.
68 西龜三圭, 「天然痘に就て(續)」, 『朝鮮及滿洲』 295, 1932년 6월호, 52~53쪽; 朝鮮總督府全羅北道衛生課 編, 1934, 11~13쪽; 「종두의 효력 년한 대개는 삼개년간」, 『중외일보』, 1928년 4월 4일.
69 전라남도와 전라북도 위생과에서 발행한 지침에는 선감과 불선감의 사례를 구분하는 몇 종류의 예시가 포함되어 있다. 다음의 단행본에 수록된 그림 참조. 朝鮮總督府全羅北道衛生課 編, 1934; 朝鮮總督府全羅南道衛生課 編, 『種痘指針』, 1939.
70 朝鮮總督府全羅北道衛生課 編, 1934, 15~16쪽.
71 西龜三圭, 1932년 6월, 51쪽.
72 井口乘海, 『種痘及種痘論』, 文光堂書店, 1929, 212~213쪽.

73 西龜三圭, 1932년 6월, 52쪽.
74 高木逸磨, 1919, 94쪽.
75 「천연두와 종두, 곰보는 문명인의 치욕이다-세의전피부과 최재유(崔在裕)」, 『동아일보』, 1931년 3월 11일.
76 西龜三圭, 1932년 5월, 92쪽.
77 「종두의 효과는 삼사년은 계속, 우두는 오년만큼 한번씩」, 『매일신보』, 1928년 4월 28일.
78 朝鮮總督府 編, 『朝鮮總督府統計年報(昭和7年)』, 1934, 424~425쪽.
79 西龜三圭, 1932년 5월, 91쪽.
80 「天然痘を根絶せしめよ」, 『朝鮮通信』181, 1941, 2쪽.
81 1912년부터 1928년까지 17년간 일본 전국에서 발생한 두창 환자는 2만 280명으로, 제2기 접종을 끝낸 인구의 이환율이 낮게 나타났다. 井口乘海, 1929, 214~215쪽.
82 20세기 초반 일본이 제작한 전염병 통계자료에서는 환자 수와 사망률이라는 표현을 사용하고 있으나, 사망률은 인구 대비 특정 질병 사망자 수를 표기하는 경우가 많으므로, 명확한 의미를 나타내고자 특정 질환에 걸린 환자 중에 사망한 자의 비율을 나타내는 치명률이라는 용어를 사용하기로 한다.
83 須川豊, 高橋武夫, 「朝鮮に於ける痘瘡の疫學的觀察」, 『朝鮮醫學會雜誌』(臨床編) 1(3), 別冊, 1941, 3쪽.
84 「天然痘內地へ飛火した內地の患者百六十五名」, 『朝鮮及滿洲』389, 1940년 4월호, 52쪽.

제10장

상하이 공공조계 우두 접종과
거주민의 반응

∙
∙
∙

조정은

시작하며

영국인 의료선교사 윌리엄 록하트(William Lockhart, 1811~1896)는 1844년 상하이 최초의 서양식 병원인 인제의원(仁濟醫院)을 설립하고,[1] 이듬해(1845년) 상하이에서 처음으로 우두 접종을 실시했다. 우두법은 무서운 전염병인 두창을 예방하여 근대의학의 우수성을 알릴 수 있는 도구이자 기독교의 자비로움을 보여줄 수 있는 도구였기 때문이다. 중국인이 모여 사는 화계(華界, Chinese City)에서는 전통적인 자선사업과 마찬가지로 중국인 관리의 도움 아래 인제의원의 황춘푸(黃春圃, 1833~1911)가 무료로 우두를 접종하였다.

미션계 병원에서 시작된 우두 접종은 상하이의 조계 정부로 이어졌다. 조계는 개항장에 설치된 외국인 거주 지역으로, 행정권과 경찰권, 사법권 등은 외국 정부가 소유하고 있어 중국 정부의 힘이 미치지 않는 장소이다. 난징 조약으로 개항한 이후 상하이에는 1845년 영국인 거류지를 시작으로 미국 조계(1848년), 프랑스 조계(1849년)가 잇따라 설립되었다. 1863년에는 영국 조계와 미국 조계가 합쳐져 공공조계(公共租界, Shanghai International Settlement)가 된다. 화계는 상하이 현성 및 그 주변을 포함하는 난스와 자베이, 기타 교외 지역으로 이루어졌다〈그림 1〉. 이 중 공공조계의 최고 시정 기구는 1854년 7월 설립된 공부국(工部局)으로, 중국 정부의 간섭을 받지 않는 독립된 기구였다. 공부국 내 최고 결정기구는 동사회(董事會, 이하 이사회)이다. 공부국이 설립되면서 본격적인 위생행정이 시작되었고, 1898년 전문위생행정기관인 위생처(衛生處)가 조직되었다.[2] 그리고 1921년이 되면 공부국 내에 화인고문위원회(華人顧問委員會)가 설립되어 중국인들도 공공조계의 행정에 관여할 수 있게 되었다.

19세기 말 급속한 인구 증가와 도시화로 인해 두창의 위험성이 날로 증가하자 조계 정부는 두창 방역을 위해 노력했고, 그 중심에는 우두법이 있었다. 공부국에서는 1870년부터 비교적 체계적인 무료 접종을 실시했다. 우두법 덕분에 두창은 페스트나 콜레라와 달리 백신 접종을 통해 예방이 가능한 질병이 되었다. 공부국 연례보고서[3]에서는 두창의 발생을 문명화가 덜 된 장소에서만 생존하는 중세의 참극으로, 두창의 성공적인 방역은 지역사회의 위생교육 수준을 보여주는 지표로 보았다.[4] 조계의 의료위생행정에서 우두 접종은 매우 중요한 부분을 차지하였다. 조계 정부가 체계적이고 근대적인 방식으로 우두 접종을 확대해 나갔다면, 화계는 전통적 방식을 여전히 활용하는 모습을 보였다. 같은 상하이 내에서 벌어진 조계와 화계의 차이는 당시 상하이가 근대와 전통이 공존하는 독특한 면모를 지닌 도시였음을 보여준다.

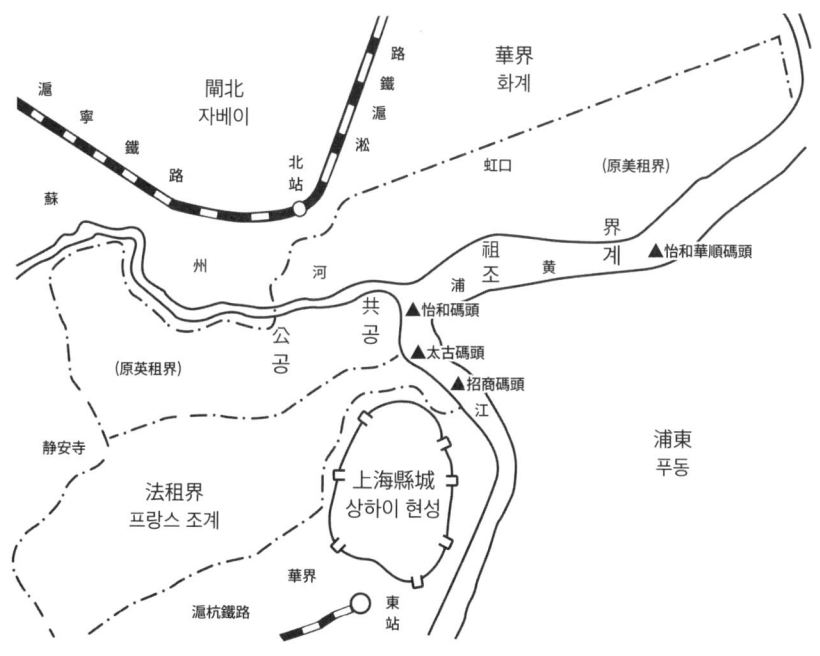

그림 1 **상하이 약도**
출처: 上海市歷史博物館 等 編, 『中國的租界』, 上海古籍出版社, 2004, 33쪽. 필자 가필.

한편 이처럼 우두법이 세력을 확장해 나가는 중에도 인두법은 좀처럼 사라지지 않았다. 오히려 전통적 관념을 활용하는 편이 우두법 홍보에 유리했다. 상하이의 외국인과 중국인은 인두에 대해 어떻게 생각했을까. 인두에 대한 전통적 관념은 중국인이 우두법을 받아들이는 데 어떤 영향을 미쳤을까. 그 속에는 어떤 문화적인 요인이 숨어있었던 것일까.

두창 유행 현황과 종두법의 변화

위생환경의 악화와 두창

조계 성립 초기에는 외국인과 중국인의 거주지를 분리하는 화양별거의 원칙에 따라 조계에는 외국인이, 화계에는 중국인이 살았다. 그러나 태평천국 운동(太平天國運動, 1851~1864), 소도회(小刀會)의 난과 같은 정치적 혼란으로 인해 중국인 피난민이 조계로 몰려들면서 조계의 인구는 급격히 늘어났다. 1855년부터 10년간 공공조계의 인구는 2만에서 9만으로 늘었고, 프랑스 조계의 인구는 4만 명이 늘어 조계지의 인구는 총 11만 명 증가하였다. 1870년 태평천국 운동이 실패로 끝나자, 공공조계 인구는 2만 명 정도 줄어들었다.[5] 하지만 이후 인구는 다시 늘어나기 시작했다. 1880년대부터는 부유한 중국인 관리와 상인들도 상하이로 이주해 왔다. 〈표 1〉과 같이 공공조계의 인구는 1870년 7만 6,713명에서 1930년 100만 7,868명으로 약 13배 늘었고, 1910년에서 1930년 사이 프랑스 조계는 약 4배, 화계는 3배 가까이 인구가 늘었다.

늘어난 인구의 대부분은 중국인이었다. 1870년부터 1930년까지 공공조계 중국인 인구는 약 13배, 외국인은 약 21배가 늘었는데, 비율로 따지면 전체 인구 중 중국인은 96~97%이고, 외국인은 3~4%에 불과했다. 〈표 2〉는 공공조계의 인구수를 중국인과 외국인으로 나누어 정리한 것이다.

급격한 인구 증가와 이로 인한 위생환경의 악화는 상하이를 전염병의 온상으로 만들었다. 두창의 유행도 심각했다. 위생 보고서에서는 "상하이에는 3년마다 백신 접종을 반복하지 않으면 안 될 정도로 두창이 만

표 1 상하이의 인구 변화

(단위: 명)

연도	공공조계	프랑스 조계	화계
1870	76,713	-	-
1876	97,335	-	-
1880	110,039	-	-
1885	129,338	-	-
1890	171,950	-	-
1895	245,679	52,188	-
1900	352,050	92,263	-
1905	464,213	96,963	-
1910	501,541	115,946	568,372
1915	638,920	149,000	-
1920	783,146	170,229	-
1925	840,226	297,072	-
1930	1,007,868	434,807	1,669,575

출처: 羅振宇,「上海工部局公共衛生管理硏究(1854~1937)」, 華東師範大學 博士學位論文, 2016, 21쪽. -는 숫자 미상.

연해 있다",[6] "중국에는 언제나 두창이 유행하고 있다"[7]고 지적하였다. 〈표 3〉은 1887년부터 1927년까지 공공조계 두창 사망자 수를 정리한 것이다.

인구 증가 그래프와 두창 사망자 그래프를 비교해 보면, 인구 증가와 두창 사망자 수 증가가 서로 관련이 있음을 짐작해 볼 수 있다. 그러나 인구 증가 그래프와 두창 사망자 수 그래프가 항상 정비례하는 것은 아니다. 인구는 계속해서 늘었으나 두창 사망자는 늘어났다 줄어들기를 반복했다. 1894년부터 1913년까지 상하이 조계지 내 두창 환자를 조사

표 2 공공조계 인구수
(단위: 명)

연도	중국인	외국인	합계
1870	75,047	1,666	76,713
1876	95,662	1,673	97,335
1880	107,844	2,195	110,039
1885	125,665	3,673	129,338
1890	168,129	3,821	171,950
1895	240,995	4,684	245,679
1900	345,276	6,774	352,050
1905	452,716	11,497	464,213
1910	488,005	13,536	501,541
1915	620,401	18,519	638,920
1920	759,839	23,307	783,146
1925	810,279	29,947	840,226
1930	971,397	36,471	1,007,868

출처: 공부국 연례보고서의 통계와 羅志如, 1932, 21쪽을 함께 이용하여 작성하였다. 공부국 연례보고서에 의하면 추정치이다.

해보면 두창이 약 3년 주기로 유행함을 확인할 수 있었다.[8] 또 1919년과 1920년에는 두창 사망자가 거의 없었으나, 1921년에는 248명이나 발생했다. 그 이유는 무엇일까. 이 문제는 뒤에서 자세히 살펴보도록 하겠다.

또한 인구수 대비 사망률을 살펴보면 외국인에게 이 병이 치명적이었음을 알 수 있다. 1877년 중국인 두창 사망자는 전체 중국인 인구수의 0.1%인데 외국인 사망자는 전체 외국인 인구수의 0.4%를 차지한다. 1925년에는 중국인 0.008%, 외국인 0.024%이다. 1930년에도 외국인 두창 환자 21명 중 사망자는 4명, 사망률은 19%로 매우 높았다.[9] 이러한

표 3 상하이 공공조계 두창 사망자 수

(단위: 명)

연도	중국인	외국인	합계	연도	중국인	외국인	합계
1887	76	7	83	1909	19	0	19
1888	54	2	56	1910	304	13	317
1889	29	1	30	1911	156	10	166
1890	79	4	83	1912	124	3	127
1891	223	3	226	1913	207	12	219
1892	78	5	83	1914	162	11	173
1893	184	11	195	1915	106	15	121
1894	125	9	134	1916	3	0	3
1895	138	7	145	1917	188	18	206
1896	316	19	335	1918	107	4	111
1897	92	2	94	1919	0	1	1
1898	65	2	67	1920	0	0	0
1899	183	7	190	1921	204	44	248
1900	54	0	54	1922	230	10	240
1901	31	1	32	1923	51	6	57
1902	434	3	437	1924	92	6	98
1903	241	7	248	1925	59	7	66
1904	759	11	770	1926	169	12	181
1905	246	14	260	1927	7	0	7
1906	29	0	29	1928	139	20	159
1907	863	21	884	1929	165	12	177
1908	143	5	148	1930	46	4	50

출처: 羅志如, 1932, 38쪽; Shanghai Municipal Council, *Report for the Year Ended 31st December 1892 and Budget for the Year Ending 31st December 1893*, Shanghai: Printed by Kelly & Walsh, Limited, Nanking Road, 1893, p.97; Shanghai Municipal Council, 1916, p.74A; Arnold Wright, *Twentieth Century Impressions of Hong-kong, Shanghai, and Other Treaty Ports of China*, London Lloyd's Greater Britain Pub. Co., 1908, p.435; 上海公共租界工部局, 『上海公共租界工部局年報』, 公共租界工部局, 1930, 115쪽.

높은 외국인 사망률은 조계 당국이 두창 예방에 발 벗고 나서게 한 중요한 원인이다.

인두법 금지와 우두법의 확산
우두법의 소개와 인제의원

상하이에 우두법을 처음으로 알린 인물은 바로 의료선교사 윌리엄 록하트이다. 그는 1811년 10월 3일 영국 리버풀에서 태어났다. 런던에서 의학을 배웠는데 특히 외과와 안과에 정통했다고 한다. 런던선교회(London Missionary Society, LMS) 소속으로, 1839년 마카오에 도착하여 중국어를 배웠으며 광저우, 저우산을 거쳐 1843년 11월 5일 상하이에 도착하였다.[10] 곧이어 1843년 12월 23일 상하이 최초이자 전 중국을 통틀어 두 번째로 서양식 병원인 인제의원을 설립하였다.

병원에서는 설립 초부터 우두 접종을 시행하고자 노력하였는데, 관련 내용이 1845년 보고서에 다음과 같이 기록되어 있다.

> 상해 병원 설립 이후 백신 접종을 소개하고자 노력하였다. 홍콩의 병원에서 보낸 두묘(痘苗)와 마카오의 앤더슨(A. Anderson) 의사, 저우산(Chusan)에서 마드라스 군대(Madras troops)를 담당하는 맥스웰(Maxwell) 의사의 친절한 도움을 받아 만든 두묘를 가지고 반복적으로 시험하였다. 후자는 마드라스에서 중국으로 보낸 것이다. 그러나 이 모든 것이 실패했다. 지난 4월 마카오에서 신선한 백신을 받아 기쁘게도 성공하였다. 이때 상하이의 중국 수비대 대령 How[혹은 Haw] Ta-jin은 그의 딸 중 한 명에게 백신 접종을 해달라고 요청했다. 마침내 How Ta-jin의 다른 자녀와

30명의 군인, 이웃 어린이들이 그의 집에서 예방 접종을 받았다. 20명이 넘는 어린이들이 병원에서 예방 접종을 받았다. 몇 달 안에 이러한 사실이 알려져 백신 접종이 더 널리 채택되기를 고대한다.[11]

하지만 그 후에도 우두법이 순조롭게 시행되지는 못했다. 1847년 보고서에서는 작년 백신 림프(lymph)의 공급이 실패했고, 자녀에게 예방 접종을 맞춘 몇몇 사람들이 실망했기 때문에 지난 18개월 동안 예방 접종 사례는 20건이 채 안 된다며 아쉬워했다. 중국인이 외국에서 온 우두법보다 자신들의 인두법에 더 자신이 있는 것도 접종자가 많지 않은 이유 중 하나였다. 백신은 런던 왕립 백신 기관의 관리자들과 캘커타(Calcutta, 현재의 콜카타) 외과 과장(Presidency Surgeon) 스튜어트(Stewart) 박사 덕분에 정기적으로 공급받을 수 있었다. 보고서에서는 "백신 접종의 이점이 중국인들 사이에 더 많이 알려져 더 많은 도움을 줄 수 있기를 바란다"라고 적었다.[12] 결국 우두법의 성공은 신선한 백신의 공급과 중국인의 인식 변화에 달려 있었다.

적어도 1856년에는 비교적 신선한 백신을 안정적으로 제공할 수 있게 된 듯하다. 1856년 보고서에서는 쑤저우 출신의 중국인 의사에게 우두법을 가르치고 백신을 공급한 내용이 등장한다. 이 의사는 인제의원에서 백신 접종법을 배운 후, 백신 림프와 란셋(lancet), 피어슨 의사가 쓴 우두법 소책자를 받아 갔다. 1856년 봄에는 쑤저우와 쑤저우 근교에서 800명이 넘는 어린이들에게 백신을 접종했다. 그런데 두창이 심각하게 유행하여 계층을 막론하고 모든 사람이 백신 접종을 받고 싶어 하는데 백신이 여름 동안 더위 때문에 쓸 수 없게 되자 다시 인제의원에 와서 신

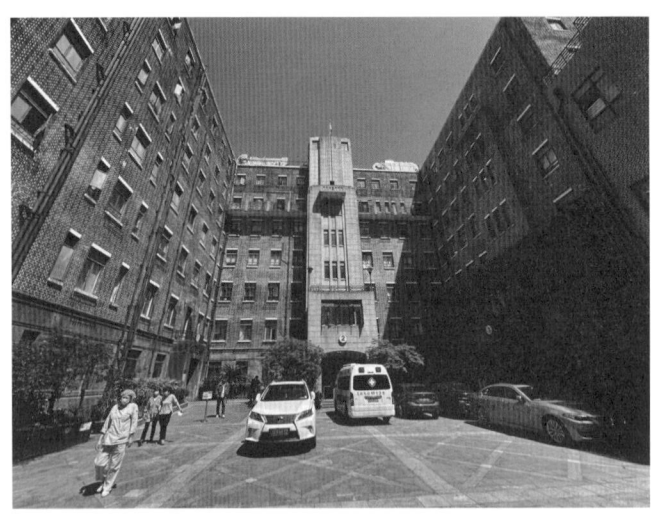

사진 1 **현재의 인제의원**
출처: 2024년 4월 필자 촬영.

선한 백신을 받았다. 그리고 곧바로 접종을 시작했다고 한다.[13]

인제의원의 활약에도 불구하고, 민간의 노력만으로는 백신의 공급 문제를 해결하고 우두법에 대한 주민의 의구심을 없애는 데 한계가 있었다. 제도적인 뒷받침이 필요했다. 1868년 에드워드 헨더슨(Edward Henderson)이 공부국 초대 의관으로 취임하면서 공부국은 우두 접종이라는 주민의 신체와 습관에 직접 관련되는 영역에 적극적으로 관여하기 시작한다.[14]

1869년 12월 30일, 헨더슨은 공부국 이사회에 종래의 인두법을 금지하고 우두법을 실시해야 한다고 건의하였다. 그가 생각하기에 1868년 말부터 1870년까지 상하이에서 두창이 유행한 원인은 인두법에 있었다. 바로 '어떤 위생상의 조치도 없는 좁은 중국의 건축물 안'에서 접종했기 때문이다. 인두법은 두창 환자의 두묘를 사용하기 때문에 접종자에게 두창이 발병할 위험이 있다. 물론 제대로 접종이 된다면 전염성을 띠지 않는다. 하지만 만에 하나 전염성을 띠게 되면 좁은 도로와 사람으로 꽉 찬 건축물, 미비한 보건시설이 두려운 결과를 낳을 수도 있었다. 그는 "중국인의 안전과 우리의 이익을 위해 지금이야말로 외국 조계지 내에서 [인두]접종을 금지할 날이 왔다고 믿는다"라면서 조계 당국이 우두 접종소를 설립해야 한다고 주장하였다. 위생적으로 안전이 보장되는 장소에서 우두 접종을 실시하기 위해서이다. 그리고 우두 접종소는 ㉠ 거주민에게 무료로 우두 접종을 실시하고, ㉡ 신청한 사람을 등록하고, 거주민에게 어디에서 접종을 받을 수 있는지 알려주고, ㉢ 개업의에게 정확한 접종법을 가르치고, ㉣ 계속해서 우두묘[牛痘苗, 우두 백신]를 제공할 수 있도록 잘 준비해야 한다고 건의하였다.[15]

헨더슨의 건의에 따라 공부국 이사회는 청조 지방관인 상하이 도대(上海道臺)에게 조계 내 구래의 접종법을 금지하도록 요청했다. 상하이 도대는 1870년 2월 8일 "외국인에게 유독(有毒)한 인두법을 조계에서는 완고하게 금지한다"는 특별 선언을 했다. 1871년 보고서에서 헨더슨은 상하이 도대가 인두법을 금지한 덕분에 지난 겨울에는 두창이 크게 유행하지 않았다고 기록했다. 한편으로는 인두법 금지를 강제할 수 있는 수단이 없기 때문에, 인두법 금지령이 그다지 효과는 없었다고 평가하는 이도 있었다.[16]

이후에도 인제의원은 공부국과 협력하여 꾸준히 우두 접종을 실시했다.[17] 〈표 4〉는 1856년부터 1899년까지 인제의원 백신 접종 건수를 정리한 표와 그래프이다. 이 표를 통해 인제의원의 백신 접종 건수가

표 4 인제의원 백신 접종 건수

연도	접종 건수	연도	접종 건수
1856	378	1882	6,365
1864	300	1883	5,462
1869	1,670	1884	6,391
1870	1,861	1886	7,230
1871	1,563	1887	7,388
1872	2,558	1888	5,862
1873	2,994	1889	5,233
1874	3,365	1890	7,389
1875	3,500	1891	6,170
1876	3,982	1892	7,049
1877	3,833	1894	7,459
1878	5,426	1895	8,344
1879	5,129	1896	7,163
1880	5,414	1898	43
1881	4,934	1899	32

출처: Elliston, 1941, p.34(1856~1896년 통계); Shanghai Municipal Council, *Report for the Year Ended 31st December 1898 and Budget for the Year Ending 31st December 1899*, Shanghai Printed by Kelly&Walsh, Limited, Nanking Road, 1899, p.108; Shanghai Municipal Council, *Report for the Year Ended 31st December 1899 and Budget for the Year Ending 31st December 1900*, Shanghai Printed by Kelly&Walsh, Limited, Nanking Road, 1900, p.98(1898~1899년 통계).

1856년 378건에서 1869년 1,670건으로 늘었고, 계속 늘어나 1895년 8,344건에 이르렀다가 1898년을 기점으로 대폭 감소했음을 알 수 있다. 통계에는 접종자 수만 기록되어 있어 재접종자도 포함되었는지는 알 수 없다. 상하이 현성에 인제의원 분원이 설립된 것은 1850년의 일이고, 우두 접종소가 세워진 것은 1868년의 일이다.[18] 공부국 보고서에서는 상하이 현성 우두 접종소에서 중국인 의사 황춘푸가 1895년 8,345건, 1896년 적어도 7,160건 정도 백신을 접종했다고 기록하였다. 위의 표와 비교하면 거의 같은 숫자이다.[19] 즉 인제의원 분원에 우두 접종소가 세워진 1868년을 기점으로 우두 접종이 늘어났고, 접종은 대부분 분원의 우두 접종소에서 이루어졌음을 알 수 있다.

엘리스톤(Elliston)의 자료에는 접종 수가 1896년까지만 기록되어 있다. 저자는 1897년 이후에도 분명 많은 수의 우두 접종이 있었을 테지만 기록이 없다고 지적하였다.[20] 공부국 보고서에 의하면 인제의원의 접종 수는 1898년 43건, 1899년 32건에 불과하다. 동인의원(同仁醫院, St. Luke's Hospital)에서 1898년 295건, 1899년 462건 시행한 것에 비하면 매우 적은 숫자이다. 이 수는 동인의원에서 파견한 분(Boone)이 상하이 현성 근처 마을에서 접종한 건수(1898년 563건, 1899년 371건)를 더하면 더 많아진다.[21] 황춘푸가 은퇴한 해가 바로 1897년임을 생각해 보면, 그의 은퇴로 인해 접종소와 인제의원의 관계가 끊어져 버렸던 것 같다.

화계의 우두 접종과 중국인 의사

인제의원 초창기부터 영국인 의료선교사와 협력한 중국인으로 황춘푸를 들 수 있다. 본래 이름은 황두이(黃鐸)이고 춘푸는 자(字)이다. 사료에는 '春圃'라고 하기도 하고 '春甫'라고 하기도 한다. 중국어 이름이나 영어 이름이 매우 다양하고 사료마다 다르게 표기되어 있어 연구자가 같은 인물이라고 미처 생각하지 못하기도 한다.[22] 『상해의원술략(上海醫院述略)』에 의하면 그는 소년 시절 미국에 유학하여 영어에 통달한 인물이었다.[23] 1854년부터 인제의원의 일을 도왔고, 록하트와 벤자민 홉슨(Benjamin Hobson, 1816~1873)을 거쳐 제임스 헨더슨(James Henderson, 1829~1865)의 조수로 활약했다. 헨더슨은 황춘푸를 '나의 수석 조교(My Chief Assistant)'라고 부르며 신임했다. 또한 "그[황춘푸]는 모든 임무를 열심히 하고 매우 지적이며 환자들에게 친절하다. 중국어로 된 홉슨의 모든 의학서를 주의 깊게 읽었다"라고 평가했다. 황춘푸는 가벼운 치료와 약 조제 업무를 맡았는데, 헨더슨에 의하면 골절, 탈구, 총상, 절개된 상처의 치료에 있어 전문가라 부를만한 수준이었고, 훌륭한 약제사이기도 했다.[24]

특히 록하트 때부터 쭉 화계의 우두 접종은 전적으로 황춘푸의 손으로 이루어졌다. 그가 화계의 성황묘(城隍廟) 화원(花園)[25]에 우두 접종소를 설립한 것은 1868년의 일이다. 상하이 도대(道臺) 잉바오시(應寶時)의 후원으로 설립되었기 때문에 관립 종두국이라 불렸다. 황춘푸는 매주 월요일, 수요일, 금요일, 토요일은 화계의 우두 접종소에 머무르면서 무료로 우두를 접종했다.[26] 중국인 주민에게 익숙한 장소에 우두 접종소를 설치하여 접근성을 높이고, 전통적인 자선사업의 하나로 우두 접종을 실시했다.[27] 황춘푸는 서양의학을 배우고 우두법을 추종하면서도 중국식 관념에서 완전히 벗어나지는 못했다. 헨더슨은 다음과 같은 기록을 남겼다.

그[황춘푸]는 해부학 실습을 하지 않더라도 훌륭한 외과 의사가 될 수 있겠지만, 중국인의 멍청한 편견 때문에 시체의 내부조차도 본 적이 없다. 나는 해부학 도판을 이용하여 그를 가르치려고 노력했으나 이것만으로는 충분하지 않다. 그러나 그는 내 지시에 따라 사소한 수술은 잘 수행할 수 있다.[28]

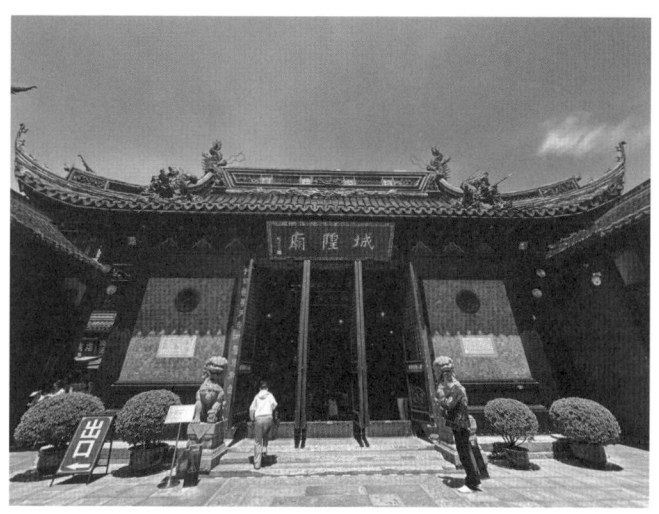

사진 2 **현재의 상하이 성황묘**
출처: 2024년 4월 필자 촬영.

    그렇다면 해부학을 받아들이지 못하던 그가 우두법은 비교적 쉽게 받아들인 이유는 무엇일까. 게다가 당시에는 여전히 많은 중국인 의사가 인두법을 시행하고, 많은 중국 어린아이가 인두 접종을 받고 있었다.[29] 오히려 인두법의 존재가 우두법을 받아들이는 계기를 마련해 주었다고 볼 수 있다. 인두법과 우두법은 접종을 통해 가볍게 병을 앓음으로써 면역을 얻는 방식이라는 점에서는 같기 때문이다. 중국인은 면역이라는 개념에 이미 익숙했기 때문에 우두법을 비교적 수월히 받아들일 수 있었고, 황춘푸 또한 마찬가지였다.[30] 이에 반해 해부학은 중국의 관념과 어울리지 않는 이질적인 학문이었다.

    또한 황춘푸는 일찍이 세례를 받고 기독교 신자가 되었다.[31] 그는 가족과 함께 미션계 병원에서 살면서 입주 의사이자 의료선교사의 조수, 약

제사 역할을 맡아 성의를 다했고, 그의 형제 카이푸[Kieh-foo]는 병원의 중국인 목사로 선교를 열심히 하였다.[32] 기독교에 대한 믿음이 서양의학에 대한 믿음으로 이어졌고, 나아가 록하트로부터 우두법이 인두법보다 안전하다는 사실을 알게 되면서 우두법을 추종하게 된 것으로 보인다. 그는 1869년 4월 『중국교회신보(中國敎會新報)』에 쓴 기사에서 "우두는 서양에서 전래된 것으로, 이 법은 가장 좋고 확실하다(牛痘傳自西國, 其法最善而穩)"라며 우두법을 극찬했다. "우두는 맞자마자 곧 증세가 나타나고, 매우 온당하여 발진도 매우 적고 발진이 많더라도 세 개를 넘지 않는다(牛痘則隨種隨出無不穩當, 所種極少, 至多不過三顆)"는 것이다.[33] 즉 우두법은 접종받은 아이의 고통이 인두법보다 덜하고, 부모들의 걱정도 덜어준다는 장점이 있었다.

황춘푸는 1854년부터 1897년까지 43년간 인제병원에서 근무하면서 화계의 우두 접종소를 관리하며 우두법을 널리 소개했다. 또한 우두법을 많은 학생과 간호사에게 가르쳤다.[34] 그 결과 황춘푸의 명성은 상하이뿐만 아니라 그 주변에까지 널리 퍼졌다. 1897년 황춘푸가 은퇴한 후에도 접종소는 계속 유지되었다. 1907년 공부국 보고서에 따르면 접종소 중 가장 인기 있는 곳이 성황묘에 설치한 접종소였다.[35] 1936~1937년 신문 기사를 확인해 본 결과, 당시 접종소는 읍묘(邑廟) 내 '황씨우두국(黃氏牛痘局)'이라 불렸으며 황춘푸의 후손인 황웨이민(黃維民)이 운영하고 있었음을 알 수 있었다. 우두국이 1937년 70주년을 맞이했다는 기사로 보아, 황춘푸가 설립한 이후에도 후손이 이어받아 계속 운영되었음을 알 수 있다.[36] 이 우두국은 1938년 오랫동안 머물렀던 읍묘를 떠나 대왕묘(大王廟) 옆에 있는 양로원 안으로 이전한다.[37] 황씨우두국은 우두에 대한 접근성은 높이고 위화감은 줄이기 위한 현명한 선택으로 중국인들이 자주 모이는 사묘(祀廟)에 우두 접종소를 설치하였음을 잘 보여주는 사례이다.

조계 당국의 관여

우두 접종소의 운영과 무료 접종 현황

1870년 상하이 도대가 인두법을 금지한 것을 기점으로 지금이야말로 우두 접종소를 설립해야 한다는 주장이 대두되었다.[38] 우두 접종이야말로 위생처(Health office)의 가장 기초적인 사업이며 두창의 실제 감소는 조직의 효율을 보여주는 지표였기 때문이다.[39] 1871년 에드워드 헨더슨은 난징로(南京路, Maloo)에 공부국 백신 접종소를 설립하여 258명의 어린아이에게 백신을 접종했다.[40] 그러나 1898~1899년 공부국 보고서에 따르면 이 시기에도 백신 접종은 여전히 동인의원이나 인제의원과 같은 민간 병원 중심이었다. 다만 공부국에서 백신을 제공하고 병원에서 시행하는 형태였다.[41] 이후 적어도 1900년대부터는 위생처를 중심으로 우두 접종이 확대되기 시작했다. 〈표 5〉는 공부국 연례보고서를 참고하여 1903년부터 1930년까지 위생처에서 시행한 우두 접종 건수를 정리한 것이다. 정확한 숫자를 알 수 없는 연도는 생략하였다.

1904년 이래 1921년까지 무료 접종 건수는 20만 건에 가까웠다.[42] 그리고 1916년에서 1921년의 5년 사이에 무료 접종 건수는 2배가 넘게 증가하였다. 1916년의 경우, 총 1만 4,426건의 무료 접종 중 1만 500건은 어린아이의 첫 번째 우두 접종이었다고 한다.[43] 다만 〈표 5〉를 살펴보면 접종 건수가 눈에 띄게 줄어든 해도 있다. 예를 들면 1918년에는 접종 건수가 2만 6,315건에 이르렀으나, 1919년과 1920년에는 1만 5,087건, 1만 4,981건으로 크게 수가 줄었다. 1919년과 1920년에 두창으로 인한 사망자가 발생하지 않자, 사람들이 안전불감증에 빠진 탓이다. 중국인도 외국인도 두창이 유행하지 않으면서 백신 접종에 금세 소홀해졌고, 이는 다시 두창이 유행하는 결과를 낳았다.[44] 이는 결국 앞의 〈표 3〉에서 알 수 있듯이 1921년 두창 사망자가 다시 늘어나는 결과로 나타났다. 사망자가 발생한 후 다시 접종 건수도 늘어났다. 한편 1930년 두창 접종자 중 중국인은 5만 3,786명, 외국인은 405명이었다.[45] 전체 인구 중 중국인은 5.5%가, 외국인은 1.1%가 접종을 받은 셈으로, 외국인이 백신 접종을 등한시하는 풍조가 있었던 것은 아닌지 의심된다. 〈표 5〉에는 민간 병원의 접종 건수가 빠져있다. 당연히 공공조계 전체의 접종 건수는 이보다 더 많았을 것이다. 다만 대부분은 위생처에서 접종받고 있었을 가능성이 높다. 접종 건수만 기록되어 있어 재접종도 포함되는지, 포함된다면 재접종 건수는 어느 정도인지는 알기 어렵다.

    공공조계에서는 주민들이 빠짐없이 백신 접종을 받을 수 있도록 동·서·남·북·중앙의 다섯 지구에 각각 위생지부를 설치하였다. 각 연도별로 모두 정리하는 건 큰 의미가 없다고 판단되므로, 여기에서는 1915년, 1921년, 1929년의 위생지부 설치 현황을 소개한다. 1915년 공부국에서 관리하는 우두 접종소는 동(東)지구 위생분국(Sub-District Office) 4곳과 양수푸로(楊樹浦路)의 2곳, 북(北)지구 위생분국 5곳, 중앙(中央)지구 위생분국 4곳, 서(西)지구 위생분국 3곳, 공부국 감옥(Municipal Gaol),

표 5 공공조계 우두 접종 건수

연도	접종 수	연도	접종 수
1903	520	1915	18,029
1904	380	1916	14,426
1905	465	1917	20,285
1906	474	1918	26,315
1907	1,418	1919	15,087
1908	4,649	1920	14,981
1909	3,244	1921	33,962
1910	4,608	1923	40,828
1911	4,933	1924	38,005
1912	6,108	1927	39,421
1913	13,029	1929	72,790
1914	11,273	1930	54,191

출처: 공부국 연례보고서 1904~1930년.

인도경찰병원(Indian Police Hospital), 중국경찰병원(Chinese Police Hospital) 등이 있었다. 접종 건수는 동지구 2,693건, 북지구 4,329건, 중앙지구 3,844건, 서지구 3,486건, 공부국 감옥 1,806건, 인도경찰병원 580건, 중국경찰병원 1,291건으로 총 1만 8,029건이었다.[46] 1921년에는 동지구에서 6,741건, 북지구에서 8,072건, 중앙지구에서 4,505건, 서지구에서 9,120건, 공부국 감옥 3,006건, 인도경찰병원 1,051건, 중국경찰병원 1,467건, 총 3만 3,962건의 접종이 있었다.[47]

〈표 6〉에서 알 수 있듯이 1929년에는 동지구 5곳, 북지구 4곳, 중앙지구 3곳, 서지구 4곳, 총 16개의 위생지부(Branch Health Office)에서 5만 8,213건의 무료 접종을 시행했다. 인도경찰 1,192명, 중국경찰 4,662명,

표 6 지구별 인구수 및 백신 접종 건수(1929년)

구분	외국인 수	중국인 수	합계
중앙지구	1,500	135,000	136,500
북지구	11,000	170,000	187,798
동지구	7,000	300,760	181,000
서지구	5,000	225,000	230,000
합계	24,500	830,760	855,260

District	No. of Branch	Address	Telephone Number	No. of Vaccinations	Total
Eastern	1	2 Sungpan Road	50691	2,168	
	2	40 Yangchow Road	50271	3,051	
	3	57 Ward Road	50171	8,026	
	4 & 5	10 Tungchow Road	40273	7,258	20,503
Northern	1 & 2	48 Yalu Road	43035	5,257	
	3	190A N. Szechuen Road	40276	3,888	
	4	100 Tsepoo Road	40277	7,161	16,306
Central	1	23 Hankow Road	14273	4,306	
	2 & 3	Town Hall	14274	3,652	7,958
Western	1	M. 59 Avenue Road	30447	5,606	
	2 & 3	28 Markham Road	30449	5,162	
	4	368H Yu Yuen Road	27346	2,678	13,446
					Total 58,213
Eastern Northern Ctl. & West.		Hongkew Market Elgin Road Market 1 Honan Road	40274 40231 13039	Food Division only	

출처: Shanghai Municipal Council, 1930, p.156. 지구별 인구수는 추정치이며, 배나 보트에 거주하는 사람은 제외하였다.

죄수 8,723명도 맞았다. 위생지부를 포함하여 위생처 직원이 시행한 무료 접종 건수는 7만 2,790건에 달한다.[48] 인구수가 가장 많은 동지구에 가장 많은 위생지부를 설치하고, 인구수가 가장 적은 중앙지구에 가장 적은 숫자의 위생지부를 운영했다. 또한 인구수가 많으면 백신 접종 건수도 많고, 인구수가 적으면 백신 접종 건수도 적었다.

한편 접종을 확대하는 데 있어 가장 간편한 방식은 감옥에 갇힌 죄수들에게 강제 접종, 경찰과 간수, 공부국 직원들에게 의무 접종을 하는 것이었다. 1915년 형무소 병원(Gaol Hospital)의 접종 건수는 총 1,745건이었다.[49] 감옥과 같이 막힌 곳에서 두창이 발병하면 매우 위험하므로 백신 접종에 더 심혈을 기울였다. 감옥에 수용된 인원이 총 2,642명이었으므로 약 66%가 접종을 받았다고 볼 수 있다. 공부국 감옥에는 매일 5~6명에서 30~40명의 새로운 죄수가 들어오는데, 이들은 제일 먼저 신체검사를 받는다. 병에 걸린 죄수는 다른 죄수에게 병을 전염시킬 수 없게 격리된다.[50] 여성 감옥에서는 모든 여성이 백신을 맞은 후 열흘간 격리되었다가 감옥으로 돌아갔다. 1921년 공부국 보고서에 의하면 여성 감옥에 수용된 모든 사람에게 백신을 접종한 덕분에 두창 환자는 발생하지 않았다.[51]

무료 접종을 알리기 위한 선전과 광고도 활발했다. 〈그림 2〉는 1906년 공부위생국(工部衛生局)의 광고 전단으로, "현재 우두를 접종하고 있으니 접종받기를 원하는 사람은 쓰마로(四馬路) 순포방(巡捕房) 구화회(救火會) 뒤편에 있는 제1호 양방(洋房)의 본국 의관에게 우두를 받을 수 있다"는 내용을 담았다. 중국어, 영어, 일본어 등 다양한 언어로 무료 접종을 홍보하기도 했다.

〈그림 3〉은 중국어와 영어로 적힌 공부국의 무료 접종 광고와 공고문이다. 오른쪽 상단 그림은 중국어 공고문인데, "두창을 막고자 하면 와서 종두를 받아라"라는 글귀와 함께 "종두는 돈을 받지 않는다"라고 적혀 있다. 오른쪽 하단 그림은 무료 접종 광고로, 같은 내용이 중국어와 영어로 실렸다. 왼쪽 그림에는 어디에서 무료 접종을 받을 수 있는지 주소가 적혀 있다. 영자 신문에 영문으로 실렸다.

工部衛生局諭

現在施種牛痘者如欲種痘請到馬路巡捕房第四號洋房一後醫處請可也特諭

그림 2 1906년 공부위생국의 무료 우두 접종 광고
출처: *CMMJ* 6, 1906, p.236.

MUNICIPAL NOTIFICATION.
No. 2486.

SMALLPOX.

IN view of the prevalence of Small-pox immediate vaccination is advised.

Medical practitioners will be supplied free of charge with the necessary vaccine up to January 15 on application to the Health Office Laboratory.

Free vaccination for Foreigners will be carried out at the following Branch Offices:—

42 Woosung Road at 4. p.m. on Tuesdays.

23 Hankow Road (near the Bell Tower) at 3.15 p.m. on Thursdays.

J. 1581 East Seward Road at 3.30 p.m. on Mondays.

Free vaccination for Chinese is available at all the Branch Health Offices: particulars as to times and places are posted on electric light poles.

By order,
N. O. LIDDELL,
Acting Secretary.

Council Room,
Shanghai, Dec. 20, 1917. 12 5074

天花

要防天花 上海工部局衛生分處廣告
現擬施種牛痘如欲種者請各住戶人等准定
每禮拜二下午兩點鐘在吳淞路四十二號衛生分處施種
來種牛痘 來種不取分文

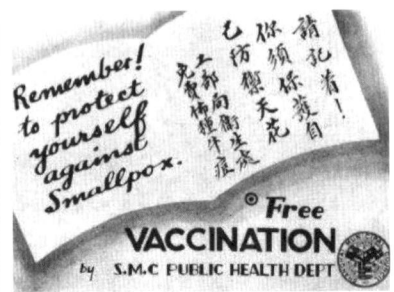

그림 3 무료 우두 접종 광고와 공고문
출처: 왼쪽 *The Shanghai Times*, 1917년 12월 21일; 오른쪽 상단 內務省衛生局, 『上海衛生狀況』, 1916, 193쪽; 오른쪽 하단 Shanghai Municipal Council, *Report for the Year 1937 and Budget for the Year 1938*, Shanghai: North-China Daily News & Herald, LTD, 1938.

상하이의 일일 신문 『신보(申報)』에도 중국인과 가난한 외국인이 무료 접종을 받을 수 있는 주소가 중국어로 실리곤 했다. 1927년 『신보(申報)』에 의하면 중국인은 중구 한커우로(漢口路) 23호에서 매일 2시부터 4시까지, 의사청(議事廳)에서 월~목 2시부터 4시까지, 북구 야루로(鴨綠路) 48호, 북쓰촨로(北四川路) 190호, 치푸로(七浦路) 100호에서 화~금 2시부터 4시까지, 동구 송반로(松板路) 2호, 양저우로(楊州路) 40호, 화더로(華德路) 57호, 동서 화더로 428호, 퉁저우로(通州路) 10호에서는 월~목 2시부터 4시까지, 서구 아이원이로(愛文義路) 59호, 마이건로(麥根路) 28호, 징안사로(靜安寺路) 28호, 징안사로 1152호에서 매주 금요일 2시부터 4시까지 무료 접종을 받을 수 있었다. 서양인을 대상으로는 중구 한커우로 23호에서 매일 오후 4시부터 5시(주말 제외), 북구 야루로 48호, 북쓰촨로 190호에서 화·금 오후 4시부터 5시, 동구 화더로 57호, 서화더로(西華德路) 428호에서 월·목 오후 4시부터 5시, 서구 마이건로 28호에 금요일 오후 4시부터 5시까지 무료 접종을 실시했다.[52] 중국인과 외국인의 접종 장소나 방문 시간을 다르게 하여 중국인과 외국인이 서로 만나지 않게 의도한 듯하다.

이처럼 조계에서는 1871년 백신 접종소의 문을 연 이래 공부국의 주도하에 우두 접종의 체계가 잡혀가는 모습을 보인다. 그러나 화계는 1900년대 초에도 여전히 민간이 주도했다. 이러한 차이는 어디서 비롯되었을까. 우선 조계는 외국인 거주지로 외국 정부의 영향력이 강했고, 외국인 의사들은 우두법의 필요성을 잘 인식하고 있었던 반면, 화계는 중국인 거주지로 여전히 청나라의 전통적 지배 체제 아래에 놓여있었다는 점을 들 수 있다. 즉 이는 서구화되어 가는 조계와 전통이 남아 있는 화계의 모습을 잘 보여주는 사례이기도 하다. 조계의 급속한 인구 증가도 큰 원인이 되었다. 1917년 위생보고서에서는 "상하이는 두창을 절멸시킨 첫 번째 도시가 될 것이다. …… 하지만 다른 도시들이 아직 두창으로 고통받고 있으므로, 두창에서 자유로워졌다는 사실에 자만하면 몇 년 안에 예방 접종에 소홀하게 될 우려가 있다"라고 하였다.[53] 즉 상하이에서 아무리 무료 접종을 시행하고 두창 억제를 위해 노력해도 접종받지 않은 외지인들이 계속 유입되면 소용이 없었다. 이러한 상황에서 조계 당국은 우두 접종에 더 심혈을 기울일 수밖에 없었다.

우두 백신의 생산과 공급

두창이 만연한 상황에서는 계속해서 주기적으로 백신을 접종받아야 했다. 당연하게도 우두 백신이 없으면 접종 자체가 불가능하다. 따라서 우두 백신의 안정적 공급은 매우 중요했다. 초기에는 수입에 의존하다 보니 공급이 불안정했다. 1871년 11월 23일 공부국에서는 영국에 우두 백신을 대량으로 요청하기로 결의하면서, 임시방편으로 일본이나 홍콩의 해군의에게 우두 백신을 제공해 줄 수 있는지 문의하기로 한다.[54] 홍콩이나 일본에서 백신을 사오지는 못했지만, 다행히 런던에서 공급받을 수 있었다.[55]

유럽이나 미국처럼 상하이의 소에 백신을 배양하자는 제안도 있었다. 1883년 공부국 위생관(Health Officer)은 양질의 우두묘를 지속적으로 공급할 수 있도록 우두 백신을 상하이에서 직접 배양하거나, 혹은 일정 기간마다 영국에서 우두묘를 수입해서 저장해 두어야 한다고 주장했다. 공부국 이사회에서는 우두 백신을 직접 배양하기는 어렵다고 보고 대신 위

생관이 필요로 하는 백신을 미리 준비해 둘 수 있도록 필요한 비용을 주기로 하였다.⁵⁶

하지만 두창이 유행할 때마다 무료로 제공하다 보니 결국 우두 백신이 부족해져 1893년 백신 제조를 위한 시설을 설립할 계획을 세운다. 1896년 10월에는 우두 백신 제조를 위한 임시 시설을 지었다. 지역 화학자들이 도매가격으로 백신을 공급하였는데, 공제의원(公濟醫院, General Hospital), 한버리 홈(漢璧禮蒙養學堂, Hanbury Home), 인제의원[Native Hospital]에는 무료로 제공하였다.⁵⁷ 이 시기 인제의원 본원과 분원에서 백신 접종을 담당한 인물이 바로 황춘푸이다.

마침내 1898년 새로운 위생관 아서 스탠리의 주도하에 위생처(Public Health Department)의 설립과 함께 공부국 위생처 실험실(Municipal Laboratory)의 일부분으로 우두제조소(Shanghai Vaccine Station)가 마련된다.⁵⁸ 장소는 스콧 로드(Scott Road)에 있는 격리병원 부지였다.⁵⁹ 1898년 10월 다섯 마리의 버팔로 송아지와 네 마리의 외국 송아지가 접종받았는데, 2주마다 한 번씩 송아지에게 접종하여 백신을 유지하기로 하였다.⁶⁰ 1899년 1월에는 세 마리의 송아지가 백신을 맞았고 106개의 큰 튜브와 215개의 작은 튜브를 공급할 수 있었다. 백신 접종 성공률은 91%에 달한다.⁶¹ 더위 때문에 백신 수요가 줄어드는 6월에는 한 마리의 송아지에게 백신을 접종했고 24개의 큰 튜브와 120개의 작은 튜브를 생산할 수 있었다.⁶² 큰 튜브는 6명까지 접종할 수 있었고 가격은 75센트(cent), 작은 튜브는 3명까지 접종할 수 있으며 30센트였다.⁶³

다음 표는 1899년부터 1929년까지 우두제조소에서 만든 백신 튜브 수와 접종 가능 수(배포된 백신 수)를 정리한 것이다.⁶⁴ 정확한 숫자를 알 수

표 7 우두제조소에서 만든 백신 튜브 수와 접종 가능 수

연도	튜브 수	접종 가능 수	연도	튜브 수	접종 가능 수
1899	5,000	14,000	1913	20,005	100,025
1900	6,000	18,000	1914	21,328	106,640
1901	22,500	112,665	1915	19,801	99,005
1902	13,000	65,000	1916	23,488	117,440
1903	12,000	60,000	1917	−	317,370
1904	34,000	170,000	1918	−	300,846
1905	28,500	142,500	1919	−	89,600
1906	21,432	107,160	1920	−	126,505
1907	15,958	79,790	1921	−	228,357
1908	19,995	99,975	1923	−	181,279
1909	16,879	84,395	1924	−	216,069
1910	17,460	87,300	1927	−	193,295
1911	10,044	50,220	1929	−	335,148
1912	10,993	54,965			

출처: 공부국 연례보고서 1900~1930년. −는 숫자 미상.

없는 연도는 생략하였다.

1916년 연례보고서에는 1899년부터 1916년까지 백신제조소에서 생산된 튜브의 숫자가 기록되어 있다.[65] 그리고 1899년부터 1921년까지 백신제조소에서 생산한 백신의 양을 기록한 1921년 연례보고서에서는 튜브 하나당 평균 5명에게 접종할 수 있는 백신이 들어있다고 하였다.[66] 이렇게 따지면 1899년 백신 튜브의 수는 5,000개, 접종 가능자 수는 2만 5,000명으로 계산이 맞아떨어진다. 그러나 1899년 연례보고서에서는 "5,000개에 가까운 튜브를 생산하여 약 1만 4,000명을 두창에서 구했다"

라고 하였다. 1만 4,000명과 2만 5,000명이라는 이 숫자의 차이는 튜브 한 개에 접종할 수 있는 사람 수를 다르게 계산했기에 발생한 착오이다. 1898년 연례보고서에서는 이제부터 하나당 세 명을 접종할 수 있는 작은 크기의 튜브를 생산할 것이라 하였고, 1899년 연례보고서에서는 튜브 하나로 세 명을 접종할 수 있다고 기록했으므로 1만 4,000명이라는 숫자가 더 신빙성이 있다.[67] 따라서 위의 표에는 1899년의 접종 가능자 수를 2만 5,000명이 아닌 1만 4,000명으로 기입했다. 이후 보통 튜브 하나에 5명분의 백신이 들어있게 되자, 1921년 연례보고서에서 1899년부터 1901년까지는 기계적으로 튜브 숫자에 5를 곱하여 접종 가능자 수를 기입한 것 같다. 하지만 연도별 연례보고서를 검토한 결과, 1899년부터 1900년은 튜브당 3명분이 들어 있었다.[68] 1901년 연례보고서에서는 "올해 2만 2,000개가 넘는 튜브를 생산하여 약 11만 2,665명을 두창에서 구했다"라고 되어 있어, 위의 숫자와 살짝 오차가 있다. 그러나 접종 가능 수가 튜브 수의 5배에 가깝다.[69] 1902~1903년의 접종 가능 수는 정확히 튜브 수의 5배이다.[70] 1921년 연례보고서에는 1906년 접종 가능 수를 10만 5,660으로 기록했다. 그러나 1906년 연례보고서는 접종 가능 수를 튜브 수의 5배인 10만 7,160명으로 적었다.[71] 약간의 차이는 있지만 적어도 1901년부터는 튜브당 5명분이 들어있는 게 보편적이었던 것 같다.

튜브에 붙은 라벨에는 'Shanghai Vaccine Station'이라고 적었다. 그리고 검사실의 발행일과 백신을 생산한 송아지의 번호를 기록하여 문제가 생겼을 경우 출처를 알 수 있게 하였다. 튜브는 보관이 잘 되었을 경우 발행일부터 한 달까지 쓸 수 있었다. 빛과 열은 백신을 파괴하므로 신선하게 사용하기 위해서는 어두운 곳, 더울 때는 얼음 속에 보관하도록 하였다.⁷² 이후 라벨의 문구는 'Shanghai Municipal Laboratory'로 바뀌었고, 사후 검사로 건강함이 증명된 송아지에게서 백신을 얻어 발송 전 순도와 활성을 실험하였다.⁷³

실험실에서는 중국의 자선기관에 무료로 대량의 백신을 제공하였을 뿐만 아니라, 아직 우두를 제조하지 못하는 다른 지역에까지 백신을 공급하였다.⁷⁴ 실험실에서 직접 백신을 제조하면서 공급이 원활해진 덕분에 공부국에서는 앞에서 설명한 것과 같은 무료 접종을 계속할 수 있었다.

접종의 효과와 한계

근대 상하이는 온갖 전염병의 온상이었다. 두창 외에도 콜레라, 장티푸스, 결핵, 성홍열, 디프테리아 등 다양한 전염병이 주민의 건강을 위협했다. 선행연구에서 정리한 표에 따르면 결핵으로 인한 사망자가 제일 많았는데, 두창의 적게는 2배, 많게는 10배나 되었다.⁷⁵ 그럼에도 조계 당국은 다른 무엇보다 우두 접종을 중시했다. 다른 전염병과 달리 두창은 백신 접종을 통해 사전에 막을 수 있었기 때문이다. 공부국 위생관으로 활동한 아서 스탠리(Arthur Stanley)⁷⁶는 다음과 같이 무료 접종의 효과를 소개했다.

상하이는 공부국 실험실의 주요 제품으로 백신을 접할 수 있다는 장점이 있으며 의사에게 진료비를 내지 못하는 사람은 보건소에서 무료로 예방 접종을 받을 수 있다. 외국인들은 백신의 이점을 무시하기 어렵지만, 중국인들도 예방 접종의 이점을 알기 시작했다는 점은 만족스럽다. 25년 안에 상하이는 백신 접종이 잘 된 도시가 될 것이고, 두창 사례는(1907년 28명의 외국 사망자와 863명의 중국인 사망자가 발생했다) 영국의 큰 도시보다도 적다.[77]

1915년 공부국 위생 보고서도 비교적 적은 비용으로 두창을 막을 수 있는 무료 접종을 가장 뛰어난 방역책으로 꼽았다.[78] 이어서 1916년 공부국 보고서에서는 다음과 같이 무료 접종에 드는 비용을 예로 들어 백신 접종의 이점을 설명하였다.

> 위생처는 올해 1만 4,426건의 무료 접종을 했고 그중 1만 500건은 어린이이다. 어린이 절반 정도가 두창에 감염되지 않았거나 면역을 얻었다. 대략 어린이 5,250명을 두창으로부터 지켰다는 의미이고 이 병의 사망률이 약 30%이므로, 결론적으로 1,575명을 구한 것이다. 예방 접종에 약 2,000테일(Tls)이 들었으니 비용과 비교해 소득은 얼마 없는 것처럼 보일 수 있다. 하지만 적어도 0.5테일당 한 건의 두창을 예방한 셈이고 0.25테일당 한 명의 생명을 살린 셈이다. 중국에서 백신 접종만큼 저비용으로 높은 배당금을 얻을 수 있는 투자는 없다. …… 지역사회는 지난 9년간 6,000건의 무료 접종으로 면역을 얻었다. 이러한 위생처의 활동이 무료 접종을 하는 자선단체들 사이의 경쟁을 자극하고 있음은 만족할 만한 결과이다. 두창 예방 접종은 간단하다는 이점이 있어 위생처의 작업에 대해 대중들은 최근 신뢰하고 있다.[79]

즉 백신 접종은 비용이 적게 들면서 간단하고 효과는 확실한 방역책이

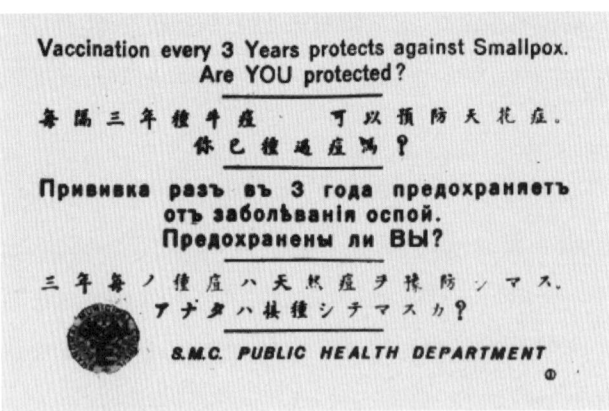

그림 4 **우두 재접종 광고**
출처: Shanghai Municipal Council, 1938.

었다. 이는 두창 환자 대부분이 백신 접종을 받지 않은 사람이었다는 점에서도 알 수 있다. 예를 들면 1910년 12월 두창이 외국인 거류지 전체에 급속히 퍼져 외국인 11명의 입원이 확인되었는데, 최근 3년 이내 백신 접종을 받은 사람 중에는 환자가 한 명도 나오지 않았다. 보고서에서는 "유아기에 접종을 받고 이후에 접종받지 않은 사람이 두 명 사망하고 접종을 받지 않은 한 명이 사망하였다"라고 하였다.[80] 백신을 맞지 않은 사람의 치사율은 매우 높아서 5살 이하는 50%, 10~20세는 25%, 30세 이상은 50%, 60세 이상은 80%에 이르렀다.[81]

하지만 우두 접종이 절대적으로 완벽하지는 않았다. 드물지만 백신 접종을 받았는데도 두창에 걸리는 사람도 있었다. 게다가 두창을 한 번 막았다고 해서 두 번째 이후도 막을 것이라는 보장은 없었다.[82] 따라서 재접종률도 매우 중요했다. 1892년 공부국 위생관은 모두의 건강을 위해 다음과 같은 재접종 규칙에 따라야 한다고 지적했다. 모든 유아, 어린아이, 어른은 백신 접종 후 제대로 된 흔적이 남지 않거나 접종이 성공적이지 못한 경우 재접종을 받아야 한다. 또 아이들은 7살이 되면 재접종을 받아야 한다. 두창이 유행하는 동안 재접종을 원하는 사람은 재접종을 받을 수 있다. 위생관은 이전에는 7년마다 재접종을 하면 된다고 했지만, 7년으로 괜찮을지 알 수 없으므로 이제 5년으로 축소해야 한다고 주장했다.[83] 재접종 기간은 1903년까지 5년을 유지하다가 적어도 1905년부터는 3년이 되었다.[84] 7년마다 실시하도록 했던 재접종 기간이 5년에서 다시 3년으로 줄어들었다는 점은 재접종의 중요성을 잘 보여준다. 재접종 또한 여러 언어로 홍보하여 조계의 여러 주민이 중요성을 알 수 있도록 했다〈그림 4〉.

종두를 둘러싼 다양한 시각과 문화의 영향력

뿌리 깊은 인두법

1843년, 록하트는 중국 의사가 쓴 인두법에 관한 짧은 논문을 영어로 번역하여 학술지에 게재하였다. 바로 「인두 접종과 영유아 보호에 관한 짧은 논문(A Short Treatise on the Preservation of Infants by Inoculation)」이다.[85] 우두법을 알리려면 일단 중국인들이 신뢰하는 인두법에 대해 알 필요가 있었기 때문이다. 록하트는 이 중국어 논문을 통해 중국의 두창과 인두법에 대한 다양한 정보를 얻었다. 중국인은 두창 발병의 원인을 자궁에 있을 때 모체로부터 받은 독[胎毒]이라 믿는다. 이 독이 숨어있다가 열과 같은 외부의 원인에 의해 발현된다는 것이다. 만약 자연적으로 발병하면 매우 심각하고 치명적인 병이 되지만, 인두 접종을 통해 발현하면 일반적으로 경미한 증세만으로 끝나고, 사상자는 만 건에 한 명 정도이다. 흥미로운 점은 인두 접종으로 독이 나오게 하려면 코로 두묘를 들이마셔야 한다는 것이다. 자세한 내용은 다음과 같다.

> 코는 폐의 외부 구멍이다. 여러 두묘가 코에 있을 때 그 영향은 먼저 폐로 전달된다. 폐가 모발과 피부를 통제하고, 폐는 독을 심장으로 옮긴다. 심장이 맥박을 조절하고 독을 비장에 옮긴다. 비장이 살을 통제하고 독을 간으로 옮긴다. 간은 힘줄을 지배하고 독을 신장으로 옮긴다. 신장이 뼈를 통제한다. 두창의 독은 원래 뼈의 골수에 숨겨져 있다. 그러나 인두 접종의 영향을 받아 스스로를 드러내 외부로 나온다.[86]

이처럼 두창 환자의 말린 딱지를 가루로 만들어 코에 집어넣는 방식으로 숨어있는 두창의 독을 끄집어내 제거해야 한다고 생각한 중국인에게 팔을 째고 두창균을 집어넣는 우두법은 효과가 없어 보였을 것이다. 또한 음력 11일은 사람의 정신(혹은 영적 본질)이 코의 격막이나 기둥에 있으므로 접종을 해서는 안 된다는 내용도 있다. 이는 코를 이용하는 인두법에만 해당되는 금기로, 우두 접종의 경우에는 신경 쓸 필요가 없었다.

저자는 다음과 같은 문장으로 서문을 마무리 지었다. "이처럼 훌륭한 계획[인두 접종]을 버리고 재난을 기다리는 일은 비난받아 마땅하다. …… 아이가 있는 모든 사람은 이를 믿어야 한다. 그래서 아이들의 삶을 지킬 수 있도록."[87] 록하트는 이 책을 통해 인두법에 대한 중국인 의사의 강한 믿음을 보았다. 이는 중국인이 우두법도 충분히 받아들일 수 있음을 의미했다. 이미 면역이라는 개념을 알고 있었기에 우두법에도 큰 위화감을 느끼지 않았던 것이다.[88]

게다가 이 책은 중국인에게 우두법을 시행할 때 어떤 부분을 주의해야 할지도 알려주었다. 총 10가지의 규칙이 기록되어 있는데,[89] 예를 들면 인두 접종은 1월, 2월, 3월, 8월, 9월, 10월이 제일 좋고, 너무 덥거나 추울 때는 안 하는 게 좋다. 특히 5~6월의 접종은 절대로 성공하지 못한다고 지적하였다. 실제로 여름에는 접종을 받으러 오는 사람이 거의 없었다. 우두 접종의 경우에도 더우면 백신의 신선도를 유지하기 어렵기 때문에 여름에 사람들이 접종소에 오지 않는 건 크게 걱정할 문제는 아니었다. 예를 들면 1870년 헨더슨은 다음과 같이 보고하였다.

연일의 더위 때문에 지금까지 우두를 접종받은 사람은 한 명도 없다. 추운 계절이 오기 전이기 때문에 중국인은 아이들을 접종에 데려오는 것을 완고하게 거부한다. 그들은 여전히 긍정적인 태도를 보이지 않지만 우리는 별로 실망하지 않는다. 왜냐하면 여름에 하는 접종이 성공할지는 단언하기 어렵기 때문이다.[90]

이에 대해 스탠리는 다음과 같이 설명하였다.

따뜻한 날씨에 백신을 사용할 때는 백신이 매우 민감할 수도 있으니 유의해야 한다. 57℃의 온도에서는 백신이 5분 만에 불활성으로 변할 수 있으니 주의해야 한다. 여름에는 37℃까지 자주 올라가는데 백신은 이 경우

24시간 만에 불활성이 된다. 한편 5℃ 이하에서 보관하면 1년까지도 변화가 없다. 그러므로 특별한 이유가 없는 한 5월 1일부터 9월 30일까지 따뜻할 때 백신 접종을 하면 활성을 금세 잃을 수 있으므로 중국에서는 추천하지 않는다. 이러한 이유로 이 시기 두창 백신 접종은 효과적이라 보증할 수 없다. 예방 접종에 가장 좋은 시기는 의심의 여지 없이 두창이 유행하기 전, 초겨울이다.[91]

즉 상하이의 여름은 기온이 높아 백신이 상할 우려가 있었다. 이에 스탠리는 백신을 접종하기 가장 좋은 시기로 두창이 유행하기 전 초겨울을 들었다.[92] 정확히는 11월 초이다.[93]

하지만 인두법에 익숙한 중국인들은 봄에 접종을 받고 싶어 했다. 그리고 여름과 가을에는 두창 유행을 우려하여 우두 접종을 잘 받지 않았다. 창샤(長沙)에서 활동한 의료선교사 에드워드 흄(Edward H. Hume)은,

> 거의 모든 관측통이 두창은 매년 크리스마스 이후 유행병 형태로 존재한다고 보고한다. 하지만 아직도 가을에 예방 접종에 의지하도록 중국인을 설득하기는 어렵다. 중국인은 오래전부터 봄에 예방 접종을 해야 한다고 믿었고, 예방 접종에 대한 요청은 거의 항상 봄에 있다.[94]

라고 하였다. 1925년 *CMJ*에서는 3월 6일이 길일(吉日)이라 하여 갓난아기를 데리고 접종을 받으러 오는 사람들이 아침부터 저녁까지 이어졌다고 기록했다.[95] 1925년 3월 6일은 음력으로 2월 12일, 백화생일(百花生日)이다. 제6장에서 설명했듯이 중국인은 두창을 하늘의 꽃(天花)이라

표 8 1930년 월별 백신 접종 수

월	접종 수	
	중국인	외국인
1	457	34
2	2,921	58
3	21,591	77
4	8,567	21
5	4,137	39
6	72	0
7	293	5
8	0	0
9	0	0
10	5,036	61
11	6,268	75
12	4,444	35

출처: Shanghai Municipal Council, 1931, p.174.

불렀고, 평생에 한 번은 두창이 꼭 발현해야 한다고 믿었다. '꽃들의 생일날 인두를 맞으면 두창 꽃이 문제없이 잘 필 것이다', 이러한 믿음은 우두에도 그대로 투영되었다.

〈표 8〉을 보면 이러한 관념이 여전히 강하게 존재했음을 알 수 있다. 10월에서 5월까지 접종 건수가 고르게 분포한 외국인과 달리 중국인은 3월에 접종받는 경우가 압도적이었다. 6월부터 9월까지 더운 여름에는 중국인이나 외국인 모두 거의 접종을 받지 않았다. 보고서에서는 많은 중국인 어린아이들이 더 빠른 시기에 접종을 받아야 함에도 그러지 못하고 있

지만, 이러한 전통의 힘은 교육을 통해 약화시킬 수 있을 것이라 보았다.[96]

그러나 인두법이 완전히 사라지는 일은 없었다. 1921년 위생보고서에서는 "한 명 혹은 그 이상의 닝보(寧波) 개업의가 진짜 두창의 씨앗(seed)를 아기들의 콧속에 넣는다. …… 인두법[inoculation]은 두창을 방지하는 것이 아니라 오히려 계획적으로 두창을 더 유행시킨다"라고 기록하였다.[97] 결국 19세기 말부터 20세기 초까지도 인두법은 중국 각지에서 상당히 시행되었으며, 대략 1949년 이후가 되어서야 정부 주도하에 우두법이 전면적으로 확대되었다.[98]

관습과 편견의 영향력

전통적인 방식을 이용하여 우두법을 알리기도 했다. 무료 접종을 받으면 돈을 주는 방식이 대표적이다. 엘리스턴에 따르면 1868년 잉바오시는 성황묘 근처의 정박공회를 접수하여 우두 접종소로 쓰도록 하고, 모든 제반 비용을 책임졌다. 접종률을 높이기 위해 아이가 접종을 받으면 그 부모에게 백은(白銀) 300문(文)을 주었다.[99] 이에 돈을 바라고 아이들을 접종시키는 부모들이 늘었다. 사실 그에게는 다른 의도가 있었다. 황춘푸가 아들이 없는 그에게 우두 접종과 같은 좋은 사업을 도우면 아들을 얻을 수 있을 것이라 권유했던 것이다. 얼마 지나지 않아 잉바오시는 아들을 얻었고, 정박공회는 잃었던 구역을 되찾을 수 있었다.[100] 관원이 자선사업을 지원하고 그 결과 개인적인 복록을 얻었다는 이 이야기는 우두 접종이 전통적인 선거(善擧)의 일부로 여겨졌음을 보여준다. 공부국에서도 이러한 방식이 접종을 선전하는 데 큰 효과를 보였다면서 인제의원이 실로 공이 크다고 평가하였다.[101] 결국 공부국에서도 우두 접종을 자율적으로 받는 아이들에게 돈을 주기로 한다. 그러자 1871년 180명에서 동전을 주기 시작한 1873년에는 488명으로 접종자가 크게 늘었다.[102]

그러나 중국인의 외국인에 대한 불신과 편견은 불쑥불쑥 튀어나와 우두법의 확대를 방해했다. 1903년 공공위생 보고서에 따르면 매년 같은 시기 현수막을 이용한 홍보와 위생 검사원의 설득으로 하루 약 500명의 아기가 보건소에서 백신 접종을 받았지만, 어느 날 눈을 적출한다는 소문이 나서 아기들이 더는 오지 않았다고 한다.[103] 강제로 우두를 접종시킨다는 소문이 돌아 공부국이 사실이 아니라 발표하기도 했다.[104]

폭력 사태로까지 발전하는 예도 있었다. 1910년 11월에는 페스트 검역 조치의 하나로 공부국 위생처가 호별 검사를 한다는 소문이 돌았다. 조계 내의 여성들은 검사를 피하고자 아이들을 데리고 조계 밖으로 피했다. 또한 페스트 조사와 함께 어린아이의 우두 접종 유무를 조사하고 있던 공부국의 의사, 도로의 쓰레기 조사를 하던 공부국 직원이 민중들에게 둘러싸여 공무집행을 방해받는 사건도 발생했다.[105] 1923년에는 경영진이 백신 접종을 시키려 한다는 소문이 돌아 공장(大康紗廠, Dah Kung Cotton Mill)에서 일하던 천여 명의 노동자가 파업하기도 했다. 그중 700명은 근거 없는 소문임을 알고 금방 일에 복귀하였다.[106]

중국인만 문제인 것은 아니었다. 1858년 중국에 건너와 상하이에서 활동한 프랑스 의사 갈레(Paul-Édouard Galle)는 외국인 공동체에서는 백신 접종이 잘 이루어졌으며 두창이 외국인에게는 거의 위협적이지 않았다고 기록하였다.[107] 하지만 외국인 거주자가 늘면서 문제가 생겼다. 1903년 공공위생 보고서에 따르면 외국인 중에는 전염병이 유행할 때 적절한 예방조치를 할 생각은 하지 않고 약 판매상들이 선전하는 '콜레라 예방약(anti-cholera Mixtures)'에 현혹되는 자가 적지 않았다.[108] 1907년 아서 스탠리는 "두창은 가장 예방이 수월한 전염병임에도 불구하고 여전히 외국인 커뮤니티에서는 백신 접종을 무시하여 사망하는 사람이 나온다"며 한탄하였다.[109] 실제로 이 해 격리병원에 입원한 외국인 환자를 살펴보면 다른 어떤 질병보다 두창 환자가 많았다. 두창으로 입원한 외국인은 83명으로 그중 21명이 사망하였다. 두 번째는 성홍열(scarlet fever)로 총 70명 입원, 12명이 사망했다. 중국인의 경우 가장 많은 환자가 입원한 병은 임질(gonorrhoea)로 총 243명이 입원했고 사망자는 없었다. 사망자가 가장 많은 병은 165명 중 56명이 사망한 콜레라였다. 두창으로 인한 중국인 환자 수는 질병으로 인한 사망원인 중 6위를 차지하는데 33명이 입원했고 10명이 사망하였다.[110]

따라서 조계 당국은 외국인에게 상하이에 도착하면 백신 접종을 받고, 적어도 3년마다 반복해서 접종을 받도록 하였다.[111] 1922년 공부국 보고서에서도 중국 이곳저곳에서 이미 백신 접종이 이루어지고 있으므로, 외국인 직원을 데리고 올 경우에는 꼭 출항 전에 백신 접종을 해야 한다고 권고하였다.[112] 하지만 잘 지켜지지 않는 경우가 많았다. 1921년 12월부터 1922년 4월 사이에 두창이 유행하여 외국인 18명과 중국인 230명이 사망하였는데, 외국인 사망자를 전수 조사 한 결과 사망원인은 백신을 맞지 않거나 재접종을 하지 않아서였다.[113] 외국인 75%만이 예방 접종을 받았고 20%는 받지 않았으며 5%는 최근 10년간 접종을 받지 않았기 때문이다.[114] 1921년 한 해 동안 두창으로 사망한 외국인 수는 조계 주민 23명(어린아이 11명 포함), 조계 주민이 아닌 외국인까지 더하면 전체 41명이었다. 조계 주민 중 두창 환자가 84명, 사망자가 23명이므로 치사율 20% 정도로 매우 위험하였다. 질병으로 인한 사망원인 중 3위를 차지할 정도였다.[115] 따라서 우두 접종소에서는 중국인뿐만 아니라 외국인을 위한 무료 접종에도 신경을 쓸 수밖에 없었던 것이다.

마치며

근대 상하이에서 두창은 가장 위협적이면서도 한편으로는 백신 접종으로 충분히 막을 수 있는, 비교적 방역책이 확실한 전염병이기도 했다. 두창 백신 접종인 종두법에는 인두법과 우두법이 있는데, 각기 장단점이 있으나 인두법보다 우두법이 더 간단하고 안전하다고 여겨졌다. 따라서 서양에서 건너온 의료선교사들은 전통적인 중국식 인두법 대신 제너가 개발한 우두법을 알리고자 노력했다. 현재 상하이교통대학 의학부 부속 종합병원으로 유명한 인제의원은 1844년 영국인 의료선교사 윌리엄 록하트가 세운 자그마한 진료소에서 시작했다. 그는 상하이에서 최초로 우두 접종을 실시한 인물이기도 하다. 마카오에서 들여온 신선한 우두 백신을 사용하여 1845년 접종에 성공한 것이다.

한편 화계에서 우두 접종을 주도한 인물은 바로 인제의원의 중국인 의사 황춘푸이다. 1850년 상하이 도대의 지원을 받아 화계의 성황묘에 인제의원 분원을 설립하고, 무료로 우두를 접종하여 우두법이 확대되는 데 크게 기여하였다. 황춘푸와 같은 중국의 지식인들은 인두법을 통해 이미 면역이라는 개념을 알고 있었기 때문에, 같은 원리인 우두법을 수월하게 받아들일 수 있었을 것으로 짐작된다. 또한 그는 독실한 기독교 신자였는데, 기독교에 대한 믿음이 서양의학에 대한 믿음으로 이어졌을 가능성이 있다. 마지막으로 황춘푸는 인두보다 우두가 더 안전하며 맞는 사람의 고통도 덜하다는 사실도 잘 알고 있었다.

우두법을 널리 알리기 위해서는 제도적인 뒷받침이 필요했다. 1869년 공부국 의관 에드워드 헨더슨은 공부국 이사회에 종래의 인두법을 금지하고 우두법을 시행해야 한다고 건의하였다. 인두법은 다른 사람에게 두창을 전염시킬 우려가 있기 때문이다. 그리고 안전이 보장되는 장소에서 우두를 접종하기 위해 우두 접종소를 설립해야 한다고 주장하였다. 의료위생 전반을 담당하는 공부국 위생처에서는 각 지구별로 우두 접종소를 운영하는 한편, 병원이나 진료소뿐만 아니라 감옥에서도 백신 접종을 시행했다. 또한 중국인들이 자주 모이는 사묘에 우두 접종소를 설치하여 접근성을 높였다.

이 과정에서 조계지의 주민들은 근대화된 도시위생 체제의 이점을 충분히 누렸다. 공공조계에서는 공부국 위생처 실험실 내에 우두제조소를 설립하여 직접 백신을 생산함으로써 무료 접종이 원활히 진행될 수 있었기 때문이다. 실험실에서는 중국의 자선기관에 무료로 대량의 백신을 제공하였을 뿐만 아니라, 아직 우두제조소가 갖춰지지 않은 다른 지역에까지 백신을 공급하였다.

한편 공부국의 주도하에 체계적인 우두 접종이 실시된 조계와는 달리, 화계는 1900년대 초에도 여전히 민간 주도로 접종이 이루어졌다. 이러한 차이는 조계와 화계로 나뉜 상하이의 특수한 정치적 상황에서 비롯되었다. 외국인 거주지인 조계는 외국 정부의 영향력이 강했고, 외국인 의사들은 우두법의 필요성을 잘 인식하고 있었다. 한편 화계는 중국인 거주지로 여전히 청나라의 전통적 지배 체제 아래에 놓여있었다. 한편으로 백신을 접종받지 않은 사람들이 계속해서 조계로 밀려들었기 때문에 조계 당국은 우두 접종에 더 심혈을 기울일 수밖에 없었다.

그러나 우두법이 소개된 후에도 인두법은 사라지지 않았다. 오래된 관념은 여전히 중국인들 마음속에 강하게 자리 잡고 있었다. 백신을 가장 접종하기 좋은 시기는 두창이 유행하기 전인 초겨울이지만, 중국인들은 인두 접종을 받을 때처럼 봄에 주로 접종을 신청하고 여름과 가을은 피했다. 역으로 전통적인 방식을 영리하게 이용하여 우두 접종을 확대하는 모습도 보인다. 예를 들면 상하이 도대 잉바오시는 우두 접종을 선거의 일환으로 여겨, 우두법의 확대를 위해 부모에게 돈을 주고 아이에게 우두 접종을 받게 하였다. 즉 공부국 주도하에 인두법을 금지하고 우두법 일원화를 추진하던 조계와 달리 화계에서는 전통적인 방식이 여전히 강하게 남아 있었다.

한편 이제까지 선행연구에서는 주로 중국인을 위생조치의 대상으로 파악하고 외국인의 위생문제에 대해서는 크게 염두에 두지 않았다. 하지만 실제로는 외국인 중에도 백신을 무시하는 경우가 적지 않았다. 이에 조계 당국은 중국인과 외국인, 부자와 가난한 자를 가리지 않고 광범위한 무료 접종을 실시하였고 이를 통해 안정적인 위생체계를 확립하고자 했다.

미주

1 인제의원의 설립과 활동에 대해서는 朱明德 等 主編, 『仁濟醫院155年(1844~1999)』, 華東理工大學出版社, 1999; 王爾敏, 『近代上海科技先驅之仁濟醫院與格致書院』, 桂林: 宇宙光, 2006; E. S. Elliston, *Ninety-five Years: A Shanghai Hospital, 1844~1938*, The Lester Chinese Hospital, 1941.

2 근대 상하이의 위생행정에 대해서는 福士由紀, 『近代上海と公衆衛生: 防疫の都市社會史』, 御茶の水書房, 2010; 彭善民, 『公共衛生與上海都市文明(1898~1949)』, 上海人民出版社, 2007; Kerrie L. Macpherson, *A Wilderness of Marshes: The Origins of Public Health in Shanghai, 1843~1893*, Lexington Books, 2002; Nakajima Chieko, *Body, Society, and Nation: the Creation of Public Health and Urban Culture in Shanghai*, Cambridge, Massachusetts: Harvard University Press, 2018.

3 공부국에서는 매년 보고서를 작성하였는데, 이 장에서 저자명이 Shanghai Municipal Council[공부국의 영문명]으로 된 자료가 바로 연례보고서이다.

4 Shanghai Municipal Council, *Report for the Year 1915 and Budget for the Year 1916*, Shanghai: Printed by Kelly & Walsh, Canton Road, 1916, p. 74A; Shanghai Municipal Council, *Report for the Year 1921 and Budget for the Year 1922*, Shanghai: Printed by Kelly & Walsh, Ferry Road, 1922, p. 89A.

5 熊月之 主編, 『上海通史』1, 上海人民出版社, 1999, 50쪽.

6 Shanghai Municipal Council, 1916, p. 74A; "Public Health Report, Shanghai, December 31st, 1903," *China Medical Missionary Journal*, 1904, p. 146. *China Medical Missionary Journal*(『박의회보(博醫會報)』)는 박의회(博醫會, The China Medical Missionary Association)가 1887년부터 발행한 잡지이다. 박의회는 전 중국에서 활동한 프로테스탄트 의료선교사의 단체로, 1886년부터 1932년까지 활동했다. 잡지명은 1907년 The *China Medical Journal*로 변경되었으므로, 이하 1887년부터 1907년 6월호까지는 *CMMJ*, 1907년 7월호부터 1931년까지는 *CMJ*라 표기한다.

7   Shanghai Municipal Council, 1922, p.88A.
8   陶熾, 「中華民國江蘇地方ニ於ケル痘瘡豫防及ビ罹患ニ關スル調査」, 『上海自然科學研究所彙報』 4, 1935, 208쪽.
9   Shanghai Municipal Council, *Report for the Year 1930 and Budget for the Year 1931*, Shanghai: Printed by Kelly & Walsh, Ferry Road, 1931, p.135. 사망자 수 통계가 얼마나 정확할지는 고민해 볼 필요가 있다. 중국인 사망자 조사가 미흡하여 사망자 수가 실제보다 적게 기록되었을 가능성이 있다는 말이다. 하지만 그렇다고 해도 외국인 사망률이 높은 편임은 부정하기 어렵다.
10 조정은, 「의료선교사의 눈으로 본 근대 도시 상하이의 시작」, 『명청사연구』 47, 2017. 록하트가 상하이에 들어오기까지의 과정에 대해서는 兪鴻鈞, 『九十年來爲華人服務之仁濟醫院』, 興華公司, 1936, 11쪽; 朱明德 等 主編, 1999, 3쪽.
11 Pater Parker, *Report of the Medical Missionary Society in China. For the Year 1845*, Hongkong Register Press, 1846, p.22; William Lockhart, *The Medical Missionary in China: A Narrative of Twenty Years' Experience*, London: Hurst and Blackett, 1861, pp.237~238.
12 Chinese Hospital(Shanghai), *Report of the Chinese Hospital, at Shanghae, from July 1st 1847, to December 31st, 1848*, Shanghae: [s.n.], 1849, p.14.
13 Chinese Hospital(Shanghai), *The Tenth Annual Report of the Chinese Hospital, at Shanghae, from January 1st, to December 31st, 1856*, Shanghae: [s.n.], 1857, pp.7~8.
14 Kerrie L. Macpherson, 2002; 福士由紀, 2010.
15 1870년 1월 21일 『工部局董事會會議錄』, 上海市檔案館, 2001, 686~687쪽; 福士由紀, 2015, 36쪽.
16 상하이 도대의 인두법 금지령과 그에 대한 평가는 曹貞恩, 「清朝末期の中國都市における天然痘對策: 痘神から種痘まで」, 『(日本)都市史研究』 8, 2021.
17 上海工部局 衛生處處長 喬登, 「關於仁濟醫院」, 『九十年來爲華人服務之仁濟醫院』, 興華公司, 1936, 46쪽.
18 Elliston, 1941, p.7; p.28.
19 Shanghai Municipal Council, *Report for the Year Ended 31st December 1895 and Budget for the Year Ending 31st December 1896*, Shanghai: Printed by Kelly & Walsh, Limited, Nanking Road, 1896, p.96; Shanghai Municipal

Council, *Report for the Year Ended 31st December 1896 and Budget for the Year Ending 31st December 1897*, Shanghai Printed by Kelly & Walsh, Limited, Nanking Road, 1897, p. 92.

20　Elliston, 1941, p. 28.
21　Shanghai Municipal Council, 1899, p. 108; Shanghai Municipal Council, 1900, p. 98.
22　蘇精, 『西醫來華十記』, 元華文創股份有限公司, 2019.
23　王爾敏, 2006, 48쪽.
24　James Henderson, *Memorials of James Henderson, M.D.: Medical Missionary to China*, James Nisbet and Co., 1867, p. 80; p. 135; p. 170.
25　우두 접종소의 장소에 대해 황춘푸는 성황묘 내 화원이라고 기록하였고, 엘리스턴(Elliston)은 성황묘 근처 정박공회(停泊工會, Anchor Guild)라고 기록하였다. 黃春圃, 1869, 189쪽; Elliston, 1941, p. 28.
26　黃春圃, 「上海城隍廟花園內官設牛痘局單」, 『中國教會新報』, 1869, 189쪽; Elliston, 1941, p. 28.
27　王爾敏, 2006, 52쪽.
28　Henderson, 1867, p. 80.
29　Lockhart, 1861, pp. 237~238.
30　梁其姿, 2012, 64쪽.
31　王爾敏, 2006, 48쪽.
32　Henderson, 1867, pp. 80~81; p. 135; p. 170.
33　黃春圃, 1869, 189쪽.
34　Elliston, 1941, p. 16.
35　Shanghai Municipal Council, *Report for the Year 1907 and Budget for the Year 1908*, Shanghai: Printed by Kelly & Walsh, Limited, Canton Road, 1908, p. 78.
36　「上海中國濟生會」, 『申報』, 1936년 3월 24일; 「邑廟黃氏牛痘局七十週紀念」, 『新聞報』, 1937년 3월 24일.
37　「黃氏牛痘局遷址」, 『新聞報』, 1938년 3월 15일.
38　1870년 6월 6일, 『工部局董事會會議錄』, 上海市檔案館, 2001, 711쪽.
39　Arthur Stanley, "How to Initiate Public Health Work in Chinese Cities.

Some Practical Details," *CMMJ* 4, 1915, p. 221.
40   Shanghai Municipal Council, *Report for the Year 1929 and Budget for the Year 1930*, Shanghai: Printed by Kelly & Walsh, Ferry Road, 1930, p. 94.
41   Shanghai Municipal Council, 1899, p. 108; Shanghai Municipal Council, 1900, p. 98.
42   Shanghai Municipal Council, 1922, p. 88A.
43   Shanghai Municipal Council, *Report for the Year 1916 and Budget for the Year 1917*, Shanghai: Printed by Kelly & Walsh, Canton Road, 1917, p. 55A.
44   Shanghai Municipal Council, 1922, p. 99A.
45   Shanghai Municipal Council, 1931, p. 173.
46   Shanghai Municipal Council, 1916, pp. 74A~75A.
47   Shanghai Municipal Council, 1922, p. 99A.
48   Shanghai Municipal Council, 1930, p. 113; p. 149; p. 156.
49   Shanghai Municipal Council, 1916, p. 75A.
50   池田桃川, 『上海百話』, 日本堂, 1923, 277~283쪽.
51   Shanghai Municipal Council, 1922, p. 57A.
52   「工部局公報摘錄」, 『申報』, 1927년 9월 30일.
53   Shanghai Municipal Council, 1917, p. 55A.
54   1871년 11월 23일, 『工部局董事會會議錄』, 上海市檔案館, 2001, 846쪽.
55   1872년 1월 8일, 『工部局董事會會議錄』, 上海市檔案館, 2001, 530쪽; 1872년 1월 22일, 『工部局董事會會議錄』, 上海市檔案館, 2001, 532쪽.
56   1883년 2월 26일, 『工部局董事會會議錄』, 上海市檔案館, 2001, 497쪽.
57   Shanghai Municipal Council, 1897, p. 91.
58   福士由紀, 2010, 50쪽; 羅振宇, 2016, 113쪽.
59   Shanghai Municipal Council, 1899, p. 167.
60   "The Municipal Council," *China Herald and Supreme Court & Consular Gazette*, Shanghai, Oct 17, 1898.
61   "The Municipal Council," *China Herald and Supreme Court & Consular Gazette*, Shanghai, Jan 16, 1899.
62   "The Municipal Council," *China Herald and Supreme Court & Consular Gazette*, Shanghai, Jul 17, 1899.

63　Shanghai Municipal Council, 1899, p. 108.

64　『의사학』에 게재한 기존 논문에서는 튜브 수와 접종 가능 수를 구분하지 않고 튜브 수로 일괄 표기했으며, 일부 연도를 잘못 기재한 오류를 이 지면을 빌려 수정·보완하였음을 밝혀둔다. 조정은, 「근대 상하이 공공조계 우두 접종과 거주민의 반응: 지역적·문화적 비교를 중심으로」, 『의사학』 29(1), 2020, 145쪽.

65　Shanghai Municipal Council, 1917, p. 75A

66　Shanghai Municipal Council, 1922, p. 112A. 1921년 연례보고서에 기록된 1899~1921년 접종 가능 수와 실제 연도의 연례보고서에 적힌 숫자가 다른 경우에는 실제 연도의 연례보고서에 나온 수를 따랐다.

67　Shanghai Municipal Council, 1899, p. 108; Shanghai Municipal Council, 1900, p. 105.

68　Shanghai Municipal Council, *Report for the Year Ended 31st December 1900 and Budget for the Year Ending 31st December 1901*, Shanghai Printed by Kelly & Walsh, Limited, Nanking Road, 1901, p. 115; Shanghai Municipal Council, 1900, p. 105.

69　Shanghai Municipal Council, *Report for the Year Ended 31st December 1901 and Budget for the Year Ending 31st December 1902*, Shanghai Printed by Kelly & Walsh, Limited, Nanking Road, 1902, p. 134.

70　Shanghai Municipal Council, *Report for the Year Ended 31st December 1902 and Budget for the Year Ending 31st December 1902*, Shanghai Printed by Kelly & Walsh, Limited, Nanking Road, 1903, p. 121; Shanghai Municipal Council, *Report for the Year Ended 31st December 1903 and Budget for the Year Ending 31st December 1904*, Shanghai Printed by Kelly & Walsh, Limited, Nanking Road, 1904, p. 101.

71　Shanghai Municipal Council, *Report for the Year Ended 31st December 1906 and Budget for the Year Ending 31st December 1907*, Shanghai Printed by Kelly & Walsh, Limited, Canton Road, 1907, p. 169.

72　Shanghai Municipal Council, 1899, p. 105.

73　Shanghai Municipal Council, 1922, p. 112A; 陳榮廣, 『老上海』, 泰東圖書局, 1919, 180쪽.

74　彭善民, 2007, 57~58쪽; Shanghai Municipal Council, 1900, p. 98; Shanghai

Municipal Council, 1930, p. 135.
75 福士由紀, 2010, 7~8쪽.
76 미국 서펴주 출신으로 1898년 상하이에 와서 공부국 위생관으로 활동하였다. Wright, 1908, p. 437.
77 Arthur Stanley, "Extracts from the Health Officer's Report. Shanghai, 1907," *CMJ* 5, 1908, p. 331.
78 Shanghai Municipal Council, 1916, p. 65A.
79 Shanghai Municipal Council, 1917, p. 55A.
80 "China: Shanghai. Smallpox. Plague Rats," Public Health Reports 26, 1911, p. 49.
81 "Smallpox in Shanghai," *CMJ* 5, 1923, p. 449.
82 Shanghai Municipal Council, 1922, p. 89A, 100A.
83 Shanghai Municipal Council, 1893, pp. 98~99.
84 "Public Health Report, Shanghai, December 31st, 1903," *CMMJ* 3, 1904, p. 147; "Health Department Shanghai, 1905," *CMMJ* 4, 1906, p. 185.
85 William Lockhart, "A Short Treatise on the Preservation of Infants by Inoculation," *Dublin Journal of Medical Science* 23-1, 1843, pp. 41~54; Lockhart, 1861, pp. 238~241.
86 Lockhart, 1843, pp. 41~54.
87 Lockhart, 1843, pp. 238~239.
88 梁其姿, 2012, 64쪽.
89 Lockhart, 1843, pp. 43~51.
90 1870년 3월 10일, 『工部局董事會會議錄』, 上海市檔案館, 2001, 737쪽.
91 "Vaccine in Hot Weather," *CMJ* 4, 1914, p. 280; Shanghai Municipal Council, 1916, pp. 86A~87A.
92 상하이에서 두창은 겨울에 유행하였다. Shanghai Municipal Council, 1896, p. 95. 두창은 10월부터 다음 해 5월까지 유행한다. 内務省衛生局, 1916, 185쪽.
93 Shanghai Municipal Council, 1922, p. 99A.
94 Edward H. Home, "Public Health in Changsha, Hunan," *CMJ* 4, 1917, p. 308.
95 "Vaccination in Shanghai," *CMJ* 5, 1925, p. 477.
96 Shanghai Municipal Council, 1930, p. 156.

97 Shanghai Municipal Council, 1922, p. 99A.
98 馬伯英·高晞·洪中立, 1993, 323쪽.
99 접종을 받으러 왔을 때 100문, 회복하면 조양을 위해 다시 200문을 주었다. 黃春圃, 1869, 189쪽.
100 Elliston, 1941, p. 28; 陳佩·范關榮 主編, 『仁術濟世: 上海第一家西醫醫院的百年故事』, 復旦大學出版社, 2010, 136쪽.
101 喬登, 1936, 46쪽.
102 福士由紀, 2015, 38쪽.
103 "Public Health Report, Shanghai, December 31st, 1903," *CMMJ* 3, 1904, p. 146.
104 1910년 11월 16일, 『工部局董事會議錄』, 上海市檔案館, 2001, 694~695쪽.
105 福士由紀, 2010, 58쪽.
106 "Shanghai Workmen Object to Vaccination," *CMJ* 6, 1923, p. 536.
107 Macpherson, 2002, pp. 65~66.
108 "Public Health Report, Shanghai, December 31st, 1903," *CMMJ* 3, 1904, p. 146.
109 Arthur Stanley, "Extracts from the Health Officer's Report. Shanghai, 1907," *CMJ* 5, 1908, p. 333.
110 Wright, 1908, p. 435.
111 Shanghai Municipal Council, 1916, p. 67A.
112 Shanghai Municipal Council, 1922, p. 99A.
113 Noel Davis, "Shanghai Municipal Council; Public Health Department Annual Report, 1921," *CMJ* 8, 1923, p. 679. 물론 중국인들도 마찬가지였다. Shanghai Municipal Council, 1922, p. 99A.
114 Shanghai Municipal Council, 1922, p. 88A.
115 Shanghai Municipal Council, 1922, pp. 94~95A, 98A.

제11장

1920~1930년대
상하이와 베이징의 두창 방역

:
:
:

신규환

시작하며

중국 전통사회에서 감염병 유행은 중앙정부의 관할이라기보다는 감염병 유행지의 지역사회가 우선적으로 해결해야 할 영역이었다. 특히 명청 시기 강남에서는 선당(善堂)을 중심으로 지역사회의 지방유력자가 주도하는 방역활동이 전개되었다.[1] 예를 들어, 강남에서 두창(痘瘡)이 유행했을 때, 지역사회의 우선적인 조치는 감염자를 격리하거나 지역주민을 감염 지역에서 벗어나게 하는 것이었고, 지방유력자들은 사재를 출연하여 자선과 구제사업 등을 통해 지역사회의 감염 확산에 대응하고자 했다.[2]

대부분의 감염병 유행에 대해서 지역사회가 주도적으로 대처했던 것과 달리, 두창 유행에 대해서만큼은 중국 황실이 전면적으로 대응해 나갔다. 특히 입관(入關) 전부터 청조 황실은 두창으로 인해 심대한 타격을 입고 있었기 때문에, 베이징(北京) 점령 이후 수도 인근에 피두소(避痘所)를 설치하고 두창 조사체계를 확립하는 등 두창 방역에 적극적으로 나섰다.³ 청조가 수도인 베이징에서 두창의 유행에 민감하게 반응했던 것은 두창의 확산 속도와 치명성 때문이었다. 그런 와중에 순치제(順治帝, 1638~1661, 재위 1643~1661)가 24세의 젊은 나이에 두창으로 인해 사망하는 등 두창 방역의 성패는 황실의 명운을 좌우할 수 있었다. 청조는 두창의 확산을 막기 위해 격리 등 적극적인 조치를 취했으며, 정치·군사·외교적 결정을 내리는 데 있어 두창의 유행은 중요한 변수로 작용했다. 이처럼 두창 유행에 대해 청조는 매우 예민하게 대응했으며, 수도를 중심으로 두창 방역에 적극적으로 대응해 나가고 있었다.

청조가 두창을 막기 위해 피두소와 같은 격리시설을 운영했지만, 이같은 방안으로 두창의 유행을 원천적으로 차단하는 데는 한계가 있었다. 두창은 언제 어디서든 발생했기 때문이다. 다만 두창은 한 번 걸리면 재발하지 않는 특성이 있었기 때문에, 청조는 면역을 이용한 예방법에 주목했다. 바로 사람의 진성 두묘를 사용하여 면역에 이르게 하는 인두법(人痘法)이었다. 인두법은 이미 송대에 개발되었으나, 실제로는 명대 이후 상용화되었다. 청조는 『의종금감(醫宗金鑑)』(1749)의 발간을 지원함으로써 인두법의 표준적인 지식의 개발과 확산에도 중요한 역할을 담당하였다.

18세기 중반 인두법의 정착으로 중국 사회는 두창의 유행에 대응할 수 있는 방안을 확보했으나, 인두법은 사람의 진성 두묘를 사용하는 만큼, 잘못 사용하면 오히려 두창을 확산시킬 수도 있었다. 인두법은 두묘의 채취, 숙성, 보관, 접종 등 고도의 임상 기술이 수반되어야만 면역의 안정성을 확보할 수 있었다. 이 때문에 인두법의 성공적 보급과 확산에는 시술자의 임상 술기 수준이나 지역사회의 상황이 크게 작용할 여지가 있었다.⁴ 19세기에 들어서자 인두법보다 안전하고 효과적인 서양의 우두법이 등장하였다. 19세기 초에 중국에 왕래하던 외국인 상인과 선교사 등이 마카오, 상하이, 광저우 등 개항장을 중심으로 제너의 우두법을 소개하였고, 우두법은 기존의 인두법과 경쟁하면서 두창을 억제하는 데 기여하였다. 1860년대부터는 강남 각지의 지방관들이 우두국(牛痘局)을 설치하여 무료로 우두 접종을 실시하기도 했다.⁵

마카오는 우두법 도입에 있어 중요한 시작점이었지만, 우두법이 본격적으로 확대된 것은 상하이였다. 상하이는 개항장으로서 선진적인 방역 정책이 전개될 수 있는 중요한 거점이 되었다. 또한 상하이는 19세기 후반 조계(租界)와 화계(華界)로 분리되면서 조계 당국, 중국 정부, 민간 사이에서 방역의 주도권을 둘러싸고 경쟁하기 시작했다. 반면 베이징은 청조가 일찍부터 두창 방역의 전초기지로 삼아 두창 방역에 관심을 기울이고 있었으며, 20세기 이후에는 시정부의 지원 속에서 최신의 방역행정이 전개되고 있었다. 특히 1920~1930년대 상하이와 베이징은 중국뿐만 아니라 동아시아 전 지역을 통틀어 가장 선진적인 공공의료 시스템이 작동하던 곳 중 하나였다.⁶

두창 방역은 청조 이래의 국가 방역이 일찍부터 주목받아 왔지만,⁷ 최근에는 상하이와 베이징과 같은 개별 도시의 방역행정에 대한 연구가 주류를 이루고 있다.⁸ 그러나 두 도시의 방역 활동이 어떠한 차이점과 공통점이 있었는지에 대해서 비교·분석은 이루어진 바 없었다. 특히 1920~1930년대 두 도시는 '국가의료(state medicine)' 주창자들의 활동 무대로서 "국가 또는 사회가 공적 재정을 바탕으로 의료에 관한 사회적 안전망을 확보하여 국민에게 보편적인 의료복지 서비스를 제공"하는

'공공의료'에 관한 이념을 상당 부분 공유하고 있었다. 그럼에도 불구하고, 실제 방역이나 도시 관리는 두 도시에서 매우 다른 양상으로 전개되었다. 특히 우두법이라는 효과적인 예방법이 등장하면서 우두 접종 양상에 따라 방역 성과가 크게 달라질 수 있었다. 따라서 두창 방역은 상하이와 베이징에서 실행된 공공의료의 이념과 실제를 비교·평가할 수 있는 핵심적인 소재라고 할 수 있다. 이 연구는 두창 유행에 대해 상하이와 베이징에서 방역활동이 어떻게 달랐는지 살펴볼 것이고, 이는 동아시아 세계에서 선진적인 공공의료의 구체상을 비교·검토할 수 있는 중요한 사례가 될 것이다. 더 나아가 이 연구는 20세기 전반 동아시아에서 주권 국가의 근대적 방역체계가 수립되는 사례를 제공함으로써 선진적 공공의료의 수립이 근대적 도시건설과 도시민의 일상생활에 어떤 영향을 미쳤는지 그 구체적 사례를 확인하게 될 것이다.

상하이의 방역행정과 위생사무소

공공조계의 방역행정

상하이의 근대적 방역행정은 조계를 중심으로 시작되었다. 공공조계 공부국(工部局)과 프랑스조계 공동국(公董局)은 일찍부터 인두법을 금지시키고, 우두 접종을 확대해 나갔다. 1920년대 이후 공공조계 공부국 위생행정은 새로운 전환점을 맞이했다. 위생처의 활동 영역이 단순히 환경위생의 관리나 감염병 관리에 한정되지 않고, 의학 지식과 술기를 활용하여 조계 내의 주민들의 위생과 건강 증진을 위해 적극적으로 대응하고자 했기 때문이다. 또한 이 시기에 들어서서 강제접종 시스템이 강화되기 시작했다. 학생들은 의무적으로 정기검진과 우두 접종을 받아야만 했다.⁹ 특히 14개의 위생분처를 중심으로 위생행정을 강화해 나갔다. 위생분처 중심의 위생행정은 국민에게 보편적 의료서비스를 제공하고자 한 19세기 말 영국에서 등장한 국가의료의 이념에 기초한 것이었다.¹⁰ 1920~1940년대에 위생처 처장으로 재직했던 조단(J. H. Jordan, 재임기간 1926~1943)은 1930년대에 위생처 산하에 식품위생부, 약품부, 구호차무처(救護車務處), 소독처, 공공시험소, 출판부 등을 증설하고, 의원, 요양원, 화학실험실, 화장장 등 부속시설도 설치하였다. 공공의료의 확산에 따라, 위생처 산하 직원은 730명 내외에 이르게 되었다. 14개의 위생구는 1942년까지 총 17개의 위생구로 확대되었다. 1943년 8월, 왕징웨이(汪精衛, 1883~1944) 정권이 공공조계를 회수함에 따라, 공부국 위생처는 상하이특별시정부 제일구공서위생처(第一區公署衛生處)로 개편되었다.¹¹

1870년부터 1930년까지 공공조계의 중국인 인구는 13배, 외국인은 21배가 증가하여, 1870년 7만 6천 명 정도였던 공공조계 인구가 1930년에는 60년 만에 100만 명을 넘어섰다. 인구 증가에 따라 주거 환경은 더 열악해졌고, 두창 등 급성 감염병의 위협은 더 증가하였다. 1890년대에 두창으로 인한 중국인 사망자는 최대 300여 명, 외국인 사망자는 20여 명까지 치솟기도 했지만, 19세기 후반기 동안 두창으로 인한 사망자는 대체로 중국인이 100명 내외, 외국인이 10명 내외였다. 그러나 20세기 들어서 상하이의 중국인 사망자가 연간 최대 880여 명에 이를 정도로 두창을 충분히 억제하지 못하는 상황이었기 때문에, 시정 당국으로서도

표 1 1890~1919년 상하이 공공조계 내 내외국인 감염병 사망 통계
(단위: 명)

국적	두창	콜레라	장티푸스	디프테리아	성홍열	결핵	계
외국인	206	170	274	60	165	813	1,688
중국인	5,660	3,423	0	765	3,381	12,928	26,157

출처: 上海公共租界工部局,『上海公共租界工部局年報』, 華文處 譯述, 第6期, 1935: 283; 朱德明, 「近代上海租界衛生史略」,『中華醫史雜誌』26(1), 1996, 16쪽.

 이에 대한 체계적인 대책이 필요했다.[12] 1902년, 1904년, 1907년 각각 434명, 759명, 884명의 두창 사망자가 발생했고, 민국 시기에도 상하이에서 두창 유행은 빈번해서 1926~1949년까지 23년간 6차례의 대유행이 발생하기도 했다.[13] 20세기 전반까지 두창은 상하이 사회가 우두 접종을 통해 감염병을 통제할 수 있는 거의 유일한 질병이었음에도 불구하고, 여전히 위협적인 질병으로 남아 있었다.

 상하이 공공조계의 사망통계에 따르면, 1870~1940년까지 외국인 사망자 중 감염병에 의한 사망 비율은 평균 31.43%에 이른다. 이 수치는 민국 시기 강남 지역 중국인의 감염병 사망 비율과 대체로 일치하는 것이다.[14] 외국인 감염병 사망자의 통계 수치가 낮지 않았다는 것이 외국인들의 주거 및 생활 환경이 절대적으로 열악했다는 것을 의미하지는 않는다. 오히려 상하이 공공조계 내 외국인의 위생 상황은 비교적 우수한 편이었다. 조계 내에 외국인이 이용할 수 있는 의료시설이 많았고, 백신 접종이나 방역 조치 역시 최신식이었다. 반면 공공조계 내 중국인 감염병 환자는 압도적으로 많았고, 그로 인한 사망자도 많았다. 중국인의 감염병 사망률이 외국인보다 낮게 나오는 것은 불완전한 통계로 인한 것이다. 예를 들어 1926~1940년까지 상하이 중국인의 감염병 사망 비율은

표 2 1930년대 공부국 위생처 산하 위생분처 분포표

위생분처	주소	위생분처	주소
中一區	漢口路 304호	北二區	北四川路 190호
中二區, 中三區	福州路 667호	北三區	北福建路 270호
東一區, 東二區	通州路 80호	北四區, 北五區	北蘇州路
東三區	舢路 133호	西一區	愛文義路 380호
東四區, 東五區	揚州路 311호	西二區	麥根路 160호
東六區	松藩路 30호	西三區	勞勃生路 435호
北一區	海寧路 130호	西四區	愚園路 130호

출처: 張明島·邵浩奇 主編, 『上海衛生志』, 上海社會科學院出版社, 1998, 536쪽; 上海市 案館 所藏, 『上海公共租界工部局年報』, 1935, U1-1-961.

전쟁 시기 몇 해만 제외하면 평균 20%대를 유지하였다.[15] 그러나 중국인의 주거환경이나 위생인프라 등을 고려할 때 실제로는 이보다는 훨씬 열악했을 것으로 추정된다.

공공조계 위생행정의 핵심은 위생처(衛生處)와 위생분처(衛生分處)의 운영에 있었다. 위생분처는 일종의 위생구사무소(衛生區事務所, Health Demonstration Station)를 지칭하는 것인데, 위생분처는 각 지역 위생행정의 실무를 담당하는 지역 센터로서 생명통계의 작성, 사망원인 조사, 감염병 관리, 각종 예방 접종 사무, 식품 및 음수 관리 등을 담당하였다.

기존 연구에서 공공조계 위생분처의 역할은 정확히 밝혀져 있지 않다. 1930년대 공부국 위생처는 공공조계를 16개 구역으로 나누었지만, 실제로는 14개의 위생분처를 운영하고 있었다. 1929년 공공조계에 거주하는 주민은 85만 5,260명이었고, 그중 중국인이 83만 760명에 달했다. 1929년 14개의 위생분처를 포함한 동·북·서, 중앙지구에서 각각 2만

504건, 1만 6,306건, 1만 3,446건, 7,958건 등 총 5만 8,213건의 무료 우두 접종을 실시했으며, 위생처가 직접 주관한 무료 우두 접종까지 포함하면 7만 2,790건이다.[16] 이것은 1929년 1만 1,155건에 비하면 전년 대비 5배 이상 늘어난 수치였다.[17] 당연하게도 접종의 75% 이상이 영유아에게 집중되었으며, 상대적으로 인구가 밀집한 지역에서 많은 접종이 이루어졌다. 1937년 우두 접종은 43만 2,454건에 달했다.[18] 1929년 대비 우두 접종이 6배 가량 늘어났음을 알 수 있다. 일본점령기에도 공공조계의 우두 접종은 계속해서 늘어났다. 1942년 우두 접종은 55만 9,613건에 달했다.[19] 1910년대 이후 1930년대 중반까지 공공조계 내에서 두창 사망자 수가 200명 내외로 억제된 것은 공공조계 당국이 우두 접종을 점증적으로 강화했던 것과 무관치 않을 것이다.

공부국뿐만 아니라 민간에서도 두창 유행에 적극적으로 대처했다. 1843년 상하이에서 윌리엄 록하트(William Lockhart, 1811~1896)는 인제의원(仁濟醫院)을 설립하고, 설립 초부터 우두 접종을 시작했다. 1850년에는 화계 내의 성황묘에 인제의원 분원이 설치되어, 록하트의 제자인 황춘푸(黃春圃, 1833~1911)가 1854년부터 1897년까지 우두 접종을 주도하였다. 19세기 후반까지 상하이 화계에서는 민간의 우두 접종이 체계적으로 이루어지지는 못했지만, 민간이 우두 접종을 주도하고 조계 당국이 우두 백신을 지원하는 형태로 관민협조가 이루어졌다.[20]

프랑스 조계의 방역행정에 대해서는 자료나 연구 부족으로 구체적 상황을 파악하기 어렵다. 프랑스 조계 당국인 공동국에서도 1896년 위생대(衛生隊)를 조직하여 위생 업무를 담당하게 하였으나 여름에 일시적으로 운영되었을 뿐이었다. 1911년 위생처(衛生處)가 설립되었고, 1930년 공공위생구제처(公共衛生救濟處)가 설치되어 프랑스 조계 지역의 위생행정을 전담하였다. 1935년에는 공공위생구제처 산하 위생감독과, 방역과, 의료구제과 3과 체제에서 위생과, 시의과(施醫科), 시종과(施種科), 화험과(化驗科), 방역과 5과 직원 94명으로 확대되었다. 1943년에는 직원이 152명으로 증원되었으나 왕징웨이 정권이 성립됨에 따라 프랑스 조계가 회수되었고, 공공위생구제처는 제팔구공서위생처(公署衛生處)로 개편되었다.[21]

상하이 공공조계는 비교적 이른 시기에 위생행정 조직을 갖추고 각종 감염병의 유행에 대비하였다. 특히 두창의 유행에 대비하여 우두 접종을 적극적으로 실시하고 민간의 우두 접종을 지원하기도 하였다. 그러나 19세기 말~20세기 초 상하이 공공조계의 선진적인 방역시스템이 화계 또는 베이징의 방역행정에 직접적인 영향을 주었다고 말하기는 어렵다. 20세기 초까지 상하이 화계와 베이징에서는 근대적인 방역행정을 전개할 수 있는 인적·물적 토대를 갖추지 못했기 때문이다. 1920~1930년대 상하이 공공조계의 방역행정은 양적·질적으로 급변하고 있었다. 더불어 같은 시기 상하이와 베이징에는 시정부가 들어서면서 화계와 베이징의 방역행정 역시 근대적 공공의료를 실시하면서 급격한 변화를 맞이하고 있었다.

화계 위생사무소의 설치와 방역활동

상하이는 조계와 화계가 분리되어 있었고, 감염병 관리에서도 분명한 차이가 있었다. 특히 중국인이 밀집한 화계는 도로, 주거, 상하수도 등 도시 인프라 등에서 조계지역보다 열악한 상황이었다. 화계는 1926년 쑹

표 3 1930~1936년 상하이 화계 감염병 통계

(단위: 명)

연도	장티푸스		발진 티푸스		디프테리아		두창		이질	
	환자	사망	환자	사망	환자	사망	환자	사망	환자	사망
1930.1~7	104	6	4	0	137	12	63	12	75	4
1933.7~12	47	11	3	0	160	20	28	7	248	14
1934.1~10	68	21	—	—	277	23	149	49	159	10
1935	94	9	4	—	552	45	15	1	111	4
1936	27	13	4	—	381	41	96	3	168	17
합계	340	60	15	0	1,507	141	351	82	761	49

연도	유행성 척수막염		성홍열		콜레라		합계	
	환자	사망	환자	사망	환자	사망	환자	사망
1930.1~7	157	45	89	9	—	—	629	88
1933.7~12	20	8	66	4	—	—	572	64
1934.1~10	107	21	159	10	1	0	713	124
1935	91	23	138	4	0	0	1,005	86
1936	66	18	150	10	0	0	982	112
합계	441	115	602	37	1	0	3,901	474

출처: 劉雪芹, 「近代上海的瘟疫和社會: 以1926~1937年上海華界的瘟疫爲例」, 上海師範大學 歷史系 碩士學位論文, 2005, 〈표 1-1-3〉을 참고.

부(淞埠) 위생국 성립 전까지는 통일적인 위생행정이 존재하지 않았고, 난스(南市), 자베이(閘北), 푸둥(浦東), 우쑹(吳淞) 등 각 지역에서 독자적으로 위생행정을 운용했다. 1927년 7월, 상하이 특별시정부 위생국[초대 국장 후훙지(胡鴻基, 1894~1932), 재임기간 1927~1932]이 성립됨에 따라, 화계의 위생행정이 통일적으로 운용되기 시작하였다. 위생국은 3과로 운영되었고, 의약관리, 감염병관리, 위생교육, 생명통계, 도로청결, 육류검사, 방역 등을 담당했다. 화계 각 구는 다섯 개의 위생사무소가 설치되어, 각 구의 방역사무 및 위생사무를 담당하였다. 후난위생사무소(滬南衛生事務所), 후베이위생사무소(滬北衛生事務所), 우쑹위생사무소(吳淞衛生事務所), 장완위생사무소(江灣衛生事務所), 까오차오위생사무소(高橋衛生事務所) 등이 그것이다. 민간에서도 여름에 감염병 유행 시에는 20여 개의 감염병의원[時疫醫院]과 각종 위생조직을 설치하여, 예방접종과 순회진료 등을 지원하였고, 점차 상설화되기도 했다.[22]

위생사무소가 가장 먼저 설치된 곳은 인구 4만여 명이 거주하는 우쑹구(吳淞區)였다. 우쑹구는 오송철로가 관통하는 지역으로 교통상의 입지여건으로 날로 발전하는 지역이었지만, 위생 상황은 낙후한 편이었다. 이 지역은 남쪽의 원짜오방(蘊藻浜), 서북쪽의 우쑹 철로도방(鐵路道旁) 등 우쑹구, 인항구(殷行區), 푸쑹구(蒲淞區) 등을 포괄하였으며, 시정부는 이곳에 1928년 가을 우쑹위생공소(吳淞衛生公所)를 설치한 데 이어, 1929년 1월에 우쑹위생모범구(吳淞衛生模範區)를 설치했다.

우쑹위생모범구사무소(이하 오송구위생사무소)에는 총무, 검사, 보건, 의무 등 4개과를 설치하고, 총무과에서 생명통계를 작성하고, 검사과에서 청결검사 및 공공위생사무를 담당하였으며, 보건과에서 위생선전, 학교위생, 공장위생, 아동보육, 공공위생 및 가정위생, 감염병 예방 등을 지도하였고, 의무과에서 일반 환자진료, 식품사무, 화학실험 등을 관리하였다. 특히 우쑹구위생사무소의 환자진료는 일반 대중들의 환영을 받았는데, 비싼 진료비 때문에 병원 진료를 받을 수 없는 빈곤층 주민들은 대학교수들의 무료 진료와 간호사들의 가정방문을 크게 환영하였다. 그러나 전임의사 2명, 간호사 7명 등 위생구사무소의 직원 규모가 매우 작아서, 생명통계, 감염병 관리, 환경위생, 위생교육 등 각 방면에서 지속적인 성과를 내기 어려웠다. 더욱이 재정과 인력 등의 부족으로 우쑹구위생사무소는 1931년 3월부터는 외래 진료를 전면 중단해야 하는 상황이었다.[23]

더욱이 1932년 1·28 제1차 상하이 사변(이른바 一二八淞滬抗戰)으로 우쑹지구는 전쟁의 직접적인 피해를 입었다. 1933년 7월 오송구위생사무소가 재개되었고, 상하이시 위생국과 국립 둥지대학(同濟大學)이 위생구사무소를 공동 주관하는 방식으로 변경되었다. 우쑹구위생사무소의 재개로 위생행정 각 분야에서 일부 성적을 내기도 했지만, 1937년 8·13 제2차 상하이 사변(이른바 八一三淞滬抗戰)의 발생으로 우쑹구는 또 다시 전쟁터로 변했다.[24]

상대적으로 화계의 위생사무소 중에서는 까오차오구위생사무소(高橋區衛生事務所)가 성과를 내고 있었다. 까오차오구(高橋區)는 상하이시에 속한 지구이긴 하지만, 인구 3만 9천여 명으로 사실상 농촌 지역에 해당된다. 1930년 까오차오향촌위생모범구 판사처(高橋鄉村衛生模範區 辦事處)가 설립되었고, 1932년 6월 국립상하이의학원 위생과가 참여함에 따라 까오차오구위생사무소로 개편되었다. 까오차오구위생사무소의 소장은 국립상하이의학원 위생과 주임교수가 담당하였고, 그밖에 4명의 의사와 10여 명의 간호사 등으로 구성되었다. 까오차오구위생사무소 역시 인원이 충분하지 않았지만, 국립상하이의학원 학생들과 홍십자회의원 간호사들의 실습장으로 활용되었다.[25]

까오차오구위생사무소는 4개과로 구성되었으며, 제1과는 문서, 회

표 4 1926~1940년 상하이 중국인의 주요 감염병 사망자 수

(단위: 명)

질병명\연도	1926	1927	1928	1929	1930	1931	1932
두창	169	7	139	165	4	122	189
콜레라	366	94	6	129	3	18	149
이질	260	127	64	93	102	172	76
장티푸스	397	457	446	512	474	471	283
결핵	1,127	975	871	966	855	956	746
디프테리아	105	33	39	32	49	56	73
계	2,424	1,693	1,565	1,897	1,487	1,795	1,516

질병명\연도	1933	1935	1936	1937	1938	1939	1940
두창	67	9	63	122	441	319	4
콜레라	–	–	–	387	1,722	56	45
이질	111	120	184	611	1,012	428	538
장티푸스	495	441	503	559	1,376	1,123	1,499
결핵	873	903	866	925	1,479	1,705	2,424
디프테리아	50	46	61	219	256	139	121
계	1,596	1,519	1,677	2,823	6,286	3,770	4,631

출처: 上海公共租界工部局, 『上海公共租界工部局年報』, 公共租界工部局, 1926~1940.

계, 의약관리, 위생교육 등, 제2과는 도로청결, 음료 및 분뇨 처리, 식품위생 등, 제3과는 부녀위생, 학교위생, 공장위생 등, 제4과는 생명통계, 방역, 진료 등을 각각 담당하였다. 제4과는 방역활동 중 1932년에 5,674명, 1933년 8,343명에 대해 우두 접종을 실시하였다.[26] 까오차오구 위생사무소는 설립 이래, 매년 적지 않은 성과를 냈지만, 인력이나 재정 방면의 부족으로 그 성과의 한계는 피할 수 없었다.

화계에 존재한 다섯 개의 위생구사무소는 1930년대 이전에는 거의 작동하지 않았다. 1934년 2월에는 후난구위생사무소(滬南區衛生事務所)가 설치되었고, 상하이 인구의 5분의 1인 인구 70만이 거주하는 자베이(閘北) 지역에 설치된 후베이구위생사무소(滬北區衛生事務所)의 경우 1937년 7월에 이르러서야 본격적인 활동을 개시하였다. 위생사무소의 설치로 방역행정에서 새로운 전기가 마련된 것은 분명한 사실이지만, 위생사무소 역시 인력과 재정 등 방역행정의 진전에는 여러 가지 어려운 상황에 직면해 있었다.

1930년대 중반까지 상하이 사회에서 급성감염병이 어느 정도 억제된 것은 근대적 위생행정이 시작되면서 위생사무소가 활성화된 것과 무관치 않다. 1937년 중일전쟁 이후 일본 점령정부는 기존 위생사무소를 폐지하지 않고 존속시켰다. 그럼에도 불구하고 급성 감염병의 폭발은 피할 수 없었다. 〈표 4〉에서 볼 수 있는 것처럼, 그중에서도 두창, 콜레라, 장티푸스 등은 가장 폭발력이 강했고, 언제든지 다수의 사망자를 발생시킬 수 있었다. 그나마 상하이에서 이질, 디프테리아, 결핵 등의 유행 상황은 다른 질병에 비해 상대적으로 나은 편이었다.

베이징의 방역행정과 국가의료

청조가 신정(新政)을 시작하면서 1905년 순경부(巡警部)가 설립되고, 순경부 휘하에 위생사(衛生司)가 설치되어 경찰이 종두 업무를 담당하였다. 1906년에는 순경부가 민정부(民政府)로 개조되고, 1908년 「순경도관제(巡警道官制)」의 반포로 각성에 순경도(巡警道)가 설치되어 위생행정을 담당하였다. 청조는 우두 접종을 통해 두창을 억제할 수 있었기 때문에 종두사업에 관심을 가졌다. 1910년 민정부는 「관리종두규칙(管理種痘規則)」을 반포하여, 경찰관서의 심의 하에 우두 접종이 이루어지도록 규정하였고, 이를 어길 시 5일 이상~10일 이하의 구류나 5위안 이상~10위안 이하 벌금에 처하도록 했다.[27] 20세기 초까지 중국 정부가 우두 접종을 주도하는 모습은 기본적으로 유지하고 있었다고 할 수 있지만, 민국 초기 중앙정부의 약체화로 인해 중앙과 지방에서 강력한 방역행정을 기대할 수는 없었다.

베이징에서 위생국을 중심으로 하는 근대적인 위생행정은 1928년 새로운 시정부가 성립한 이후의 일이었다. 1928년 난징국민정부(南京國民政府)하에서 베이징은 수도의 지위를 잃게 되면서 베이핑(北平)으로 변경되었고, 베이핑시정부(北平市政府)의 초기 위생행정을 지휘했던 황쯔팡(黃子方, 1899~1940)은 "개인의 지불 능력과 상관없이, 예방 및 치료의학의 모든 가능성을 공동체의 모든 성원에게 부여하는 것, 즉 국가가 사회적 예방의학과 임상적 치료의학, 의료인, 모든 형태의 설비 제공 등 모든 의료 업무에 대해 책임지는" 국가의료를 표방함으로써 근대적 국가 건설을 위한 새로운 이정표를 제시했다. 국가의료를 실천하기 위한 중심은 위생국이었지만, 실제적인 위생 활동은 지역 거점인 위생구사무소(衛生區事務所)를 통해 이루어졌다. 위생구사무소는 1925년 이미 내일구(內一區)에 설치되어 근대적 위생행정을 위한 실험이 전개되고 있었다. 그 실험은 베이징협화의학원(北京協和醫學院) 공공위생학 교실 교수인 존 그랜트(John B. Grant, 1890~1962)와 황쯔팡 등이 주도하였다.[28]

베이징의 도시 공간은 과거 황제가 거주했던 쯔진청(紫禁城)인 황성(皇城) 주위에 귀족과 고위 관료들이 거주했던 내성구(內城區), 일반 서민이 거주하는 외성구(外城區), 성 밖에서 농민들이 거주하는 교구(郊區)로 구성된다. 베이징의 위생실험은 내성구를 중심으로 시작되었다. 1925년 내일구에 제일위생구사무소가 설치된 이래로, 1933년 12월, 내이구에 제이위생구사무소, 1934년 12월, 내삼구에 제삼위생구사무소, 1935년 9월, 내사구에 제사위생구사무소가 각각 설치되었다. 외성구와 교구에는 위생구사무소가 설치되지 않았지만, 외성구의 경우는 1933년 설치된 시립의원이 사실상 위생구사무소의 역할을 대신하였고, 중일전쟁 이후 베이징을 점령한 일본 점령당국은 교구의 동서남북 사교의원(四郊醫院)을 위생구사무소로 전환하기도 했다.[29]

1920년대 중반부터 1930년대 중반까지 베이징의 방역행정은 위생구사무소를 중심으로 이루어졌다. 그중 두창 관리는 위생구사무소를 중심으로 다핵화된 '지역 거점 방역' 체계를 구축하였다. 시정부는 위생구사무소, 구공소, 구경찰서[區署], 10여 개의 방공소(坊公所) 등에 종두 지점을 설치하고, 이 지점에서 한날한시에 동시에 우두 접종을 실시하였다. 이런 방식으로 우두 접종을 실시하게 되면, 정해진 지역 내에서 이동하는 인구들에 대해서는 미접종자를 발견해 낼 수 있어 효과적이다. 이와 같은 공간 통제 방식은 일시에 제한된 공간에 대한 통제력을 강화할 수 있다는 장점이 있었다. 이러한 방식은 우두 접종의 효율을 극대화시킬 수 있었고, 그 효과 또한 나쁘지 않았다. 그러나 그 한계 역시도 명확했다. 일시에 주요 거점에서 우두 접종을 실시하더라도 거주민이 집 밖으로 나오지 않거나 이동하지 않으면 접종 대상자를 파악할 수 없었고, 특히 영유아의 경우 부모가 데리고 나오지 않으면 대처할 방법이 없었다. 1932년과 1936년 베이징에서 두창이 크게 유행할 수 있었던 것은 이러한 거점 중심의 방역체계가 가진 한계 때문이었다. 실제로 제일위생구사무소는 영아들의 접종 확대를 위해 1937년 중반까지 매해 세 차례의 통지문을 보냈지만, 접종률은 40~50%에 그쳤다.

1936년 내일구에서 112명의 환자와 44명의 사망자가 발생하여 치명률은 39.3%였다. 시 전체로는 1,040명의 환자와 847명의 사망자가 발생하여 치명률은 81.4%에 이르렀을 정도로 최악의 상황이었다. 실제로 1936년 내일구에서 두창으로 사망한 사람은 44명이었는데, 이 중 10세 미만이 37명에 달했다. 아동과 영아의 사망자 비중이 84.1%에 이르렀다. 결국 1936년의 두창 환자 및 사망자의 폭증 사례는 기존의 우두 접종 방식과 방역대책만으로는 두창의 유행을 막을 수 없다는 것을 보여주었기 때문에, 시정부로서는 기존의 방역대책을 넘어서는 새로운 대비책을 강구해야만 했다.

위생구사무소가 고안한 새로운 방법은 위생 요원을 각 가정에 파견하여 미접종자에 대해서 우두 접종을 실시하는 것이었다. 가정방문 방식의 '방문 접종'을 통한 일종의 호구 검역을 실시한 것이었다. 1937년 7월부터 1938년 4월까지 내일구 지역에서 출생한 2,404명의 등록 신생아 중 이미 우두 접종을 받은 영아는 1,428명으로 영아 접종률은 59.4%였다. 1938년 4월부터 6월까지 제일위생구사무소의 가정방문을 통해 우두 접종을 받은 영아는 1,898명으로 영아 접종률을 79.0%까지 끌어올릴 수 있었다. 이러한 호구 검역 이외에도 접종자를 확대하고 접종 횟수를 늘리는 일이 무엇보다 중요했다. 1937년 15만 명, 1939년 17만 명 등 시정부는 우두 접종자 수를 계속해서 확대해 나갔다. 이처럼 베이징에서는 기존의 지역거점 방식의 방역에서 가정방문 방식으로 전환함으로써 일본점령기와 국공내전기 동안 두창을 상당 부분 억제할 수 있었다.

1920~1940년대 베이징에서 위생구사무소 중심의 방역행정이 전개되었다고는 하지만, 주로 내성구 중심이었고, 특히 교구는 사실상 농촌과 같은 곳이어서 시정부의 방역행정이 영향을 미치지 못했다. 이에 시정부는 1934년 1월 자치사무감리처(自治事務監理處)를 설치하고, 베이핑시 전체에 15개의 자치사무구분소(自治事務區分所)를 설치하였다. 자치사무구분소는 치안, 교육, 위생, 풍속, 생활 개선, 사회 조사 등 대부분의 시정 업무를 대행하였고, 시정권력이 미치지 않는 교구에서는 자치사무구분소가 방역행정의 실질적인 역할을 수행해야 했다. 특히 시정부는 교구에서 보갑제도(保甲制度)를 부활시켜 치안 확보에 주력하는 한편, 위생 업무도 보갑장(保甲長)에게 위임하고자 했다.[30]

난징국민정부도 기층조직을 장악하기 위해 보갑제도의 부활에 관심을 두고 있었고, 1934년 11월 행정원 명령을 통해 전국 성시(省市)에 보갑제의 부활을 지시했다. 베이핑에서 보갑제도는 농촌 지역의 치안유지와 각종 자치 업무를 위임하기 위한 것이었고, 효율적인 보갑제도의 운용을 위해서는 촌중의 유력자나 권세가가 보갑장을 담당하도록 하는 것이었다. 유력자와 권세가들은 지역사회에서 자선과 구제활동을 주도하고 있었고, 지역사회의 정치적·사회적 자원을 장악하고 있어서, 그들의 말 한마디면 안 되는 일이 없다고 할 정도였다. 그러나 그들은 시정 권력의 직접적인 지휘를 받는 보갑장을 맡으려 하지 않았다. 베이징의 교구에서 보갑장으로 활동했던 인물은 중농층들이었다. 그들은 지역 주민들과 빈번하게 교류했지만, 일체의 권위는 없었다. 시정부가 할 수 있는 일은 중농 위주의 보갑장에게 더 많은 권위를 부여하기 위해 노력하는 일이었다. 시정부는 구질서를 대표했던 구식산파나 음양생(陰陽生)이 담당했던 출생 및 사망의례까지도 보갑장에게 넘겨주어 출생 및 사망 관리를 담당하게 하려고 했지만 사실상 실패했다. 광대한 농촌 지역에서 활동하는 구세력들을 시정부가 일일이 통제하는 게 불가능했기 때문이다.[31]

그럼에도 불구하고 시정부는 보갑제도의 부활을 통해 지역사회를 안정시키고자 했고, 특히 교구에서 가장 중요한 위생 업무는 출생 및 사망 관리 이외에 감염병 관리였다. 그중에서도 두창은 광대한 교구 지역에서 가장 흔하게 발생하는 대표적인 감염병이었다. 두창은 유아들에게 가장 치명적이었고, 교구 주민들도 우두 접종에 대해서는 거부감이 크지 않았다. 보갑장들이 출생 및 사망 관리 분야에서는 큰 성과를 얻지 못했지만, 우두 접종에서는 나름 연착륙을 시도할 수 있었다.

교구는 시내와 달리 전통적인 인두법을 통해 종두를 하는 경우도 적지 않아 두창이 크게 확산되는 경우가 적지 않았다. 이를 개선하기 위해 보갑장은 우두 접종에 필요한 선전 활동을 주도하고 아동 접종의 신청을 접수를 담당했다. 우두 접종 인력과 약품은 시정부 위생국의 지원을 받았다.[32] 남교의 교구민은 대략 10만 명 내외인데, 이 중에서 우두 접종자가 몇 명인지 정확한 통계가 존재하지 않는다. 분명한 것은 1930년대 중반 이전까지 교구 사회에는 인두법이 여전히 유행하고 있었고, 그 이후에야 비로소 시정부와 자치조직이 결합되어 우두 접종이 시도되었다는 것이다.

상하이와 베이징의 두창 방역 비교

19세기 말부터 20세기 초까지 중국의 방역행정은 상하이의 조계 당국이 주도하고 있었다. 그러나 조계의 방역행정이 중국 사회에 직접적인 영향을 미치기는 어려웠다. 상하이의 화계나 베이징 등에서 근대적인 위생행정을 위한 인적·물적 토대를 갖추지 못하고 있었기 때문이다. 오히려 1920년대 베이징에서 근대적 위생행정을 위한 위생실험이 본격화되면서 '국가의료'를 주창한 청년 의사들에 의해 근대적 위생행정이 시작되었다고 말할 수 있다. 특히 베이징의 위생실험에 참여했던 청년 의사들은 상하이의 위생행정에 진출함에 따라 위생구사무소를 통해 공공의료를 실천하고자 하였고, 이것은 베이징을 넘어서서 타 지역으로 확장성을 지니는 것이었다. 흥미롭게도 1920년대 상하이 공공조계 위생처 등지에서 활약했던 위생관료들은 대부분 국가의료에 대한 공감대를 형성하고 있었다.[33] 더욱이 베이징에서 위생실험에 참여했던 청년 의사들이 상하이시정부의 위생관료로 활동하면서 국가의료에 대한 공감대는 더욱 확장되고 있었다고 말할 수 있다.

특히 국가권력이 방역정책을 수행함에 있어 공간 통제는 매우 중요한 요소이고, 위생구사무소는 그러한 공간 통제의 핵심 센터 역할을 하게 된다. 그런데 베이징과 상하이는 도시 공간의 성격이 달랐다. 베이징은 내성구·외성구·교구 등으로 구성되는데, 내성구는 전통적으로 고위관료나 귀족들이 사는 공간이었고, 외성구는 일반 서민들이 거주하는 공간이었다. 교구는 사실상 농촌과 다름없었다. 1920~1930년대 베이징에서 위생구사무소는 내성구에만 설치되었다. 위생구사무소에 상주하는 의료인력이 각구(各區) 곳곳에 배치되어 각 구 주민에 대한 출생 및 사망 관리, 감염병 관리 등을 시행하였다. 위생구사무소가 점차 확대되는 추세였지만, 위생구사무소가 설치되지 못한 곳에서는 이러한 의료 활동이 사실상 불가능했다. 또한 외성구와 교구에 위생구사무소의 역할을 대신한 시립의원이나 사교의원이 존재했지만, 그것들이 담당해야 하는 공간 범위가 내성구에 비해 지나치게 넓었다. 이러한 도시 공간의 공간적 분절성으로 인해 내성구·외성구·교구의 의료 환경과 공공의료 상황이 크게 다를 수밖에 없었다.[34]

상하이는 베이징과 또 다른 도시 공간의 특성을 가지고 있었다. 상하이는 공공조계, 프랑스조계, 화계로 분할되어 있던 만큼 공간적 분절성은 베이징보다 훨씬 심각한 수준이었다. 19세기 후반 조계 지역에서는 근대적 방역행정이 시작되고 있었지만, 중국인들이 거주하는 화계는 20세기 초까지 방역행정이 사실상 방치되어 있었다. 공간 통제라는 관점에서 보자면, 상하이의 공간적 분절성은 방역 효과에 치명상을 안겨줄 가능성이 높았다. 1927년 7월, 상하이특별시정부가 수립되고, 시정부 산하에 위생국이 설치되면서 화계 각 구에 위생사무소가 설치되었고, 위생사무소를 중심으로 근대적인 위생행정이 본격화되었다고 말할 수 있다. 그런데 화계는 상하이 도시 외곽에 위치하고 있었고, 위생사무소의 활동 역시 1930년대 이전에는 거의 작동하지 않고 있었다. 특히 화계 지역은 항일전쟁 전후 폐허가 되다시피 해서 방역행정에서 체계적인 성과를 도출하기 어려운 상황이었다. 그나마 화계의 우두 접종만이 1927~1935년까지 안정적으로 증가하는 추세였을 뿐이었다.[35]

도시 공간의 공간적 분절성을 극복하기 위한 방안으로서 1930년대 베이징시정부는 교구에서 보갑제를 실시하였다. 보갑제는 기층사회에서 치안을 확보할 수 있을 뿐만 아니라 위생행정의 공백을 메워줌으로써 도시 공간에 대한 공간 통제를 보완해 줄 수 있는 제도였다. 특히 시정부는 보갑을 활용하여 우두 접종을 실시함으로써 감염병 통제와 인구 관리를 강화할 수 있었다. 상하이에서도 1930년대 후반 중일전쟁 시기에 보갑제도가 부활했다. 특히 공공조계에서는 1942년 보갑위원회가 설립되어, 주민 관리·치안유지 이외에 환경위생, 감염병 관리를 위해 보갑을 적극 활용하였다.[36]

상하이와 베이징의 실제 두창 유행과 방역 상황을 비교해 줄 통계가 많지 않다. 1936년 난징정부가 작성한 질병 통계를 통해 1930년대 중반 중국 각 도시의 질병 사망원인의 단편적인 상황을 비교해 볼 수 있다〈표 5〉.

각 도시의 인구분포가 다르기 때문에, 수치만으로 도시의 위생을 가늠하기는 어렵다. 다만 결핵을 제외하면 상하이의 질병 상황이 크게 우수하다고 볼 수는 없을 것이다. 1930년대 상하이의 인구가 베이징의 두 배에 달한다는 점을 염두에 두더라도, 상하이의 두창 사망자 수가 베이징에 비해 압도적으로 많다는 것을 알 수 있다. 〈표 6〉은 1930년대 상하이 특별시정부, 상하이 공공조계, 베이징시의 우두 접종 상황을 나타내고 있다. 정확한 비교를 위해 1936년과 1937년을 기준으로 우두 접종 상황을 비교해 보고자 한다.

1936년도 상하이 총인구 수는 377만 8,364명(중국인 371만 98명, 외국인 6만 8,266명)으로 공공조계 118만 969명(중국인 114만 1,727명, 외국인 3만 9,242명), 프랑스조계 49만 8,193명(중국인 47만 9,294명, 외국인 1만 8,899명), 화계 209만 9,202명(중국인 208만 9,077명, 외국인 1만 125명)

표 5 각 도시의 질병별 사망원인 분류표(1933.7~1934.6)

(단위: 명)

도시명	콜레라	두창	이질	장티푸스	결핵
난징	11	261	317	350	739
상하이	–	1,305	255	1,093	2,753
베이징	17	83	164	124	5,323
칭다오	–	9	147	18	109
광저우	–	5	35	85	711
한커우	166	312	142	488	859
톈진	3	14	2	85	102
항저우	6	41	43	994	503
웨이하이	7	44	79	59	275

출처: 中華民國內政部 年鑑編纂委員會 編, 『內政年鑑』第二, 衛生 編, 商務印書館, 1936, 236~237쪽.

등이었다.[37] 1936년도 화계와 공공조계 우두 접종자는 51만 1,506명으로 대략 두 지역의 인구 328만 171명 중 15.6%가 접종한 것이다. 반면 화계만을 따져보면, 화계 지역민의 9.7%만이 우두 접종을 실시하였음을 알 수 있다.

1937년 상하이의 총인구 수는 384만 8,644명(중국인 377만 5,371명, 외국인 7만 3,273명)으로 공공조계 121만 8,630명(중국인 117만 8,880명, 외국인 3만 9,750명), 프랑스조계 47만 7,629명(중국인 45만 4,231명, 외국인 2만 3,398명), 화계 215만 2,385명(중국인 214만 2,260명, 외국인 1만 125명)이었다.[38] 따라서 1937년 공공조계의 인구 수는 121만 8,630명이고 우두 접종자는 42만 3,454명으로 공공조계 인구의 34.7%가 접종한 것이다.

베이징의 인구는 1920년대 중반까지 100만을 넘지 못하였다. 1928년

표 6 1930년대 상하이 화계·상하이 공공조계·베이징 종두 실시 건수
(단위: 건)

연도	상하이 화계	상하이 공공조계	베이징
1930	133,460	54,191	-
1931	185,781	106,847	-
1932	182,844	262,475	-
1933	222,891	181,402	-
1934	246,063	262,450	95,963
1935	224,946	-	89,767
1936	202,765	308,741	105,248
1937	-	423,454	155,835

출처: 上海市衛生局 編, 『上海市衛生局十年來之公共衛生』, 上海市衛生局, 1938, 28쪽; Shanghai Municipal Council Report and Budget, 1930~1938; 張泰山, 『民国時期的傳染病與社會』, 社會科學文獻出版社, 2008, 205쪽.

베이핑시정부가 성립하면서 내외성구와 교구가 통합되면서 130만 명을 넘었다. 1930년대 중반 150만 명에서 신중국 성립 직전 200만 명을 넘었다. 1936년도 베이핑시의 총인구 수는 153만 9,105명으로 성내구 62만 6,622명(40.7%), 성외구 45만 3,926명(29.5%), 교구 45만 8,557명(29.8%) 등이었다.[39] 따라서 1936년 우두 접종자는 10만 5,248명으로 대략 베이핑 인구의 6.8%가 접종한 것이다. 1937년도 베이징시의 총인구수는 152만 9,393명이고,[40] 1937년도 우두 접종자는 15만 5,835명으로 대략 베이징 인구의 10.2%가 접종한 것이다. 이것으로 볼 때, 1930년대 베이징에서 우두 접종 실적은 최대 인구 대비 10% 내외였을 것으로 추정된다.

상하이와 베이징의 우두 접종을 비교해 보면, 상대적으로 상하이가

베이징보다 많은 접종을 실시한 것으로 보인다. 특히 상하이 공공조계와 베이징을 비교하면, 상하이의 우두 접종자가 비교적 높은 비율을 차지함을 알 수 있다. 그러나 역으로 상하이 화계와 베이징을 비교하면, 베이징의 우두 접종자가 상대적으로 더 높은 비율을 나타냄을 알 수 있다. 더욱이 방역의 성과나 효율을 양적 수치만으로 평가할 수도 없을 것이다. 특히 상하이는 공공조계, 프랑스조계, 화계로 분할되어 있었던 만큼 공간적 분절성은 베이징보다 훨씬 심각한 수준이었다. 방역의 공간 통제라는 관점에서 보자면, 공간적 분절성은 방역 효과에 치명상을 안겨줄 가능성이 높았다.

마치며

20세기 중국을 대표하는 근대 도시인 베이징과 상하이는 각종 도시 인프라와 방역체계가 발달한 곳이었다. 두 도시는 근대적 위생행정을 실시하면서 1920~1930년대 위생구사무소를 조직하여 위생행정을 보다 실질화할 수 있는 기반을 마련하였다는 공통점을 가진다. 두 도시에서 초대 위생국장으로서 위생행정을 주도했던 황쯔팡이나 후훙지 등은 모두 미국 존스홉킨스대학 공공위생대학원 출신으로 공공의료에 대한 비슷한 지향점을 가지고 있었다. 실제로 두 도시의 위생행정 책임자들과 위생개혁의 주도 세력들 사이에는 위생구사무소를 비롯한 각종 위생실험 분야에서 교류가 활발하게 이루어지고 있었다. 1920~1930년대 두 도시에서 위생실험에 참여했던 청년 의사들은 근대적 국가건설에 필요한 가장 이상적인 보건의료 모델로서 국가의료에 주목하고 있었다. 그들이 추진했던 방역 활동 역시 국가의료를 실천하는 과정에서 추진했던 가장 이상적인 모델이었다.

실제로 1920년대 중후반 베이징에서 국가의료를 지향하던 청년 의사들은 위생구사무소의 활동을 통해 자신들의 이상적인 의료 구상을 구체화하고 있었다. 위생구사무소는 위생행정을 실시하는 지역 핵심 센터로서 위생행정의 기초적인 생명통계의 작성뿐만 아니라 감염병 관리, 환경위생, 위생교육 등을 주도하였다. 다른 한편 같은 도시 안에서도 위생구사무소가 도시 전역에 설치된 것은 아니어서 위생구사무소가 설치되지 않은 곳은 위생 각 분야에서 낙후성을 면치 못했다. 말하자면 도시 공간의 위상과 배치에 따른 위생행정의 분절적인 상황 역시 상하이와 베이징에서 공통적인 특징이라고 말할 수 있다.

반면 도시 공간에서 위생행정의 작동 방식은 전혀 다른 것이었다. 베이징에서는 1925년 제일위생구사무소가 설치되었고, 이를 중심으로 위생실험이 실시되었다. 특히 이 위생실험에 참여했던 황쯔팡이 베이핑시정부의 초대 위생국장으로 임명되면서 베이핑의 위생실험은 더욱 추진력을 얻게 되었다. 제일위생구사무소의 위생실험이 베이핑시정부 성립 이후에는 위생국을 중심으로 실시된 위생행정의 주춧돌이 되었던 것이다. 특히 베이핑시정부는 각종 감염병의 유행에 대응하면서 1930년대 '지역 거점 방역'의 두창 통제를 운영하였고 이를 통해 상당 부분 효과를 얻었다고 할 수 있다. 그러나 이 방식의 허점이 드러나자 시정부는 기존의 지역 거점 방식에서 벗어나 '방문 접종'으로 전환하였고 이를 통해 방역의 효과를 극대화시키고자 하였다. 중일전쟁 이후 들어선 일본 점령정부 역시 기존 시정부의 위생행정을 지속하고자 했는데, 콜레라 유행이 심각해지자 자신들만의 새로운 방식을 탐구하기도 했다.

상하이는 조계와 화계라는 이원화된 공간을 구축하였고, 방역체계 역시 이원화되어 작동하였다. 더군다나 상하이의 조계는 공공조계 및 프랑스조계로 구성되어 독자적인 방역행정이 실시되면서 사실상 상하이 사회는 상하이 시정부와 두 개의 조계 당국 등 삼원화된 권력구조와 위생행정이 전개되었다고 말할 수 있다. 공공조계 공부국은 1898년 14개의 위생구를 설치하여 위생구사무소 중심의 위생행정을 전개하면서 상하이의 위생행정을 선도하였다. 위생구사무소는 각 지역 위생행정의 실무를 담당하는 지역 센터로서 생명통계의 작성, 사망원인 조사, 감염병 관리, 각종 예방 접종 사무, 식품 및 음수 관리 등을 담당하였다. 프랑스조계 공동국 역시 서양식의 최신 설비와 방역체계를 운용하면서 상하이의 위생을 제고하는 데 기여하였다. 반면 화계는 1920년대 후반 위생국이 들어서기 전까지는 통일적인 방역행정이 작동되지 않았고, 조계의 도움을 받은 민간병원이 방역을 주도하면서 최악의 상황을 면하는 정도였다. 우두 접종 횟수만으로 보자면, 상하이가 베이징보다 상대적으로 우수했다고 할 수 있지만, 공간 통제라는 관점에서 보자면, 방역체계가 이원화되어 있던 상하이가 베이징보다 위생환경이 더 나았다고 말할 수 없다.

베이징과 상하이 등 중국의 대도시에서 전개된 1920~1930년대 위생구사무소 중심의 공공의료는 무상의료의 실시와 근대적 공간 통제를 통해 방역행정을 강화한다는 점에서 지향점이 비슷했다고 말할 수 있다. 그러나 각 도시에서 방역의 주체와 대상이 서로 달랐으며, 방역조치의 구체적인 내용도 도시별로 달랐다. 위생인프라 역시 시정부가 주도하기도 하고 민간이 주도하기도 하는 등 서로 다른 환경에 있었다. 1940년대 들어서 일본 점령정부는 베이징과 상하이에서 기존의 위생행정을 계승 발전시키는 조치를 실행했다. 점령정부하에서 기존 조계 지역은 점령정부에 접수되었고, 도시 공간의 균질화가 추진되고 있었으며, 점령정부는 현상유지를 위해 기존의 도시정책을 최대한 지속시키고자 했다. 그러나 항일전쟁과 국공내전의 격화로 1920~1930년대 중국에서 전개된 위생구사무소 중심의 위생실험은 더 이상 지속될 수 없었다.

미주

1. Angela Leung, "Organized Medicine in Ming-Qing China: State and Private Medical Institutions in the Lower Yangzi Region," *Late Imperial China* 8-1, 1987.
2. 余新忠, 『淸代江南的瘟疫與社會』, 北京師範大學出版社, 2014.
3. Chia-Feng Chang. "Disease And its Impact on Politics, Diplomacy, and the Military: The Case of Smallpox and the Manchus(1613-1795)," *Journal of the History of Medicine and Allied Sciences* 57-2, 2002.
4. 신규환, 「한국 종두법의 발전과 의학 기술의 문제: 인두법에서 우두법으로 전환과 의학 지식과 기술의 간극」, 『의료사회사연구』 10, 2022.
5. 余新忠, 『淸代江南的瘟疫與社會』, 北京師範大學出版社, 2014, 208~209쪽.
6. 신규환, 「근대 동아시아 위생 개념의 확산과 공공의료 담론의 형성」, 『의사학』 31(3), 625~627쪽.
7. 邱仲麟, 「明淸的人痘法: 地域流佈、知識傳播與疫苗生產」, 『中央硏究院歷史語言硏究所集刊』 77(3), 2006; Chia-Feng Chang, "Disease And its Impact on Politics, Diplomacy, and the Military: The Case of Smallpox and the Manchus(1613-1795)," *Journal of the History of Medicine and Allied Sciences* 57(2), 2002.
8. 신규환, 「1930년대 北平市政府의 전염병대책과 위생행정」, 『역사학보』 190, 2006; 신규환, 「民國 後期 北京에서 두창의 역습과 근대적 공간 통제: 지역 거점 방역에서 방문 접종으로」, 『역사학보』 252, 2021; 조정은, 「근대 상하이 공공조계 우두 접종과 거주민의 반응: 지역적·문화적 비교를 중심으로」, 『의사학』 29(1), 2020; 劉岸冰, 「民國時期上海傳染病的流行與防治」, 東華大學 歷史系 碩士學位論文, 2006; 李自典, 「民國時期北京的疫病流行與防疫宣傳」, 『蘭州學刊』, 2014; 福士由紀, 「中國における予防接種の歷史的展開: 種痘政策を中心に」, 『海外社会保障研究』192, 2015.
9. Christian Henriot, *Shanghai, 1927~1937: Municipal Power, Locality, and*

10 *Modernization*, Berkeley: University of California Press, 1993, pp. 203~210.
10 Nakajima Chieko, *Body, Society, and Nation: the Creation of Public Health and Urban Culture in Shanghai*, Cambridge, Massachusetts: Harvard University Press, 2018, p. 87.
11 張明島・邵浩奇 主編, 『上海衛生志』, 上海社會科學院出版社, 1998, 534쪽.
12 조정은, 2020, 128~129쪽; 上海公共租界工部局, 『上海公共租界工部局年報』, 公共租界工部局, 1930, 115쪽.
13 上海通志館 編, 『上海防疫史鑑』, 上海科學普及出版社, 2003.
14 李玉尙, 「1870~1940年上海公共租界的死亡登記與死亡主因」, 『濟南大學學報』 30(2), 2020.
15 李玉尙, 2020, 42쪽.
16 Shanghai Municipal Council, *Annual Report of the Shanghai Municipal Council, 1929*, Shanghai: Printed by Kelly & Walsh, LTD., Ferry Road, 1930, p. 113; p. 156.
17 Shanghai Municipal Council, 1930, p. 113.
18 Shanghai Municipal Council, *Annual Report of the Shanghai Municipal Council, 1937*, Shanghai: North-China Daily News & Herald, LTD., 1938, p. 175.
19 Shanghai Municipal Council, *Annual Report of the Shanghai Municipal Council, 1942*, Shanghai: Pax Publishing & Printing Company, 1943, p. 73.
20 자세한 내용은 이 책의 제10장을 참고.
21 張明島・邵浩奇 主編, 『上海衛生志』, 上海社會科學院出版社, 1998, 536쪽.
22 張明島・邵浩奇 主編, 1998, 132쪽.
23 吳淞衛生模範區辦事處, 『吳淞衛生模範區十九年度業務報告』, 吳淞衛生模範區辦事處, 1931, 1~4쪽.
24 周梁羊子, 「民國時期上海華界地區衛生資源整合研究(1927~1937)」, 浙江師範大學 碩士學位論文, 2017, 50~51쪽.
25 周梁羊子, 2017, 52~57쪽.
26 上海市衛生局 高橋衛生事務所 編, 『國立上海醫學院衛生科暨上海市衛生局高橋衛生事務所(民國二十三年年度)』, 上海市衛生局高橋衛生事務所, 1935, 30쪽.
27 田濤・郭成偉 整理, 『淸末北京城市管理法規(1906~1910)』, 北京燕山出版社,

28 신규환,『북경의 붉은 의사들: 20세기 청년의사들의 도시건설과 위생실험』, 역사공간, 2020, 88~105쪽.
29 신규환, 2021, 74쪽.
30 北平市政府,『北平市自治之過程及將來』, 北平市政府, 1934, 1~5쪽.
31 신규환,「19세기 후반-20세기 전반 동아시아의 감염병 유행과 방역대책 – '봉쇄형' 방역 인프라의 구축과 관련하여 –」,『동서인문』14, 2020, 186~195쪽.
32 「南郊擴大種痘宣傳運動卽將開始」, 北平市自治事務第十四區分所 編,『南郊月刊』2期, 1936, 19쪽.
33 Nakajima Chieko, 2018, pp. 86~87.
34 도시사회에서 근대적 공간은 단순히 물리적 공간에 그치지 않고 수치화를 포함한 관념상의 공간을 포괄하며, 근대 도시는 질병의 공간화, 신체의 공간화, 의학의 공간화라는 관념적 층위를 내포하고 있다. 도시공간의 공간 통제와 공간 재편의 과정에 대해서는 신규환, 2020, 482~485쪽.
35 上海市衛生局 編,『上海市衛生局十年來之公共衛生』, 上海市衛生局, 1938, 28쪽.
36 飯島涉,『ペストと近代中國』, 硏文出版, 2000, 95~208쪽; 福士由紀,『近代上海と公衆衛生:防疫の都市社會史』, 御茶の水書房, 2010, 230~232쪽.
37 上海公共租界工部局,『上海公共租界工部局年報』, 公共租界工部局, 1937, 270쪽.
38 Shanghai Municipal Council, *Shanghai Municipal Council Report and Budget 1937*, 1938, p. 118.
39 北京特別市公署衛生局 編印,『北京特別市公署衛生局二十五年度業務報告』, 北京特別市公署衛生局, 1938, 6쪽.
40 北京特別市公署衛生局 編印, 1938, 3쪽.

제12장

1930~1940년대 베이징의
두창 유행과 방역행정의 변화

:
:
:

신규환

시작하며

19~20세기 동안 동아시아는 자본주의 세계 체제에 편입되면서 제국주의 열강의 정치·경제적인 예속뿐만 아니라 각종 감염병의 팬데믹으로부터도 자유로울 수 없었다. 그 시기 동안 가장 치명적이었던 감염병은 두창, 콜레라, 페스트 등이었다.[1] 동아시아 각국은 감염병 정보체계와 방역체계를 구축하면서 새로운 감염병의 유입에 대처하고자 했으나 계속되는 전쟁과 방역 인프라의 부실 속에서 감염병 통제에 여전히 어려움을 겪고 있었다. 특히 중국은 군벌전쟁, 항일전쟁, 국공내전, 한국전쟁 참전에 이르기까지 20세기 전반 내내 전쟁으로 얼룩진 시기를 겪고 있었기 때문에, 전쟁 전후 창궐하는 각종 감염병의 유행에서 살아남기 위한 방안을 마련해야만 했다.

그중에서도 민국 후기는 난징국민정부의 10년 황금기(1928~1937), 항일전(1937~1945), 국공내전(1945~1949)으로 이어진 격동의 시기였다.

이 글은 계속되는 전쟁의 혼란 속에서 상대적으로 안정된 시기였던 난징국민정부(南京國民政府) 시기와 일본점령기의 베이징(北京)의 감염병 유행 상황을 중심으로 다뤄보고자 한다.[2] 이 시기 동안 중국 각지에서는 각 시정부를 중심으로 다양한 위생실험을 실시하면서 중국 사회에 적합한 위생행정 모델을 구축하고자 했고, 베이징은 1920~1930년대에 '국가의료'라는 가장 각광받는 모델을 제시했다.[3] 그러나 감염병에 대처하기 위한 베이징의 위생행정 모델에 대한 기존 연구는 주로 1930년대에 국한되었고, 개별 감염병의 특성은 고려되지 않았다.

이 글은 민국 후기 베이징 시당국이 두창의 유행에 어떻게 대응했고, 시당국의 방역정책이 어떻게 변화해 나갔는지 해명하기 위한 시도이다. 기존 연구에서는 베이핑시정부(北平市政府)의 법정감염병 통제는 백신과 방역기구라는 현대적 면모를 갖추면서 비교적 성공적인 것으로 평가했다.[4] 특히 두창은 다른 감염병과 달리 우두 접종이라는 확실한 예방책을 가지고 있었고, 시정부의 노력 여하에 따라 가시적인 성과를 낼 수 있었다. 그러나 좀 더 면밀히 살펴보면, 1920~1930년대 우두 접종에 대한 베이징시정부의 일관된 노력에도 불구하고, 1926년, 1932년, 1936년 시기에 두창은 갑작스럽게 폭발하고 있었다. 이 역시 기존의 설명 방식에 따르면, 시정부의 성공적인 방역정책에도 불구하고 내성구·외성구·교구로 구성된 베이징의 도시 인프라의 지역적 분절성에서 발생될 수 있는 일종의 '균열'로 설명될 수 있을 것이다. 위생 인프라가 잘 갖추어진 내성구와 달리, 위생환경이 열악한 외성구와 교구를 중심으로 각종 감염질환이 얼마든지 확산될 수 있었다는 것이다.[5] 거칠게 말하자면, 이러한 분석이 크게 잘못됐다고 볼 수는 없지만, 인구밀도가 높아져 가는 내성구가 감염질환으로부터 항상 안전했던 것도 아니었기 때문에, 내성구의 방역정책상 한계나 문제점이 없었는지 보다 미시적으로 검토해 볼 필요가 있다.

또한 시정부 보고에 따르면, 항일전기와 내전 시기의 베이징에서 콜레라를 제외하면 대부분의 감염질환이 억제된 것으로 보고되고 있다. 그러나 일본 점령당국의 콜레라 통제과정을 지켜보면, 감염질환의 유행에 효과적으로 대응하지 못했고, 언론 등에 표출된 공식보고와 달리, 점령당국은 감병정보를 축소시키거나 은폐시키는 데 급급하고 있었다.[6] 이처럼 질병정보는 지배권력의 정당성에 위협적일 수 있기 때문에, 점령당국은 질병통계의 조작에 현혹되기 쉬웠다. 점령당국이 질병 통계를 조작할 가능성이 없는 것은 아니지만, 점령당국의 통제하에 있었던 시정부는 오히려 정책적인 전환을 통해 감염병의 확산을 억제하기 위한 다양한 해법을 찾고 있었다는 점에 주목할 필요가 있다. 이 글은 베이핑시정부의 방역정책과 이를 계승한 일본점령기의 베이징특별시정부가 방역행정에서 어떤 목표를 설정하고 실천해 나갔는지 살펴보고자 한다. 이를 통해 민국 후기 두창의 갑작스런 역습에 시정부가 어떻게 대응해 나갔는지 해명해 보고자 한다.

베이핑시정부와 위생구사무소의 공간 통제

전통 시기 중국의 최대 감염질환 중의 하나는 두창이었다. 두창은 중증인 바리올라 마요르(*variola major*)와 경증인 바이올라 미뇨르(*variola minor*)라는 바이러스에 의해 유발되며, 고열과 전신에 발진이 나타나고 두통, 구토, 몸살 등의 증상이 수반되는 특징이 있다. 두창은 중국에서는 두진(痘疹), 두창(痘瘡), 천화(天花) 등으로 불리었으며, 청대에 대략 아동의 25%가 두창으로 사망했다고 알려져 있다.[7] 특히 19세기 전반 도광(道光) 연간에는 베이징 아동의 60~70%가 두창으로 사망했다고 할 정도였다.[8]

19세기 전반에 두창을 효과적으로 막을 수 있는 우두법이 광저우, 상하이 등 개항장을 중심으로 도입되었다. 또한 1860년대부터는 강남 각지의 지방관들이 무료로 우두 접종을 실시하는 우두국(牛痘局)을 설치하여 운영하였다.[9] 소의 두묘를 활용한 우두법의 확산 과정에서 중국인들의 저항에 부딪혔고, 두묘의 확보와 같은 기술적인 문제도 해결해야만 했다.[10] 19세기 말까지 우두법의 보급률은 30~40%에 불과했고, 우두법을 기피하는 사람도 적지 않았다.[11]

20세기 들어서 청조가 신정을 시작하면서 종두는 경찰 업무 중의 하나가 되었다. 두창은 국가가 통제할 수 있는 유일한 감염병이었기 때문에, 청조 역시 종두사업에 깊은 관심을 나타냈다. 1910년 민정부는 「관리종두규칙」을 반포하였는데, 정해진 기간과 장소에서 접종을 실시하고, 우두 접종에 참여하는 의사 및 선당 등 관련 인원과 시설은 경찰관서의 심의를 받도록 했으며 이를 어길 시 구류나 벌금에 처하도록 했다.[12] 1926년 중앙방역처는 중국 최초로 베이징에 생물제제(生物製劑) 우두백신을 생산하기도 했다. 이를 바탕으로 베이징은 우두 접종을 확대시킬 수 있는 기반을 마련할 수 있었다.[13]

난징(南京)에 장제스(蔣介石, 1887~1975)의 국민정부(國民政府)가 들

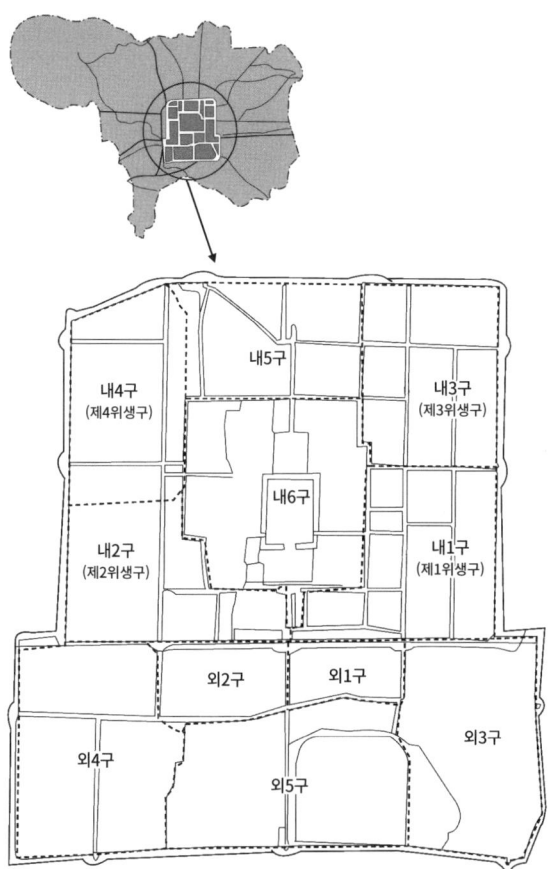

그림 1 1928년 이후 북평성(北平城) 내외성구 및 위생구
출처: 신규환 지음, 『북경의 붉은 의사들』, 역사공간, 2020, 158쪽.

어서고 베이핑에 새로운 시정부가 성립되면서, 베이핑은 위생행정에서 새로운 전기를 맞이했다. 시정부 위생행정의 중심은 위생국이었지만, 실제적인 위생활동은 지역거점인 위생구사무소(衛生區事務所)를 통해 이루어졌다. 특히 베이징에서는 시정부가 들어서기 전인 1925년 이미 내일구(內一區)에 위생구사무소[개소 당시에는 경사경찰청시판 공중위생사무소(京師警察廳試辦 公共衛生事務所)]가 설치되어, 근대적 위생행정을 위한 위생실험이 전개되고 있었다. 그 실험을 주도했던 것은 베이징협화의학원 공공위생학 교실 교수인 존 그랜트(John B. Grant, 1890~1962)와 황쯔팡(黃子方, 1899~1940) 등이었다. 또한 황쯔팡은 1928년 베이핑특별시정부의 초대 위생국장으로 부임함으로써, 자신들이 진행해 온 국가의료를 목표로 한 위생실험을 베이핑시 전체로 확대해 나갈 수 있었다.[14]

존 그랜트와 황쯔팡이 위생실험을 전개하면서 가장 먼저 주목한 것은 생명통계의 작성과 질병의 표준화 문제였다. 생명통계란 출생 및 사망자수의 조사, 사망원인 조사 등을 통해 출생 및 사망 인수를 수치화하는 것으로 위생수준의 향상을 점검할 수 있는 가장 기초적인 자료였다. 또한 정확한 사망원인을 알아야 각종 질병에 대처할 수 있기 때문에, 위생행정의 주도자들은 다양한 명칭으로 불리는 질병들에 대한 표준화와 수치화가 절실히 필요하게 되었다. 또한 이러한 통계 수치에 근거하여 근대의학의 제도화를 실현할 수 있는 기초를 마련할 수 있었다. 존 그랜트와 황쯔팡은 내일구의 위생구사무소를 중심으로 이러한 활동을 전개해 나갔고, 위생구사무소의 각종 통계와 기록은 위생개혁을 위한 기초자료로 활용될 수 있었다.[15]

난징국민정부는 「전염병예방조례시행세칙」(1928. 10. 30)을 반포하여, 콜레라 등 9종의 급성감염병을 법정감염병으로 제정·공포하였다.[16] 1926~1937년까지 12년 동안 베이핑시 내일구 지역에서 가장 치명적인 감염병은 성홍열, 이질 등이었고, 두창, 디프테리아, 콜레라, 페스트 등은 상대적으로 잘 통제된 감염병이었다.[17] 베이핑시 전역으로 확대해서

표 1 베이징시 제일위생구 법정전염병 비교표

(단위: 명)

연도 병명	1926	1927	1928	1929	1930		1931		1932	
	환자	환자	환자	환자	환자	사망	환자	사망	환자	사망
장티푸스	6	12	12	32	25	19	37	20	28	9
발진티푸스	4	1	2	2	6	0	10	10	15	2
이질	12	18	42	241	154	17	181	81	418	144
두창	33	6	3	6	2	0	3	3	184	54
페스트	0	0	0	0	0	0	0	0	0	0
콜레라	0	3	0	1	2	0	1	1	51	40
디프테리아	10	9	8	21	12	1	28	14	47	14
유행성 뇌척수막염	0	1	0	2	31	33	114	114	26	24
성홍열	8	13	109	34	133	56	409	230	213	107
계	73	63	176	339	365	126	783	473	982	394

연도 병명	1933		1934		1935		1936		1937	
	환자	사망	환자	사망	환자	사망	환자	사망	환자	사망
장티푸스	36	5	11	5	15	6	8	2	54	9
발진티푸스	11	0	5	3	15	1	11	3	2	1
이질	453	97	270	74	192	35	323	71	605	152
두창	34	13	7	3	2	0	112	44	14	4
페스트	0	0	0	0	0	0	0	0	0	0
콜레라	0	0	0	0	0	0	0	0	0	0
디프테리아	86	16	61	15	31	4	64	13	61	19
유행성 뇌척수막염	19	17	5	4	3	1	1	1	2	1
성홍열	33	10	74	28	54	14	687	254	83	22
계	672	158	433	132	312	61	1,206	388	821	208

출처: 北京市衛生局, 『第一衛生區事務所第十三年年報』, 北京市衛生局, 1938.

표 2 베이징시 법정전염병 비교표(1934~1938년)

(단위: 명, %)

연도 \ 병명	장티푸스		발진티푸스		이질		두창		페스트	
	환자	사망	환자	사망	환자	사망	환자	사망	환자	사망
1934	93	34	76	13	796	248	24	18	0	0
1935	171	81	81	15	1,038	451	109	88	0	0
1936	144	77	37	7	1,194	508	1,040	847	0	0
1937	250	62	16	0	1,395	721	53	40	0	0
1938	159	49	39	4	1,587	454	8	5	0	0
계	817	303	249	39	6,010	2,382	1,234	998	0	0
비율	37.1		15.7		39.6		80.9		0	

연도 \ 병명	콜레라		디프테리아		유행성뇌막염		성홍열	
	환자	사망	환자	사망	환자	사망	환자	사망
1934	0	0	384	80	47	33	312	111
1935	0	0	267	99	53	32	462	152
1936	0	0	372	140	15	9	3,158	1,506
1937	0	0	410	103	13	8	379	139
1938	34	9	474	68	9	1	98	22
계	34	9	1,907	490	137	83	4,409	1,930
비율	26.5		25.7		60.6		43.8	

환자 총계	사망 총계	비율 총계
1,732	537	31.0
2,181	918	42.1
5,960	3,094	51.9
2,516	1,073	42.6
2,408	612	25.4
14,797	6,234	42.1

출처: 梅佳 選 編, 「民國時期北平的傳染病管理與衛生防疫」, 『北京檔案史料』, 2003, 8쪽.

보자면, 이질, 성홍열, 두창, 디프테리아, 장티푸스 순으로 사망자가 많았다.[18] 이질과 장티푸스 등 수인성감염병은 상하수도 인프라와 관련이 깊기 때문에, 단기간에 해결될 수 있는 사안이 아니었고, 성홍열, 디프테리아 등의 예방 백신의 효과가 상대적으로 크지 않았다. 시정부는 개별 급성감염병에 서로 다르게 접근했다기보다는 우두 접종을 통한 두창예방이 그 효과가 컸기 때문에, 상대적으로 두창 예방에 더 많은 공을 들일 필요가 있었다.

베이핑시정부 입장에서 두창은 가장 치명적인 감염병도 아니고, 사망자가 가장 많은 것도 아니었다. 그러나 베이핑시정부가 방역행정에서 가장 노력을 많이 기울인 감염병은 두창이었다. 두창은 치명률이 높았지만, 우두 접종을 실시할 경우 예방 효과가 컸기 때문에, 시정부로서는 우두 접종이 가장 역점을 둘 만한 가치가 있는 정책이었다. 제일위생구사무소는 위생구사무소와 경찰구서를 비롯하여 구공소 및 10개 이상의 자치방공소를 중심으로 종두 지점을 설치하였다. 여러 개의 다핵화된 지점에서 동시에 우두 접종을 실시함으로써 위생 요원의 동원을 최소화하면서 효율적으로 접종 효과를 극대화할 수 있었다. 그 밖에도 학교와 공장 등지에서도 별도의 접종이 실시되었다. 우두 접종은 매년 춘계와 추계 두 차례로 나누어 진행되었고, 매년 2월 중순부터 4월 중순까지 2개월 동안, 9월 중순부터 10월 중순까지 1개월 동안 무료 접종을 실시했다. 다른 감염 질환에 대해서도 다양한 예방 접종이 실시되었지만, 우두 접종에 필적할 만큼 많은 접종을 하지는 않았다. 그 결과 베이핑시정부 시기 내일구에서 두창은 상당 부분 억제된 것으로 나타나고 있다.[19]

1925년 제일위생구사무소 설치에 이어, 1933년 12월 내이구에 제이

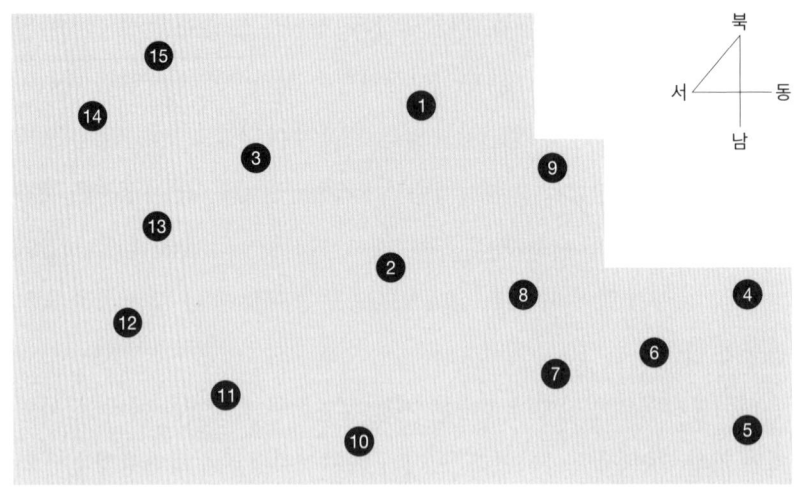

1. 제이위생구사무소(第二衛生區事務所) 2. 이구공소(二區公所) 3. 내이구경찰서[內二區署]
4. 제사방공소(第四坊公所) 5. 제오방공소(第五坊公所) 6. 제팔방공소(第八坊公所)
7. 제십방공소(第十坊公所) 8. 제십삼방공소(第十三坊公所) 9. 제십사방공소(第十四坊公所)
10. 제이십방공소(第二十坊公所) 11. 제삼십삼방공소(第三十三坊公所) 12. 제삼십사방공소(第三十四坊公所)
13. 제삼십육방공소(第三十六坊公所) 14. 제사십방공소(第四十坊公所) 15. 제사십일방공소(第四十一坊公所)

그림 2 **제이위생구 지도 및 종두지점**
출처: 北平市衛生處, 『第二衛生區事務所第一年度年報』第1期, 北平市衛生處, 1934, 26쪽.

위생구사무소가 설치되었고, 1934년 12월에는 내삼구에 제삼위생구사무소, 1935년 9월에는 내사구에 제사위생구사무소가 각각 설치되었다. 중일전쟁 이후 베이핑을 점령한 일본 점령정부는 1940년 7월 교구에 위치한 동서남북 사교의원(四郊醫院)을 위생구사무소로 전환하여 기존 베이핑시정부의 위생구사무소 중심의 위생행정을 강화하고자 하였다. 그렇지만 외성구에는 위생구사무소가 설치되지 못하였고, 실제로는 기존 위생행정을 존속시키는 차원에 그쳤다고 할 수 있다. 이로 인해 외성구 등지에서는 위생행정에서 큰 공백을 초래할 수밖에 없었다. 그나마 외오구에는 1933년 이래로 시립의원이 설립되었고, 시립의원이 사실상의 지역 위생거점 역할을 담당하고 있었다. 실제로 외오구 시립의원의 종두 접종 실적은 내성구의 위생구사무소의 실적을 압도할 정도였다.[20]

1930년대 중반까지 내성구의 위생구사무소가 확대되었고, 제일위생구사무소에서 시작된 다핵화된 종두 지점을 통한 방역대책이 강화되었다. 그러나 위생구사무소 중심의 전면적인 공간 통제에도 불구하고, 제일위생구 역시 1932년과 1936년 두 차례의 두창 유행은 피할 수 없었다.[21] 제일위생구는 이미 비교적 이른 시기부터 공간 통제를 강화하는 방식으로 우두 접종을 실시해 왔는데, 왜 두창이 유행했던 것일까?

우선은 인구 급증을 두창 유행의 중요한 배경으로 지적할 수 있다. 베이핑의 인구는 1933년 이래로 150만 명을 초과하기 시작하여 1930년대까지는 최대 170만 명 이하를 유지하였다. 시 전체 인구 150만 명을 기준으로, 15개 구에 각 구당 10만 명 내외가 거주하고, 상대적으로 6개구를 가진 내성구에 가장 많은 60만 명 내외가 거주하였다. 내성구는 전통적으로 황족 및 관료, 상류층들이 거주하였고, 서민들이 사는 외성구나 농민들이 사는 교구에 비해 상대적으로 각종 인프라가 잘 갖추어져 있었다. 그러나 제한된 공간의 내외성구에 인구가 점차 과밀해지자 각종 위생 문제가 야기될 수밖에 없었다. 1925년 내일구의 인구는 5만 8,605명이었는데, 1932년에 11만 7,941명으로 내일구의 인구가 2배로 증가하는 데에 7년밖에 걸리지 않았다.[22] 내일구를 포함하여 베이핑의 인구는 계속해서 증가 추세였다. 인구 증가에 비례하여 각종 위생 인프라의 구축은 더디게 진행되었고, 의료위생 인력의 변화도 크지 않았다.

두 번째는 우두 접종 대상자에 관련된 것이다. 내일구의 1929년 우

표 3 베이핑시의 각 구의 호구 및 인구 비교표(1936년)

(단위: 명)

지역	호구수	인구수		
		남	여	계
내일구	21,448	74,655	41,974	116,629
내이구	19,824	70,632	45,892	116,524
내삼구	23,714	77,754	53,915	131,669
내사구	21,910	66,511	46,621	113,132
내오구	16,803	52,792	36,377	89,169
내육구	11,382	33,841	25,658	59,499
외일구	12,454	62,247	17,013	79,260
외이구	15,476	58,243	26,568	84,811
외삼구	19,210	75,508	32,927	108,435
외사구	19,588	54,812	36,401	91,213
외오구	20,423	61,053	29,154	90,207
동교구	26,342	71,567	56,097	127,664
서교구	26,591	73,500	56,156	129,656
남교구	22,558	63,383	50,535	113,918
북교구	18,136	49,851	37,468	87,319
계	295,859	946,349	592,756	1,539,105

출처: 北京特別市公署衛生局 編印, 『北京特別市公署衛生局二十五年度業務報告』, 北京特別市公署衛生局, 1938, 6쪽.

두 접종자는 4,973명이고, 1930년은 8,350명, 1931년 4,201명이었다. 1931년에는 4월부터 각 자치방공소를 주요 지점으로 우두 접종을 실시하였다. 우두 접종자가 전년 대비 절반으로 줄어든 것은 최근 3년 동안 접종자는 재접종하지 않았기 때문이다. 1933년도 내일구의 우두 접종자는 8,880명이었고, 1934년도는 3만 7,749명, 1935년 1만 8,710명,

1936년 2만 7,310명, 1937년 2만 6,471명이었다.[23] 1933년 제이위생구 사무소에서는 3월 초부터 종두원 44명을 선발하여 훈련을 시작하였고, 그중에서 성적이 우수한 종두원 28명을 합격시켜 4월 10일부터 두 달 동안 접종을 실시하였다. 내이구에서는 4~5월 두 달 동안 5,392명이 우두 접종을 받았다.[24] 내삼구에서는 1935년 9~10월과 1936년 4~5월 동안 집중적으로 우두 접종이 실시되어 1만 1,875명이 접종을 받을 수 있었다.

내성구에서 해마다 우두 접종 대상자는 그 변화 폭이 컸으며, 대체로 우두 접종자는 증가하는 추세였다. 사실 우두 접종자의 총수보다 더 중요한 것은 영아 및 아동의 접종률이었다. 우두 유행에 따른 최대 피해자가 사실상 영아 및 아동들이었기 때문이다. 실제로 1932년 내일구의 사례는 모범적으로 관리되는 지역에서도 언제든지 두창이 유행할 수 있다는 것을 보여주었다. 이 때문에 베이핑시 위생국은 1935년 「관리인민종두잠행규칙(管理人民種痘潛行規則)」을 반포하여 영아들의 접종률을 높이고자 하였다. 위생구사무소는 영아들의 우두 접종을 확대하기 위해 각 가정에 매해 세 차례의 통지문을 보내며 독려했다. 그러나 1936년 내일구에서 112명의 환자와 44명의 사망자가 발생하여 치명률은 39.3%였다. 시 전체로는 1,040명의 환자와 847명의 사망자가 발생하여 치명률은 81.4%에 이르렀을 정도로 최악의 상황이었다. 결국 1936년의 사례는 기존의 우두 접종 방식과 방역대책만으로는 두창의 유행을 막을 수 없다는 것을 보여주었기 때문에, 시정부로서는 기존의 방역대책을 넘어서는 새로운 대비책을 강구해야만 했다.

기존 연구에서는 두창 방역과정에서 나타난 전면적인 공간 통제의 균

표 4 제일위생구 및 베이징 전체의 두창 환자 및 사망자 비교

(단위: 명)

연도 지역	1926		1927		1928		1929	
	환자	사망	환자	사망	환자	사망	환자	사망
제일구	불명	43	6	불명	3	불명	6	불명
제이구	—	—	—	—	—	—	—	—
제삼구	—	—	—	—	—	—	—	—
제사구	—	—	—	—	—	—	—	—
베이징	불명	57	불명	39	불명	불명	불명	불명

연도 지역	1930		1931		1932		1933	
	환자	사망	환자	사망	환자	사망	환자	사망
제일구	2	0	3	3	184	54	34	13
제이구	—	—	—	—	—	—	—	—
제삼구	—	—	—	—	—	—	—	—
제사구	—	—	—	—	—	—	—	—
베이징	불명	불명	불명	불명	불명	125	불명	201

연도 지역	1934		1935		1936		1937	
	환자	사망	환자	사망	환자	사망	환자	사망
제일구	7	3	2	0	112	44	14	4
제이구	4	1	16	8	49	36	—	—
제삼구	—	—	—	1	92	73	—	—
제사구	—	—	—	—	54	51	—	—
베이징	불명	18	불명	88	1,040	847	53	40

출처: 梅佳 選 編, 「民國時期北平的傳染病管理與衛生防疫」, 『北京檔案史料』(2003. 2)와 王明磊, 「新中國防疫天花歷史及其經驗研究3(1949~1961)」, 信陽師範學院 碩士學位論文, 2019의 부록 등을 참고하여 작성.

열은 내성구, 외성구, 교구 등 공간의 분절성에 기인하는 것으로 파악하였다. 각 지역의 의료 환경, 인구밀도, 도시 인프라 등에서 현격한 차이

가 났기 때문에, 이러한 추정이 설득력이 없는 것은 아니다. 그러나 내성구와 같은 인구밀도가 높은 곳에서는 감염의 위험도 역시 높을 수밖에 없었고, 실제로도 가장 체계적인 위생행정을 실시해 온 제일위생구에서조차도 두창의 유행을 피할 수 없었다. 위생구사무소를 중심으로 한 내성구 상황은 위생구사무소에 관한 자료를 통해서 확인할 수 있다. 위생구사무소는 매년『연보』를 작성하였고, 위생국은 위생구사무소의 연보를 바탕으로 베이징 전체의 위생행정에 관한「업무보고」를 작성하였다. 현재 이 자료들은 부분적으로만 존재하기 때문에, 남아 있는 자료들을 상호 비교·보완하면서 민국 후기의 베이징의 위생 상황을 검토할 수 있다.

두창은 호흡기 감염병으로 과밀한 상황에서 손쉽게 확산되었다. 특히 두창은 10세 미만의 아동과 영아 등에게 치명적이었기 때문에, 인구 10만 명당 영아 사망 비율을 나타내는 영아 사망률 등에도 적지 않은 영향을 미쳤다. 베이핑시의 영아 사망률은 133명 수준을 유지한 경우도 있었으나, 두창이 유행한 시기에는 최대 205.5명에 이르기도 했다. 그 중에서도 내일구의 영아 사망률은 1926년 183.2명에서 1935년에는 선진국 수준인 99.3명으로 절반 가까이 줄어들기도 했다. 내일구의 출생률은 1926년 21.8명에서 1935년 24명으로 높아졌고, 사망률은 1926년 21.0명에서 1935년 13.3명으로 낮아졌다.[25] 흥미롭게도 두창 환자들이 내성구의 위생구사무소를 찾아 문진한 경우는 극히 드물었다. 아마도 이는 두창의 경우 예방은 가능했지만 치료는 불가능했기 때문에, 두창 환자가 적극적으로 진료시설을 찾지 않은 데 기인할 것이다.

1936년 내일구에서 두창으로 사망한 사람은 모두 44명이었는데, 이

표 5 내일구의 영아 사망률 비교표
(단위: 명)

연도	영아 사망 수	영아 사망률
1926	234	183.2
1927	242	176.4
1928	154	197.2
1929	304	172.7
1930	262	142.2
1931	355	190.3
1932	447	179.3
1933	373	134.0
1934	358	126.2
1935	288	99.3
1936	433	149.3
1937	388	137.6
1938	387	141.4
1939	398	142.3

출처: 北平市衛生局, 『第一衛生區事務所第十一年年報』, 北京市衛生局, 1936, 12~15쪽; 北京特別市公署衛生局 編印, 『北京特別市公署衛生局二十五年度業務報告』, 北京特別市公署衛生局, 1938, 152쪽; 北京特別市公署衛生局 編印, 『北京特別市公署衛生局二十八年度業務報告』, 北京特別市公署衛生局, 1941, 186쪽.

중 10세 미만이 37명이었다. 아동과 영아 비중이 84.1%에 달했던 것이다. 내일구에서 두창으로 인한 사망자는 1926년 43명, 1932년 54명, 1936년 44명이었다. 인구 10만 명당 사망률은 1926년 73.0명, 1932년 45.8명, 1936년 35.6명 등으로 감소 추세에 있었으나 여전히 높은 수치였다.[26] 이로 인해 두창 유행이 내일구와 베이핑시 전체의 영아 사망률도 끌어올리는 효과를 낳았다. 내일구에서 우두 접종의 효과는 1936년 접종자 중에서 10세 미만 사망자는 한 명도 없었고, 미접종자 중에서는 10세 미만 사망자는 36명에 달했다.[27]

〈표 5〉에서 볼 수 있는 것처럼, 내일구의 영아 사망률은 최저 99.3명(1935년)이었고, 최고 197.2명(1928년)이었다. 베이핑시 전체의 영아 사망률은 최저 132.8명(1933년)이었고, 최고 205.5명(1937년)이었다.[28] 내일구의 영아 사망률이 대체로 감소 추세에 있었던 것과 달리, 베이핑시 전체로 보면 항일전쟁기를 전후하여 영아 사망률이 크게 높아졌음을 알 수 있다.

실제 우두 접종은 얼마나 이루어졌을까? 1934년 춘계 두창 예방 접종은 3만 7,870회 실시되었다. 제일위생구사무소(6,460회), 제이위생구사무소(5,392회), 전염병의원(2,247회), 시립의원(8,367회), 학교위생위원회(1만 531회) 등을 중심으로 우두 접종이 실시되었다.[29]

1936년 추계와 1937년 춘계 두창 예방 접종은 각각 1만 4,447회, 10만 5,248회 실시되었다. 검사인원은 각각 935명, 1만 2,484명이었다. 그중 위생국과 위생구사무소의 예방 접종은 1만 3,897회, 8만 8,406회로 위생국과 위생구 사무소의 예방 접종은 베이핑시 우두 접종 사업의 96%와 84%를 차지하는 것이었다.[30] 콜레라, 장티푸스, 디프테리아, 성홍열 등 그 밖의 예방 접종 역시 위생국과 위생구사무소를 중심으로 실시되었다. 위생국과 위생구사무소의 예방 접종 성적은 베이핑시 전체의 98.4%(콜레라, 장티푸스), 99.5%(디프테리아), 98.7%(성홍열)를 차지했다.[31] 위생국과 위생구사무소가 실시한 우두 접종자는 8만 8,415명으로 전체 10만 5,248명의 84.0%에 이를 정도였다. 시정부의 우두 예방 접종 사업이 위생국과 위생구사무소를 중심으로 전개되었음을 알 수 있다.

표 6 베이핑시 영아 사망률 비교표

(단위: 명)

연도	출생 수	영아 사망 수	영아 사망률
1933	21,939	2,914	132.8
1934	22,184	3,770	170.0
1935	28,203	3,757	133.0
1936	25,070	4,711	187.0
1937	10,595	1,763	205.5
1938	24,657	4,538	184.0
1939	23,253	4,614	198.4

출처: 北京特別市公署衛生局 編印, 『北京特別市公署衛生局二十五年度業務報告』, 北京特別市公署衛生局, 1938, 21쪽; 北京特別市公署衛生局 編印, 『北京特別市公署衛生局二十六年下半年二十七年全年度業務報告』, 北京特別市公署衛生局, 1940, 34쪽; 北京特別市公署衛生局 編印, 『北京特別市公署衛生局二十八年度業務報告』, 北京特別市公署衛生局, 1941, 21쪽.

베이핑시 전체의 두창 환자 및 사망자 중 내성구, 외성구, 교구 주민들이 차지하는 비중을 정확히 가늠하기는 어렵다. 1926년 두창 유행 시기 베이징시 전체 사망자 57명 중 내일구에서만 43명이 사망하여 그 비율이 75.4%에 이를 정도로 내일구의 상황은 열악했다고 말할 수 있다. 1932년 두창 유행 시기 베이핑시 전체 사망자 125명 중 내일구의 사망자는 54명으로 43.2%에 이르렀다. 1936년 두창 유행 시기 베이핑시 전체 사망자 1,040명 중 내일구 사망자는 44명, 내이구 사망자는 36명, 내삼구 사망자는 73명, 내사구 사망자는 51명으로 시 전체 사망자 중 비중은 각각 4.2%, 3.5%, 7.0%, 4.9%에 이르렀다. 이는 내일구의 경우 10년 전 75.4%에 이르렀던 두창 사망자의 비중이 4.2%로 급감하여, 베이핑시의 공간 통제가 내성구 중심으로 지역적 분절성이 작용하고 있음을 알 수 있다. 더욱이 내성구에 비해서 외성구와 교구의 주민들은 상대적으로 더

표 7 베이핑시정부 위생국 춘계종두 통계표(1937.2.15~1937.4.30)

(단위: 명)

접종 장소	종두인원			검사인수
	1차 접종	2차 접종	합계	
위생국	1,094	22,698	23,799	5,167
제일위생구사무소	273	9,420	9,693	–
제이위생구사무소	818	11,817	12,635	2,130
제삼위생구사무소	377	19,768	20,145	–
제사위생구사무소	782	21,361	22,143	3,962
전염병의원	5	304	309	11
보영사무소	174	297	471	71
시립의원	830	1,520	2,350	115
동교진료소	33	165	198	8
서교진료소	13	93	106	13
북성진료소	45	505	550	30
덕숭문진료소	28	327	355	13
기념검치소	–	2,092	2,092	1,691
제일평민의원	29	612	461	–
동교평민의원	42	38	80	5
서교평민의원	148	396	544	98
남교평민의원	248	419	667	–
북교평민의원	4	66	70	70
제십이자치구분소	252	40	292	–
제십삼자치구분소	64	2,194	2,258	–
제십사자치구분소	1,772	3,612	5,384	–
제십오자치구분소	6	469	475	–
계	7,031	98,211	105,248	12,484

출처: 北京特別市公署衛生局 編印, 『北京特別市公署衛生局二十五年度業務報告』, 北京特別市公署衛生局, 1938, 41쪽.

적은 우두 예방 접종을 받았기 때문에, 두창 유행으로부터 자유로울 수 없었다. 그렇다 하더라도 내오구와 내육구에는 위생구사무소가 설치되지 않았기 때문에, 내성구 전체로 보면 시 전체 사망자 중에서 최소 30% 내외로 추정되므로, 내성구에도 여전히 많은 두창 환자와 사망자가 나왔을 것으로 예측해 볼 수 있다.

일본 점령정부하의 두창 통제

1936년 후반에서 1937년 전반기 동안 두창이 유행하면서 이전의 방식으로 두창 통제의 한계가 드러나자 시정부는 새로운 방안을 구상하기 시작했다. 그동안 각 위생구의 다핵화된 지점에서 실시해 온 '지역거점' 검역 방식의 우두 접종만으로는 공간 통제에서 성과를 낼 수 없었기 때문이다. 특히 최우선 우두 접종 대상자인 영아나 아동이 접종 지점에 나타나지 않으면 우두 접종에서 충분한 성과를 거둘 수 없었다. 실제로 1937년 중반까지 제일위생구사무소는 영아들의 우두 접종을 확대하기 위해 각 가정에 매해 세 차례의 통지문을 보냈으나 실제 접종률은 40~50%에 그쳤다.[32]

결국 위생구사무소는 다핵화된 지점의 우두 접종을 보완할 수 있는 새로운 방안을 고안했다. 위생구사무소의 의료위생 요원을 각 가정에 파견하여 영아 우두 접종 상황을 파악하고 미접종자에 대해서 우두 접종을 실시하는 가정방문 방식의 '방문' 접종[挨戶接種] 방안이었다. 이것은 경찰을 동원한 강제적인 호구 검역과는 다른 방식의 검역이었다. 제일위생구사무소는 산모의 출산 후 2개월에서 5개월 사이에 산모 및 신생아 관리를 위해 간호사들의 가정방문을 의무화하고 있었기 때문에, 이 기회를 활용하여 영아들의 우두 접종을 확대할 수 있었다. 방문 간호사들과 산모 사이에는 충분한 신뢰관계가 형성되어 있었고, 시정부가 지속적으로 우두 접종의 효과에 대해서 선전하고 있었기 때문에, 영아 우두 방문 접종에 대한 민중의 저항은 크지 않았다. 1937년 7월부터 1938년 4월까지 내일구 지역에서 출생한 2,404명의 등록 신생아 중 이미 우두 접종을 받은 영아는 1,428명으로 영아 접종률은 59.4%였다. 1938년 4월부터 6월까지 제일위생구사무소의 가정방문을 통해 우두 접종을 받은 영아는 1,898명으로 영아 접종률을 79.0%까지 끌어올릴 수 있었다.[33] 영아 접종률을 20%가량 끌어올린 것이다. 이로 인해 내일구의 영아 사망률도 상당히 낮출 수 있었다. 예를 들면, 내일구/시 전체의 영아 사망률은 1935년에 각각 99.3명/133.0명이었는데, 두창이 유행한 1936년에는 149.3명/187.0명이었고, 1937년에는 137.6명/205.5명이었다. 영아 접종률만으로 영아 사망률의 증감을 설명하기는 어렵지만, 1936년 두창 유행으로 영아 사망률이 폭증했지만, 내일구에서는 영아 사망률이 오히려 감소하고 있음을 알 수 있다.

그런데 우두 접종을 방문 접종으로 전환한 내일구에서조차도 영아 사망자 203명 중 70.0%(142명)가 종두 접종을 받지 않은 채 사망했을 정도로 영아 중에서 미접종자 비중은 매우 높았다. 비교적 관리가 엄격하게 이루어진 내일구의 상황이 이러했으므로 베이징시 전역으로 확대하여 살펴볼 경우, 시 전체의 영아 사망률은 높아질 수밖에 없었다. 베이징의 영아 사망률은 1937년 205.5명으로 최악이었고, 1938년과 1939년에도

표 8 **제일위생구사무소 영아 종두 현황(1938년)**

(단위: 명, %)

출생 연월	1937.7	1937.8	1937.9	1937.10	1937.11	1937.12
조사 연월	1938.6	1938.4	1938.4	1938.6	1938.4	1938.5
영아 등기 수	263	230	234	260	255	232
기종두 영아 총수	161	129	126	194	157	149
기종두 영아 백분율	61.2	56.1	53.8	74.6	61.6	64.2
사망 보고 — 기종두	2	5	3	5	0	0
사망 보고 — 미종두	17	8	7	4	17	19
사망 보고 — 미상	2	5	7	7	3	3
방문 전 종두자	24	22	18	32	23	33
방문 시 종두자	218	190	199	212	212	177
방문 종두자 백분율	82.9	82.6	85.0	81.5	83.1	76.3
출생 연월	1938.1	1938.2	1938.3	1938.4	계	
조사 연월	1938.6	1938.4	1938.5	1938.6		
영아 등기 수	287	224	243	176	2,404	
기종두 영아 총수	192	115	121	84	1,428	
기종두 영아 백분율	66.9	51.3	49.8	47.7	59.4	
사망 보고 — 기종두	2	3	4	0	24	
사망 보고 — 미종두	24	29	9	8	142	
사망 보고 — 미상	3	1	2	4	37	
방문 전 종두자	29	27	53	42	303	
방문 시 종두자	229	164	175	122	1,898	
방문 종두자 백분율	79.8	73.2	72.0	69.3	79.0	

출처: 北京市衛生局, 『第一衛生區事務所第十三年年報』, 北京市衛生局, 1938, 28쪽.

184.0명과 198.4명 달할 정도로 높았던 것은 이러한 사정에 기인한 것이다. 위생구사무소 중심의 방문 접종만으로 베이징시 전체의 영아 사망

률까지 끌어내릴 수는 없었던 것이다.

시정부로서는 방문 접종이라는 새로운 방안으로 미접종자를 최대한 찾아내는 일 이외에도 접종 대상을 늘리기 위해 접종 횟수를 늘리는 일이 무엇보다 중요하였다. 무료 우두 접종은 이전 대비 접종 기간을 확대하고, 접종 인원을 증가시켰다. 보통은 매년 춘계 2개월, 추계 1.5개월 동안 우두 접종을 진행했는데, 1930년대 후반에는 춘계 3개월(3~5월), 추계 3개월(9~11월)로 대폭 확대하였다. 1939년 춘계 접종 인원은 12만 6,711명이었고, 추계 접종 인원은 4만 3,524명이었다.[34] 접종 횟수 및 접종자의 증가, 방문 접종 등으로 1938년 이후 일본점령기와 국공내전기 동안 두창은 상당부분 억제된 것으로 보인다.

1937년 7월 7일, 중일전쟁의 발발과 함께, 중국 각지에서 콜레라가 유행하였다. 베이징에도 콜레라 유행이 예견됨에 따라, 시 당국은 콜레라 예방 접종과 검역 등을 통해 교구에서 성내외구로 유입되는 콜레라를 통제하고자 했다. 10월에만 베이징 거주민 45만 명에 대한 콜레라 예방 접종과 검역을 시행하였다. 1937년에는 콜레라로 인한 사망자는 발생하지 않았다. 1938년 점령당국은 콜레라 방역을 위해 베이징구방역위원회(北京區防疫委員會)를 조직하여 콜레라 유행에 호구 검역으로 대응하기 시작했다. 그해 콜레라 환자가 34명 발생했으며, 그중 9명이 사망하였다.[35] 점령당국은 콜레라 예방 접종과 거점 검역 그리고 공권력을 동원한 호구 검역을 강화하여 방역을 강화하였다. 특히 1943년부터는 경찰국 경찰들을 직접 동원하여 콜레라 방역에 투입했다. 그러나 1943년에는 콜레라로 인해 1,780명 사망이라는 사상 최대의 희생자를 냈다.[36]

일본점령기 동안 점령당국은 콜레라의 반복적인 유행 때문에 골치를

표 9 1930~1940년대 베이징의 주요 감염병 통계

(단위: 명)

연도	이질		장티푸스		디프테리아		성홍열		두창		콜레라	
	환자수	사망자수	환자수	사망자수	환자수	사망자수	환자수	사망자수	환자수	사망자수	환자수	사망자수
1937	1,070	721	–	–	413	139	413	139	140	40	0	0
1938	1,858	473	–	52	200	73	200	73	11	7	34	9
1939	1,010	484	118	35	92	15	92	15	4	3	1	0
1940	919	276	138	56	51	16	51	16	1	–	2	1
1941	623	183	123	43	44	3	44	3	8	1	2	0
1942	314	220	235	73	31	2	31	2	105	25	0	0
1943	466	247	346	144	3	–	3	1	75	39	264	1,780
1944	261	123	413	142	3	1	–	–	5	1	–	–
1945	562	291	233	128	20	5	240	5	–	–	–	–
1946	293	88	155	62	119	3	4	3	8	1	–	–
1947	327	70	95	61	73	4	11	4	19	7	–	–
1948	481	195	177	83	122	6	32	6	223	75	–	–
1949	–	–	–	–	185	44	57	8	225	109	–	–
합계	8,184	3,371	2,033	879	1,356	311	1,178	275	824	308	–	–
치명률	41.2%		43.8%		22.9%		23.3%		37.4%			

출처: 李自典,「民國時期北京的衛生防疫工作述論」,『民國研究』24, 2013년 秋季號, 95쪽.

앓았다. 두창 방역에서 검증된 가정방문 방식의 검역은 콜레라 방역에서 공권력을 동원한 방식으로 전환되었다. 그러나 두창과 콜레라의 가정방문 검역과 호구 검역은 완전히 달랐다. 두창 방역은 기존의 가정방문 간호사 등 위생구사무소의 위생요원들을 활용한 것이었다면, 콜레라 방역은 경찰국 소속 경찰병력을 최대한 활용하였다. 당시 콜레라 예방 접종의 효과가 크지 않았기 때문에, 급속도로 확대되는 콜레라를 막기 위해서 당국은 호구 검역 및 강제 접종 등 가능한 수단을 총동원 해야 했다. 두창과 콜레라 방역은 검역에 참여한 요원들의 전문성과 강압성에도 큰 차이가 존재했다.

마치며

1920~1930년대 베이핑시정부는 국가의료의 구축을 목표로 도시공간에 위생구사무소를 설치하고 이를 중심으로 위생행정과 방역행정을 강화해 나갔다. 민국 후기 베이징에서 두창은 베이핑시정부 시기 몇 차례의 유행을 보이다가 일본 점령 시기와 국공내전 시기에는 비교적 안정세를 보였으며, 신중국 성립 초기 급증하는 양상을 보이다가 안정세로 돌아섰다. 중국 전체로 보아도 두창은 1950년대 중반 이후 통제되기 시작하여 1960년대 초에 절멸 수순에 들어갔다고 말할 수 있다.

기존 연구에서 민국 후기 베이징의 감염병은 상당 부분 잘 통제된 것으로 평가되었다. 베이핑시정부가 국가의료를 실행하여 위생구 중심의 공간 통제를 강화했기 때문이다. 항일전쟁 이후 일본 점령정부도 이러한 정책을 계승하여 유지·발전시킨 것으로 평가된다. 그러나 베이핑의 위생행정은 시 전역에서 일괄적으로 작동하지 않았고, 내성구, 외성구, 교구에서 큰 차이를 보였다. 또한 각 감염병의 대응 방식이나 결과가 매우 달랐다.

두창은 우두 접종을 통해 예방이 가능한 질병이었기 때문에, 베이징 시정부는 우두 접종에 많은 노력을 기울였다. 제일위생구사무소는 10여 년 동안 지역거점 방식의 방역을 실시하였다. 위생구사무소와 10여 개의 자치방공소 등을 중심으로 일정 기간 동안 집중적인 우두 접종을 실시하도록 한 것이다. 이 방식은 위생구사무소 등 지역거점을 중심으로 지역사회에서 이동하는 주민들을 대상으로 광범위한 접종을 가능하게 했다. 위생구사무소는 지역 거점에 다핵화된 접종 지점을 설치함으로써 시정 권력이 주민들의 일상공간에 침투할 수 있는 계기가 되었다. 이 방식은 접종자 수를 확대함으로써 두창 예방에 많은 효과를 가져왔지만, 이동성이 크지 않은 신생아나 영아 등의 접종을 누락시킬 위험이 있었다. 실제로 1926년, 1932년, 1936년의 두창 유행은 지역거점 방식의 한계를 나타낸 것이기도 했다.

이를 보완하기 위해 1937년 이후로는 새로운 공간 통제 방안으로 방문 접종 방안이 도입되었다. 위생구사무소에서는 산모에 대한 산전·산후 관리를 실시하였고, 신생아 출산 이후 5개월 동안 가정방문이 이루어지는 점을 감안해서 가정방문 간호사 등 위생 요원들이 영아 우두 접종을 실시하도록 한 것이다. 이러한 가정방문 방식의 방역은 지역거점 방식의 방역에서 누락되어 온 영아에 대한 우두 접종을 끌어올릴 수 있는 장점이 있었다. 또한 방문 간호사와 산모 사이에 신뢰 관계가 형성되어 있었기 때문에, 민간의 협조도 잘 이루어졌다. 이를 통해 위생구사무소 중심의 우두 접종률을 59.4%에서 79.0%까지 끌어 올릴 수 있었다. 두창은 우두 접종이라는 효과적인 예방 백신이 존재했기 때문에, 위생요원 중심의 방문 검역이 상당 정도 방역 효과를 낼 수 있었다. 반면 콜레라의 경우는 예방 백신만으로는 콜레라 통제를 확신할 수 없었고, 일본 점령당국은 경찰 병력을 동원한 호구 검역과 강제 검역을 강화하는 것으로 두창 유행에 대한 대응과는 다른 방식으로 콜레라 유행에 대응하고자 했다.

미주

1. 신규환, 「19세기 후반-20세기 전반 동아시아의 감염병 유행과 방역대책-'봉쇄형' 방역 인프라의 구축과 관련하여-」, 『동서인문』 14, 2020.
2. 난징국민정부 시기 베이징은 베이핑으로 불렸고, 일본점령하에서 다시 베이징이 되었다. 이 글에서 베이핑으로 특정되지 않을 경우 베이징으로 통일해서 사용했다.
3. 신규환, 『북경의 붉은 의사들: 20세기 청년의사들의 도시건설과 위생실험』, 역사공간, 2020.
4. 杜麗紅, 『制度與日常生活: 近代北京的公共衛生』, 中國社會科學出版社, 2015; 신규환, 『북경의 붉은 의사들: 20세기 청년의사들의 도시건설과 위생실험』, 역사공간, 2020.
5. 신규환, 「1930년대 北平市政府의 전염병대책과 위생행정」, 『역사학보』 190, 2006.
6. 신규환, 「日本占領期 콜레라 流行과 北京의 衛生行政(1937~1945)」, 『중국근현대사연구』 51, 2011.
7. 余新忠等, 『瘟疫下的社會拯救:中國近世重大疫情與社會反應硏究』, 中國書店, 2004, 33쪽.
8. 胡源, 「北京的'種痘'與天花暴發」, 『科技潮』 2009年第4期, 52쪽.
9. 余新忠, 『淸代江南的瘟疫與社會: 一項醫療社會史的硏究』, 北京師範大學出版社, 2014, 208~209쪽.
10. 신규환, 「19세기 후반-20세기 전반 동아시아의 감염병 유행과 방역대책-'봉쇄형' 방역 인프라의 구축과 관련하여-」, 『동서인문』 14, 2020.
11. 우두법에 대한 중국인들의 저항에 대해서는 조정은, 「의학 지식의 수용과 변용: 우두법(種痘法)의 전래와 한문 우두서(牛痘書)를 중심으로」, 『명청사연구』 49, 2018; 조정은, 「근대 상하이 공공조계 우두 접종과 거주민의 반응: 지역적·문화적 비교를 중심으로」, 『의사학』 29(1), 2020.
12. 田濤·郭成偉 整理, 『淸末北京城市管理法規(1906~1910)』, 北京燕山出版社, 1996, 97~99쪽.

13　胡源,「北京的種痘與天花暴發」,『科技潮』, 2009年第4期.
14　신규환,『북경의 붉은 의사들: 20세기 청년의사들의 도시건설과 위생실험』.
15　신규환,『북경의 붉은 의사들: 20세기 청년의사들의 도시건설과 위생실험』, 제11장.
16　「傳染病預防條例施行細則(1928. 10. 30 內政部 公布)」;「修正傳染病預防條例第一條第二條第十七條第二十一條(1928. 12. 20 國民政府核准備案)」;「傳染病預防條例(1930. 9. 18 衛生部公布)」, 陳明光 主編,『中國衛生法規史料選編(1912~1949. 9)』, 上海醫科大學出版社, 1996, 532~557쪽.
17　北平市公安局,『第一衛生區事務所第七年年報』, 北平市公安局, 1932, 24쪽.
18　梅佳 選 編,「民國時期北平的傳染病管理與衛生防疫」,『北京檔案史料』, 2003, 8쪽.
19　北京市衛生局,『第一衛生區事務所第十三年年報』, 北京市衛生局, 1938.
20　1934년 제1위생구사무소와 제2위생구사무소가 6,460명, 5,392명의 우두 접종 성적을 거둘 동안, 시립의원은 8,367명의 높은 우두 접종 성적을 냈다. 그러나 디프테리아, 콜레라, 장티푸스, 성홍열 등 다른 감염질환의 예방 접종률은 높지 않았다. 北平市政府衛生處 編印,『北平市政府衛生處業務報告』, 北平市政府衛生局, 1934, 81쪽.
21　北京市衛生局,『第一衛生區事務所第十三年年報』.
22　北京特別市公署衛生局 編印,『北京特別市公署衛生局二十五年度業務報告』, 北京特別市公署衛生局, 1938, 141~142쪽.
23　北京市衛生局,『第一衛生區事務所第十三年年報』, 25~26쪽.
24　北京市衛生局,『第二衛生區事務所第一年年報』, 北京市衛生局, 1934, 25~27쪽.
25　北平市衛生局,『第一衛生區事務所第十一年年報』, 北平市衛生局, 1936, 12~15쪽.
26　北京特別市公署衛生局 編印,『北京特別市公署衛生局二十五年度業務報告』, 150쪽.
27　北京特別市公署衛生局 編印,『北京特別市公署衛生局二十五年度業務報告』, 157쪽.
28　北京特別市公署衛生局 編印,『北京特別市公署衛生局二十五年度業務報告』, 21쪽.
29　北平市衛生處,『北平市政府衛生處業務報告』, 北平市政府衛生局, 1934, 81쪽.
30　北京特別市公署衛生局 編印,『北京特別市公署衛生局二十五年度業務報告』,

40~41쪽.
31 北京特別市公署衛生局 編印,『北京特別市公署衛生局二十五年度業務報告』, 39~44쪽.
32 北京市衛生局,『第一衛生區事務所第十三年年報』, 27쪽.
33 北京市衛生局,『第一衛生區事務所第十三年年報』, 28쪽.
34 北京特別市公署衛生局 編印,『北京特別市公署衛生局二十八年度業務報告』, 北京特別市公署衛生局, 1941, 38~39쪽.
35 신규환,『북경의 붉은 의사들』, 236~237쪽.
36 신규환,『북경의 붉은 의사들』, 제10장.

제13장

일본 점령기 상하이의
두창 대유행과 우두 접종의 보편화

∴

조정은

시작하며

1937년 7월 7일 루거우교(蘆溝橋)에서 발생한 소요는 중일전쟁(1937~1945)의 시작을 알렸다. 호시탐탐 내륙으로의 진출을 노리고 있던 일본군은 파죽지세로 수도인 베이징과 텐진을 거쳐 같은 해 8월 상하이에 이르렀다. 석 달여간의 전투 끝에 11월 말 일본군은 상하이를 손에 넣었다. 화계(華界) 및 조계(租界) 일부 지역은 상하이특별시로 지칭되어 일본의 통치하에 들어갔다. 일본군의 점령은 1945년 일본의 무조건 항복과 함께 끝이 났다.

  이 시기 전쟁의 직접적인 포화를 피한 조계로 엄청난 수의 난민들이 몰려들면서 인구 밀집과 위생의 악화는 상하이를 다종다양한 감염병의 온상으로 만들었다. 1938년부터 1940년은 민국 시기 상하이에서 가장 다양한 감염병이 유행하고 발병 환자 수도 가장 높았던 기간으로, 두창, 콜레라, 티푸스, 디프테리아, 성홍열, 홍역, 학질, 이질, 광견병 등이 유

행했다고 전한다.¹

　따라서 점령지 통치에서 일본이 무엇보다 중요하게 여긴 활동은 바로 위생행정이었다.² 전쟁 난민의 증가로 인한 인구 밀집과 위생의 악화는 감염병의 유행을 불러왔고, 주민들이 감염병에 걸리면 일본군에게도 피해를 줄 위험이 있었기 때문이다. 상하이에서 콜레라가 유행하자 강제접종을 실시한 장소가 주로 일본군 주둔지나 일본인 거주지로 향하는 길목에 있었다는 점은 이를 증명한다.³ 또한 위생행정은 식민 지배와 감시를 강화하고, 위생의 선진성을 일본 식민통치의 장점으로 내세워 주민들의 반발을 잠재우는 데에도 도움이 되었다.⁴ 일본군의 입장에서는 자국의 군사력을 보호하고, 상하이를 안정적으로 통치하기 위해 방역에 힘써야 했다. 따라서 일본군의 방역책은 콜레라와 같이 피해가 큰 감염병에 집중되었고, 남아 있는 자료도 콜레라 관련이 많다.⁵ 그러다 보니 일본점령기 상하이의 감염병 방역에 관한 연구는 콜레라에 집중되어 있다.⁶

　콜레라 방역만 놓고 보면, 일본군이 중심이 된 강제적이고 억압적인 방역책과 이에 반발하는 민중의 대립을 강조하기 쉽다. 1937년 일본군은 상하이방역위원회(上海防疫委員會)를 상하이 방역의 중심 기구로 삼아, 방역책을 결정하는 역할을 맡겼다. 상하이방역위원회에는 일본 육해군 외에도 공공조계와 프랑스 조계, 상하이특별시정부, 외교기관, 교통기관, 민간단체 등이 참가하였으나 그중에서도 일본의 영향력이 가장 컸다.⁷ 상하이방역위원회 외에 상하이에 있는 병원과 진료소, 자선기구도 방역 업무를 도왔다. 공공조계와 프랑스 조계에서는 위생처 및 위생지부(Branch Health Office)가 방역 문제를 담당했다. 일본군 중심의 콜레라 방역 활동만 가지고는 이처럼 다양한 주체들의 역할과 상호협력이 잘 드러나지 않는다. 백신 접종에 대한 거부감과 강제적 실시가 강조될 뿐, 백신 접종을 위해 기울여왔던 노력이 어떠한 성과로 나타나고 있었는지도 알기 어렵다.

두창(痘瘡, smallpox)은 대립적 구도를 강조하는 기존의 방식에서 벗어나 일본 점령기 감염병 유행을 다각도로 살펴볼 기회를 얻는 데 좋은 소재가 되어 줄 것이다. 상하이의 두창 유행과 방역책에 대해서는 다양한 연구가 있지만, 모두 일본점령기에 집중한 연구라고 보기는 어렵다.[8] 일본 점령기인 1938~1939년에도 두창은 크게 유행했고, 대대적인 백신[우두] 접종이 진행되었다. 이 시기 두창의 대규모 유행을 부른 원인은 무엇일까. 두창과 마찬가지로 백신 접종이 주된 방역책이었던 콜레라의 경우와 비교해 봄으로써, 개항 이래 계속 확대되어 온 우두 접종의 의의를 확인할 수 있지 않을까.

두창 유행 양상과 원인

잘 알려진 것처럼 상하이는 난징(南京)조약으로 인해 개항한 다섯 항구 중 하나이다. 개항 전에는 그저 작은 항구에 불과했지만, 개항 후 조계지가 설치되고 서양 문물의 유입 통로로 자리 잡으면서 급속히 성장했다. 상하이는 화려한 서구식 건물과 공원이 자리한 '동양의 파리'로 부상했지만, 한편으로는 인구과밀과 이로 인한 도시환경의 악화로 골머리를 앓았다. 도시 내 환경오염, 교통의 발달, 빈번한 전란과 같은 여러 요인이 서로 얽히면서 상하이는 전염병의 위협에 수시로 맞서야 했다.

표 1 **상하이 두창 환자 수 및 사망자 수**

(단위: 명)

연도	환자 수	사망자 수
1932	629	278
1933	353	116
1934	649	238
1935	59	10
1936	332	89
1937	642	182
1938	1,751	534

출처: 佐藤太郎,「上海に於ける痘瘡流行狀況: 自昭和十三年至昭和十四年」,『興技調査資料』27, 興亞院技術部, 1939, 1쪽(1932~1937년 통계); 興亞院華中連絡部,『中支ニ於ケル醫療防疫調査書』, 1941, 110쪽(1938년 통계). https://dl.ndl.go.jp/pid/1872945.

두창은 상하이에 만연한 전염병이자, 우두라는 효과적인 방역책이 있었기 때문에 가장 먼저 위생행정의 대상이 되었다. 1887년부터 1930년까지의 상하이 공공조계 통계자료에 따르면 조계 내 두창으로 인한 사망자는 1907년 가장 많이 발생하여 884명에 이르렀으나, 1910년대 이후로는 많더라도 250명을 넘지 않았으며 1920년에는 한 명도 발생하지 않기도 했다.[9] 그 후 1932년부터 1936년까지 상하이 전체(공공조계, 프랑스 조계, 상하이특별시)의 두창 환자 수와 사망자 수는 〈표 1〉과 같이 점차 줄어드는 모습을 보였다. 공공조계 연례보고서에 따르면 공공조계 사망자 수도 1932년에 210명, 1933년에 75명, 1934년에 171명, 1935년에 9명, 1936년에 71명으로 전보다는 확연히 줄고 있었다.[10] 비록 사망자 수가 늘었다 줄었다 하기는 하지만, 어느 정도 예상할 수 있는 범위 안에서 유지되고 있었다고 간주해도 될 것이다. 적극적인 무료 우두 접종과 위생

환경의 개선이 성과를 거두었던 것이다.

그러나 〈표 1〉에서 알 수 있듯이 1937년, 중일전쟁과 함께 두창 환자 수와 사망자 수가 크게 늘어나 전년도의 대략 두 배에 이르렀다. 1938년 11월부터 1939년 2월까지의 두창 유행은 25년 만의 대유행이었다.[11] 상하이 주재 후생성(厚生省) 방역관 사토 타로(佐藤太郎)는 1938년부터 1939년까지 상하이의 두창 유행 현황과 전염병 통계자료를 정리 및 총괄하여 기록으로 남겼다.[12] 이 기록에 따르면 1938년 8월 하순부터 1939년 4월 하순까지 총 2,944명의 환자가 발생했고 그중 1,072명이 사망했다.[13] 공공조계 사망자 수는 1937년에 131명(중국인 122명, 외국인 9명)이었던 것이 1938년에는 456명(중국인 441명, 외국인 15명), 1939년에는 326명(중국인 319명, 외국인 7명)으로 늘었다.[14] 프랑스 조계에서는 1938년 10월 말부터 환자가 발생하기 시작하여, 같은 해 12월 31일까지 255명의 환자 중 95명이 사망하였다. 사망률은 37.4%에 달했다.[15]

1938년 10월부터 1939년 3월까지 발생한 환자를 인종, 나이, 성별로 나눠 살펴보면, 먼저 중국인 중에는 총 2,629명의 환자가 발생했다. 그중 5세 이하 환자 수가 전체의 3분의 1을 점했다. 사토는 일본과는 다른 상하이의 특징으로 청년이 환자의 약 50%를 차지한다는 점을 들었다. 그는 계속된 두창 유행으로 유아를 대상으로 한 우두[16] 보급률이 높은 데 반해, 청년이 된 후 예방 조치에 소홀하여 면역력이 떨어졌을 가능성이 크다고 보았다. 사토는 중국인 환자가 실제로는 훨씬 더 많을 것이라 믿었다. 경비 구역인 양수포(楊樹浦) 방면에서는 두창 환자가 거의 보고되지 않는데, 두창으로 사망하여 유기된 사체가 발견되는 일이 종종 있었기 때문이다. 일본인을 제외한 외국인 환자 수는 총 101명이다. 11~15세 환자가 제일 많은데, 대부분 남자였다. 일본인 환자는 총 126명으로 그 중 남자가 104명, 여자가 22명으로 남자가 압도적으로 많다. 사토는 그 이유를 남성의 감염 기회가 더 높기 때문이라고 파악했다. 사망자 수와 사망률을 마찬가지로 살펴보면 먼저 중국인 사망자는 977명으로 사망률은 37.2%이다. 연령대로는 1~5세의 비율이 높은데, 그중에서도 1년 미만의 남자아이의 사망률은 84.5%로 가장 높았다. 인종별로 살펴보면, 외국인 전체의 사망률은 27.7%로 중국인보다 낮았다. 다만 일본인만을 살펴보면 사망률은 9.5%에 불과하다. 사토는 외국인 사망자에 생활 수준이 낮은 인도인이나 러시아인이 포함되어 있기 때문이라고 지적했다. 일본인 사망자는 남성이 많지만, 사망률은 여성이 훨씬 높았다.[17]

1938년 12월 홍콩이나 옌타이·다구와 같은 북양항선(北洋港線)에서는 상하이를 두창 유행 항구로 규정하고, 상하이에서 온 경우에는 접종 증명서를 지참해야 입경할 수 있다고 선언했다.[18] 일본 후생성도 우쑹 지역을 포함한 상하이를 두창 유행지로 지정하고, 일본 국내로 두창이 유입되지 않도록 노력했다. 방역관사무소에서도 일본 총영사관 경찰부와 협의하여 일본인 두창 환자가 발생하면 계통조사에 주의를 기울이고 검역호구조사를 실시했다. 환자의 가족과 동거인 및 환자와 접촉할 기회가 많은 사람이 소독일로부터 2주 이내에 주소를 이전하게 되면 총영사관 경찰에게 보고하도록 했다.[19]

하지만 이러한 조치에도 불구하고 상하이의 두창은 일본에까지 건너갔다. 1938년 12월 23일 자 『노스 차이나 데일리 뉴스(The North-China Daily News)』에서는 "화요일 도쿄에서 첫 번째 '상하이 두창' 환자가 발생하여 이웃에 사는 3천여 명이 의무접종을 받았다. 환자는 최근 상하이에서 돌아왔다"라고 하였다.[20] 1939년 1월에도 상하이에 다녀온 사람으로 인해 두창이 유행하여 100여 명의 환자가 발생했다.[21] 즉 일본이 상하이의 두창 유행에 민감하게 반응한 것은 상하이와 일본 간 인적 교류가 빈번한 상황에서 상하이에서 감염된 환자가 일본 국내에까지 두창을 유행시켰기 때문이다. 난징에서도 일본군은 상하이의 두창 유행이 중국인을 통해 일본인에까지 퍼지는 것을 우려하여 군 특무부의 명령하에 특무부 직원과 중국인 일꾼 180명에게 우두를 접종했다. 특무기관원부터 거류민, 소학교 학생들까지 접종받았다.[22]

그렇다면 이처럼 두창이 크게 유행한 원인은 무엇일까. 사토는 인구의 밀집과 전쟁 난민의 유입을 꼽았다.[23] 일본군이 상하이를 점령한 지 3개월 만에 양 조계 내의 난민수용소는 142곳이나 생겼고, 수용인원은 성인 7만 1,242명, 아동 3만 4,804명이었다. 난스에는 120곳의 난민수용소가 있었고 성인 6만 545명, 아동 2만 9,820명이 머물렀다.[24] 난민들은 대부분 더운 여름에 상하이로 들어왔기 때문에, 아직 백신을 접종받지 못한 상태였다.[25] 게다가 수용소의 열악한 위생 환경이 더해져 결국 두창이 심각하게 유행한 것이다. 공공조계 위생처에서도 1938년 조계 내 두창 유행의 특징은 감염자 대부분이 외래인이라는 점이라고 지적했다.[26] 1938년 12월 30일 자 『상하이 타임즈(The Shanghai Times)』에서도 11월의 심각한 전염병 유행의 원인을 인구의 증가와 밀집에서 찾았다.[27] 백신을 접종받지 않은 난민들이 몰려들면서 조계 전체에서 유지되던 면역력을 떨어뜨려 심각한 수준의 에피데믹을 초래하고 말았던 것이다.

우두 접종 확대를 위한 노력:
제도적 뒷받침과 자선사업의 협업

  1887년부터 1930년 상하이 공공조계 통계자료를 통해 우두 접종과 두창 사망자 수 사이의 관련성을 확인할 수 있다. 두창이 유행하면 우두 접종자 수도 늘어났다. 많은 사람이 우두를 접종하여 면역력을 획득하면서 이듬해에는 두창 사망자가 줄어들었다. 그러자 사람들이 우두 접종을 소홀히 하면서 다시 두창이 유행했다.[28] 결국 두창 사망자 수는 늘었다 줄었다를 반복했지만, 적어도 우두 접종이 두창 예방에 확실한 효과를 보인 것만은 분명하다. 1910년부터 1935년까지 상하이 각 병원과 자선기구에서는 약 250만 명에게 우두를 접종했고,[29] 공공조계 공부국(工部局) 위생처에서도 몇 년간 전체 인구에게 백신을 접종시키려는 노력 덕분에 올해(1938년) 초까지는 두창이 유행하지 않았다고 지적했다.[30]

  1938~1939년 두창 유행 시에도 우두 접종은 가장 중요한 방역책이었다. 1938년 11월 21일 상하이특별시 사회국(社會局)에서는 두창 발병 보고를 듣고, 미야자키(宮崎) 고문이 구매한 우두묘(牛痘苗, 우두 백신)와 접종도구를 각 병원과 시료소(施療所)에 나눠주도록 했다.[31] 이듬해 3월 위생국 지령에서는 3월 1일부터 5월 31일까지 3개월 동안 춘계 우두 운동을 실시하도록 했다. 그 내용은 각 병원에서 무료 접종을 실시할 것, 위생구 사무소가 설치되지 않은 곳에는 사람을 파견하여 접종할 것, 적당한 장소에 임시 우두 접종소를 설치할 것, 공사 단체에서 접종을 받으려는 자가 50인 이상이면 위생국에서 직원을 파견하여 접종할 것, 영아를 대상으로 적극적 강제 접종을 실시할 것, 접종 후 접종증명서를 발급

할 것 등이었다.[32]

공공조계에서는 1938년 11월 1일부터 10일까지 홍커우(虹口) 일대에 백신접종차를 보내 거주민 6,800여 명에게 우두를 접종하기도 했다.[33] 12월경부터는 시민의 건강을 보호해야 한다는 명목하에 강제 접종을 실시하고 백신을 무료로 나눠주었다.[34] 두창 환자가 발생하면 가족과 동거인, 이웃에게 접종 여부와 상관없이 우두를 접종시키도록 하는 긴급 법령도 공포되었다.[35] 프랑스 조계 공동국 위생처에서는 프랑스 총영사의 이름 아래 조계 내 병원, 진료소, 산원(産院)에서 출생한 영아에게 우두를 강제 접종해야 한다는 포고령을 내렸다. 백신 접종은 생후 10일 이내에 의사 혹은 산파에 의해 실시되어야 하며, 접종 반응이 제대로 나오지 않으면 다음 달에 다시 맞추도록 했다.[36]

사토는 조계 내외 각 위생기관이 신속하게 우두 운동을 개시하였으며, 그 성적은 비교적 양호하다고 평가했다. 그가 정리한 바에 따르면 1938~1939년 우두 접종 현황은 다음과 같다.[37] 공공조계에서는 10월 17일 이후 각 위생분처 9곳에 무료 접종소를 설치하고, 공장 등 다수가 모인 단체에 대해서는 그 수요에 따라 의사를 파견하여 무료 접종을 실시했다. 1939년 3월에는 물길로 상하이에 들어오는 사람이 많고, 처음 상하이에 오는 사람 중 두창에 걸리는 경우가 많다는 점을 고려하여 황푸강변에 두 개의 우두반을 파견해 매일 평균 1,600명에게 상륙전 우두를 접종했다. 이 중 50%는 태어나서 한 번도 우두를 접종해 본 적이 없는 사람들이었다. 프랑스 조계에서는 두 곳의 우두소를 상설 운영하는 한편, 이동 우두반을 조직해서 군대와 경찰을 동원해 강제 접종을 실시했다. 상하이특별시정공서(上海特別市政公署)에서도 자베이와 시 중심구에서 시민을 대상으로 우두를 접종했다. 난스, 푸둥에서는 동인회(同仁會)가 힘을 썼다. 동인회의 중지[38]방역부(中支防疫部) 상하이 지부 방역반에서는 두창이 유행하자 우두반을 편성하여 파견했다. 콜레라 방역에는 10여 명, 우두에는 1명을 파견했다는 기록에서 우두 접종보다 콜레라 예방 접종이 긴요하다고 생각했음을 알 수 있다.[39] 일본인 대상으로는 1938년 10월 24~25일 거류민단(居留民團)이 접종을 시행했다. 양 조계에서는 무료 접종을 실시했으나, 접종증명서를 발급받으려면 5각(角)의 수수료를 내야 했다. 그러나 거류민단은 증명서도 무료로 교부했다. 11월 11~12일에는 방역위원회가 주관하여 시내 3곳에 접종소를 설치하고 제2회 우두 접종을 했는데, 일본인뿐만 아니라 중국인에게도 접종했다. 1938년 7월부터 1939년 3월까지 상하이에서 접종을 담당한 기관과 접종 수는 〈표 2〉와 같다.[40]

사토는 이 표에서 일본의사회, 상하이특별시정공서, 동인회의 접종 수는 사무소에 보고된 분량만을 기재했다. 그리고 상하이특별시정공서 1938년 7월의 6,150건은 육군이 시행한 분량이다. 동인회의 1939년 1월 1,600건은 배포한 수이다. 동인회의 접종 수는 『동인회사십년사(同仁會四十年史)』에서 확인할 수 있는데, 1938년 7월부터 1939년 3월까지 이동 방역반이 상하이 부근에서 실시한 접종 수는 방역반 1만 8,902건, 특수진료반 1만 2,168건, 총 3만 1,070건이고 두묘는 총 55만 4,675인분을 배포했다고 한다.[41]

그러면 각 기관의 우두 접종 사례를 공공조계부터 구체적으로 살펴보자.[42] 1937년 10월~1938년 8월 공공조계 내 백신 접종자 수는 41만 7,537명으로 1936~1937년 같은 기간의 42만 9,698보다 적었다. 접종

표 2 상하이 두창 접종 기관과 접종 수

(단위: 명)

접종 기관	1938년 7월	1938년 11월	1938년 12월	1939년 1월	1939년 2월	1939년 3월	계
공공조계 위생처	27,256	141,906	107,828	62,165	66,154	69,818	475,127
프랑스조계 위생처	28,509	33,239	78,651	101,207	85,631	112,200	439,437
상하이 방역위원회	-	23,200	-	-	-	-	23,200
일본의사회	-	28,988	-	-	-	-	28,988
상하이특별시 정공서	6,150	14,922	-	-	-	-	21,072
동인회	-	11,973	-	1,600	-	-	13,573
상하이 해항검역처	297	1,403	1,247	475	218	549	4,189
계	62,211	255,631	187,726	165,447	152,003	182,567	1,005,586

출처: 佐藤太郎, 1939, 15쪽. -는 숫자 미상.

자가 가장 많은 곳은 위생지부로, 총 16만 32명이다. 두 번째는 난민촌으로, 10만 8,147명이 접종을 받았다. 이 외에 시립교도소에서 1만 1,127명에게 우두를 접종했다. 1938년 10월~1939년 8월 공공조계 백신 접종자 수는 총 67만 8,013명으로, 1938년 41만 7,537명에서 26만 476명이 늘었다. 이 중 5만 4,986명은 유아 혹은 생애 첫 접종자이고, 24만 5,613명은 어린아이였으며 남은 37만 7,414명은 어른이었다. 역시나 위생지부가 27만 1,342명으로 가장 접종자 수가 많고, 두 번째는 학교로 8만 615명이다. 난민촌은 5만 6,168명으로, 6번째로 많다. 시립교도소에서는 1만 3,051명이 접종받았다. 무료로 발급한 두묘는 151만 9,378명분이고, 판매한 두묘도 180만 2,058명분에 이르므로, 실제로는

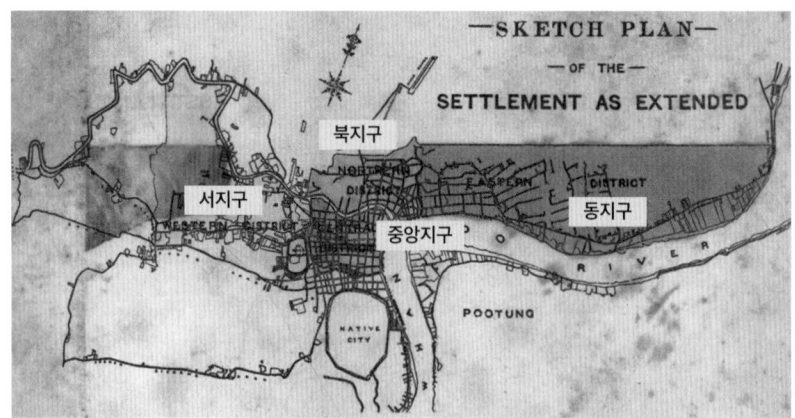

그림 1 공공조계 구획도

출처: Shanghai Municipal Council, *Report for the Year Ended 31st December 1899 and Budget for the Year Ending 31st December 1900*, Shanghai Printed by Kelly & Walsh, Limited, Nanking Road, 1900. 필자 가필.

더 많은 사람이 접종받았을 것이다.[43]

위 문단의 통계에서 알 수 있듯이 공공조계에서 주로 접종을 담당한 것은 위생지부이다. 공공조계 공부국의 무료 접종은 1870년대에 이미 시작되었고, 1900년대 들어서는 도시 공간을 고려하여 동·북·중앙·서, 총 네 곳으로 지구를 나누고, 각 지구에 위생지부를 설립하여 무료 우두 접종을 확대해 나갔다〈그림 1〉.[44] 위생지부의 접종자가 가장 많다는 사실은 사람들이 이미 위생지부에서 우두를 접종받는 데 익숙했음을 보여준다.

1938년 위생지부는 총 9곳으로, 주소와 접종 시간은 〈그림 2〉, 〈그림 3〉과 같다. 같은 내용으로, 〈그림 2〉는 영어, 〈그림 3〉은 중국어이다. 당시에는 외국인도 수월하게 백신을 접종받을 수 있도록 다양한 외국어로

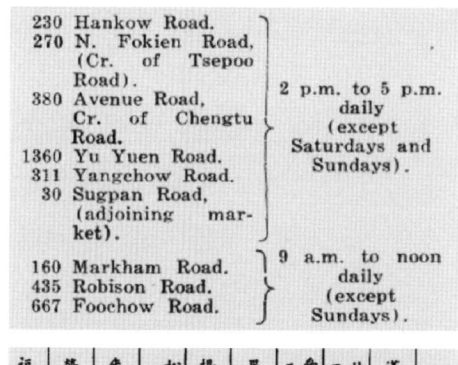

그림 2 **무료 우두 접종 장소와 시간**
(영어)
출처: "Smallpox Vaccination," 『上海
醫事周刊』 4-43, 1938, 6쪽.

그림 3 **무료 우두 접종 장소와 시간**
(중국어, 1938년 11월 30일 자)
출처: 「布告: 第五〇〇〇號(西曆一九
三八年十月六日): 爲施種牛痘事)」, 葛
柏, 『上海公共租界工部局公報』 9-48,
1938, 1쪽.

선전했다. 한커우로(漢口路) 340호[45]부터 푸저우로(福州路) 667호까지 각지에 위생지부가 위치했고, 매일 오후 2~5시(토요일과 일요일 제외) 혹은 오전 9시~정오(일요일 제외)까지 백신을 접종했다.

이 외에 공장, 큰 사업장, 학교, 난민촌, 불법 거주지를 대상으로 이동차량 접종도 실시했다.[46] 지역 간호사의 방문 치료 서비스에서도 우두를 접종하곤 했는데, 1938년 보고서에서는 143건, 1939년 보고서에는 72건으로 기록되어 있다.[47] 일본 측의 방역을 주도한 동인회의 우두 접종에 대해서는 『방역업무월보(防疫業務月報)』를 참고할 수 있다. 1938년

11월 월보에서는 동인회 상하이 지부에서 난스의 소학교 직원과 아동, 난스와 홍커우 주민을 대상으로 우두를 접종했다고 기록했다. 홍커우에서는 11월 11~12일 양일간 일본인 1,285명, 중국인 1,337명, 외국인 6명, 총 2,628명이 접종을 받았다. 난스에서는 난스 헌병분대(憲兵分隊)의 원조를 얻어 주요 길목에서 우두 접종을 했다. 11월 28일 4,443명, 29일 550명, 30일 2,883명, 총 7,878명에게 접종했다. 29일 접종 수가 유독 적은 이유는 예정되어 있던 두묘가 도착하지 않아 한 곳에서만 접종했기 때문이다.[48]

상하이 내 병원과 시료소에서도 적극적인 우두 접종이 이루어졌다. 1939년 1월부터 6월까지 병원과 시료소의 접종자 수는 각각 3만 6,376명, 1만 1,943명, 2만 3,490명, 1만 9,942명, 1,285명, 36명이다.[49] 유행이 사그라들기 시작한 5월을 기점으로 접종자 수가 현저히 감소하였음을 확인할 수 있다. 보통 봄이 되어 날씨가 따뜻해지면 두창 유행이 감소하므로, 이러한 영향도 있었음을 짐작할 수 있다.

우두 접종을 확실하게 파악하려는 목적에서 불시 검문이 실시되기도 했다. 1939년 8월 29일 자 『시보(時報)』에 따르면 일본 초병(哨兵)은 27일 밤 홍커우에 들어오는 거주자 및 외부인의 우두 접종증명서를 급히 검사했다. 7월 1일부터 접종증명서를 교부한 이래 처음 있는 검사였다.[50]

전체 인구통계가 부정확한 상황에서 우두 보급률을 파악하기는 매우 어렵지만, 사토는 공공조계의 인구를 250만 명이라고 했을 때 20% 이상, 프랑스 조계의 인구를 130만 명이라고 했을 때 33% 이상이 우두를 접종했다고 파악했다. 여전히 많은 수가 우두를 접종받지 않았다. 계속해서 난민이 몰려드는 상황이었음을 고려하면, 어쩔 수 없는 현상이라고도 할 수 있을 것이다. 다만 일본인의 경우, 거류민단(Japanese Residents Corporation)이 파악한 우두 접종자는 2만 8,744명으로 전체 일본인 거류민의 72%가 이미 접종받은 것으로 드러났다. 당시 일본에서는 본국에서 도항하는 자는 모두 우두를 맞아야 한다고 규정하고 있었기 때문에, 이처럼 높은 숫자를 보인 것이다.[51] 또한 공공조계 연례보고서에 따르면 1938년 10월부터 11월까지 거류민단이 2만 3,200명에게 접종한 백신은 조계 위생처가 무료로 제공한 것이었다.[52] 이는 공공조계와의 협력 아래 일본인에 대한 백신 접종이 진행되고 있었음을 보여준다.

  자선 형태의 무료 접종도 여전히 성행하였다. 예를 들면 1938년 10월 18일 신문보에서는 왕주잉(王菊影) 의사가 세운 왕씨우두국(王氏牛痘局)의 무료 접종을 홍보하는 기사를 찾을 수 있다. 이곳에서는 일요일을 제외한 월요일부터 토요일까지 오전 10~12시, 오후 2~5시에 무료 우두 접종을 실시했는데, 신선하고 깨끗한 우두 백신을 사용하고 수술 시에는 소독도 철저하여 백종백발(百種百發), 즉 접종받으면 모두 성공했다고 한다. 접종은 완전히 무료이지만, 접종 부위를 감싸는 소속 붕대가 필요한 사람은 2각(角)에 살 수 있었다.[53] 중국방역위원회는 중국병원과 협력하여 무료 우두 접종을 실시했다.[54] 12월 기사에 따르면 각 단체, 기관, 상점, 학교에서는 중국병원 병원장 왕바이웬(王伯元)에게 의사를 파견하여 우두를 시행해 달라고 요구하였으며, 각 계 여사(女士)들도 수시로 와서 우두를 맞으려 했다. 모두 무료로 진행되었다. 신문에서는 중국병원의 본원과 분원 주소 및 전화번호를 적어 많은 사람이 이를 알 수 있게 했다.[55] 이 외에도 제생회(濟生會)의 무료 접종도 계속되었고, 여청년회(女靑年會)에서는 회원을 위해 공부국 위생처에 의뢰하여 우두 접종을

실시했는데, 회원이 아닌 사람도 와서 맞을 수 있도록 했다.[56]

이처럼 제도와 전통적 자선활동의 지원 아래, 상하이의 우두 접종은 두창의 박멸이라는 목표를 향해 나아갔다.

접종에 대한 평가

맹위를 떨치던 1938~1939년 두창 유행은 1939년 2월 중순부터 현저한 감소세를 보였다. 공공조계가 3월 13일 공식으로 두창 유행에서 벗어났음을 선언하자 일본 후생성도 5월 8일을 기해 상하이의 유행지 지정을 해제했다.[57] 흥아원화중연락부(興亞院華中連絡部)의 방역보고서에서는 이처럼 빠르게 유행이 종식될 수 있었던 것은 1938년 겨울이 따뜻했고, 우두를 일찍부터 철저히 접종한 덕분이라고 보았다.[58] 같은 보고서의 「전염병 총괄 결론」에서는 강제 접종 덕분이라고 명시하였다.[59] 공공조계에서도 이처럼 단시간 내 두창이 소멸한 것은 우두 운동 덕분이라고 평가했다.[60]

두창 환자 대부분이 백신 미접종자이거나 혹은 유아기에 접종한 적이 있는 경우에 불과하다는 점도 이를 증명한다. 1938~1939년 양 조계에서 보고된 두창 환자의 87.5%는 백신 미접종자였다. 발병 1년 전에 백신을 접종하였으나 두창에 걸린 경우는 5.8%에 지나지 않았다.[61] 공공조계 격리병원에서도 비슷한 양상이 나타났다. 1938년 중국인 격리병원의 두창 사망자 중 20%는 생애 한 번도 접종받은 적이 없고, 50% 넘게 어렸을 때 접종받은 사람이었다. 환자 중 미접종자는 상하이에 1년 미만 체류하여 매년 진행하는 접종 캠페인에서 벗어난 경우가 대부분이었다.⁶² 1939년 중국인 격리병원에 수용된 두창 환자는 모두 1,475명이고 사망자는 508명이었다. 사망자 중 20%가 한 번도 백신을 접종한 적이 없는 사람이었고, 60%는 어린 시절 한 번 접종받은 사람이었다.⁶³

흥미로운 지점은 일본인 두창 환자의 접종률이다. 사토는 일본인 두창환자 126명 중 우두 여부를 알 수 없는 12명을 제외하고 114명의 접종 이력을 살펴보고 있다. 선감(善感), 불선감(不善感)⁶⁴을 막론하고 1년 이내에 우두를 접종받은 사람이 56명(49.1%), 미접종자가 6명(5.3%), 접종 후 3년 이상 경과하여 미접종으로 간주할 만한 자가 52명(45.6%)으로, 즉 미접종이라 볼 수 있는 사람이 58명(50.9%)이었다. 즉 일본인은 우두를 접종했음에도 두창에 걸리는 경우가 많았다.⁶⁵ 일본의 우두 접종 횟수는 2회였고, 1기와 2기 사이에는 10년의 간격이 있었다. 그리고 성인은 접종 대상이 아니었다. 그러다 보니 상하이에 와서 두창에 걸리는 경우가 적지 않았던 것으로 보인다.⁶⁶ 다만 일본인 사망률이 중국인에 비하면 현저히 낮았다는 점을 고려하면, 우두 접종이 두창을 다시 걸리지 않게 했다기보다는 걸리더라도 약하게 앓고 지나갈 수 있도록 해 주었을 가능성이 있다. 『노스 차이나 헤럴드와 대법원 및 영사 관보(*The North-China Herald and Supreme Court & Consular Gazette*)』에서도 난민을 대상으로 한 대대적 우두는 두창 유행과 동시에 진행되었기 때문에 두창 예방의 효과를 기대하기는 어렵지만, 대다수가 백신을 맞았기 때문에 두창의 공격이 약해져 환자들은 경미한 증세에 그칠 수 있었다고 지적했다.⁶⁷ 공장에서 일하는 중국인 노동자도 마찬가지였다. 공장에서 일하는 많은 중국인이 백신을 맞기 직전 두창에 감염된 것으로 밝혀졌는데,

이들은 두창에 걸렸어도 경미한 증세에 그쳤다.[68]

우두 접종의 보편화를 향하여

'통치 권력의 적극적 강제 접종', '전통적 자선사업의 형식을 빌린 무료 접종'이 공존하는 우두 접종의 기반과 방식은 다른 감염병 방역에도 영향을 미쳤다. 대표적으로 콜레라가 있다. 중일전쟁 전까지 공공조계는 콜레라를 비교적 잘 통제했지만,[69] 전쟁이 벌어지면서 두창과 마찬가지로 콜레라도 크게 유행했다. 조계에서는 콜레라 방역을 위해 적극적인 백신 접종에 나섰다. 그 방식은 우두 접종의 기존 틀을 이용하여 진행되었다. 우두 무료 접종을 하던 위생처에서는 콜레라 백신도 무료로 접종하기 시작했다. 〈그림 4〉와 〈그림 5〉는 위생지부의 무료 콜레라 백신 접종 주소와 시간을 표시한 포고문인데, 〈그림 2〉, 〈그림 3〉의 우두와 마찬가지로 위생지부를 적극적으로 활용하였음을 알 수 있다. 우두와 마찬가지로 직원이 많은 사업장에서 직원에게 콜레라 백신을 접종하고 싶다면, 가까운 위생지부나 위생처 처장에게 요청할 수 있었다. 두창은 가을부터 겨울에 주로 유행하고, 콜레라는 더운 계절에 크게 유행한다. 따라서 우두 접종과 콜레라 백신 접종은 바쁜 시기가 겹치지 않으므로, 수월하게 공존할 수 있었다. 실제로 1938년 8월 공공조계 우두 접종은 456건에 불과했지만, 콜레라 백신 접종은 19만 686건에 이르렀다.[70] 백신 접종 운동도 마찬가지였다. 3월부터 4월까지는 우두 운동을, 5월부터 3개월간은 콜레라 백신 접종 운동을 진행했다. 10월부터는 다시 우두 운동을 시작

地點	時間
漢口路三四〇號衛生分處	每日辦公時間內（星期日除外）
北福建路（七浦路轉角）二七〇號衛生分處 愛文義路（成都路轉角）三八〇號衛生分處 愚園路一三六〇號衛生分處	每日下午二時至四時三十分（星期六及星期日除外）
參根路一六〇號衛生分處 勞勃生路四三五號衛生分處	每日上午八時三十分至正午（星期日除外）

分區	衛生分處地址	電話	時刻
北區三	北福建路二七〇號（七浦路轉角）	四〇二七七	下午二時至五時
中區一	漢口路三四〇號	九〇二七三	下午二時至五時
中區二	福州路六六七號	九一五七四	上午九時至十二時
西區一	愛文義路三八〇號	三〇四四七	下午二時至五時
西區二	參根路一六〇號	三〇四四九	上午九時至十二時
西區三	勞勃生路四三五號（小沙渡路轉角）	三一〇七六	上午九時至十二時
西區四	愚園路一三六〇號	二〇三四六	下午二時至五時
虹口菜場	虹口菜場（辦公處在二樓）	四〇二七四	上午九時至十二時及下午二時至五時

（星期六下午及星期日除外）

그림 4 **무료 콜레라 백신 접종 장소와 시간**(왼쪽: 1938년 7월 13일 자; 오른쪽: 1939년 4월 6일 자)

출처: 葛柏, 「布告: 第四九五八號: 爲免費注射豫防亂針事」, 『上海公共租界工部局公報』9(34), 1938, 1쪽; 費利溥, 「布告: 第五〇七四號: 爲預防霍亂注射事(附表)」, 『上海公共租界工部局公報』10(16), 1939, 175쪽.

했다.[71] 또한 우두와 콜레라 백신을 모두 무료로 접종한 여의사 선후이민(沈慧民)의 사례는, 자선 행위를 빌려 무료 접종을 확대하는 방식이 콜레라 백신에도 똑같이 적용되었음을 보여준다.[72]

그러나 우두와 달리 콜레라의 경우 일본이 독을 주사한다며 백신 접종을 꺼리는 사례나 접종받지 않으려고 접종증명서를 위조하는 사례가 보고되고는 했다. 게다가 콜레라 백신이 효과가 있는지도 불확실했다. 사람들은 콜레라 백신 강제 접종을 꺼렸고, 나름대로 저항했다.[73]

그러나 우두는 달랐다. 상하이 사람들은 우두의 효과를 잘 알고 있었고, 위생처나 자선기구에 가서 스스로 접종을 받는 등 무료 접종에도 익숙했다. 콜레라 백신에 비하면 우두 접종은 이미 어느 정도 보편화의 길로 들어섰다고 평가할 수 있을 것이다. 하지만 이는 어디까지나 콜레라와 비교했을 때 그렇다는 말이고, 우두를 접종받아야 한다고는 생각하면서도 이런저런 이유로 접종받지 않는 사람들도 분명 존재했다. 부모들은 아이가 너무 어려 고통을 주기 싫다는 이유로, 혹은 길일에 맞으면 좋을 거라는 믿음으로 차일피일 접종을 미루다가 결국 두창으로 아이를 잃고 말았다.[74] 성인들은 재접종에 대한 지식이 부족하거나 현실적인 이유로 재접종을 받지 않아 두창을 앓고 다른 사람에게 두창을 옮겼다. 여전히 우두 접종의 보편화를 완성하는 길은 멀고 험했다.

마치며

상하이에서 우두는 다양한 전략을 이용하여 보편 접종으로의 길로 나아갔다. 처음 우두법을 소개할 때는 사람들이 이해하기 쉽도록 중의학의 이론을 이용하는 한편, 다양한 매체를 통해 우두법의 효과와 안전성을 홍보하였다. 또 조계의 의료선교사, 위생기구, 중국인 엘리트는 서로 협력하여 무료 우두 접종의 확대를 위해 노력했다.[75] 이 시기 우두 접종은 자발적으로 사람들이 접종소에 와서 접종을 받는 방식이었고, 강제로 시행되는 일은 없었다. 1932~1937년 두창 사망자 수는 늘었다 줄기를 반복하기는 했지만, 위와 같은 노력 덕분인지 그리 위협적인 숫자는 아니었다.

그러나 중일전쟁이 발발하면서 두창 환자와 사망자 수는 크게 늘었다. 전쟁의 포화를 피해 조계로 들어온 난민 중 두창 환자가 있었고, 이들로부터 두창이 퍼져나가기 시작한 것이다. 상하이를 점령한 일본군은 일본인과 일본군의 건강, 본국(즉 일본)의 안전을 목표로 삼아, 강제적 우두 접종을 실시했다.

전쟁과 식민지 침탈의 정당성은 차치하고 보편 접종의 확대라는 목표만 보면, 일본 측의 역할을 무시하기는 어렵다. 통계상의 숫자로만 봤을 때 일본 측 위생기구가 실시한 백신 접종 수가 꽤 높은 비중을 차지하고 있고, 군대라는 도구를 이용하여 강제적 접종이 가능했기 때문이다. 하지만 더 중요한 것은 일본군뿐만 아니라 조계의 위생기구와 병원, 진료소, 자선단체 등 다양한 기관들이 두창 방역이라는 같은 목표하에 힘을 모았다는 점이다. 인종과 피아를 구분하지 않는 감염병의 특성은 상하이에 기묘한 상호협력관계를 만들어냈다. 두창이 몇 달 만에 종식될 수 있었던 것은, 이러한 협력 덕분이었다.

우두 접종의 확대가 지닌 의의는 우두 접종의 기반과 방식이 콜레라 방역에 그대로 활용되었다는 점에서 알 수 있다. 예를 들면 통치 권력의 적극적 강제 접종, 전통적 자선사업의 형식을 빌린 무료 접종이라는 방식은 우두에서 시작되어 콜레라 백신의 확대에도 그대로 응용되었다. 보편화를 위한 길 또한 우두가 먼저 걷기 시작했다. 콜레라 백신은 중국인에게 친숙하지 않은 주사 형태였고, 효과도 불분명했다. 사람들은 일본이 독을 주사한다고 의심하여 콜레라 백신 접종을 꺼렸다. 접종증명서가 없으면 이동을 못 하게 하자, 증명서를 몰래 위조하기도 했다. 이에 반해 우두 접종은 이미 중국에 들어온 지 130여 년이 흐른 상황이었다. 사람들은 두창 유행을 겪으며 쌓은 경험으로, 우두의 효과를 잘 알게 되었을 것이다. 상하이 사람들은 우두의 효과를 잘 알고 있었고, 무료 접종에도 익숙했다. 하지만 이는 어디까지나 콜레라 백신 접종과 비교했을 때 그렇다는 것이고, 우두 접종의 보편화라는 목적을 완벽히 성취했다는 의미는 아닙니다. 여전히 접종을 꺼리는 사람들도 존재했다.

이후로도 상하이에서 두창 유행이 이어졌던 것도 이러한 이유 때문이다. 1940년 한커우(漢口) 총영사 하나와(花輪義敬)는 노무라(野村吉三郎) 외무대신에게 보낸 전보에서 "백신을 접종받지 않은 유아는 대부분 사망한다"라고 보고했고, "일본, 조선, 타이완, 관동주에서 중지(中支)로 가려는 사람은 노소를 막론하고 우두 증명서를 휴대"하도록 관계기관에 지령을 내릴 것을 청했다. 하나와 영사는 현재, 즉 1940년 1월 6일 한커우에 두창이 만연하여 군인 12명, 중국인 36명(사망자 5명), 외국인 8명(사망자 3명)의 환자가 발생했다고 하였는데, 군인 중 환자가 적지 않다는 점은 일본 측이 두창을 막기 위해 노력한 이유가 어디에 있는지를 미루어 짐작하게 한다.[76] 상하이는 같은 해 3월 다시 두창 유행지로 지정되었다.[77] 일본 육군에서는 3월 25일 상하이 및 한커우 지역에 두창이 유행하고 있으므로, 이 지역에 파견이나 출장을 가는 경우 접종 증명서를 지참해야 한다고 통보했다.[78]

중화인민공화국 수립 후에도 유행은 이어졌다. 정부는 이전의 조계 당국이나 일본 점령군과 마찬가지로 평온한 통치를 위해 건국 초기부터 우두 접종에 힘을 쏟아야 했다. 우두의 보편화를 위한 끈질긴 노력에도 불구하고 이 꿈을 이루지 못했던 이유에 대해서는 정치·사회·문화적 측면에서 다각도로 살펴볼 필요가 있을 것이다.

미주

1 　上海通志館,『上海防疫史鑒』, 上海科學普及出版社, 2003, 5~7쪽.
2 　Ruth Rogaski, *Hygienic Modernity: Meanings of Health and Disease in Treaty-port China*, Berkeley: University of California Press, 2004.
3 　조정은,「일본점령기 상하이의 콜레라 방역과 도시공간: 백신 강제 접종과 주민의 인식을 중심으로」,『도시연구』26, 2021.
4 　福士由紀,『近代上海と公衆衛生: 防疫の都市社會史』, 御茶の水書房, 2010; 辛圭煥,「日本占領期 콜레라 流行과 北京의 衛生行政(1937~1945)」,『중국근현대사연구』51, 2011; Chieko Nakajima, *Body, Society, and Nation: The Creation of Public Health and Urban Culture in Shanghai*, Harvard University Asia Center, 2018.
5 　일본 국립공문서관(國立公文書館), 외무성외교사료관(外務省外交史料館), 방위성방위연구소(防衛省防衛研究所)의 디지털 자료를 제공하는 아시아역사자료센터(アジア歴史資料センター)의 일본 점령기 상하이 방역 관련 자료를 훑어본 결과, 콜레라 관련 내용이 다수를 차지함을 확인할 수 있었다.
6 　상하이 도시위생과 방역 문제를 다룬 펑산민(彭善民), 후쿠시 유기(福士由紀), 나카시마 치에코(Nakajima Chieko)도 일본점령기에 관한 부분은 모두 콜레라에 초점을 맞췄다. 福士由紀, 2010; 彭善民,『公共衛生與上海都市文明(1898~1949)』, 上海人民出版社, 2007; Nakajima, 2018.
7 　福士由紀, 2010, 214~218쪽.
8 　福士由紀, 2010; Nakajima, 2018; 彭善民, 2007; 福士由紀,「中國における予防接種の歴史的展開: 種痘對策を中心に」,『海外社會保障研究』192, 2015; 曺貞恩,「淸朝末期の中國都市における天然痘大策: 痘神から種痘まで」,『(日本)都市史研究』8, 2021; 신규환,「1920~30년대 중국의 두창 방역과 공공의료: 상하이와 베이징의 사례를 중심으로」,『의사학』32(2), 2023; 조정은,「근대 상하이 공공조계 우두 접종과 거주민의 반응: 지역적·문화적 비교를 중심으로」,『의사학』29(1), 2020.

9   자세한 내용은 이 책의 제10장을 참고.
10 Shanghai Municipal Council, *Report for the Year 1939 and Budget for the Year 1940*, Shanghai: North-China Daily News & Herald, LTD, 1940, p. 129.
11 興亞院華中連絡部, 1941, 110쪽.
12 佐藤太郎, 1939.
13 1938년 8월 상순부터 1939년 5월 말까지로 범위를 넓히면 환자 2,969명 중 1,080명이 사망했다. 興亞院華中連絡部, 1941, 110쪽.
14 Shanghai Municipal Council, "Deaths from Communicable Diseases Among the Resident Population from 1890," 1940, p. 129.
15 "Concession State of Health Not Good," *The North-China Herald and Supreme Court & Consular Gazette*, 1939. 2. 22.
16 사료상으로는 종두(種痘)인데, 이 시기 중국이나 일본 자료의 '종두'는 우두 접종을 의미한다. 따라서 이 글에서는 우두로 통일한다.
17 佐藤太郎, 1939, 5~11쪽.
18 「南北洋各港岸宣布: 上海為天花疫港」, 『新聞報』, 1938년 12월 24일.
19 佐藤太郎, 1939, 16쪽.
20 "From Day to Day," *The North-China Daily News*, 1938. 12. 23.
21 「可怖之天花症: 在東京流行」, 『申報』, 1939년 2월 12일.
22 「十一月業務月報」, 『業務報告』, 1938년 11월 「4.中支防疫班報告 分割 3」 JACAR(アジア歷史資料センター) Ref.B05015319600, 同仁會關係雜件/防疫事務關係 第四卷(H-4-2-0-3_5_004)(外務省外交史料館).
23 佐藤太郎, 1939, 11쪽.
24 彭善民, 2007, 26쪽.
25 Shanghai Municipal Council, *Report for the Year 1938 and Budget for the Year 1939*, Shanghai: North-China Daily News & Herald, LTD, 1939, p. 137.
26 「天花盛行: 預防須種牛痘」, 『時報』, 1938년 12월 23일.
27 "Health of Shanghai Was far from Satisfactory," *The Shanghai Times*, 1938.12.30.
28 자세한 내용은 이 책의 제10장을 참고.
29 鄧鐵濤 主編, 『中國防疫史』, 廣西科學技術出版社, 2006, 444쪽.
30 Shanghai Municipal Council, 1939, p. 137.

31　傅宗耀,「令社會局」,『上海特別市市政府公報』2, 1938, 81쪽.
32　余晉龢,「指令衛生局: 據呈送春季種痘運動辦法准予備案由(中華民國二十八年 三月九日)」,『市政公報』43, 1939, 29쪽.
33　「工部局: 在虹口施種牛痘」,『新聞報』, 1938년 11월 16일.
34　「租界當局: 强迫種痘」,『新聞報』, 1938년 12월 12일.
35　佐藤太郎, 1939, 16쪽.
36　「法衛生處佈告: 强迫嬰兒種牛痘」,『新聞報』, 1938년 11월 19일.
37　佐藤太郎, 1939, 14~15쪽.
38　당시 일본은 중국을 '지나(支那)'라고 불렀다. '중지(中支)'는 중국의 중부지방이라는 의미로, 상하이는 여기에 포함된다.
39　穗坂唯一郞,『同仁會四十年史』, 同仁會, 1943, 475쪽.
40　사토의 원문에는 공공조계 위생처와 프랑스 조계 위생처의 1938년 7월~1939년 3월 접종 수 합계가 1939년 3월 접종 수와 같은 6만 9,818건으로 11만 2,200건으로 표기되어 있어, 필자가 합계를 계산하여 수정하였다. 1938년 공공조계 위생처 보고서에는 1938년 7월 우두 접종자 수가 1,531명으로 표기되어, 〈표 2〉의 2만 7,256명과 큰 차이를 보인다. 공공조계 공부국 위생처 보고서에 따르면, 이 1,531명에는 시립교도소 접종자 수와 위생처에서 무료 백신을 발급받은 수, 판매한 백신 수가 포함되어 있지 않다. 1937년 10월~1938년 9월까지 시립교도소 접종자 수는 1만 1,127명, 무료 백신을 받은 수는 8만 565명이다. 보고서에서는 판매한 백신도 많다고 하였으므로, 판매한 백신까지 생각하면 접종자 수는 더 늘어난다. Shanghai Municipal Council, 1939, p. 137; Shanghai Municipal Council, 1939, p. 199; 華文處 譯述,『上海公共租界工部局年報』, 1938, 490쪽. 즉 위생처 보고서는 위생처에서 접종을 받은 수만 기록한 것이고, 사토의 통계는 모든 접종자를 포함한 숫자가 아닐까 추정해 볼 수 있다. 공공조계 위생처 11월 보고서에서는 1938년 11월 우두 운동 기간 위생처 산하 여러 기관의 백신 접종자 수가 14만 1,000명이라고 기록하고 있는데, 이 숫자는 〈표 2〉의 1938년 11월 공공조계 위생처 접종자 수 14만 1,906명과 크게 다르지 않다. "From the Shanghai Municipal Gazette," *The North-China Herald and Supreme Court & Consular Gazette*, 1939. 1. 4. 또한 1939년 5월 31일 신문에서는 3월 백신 접종자 수가 6만 9,818명이라고 기록했는데, 이는 〈표 2〉의 숫자와 일치한다. "Danger of Infectious Disease," *The North-China Herald and Supreme*

Court & Consular Gazette, 1939. 5. 31. 따라서 〈표 2〉의 수치는 신뢰할 수 있다고 생각된다.

41 穗坂唯一郎, 1943, 475~476쪽.
42 이하 접종자 수는 다음 자료를 참고했다. Shanghai Municipal Council, 1939, pp. 199~200; 『上海公共租界工部局年報』, 1938, 490쪽; Shanghai Municipal Council, 1940, p. 168.
43 『上海公共租界工部局年報』, 1939, 300쪽.
44 曹貞恩, 2021, 59쪽.
45 〈그림 2〉의 영문에는 '230'호로 되어 있는데, 오기이다.
46 Shanghai Municipal Council, 1940, p. 168.
47 Shanghai Municipal Council, 1939, p. 172; Shanghai Municipal Council, 1940, p. 150.
48 中支同仁會防疫本部 上海支部, 『防疫業務月報』 5, 1938년 11월 「4. 中支防疫班報告 分割 3」 JACAR(アジア歴史資料センター) Ref. B05015319600, 同仁會關係雜件/防疫事務關係第四卷(H-4-2-0-3_5_004)(外務省外交史料館).
49 「各醫院施療所種痘人數半年統計表(二十八年上半年)」, 『社會月刊(上海1939)』 2(2), 1939, 26쪽.
50 「日兵檢查牛痘證」, 『時報』, 1939년 8월 29일.
51 佐藤太郎, 1939, 15쪽.
52 Shanghai Municipal Council, 1939, p. 199.
53 「王氏牛痘局免費種痘」, 『新聞報』, 1938년 10월 12일.
54 「兩處免費佈種牛痘」, 『新聞報』, 1938년 10월 19일.
55 「醫藥界」, 『導報(上海)』, 1938년 12월 7일.
56 「女青年會佈種牛痘」, 『新聞報』, 1938년 5월 5일; 「女青年會佈種牛痘」, 『新聞報』, 1939년 1월 10일; 「濟生會施種牛痘」, 『新聞報』, 1939년 3월 31일.
57 「上海痘瘡流行地指定解除の件」 JACAR(アジア歴史資料センター) Ref. C04014729100, 壹大日記10年存 昭和14年5月(防衛省防衛研究所).
58 興亞院華中連絡部, 1941, 110~111쪽.
59 興亞院華中連絡部, 1941, 128쪽.
60 Shanghai Municipal Council, 1940, p. 123.
61 佐藤太郎, 1939, 13쪽.

62 Shanghai Municipal Council, 1939, pp. 168~169.
63 Shanghai Municipal Council, 1940, p. 150.
64 접종이 성공하여 제대로 2개 이상의 농포가 생기면 이를 '선감'이라 한다. '불선감'은 접종 흔적이 사라져버리거나, 농포가 제대로 생기지 않거나, 발진이 한 개만 생긴 것으로 접종이 실패했음을 의미한다. 조정은,「근대 중국 우두지식의 보편화를 향한 노력」,『의료사회사연구』9, 2022, 42쪽.
65 佐藤太郎, 1939, 13~14쪽.
66 박윤재,「조선총독부의 우두정책과 두창의 지속」,『의사학』21(3), 2012, 380~381쪽; 384쪽.
67 "From the Shanghai Municipal Gazette," 1939.01.04.
68 "Epidemic in Shanghai is Said Serious," *The Shanghai Times*, 1938.12.22.
69 福士由紀,「國際聯盟保健機關と上海の衛生: 1930年代のコレラ予防」,『社會經濟史學』70(2), 2004; 福士由紀, 2010.
70 「報告: 衛生報告: 本年八月份衛生報告」,『上海公共租界工部局公報』9(41), 1938.
71 Shanghai Municipal Council, 1932, p. 152.
72 Shanghai Municipal Council, *Report for the Year 1931 and Budget for the Year 1932*, Shanghai: Printed by Kelly & Walsh, Ferry Road, 1932, p. 152.
73 조정은, 2021.
74 조정은, 2022, 39쪽.
75 조정은, 2020; 조정은, 2022.
76 「中國ニ於ケル檢疫所及檢疫關係雜件 1. 一般關係(6)痘瘡檢疫關係」JACAR(アジア歴史資料センター) Ref. B04012603000, 中國ニ於ケル檢疫所及檢疫關係雜件(I-3-2-0-1)(外務省外交史料館).
77 「衛生課 伝染病流行指定の件」JACAR(アジア歴史資料センター) Ref.C01007759700, 陸支普綴 記室 昭和15年(防衛省防衛研究所).
78 「種痘証明書の件」JACAR(アジア歴史資料センター) Ref.C01007752300, 来翰綴(陸支普)第1部 昭和15年(防衛省防衛研究所).

참고문헌

1. 자료

1) 한국어

『관보(官報)』(대한제국), 『동아일보』, 『매일신보』.
김기수 저, 구지현 역, 『일동기유(日東記游)』, 보고사, 2018.
김기수 저, 국사편찬위원회 편, 「일동기유(日東記游)」, 『한국사료총서 제9편 – 수신사기록』, 1971.
대한의사학회 편, 『송촌 지석영』, 아카데미아, 1994.
사카다 모로토 저, 이효정 역, 『항한필휴』, 보고사, 2018.
이규경, 『오주연문장전산고(五洲衍文長箋散稿)』, 1977.
이종인, 『시종통편(時種通編)』, 1817.
정약용, 「마과회통보유(麻科會通補遺)」, 『마과회통(麻科會通)』 6권.
정약용, 「종두설(種痘說)」, 『여유당전서(與猶堂全書)』 시문집 10권.
정약용 저, 김남일 등 역주, 『마과회통(麻科會通)』, 현대실학사, 2009.
지석영 저, 한국학문헌연구소 편, 『지석영 전집』 1~3권, 아세아문화사, 1985.

2) 중국어

『導報(上海)』, 『上海公共租界工部局公報』, 『上海醫事周刊』, 『新聞報』, 『申報』, 『萬國公報』, 『社會月刊(上海, 1939)』, 『中國教會新報』, 『中西教會報』, 『南郊月刊』.
邱熺, 『引痘新法全書』, 廣東科技出版社, 2009.
邱熺輯(清), 『引痘新法全書』, 岡田屋嘉七等刊(東風館藏板), 1847.
傅宗耀, 「令社會局」, 『上海特別市市政府公報』 2, 1938.
北京特別市公署衛生局 編印, 『北京特別市公署衛生局二十五年度業務報告』, 北京特別市公署衛生局, 1938.
北京特別市公署衛生局 編印, 『北京特別市公署衛生局二十六年下半年二十七年全年

度業務報告』, 北京特別市公署衛生局, 1940.
北京特別市公署衛生局 編印, 『北京特別市公署衛生局二十八年度業務報告』, 北京特別市公署衛生局, 1941.
北平市公安局, 『第一衛生區事務所第七年年報』, 北平市公安局, 1932.
北平市公安局, 『第一衛生區事務所第十一年年報』, 北平市衛生局, 1936.
北平市公安局, 『第一衛生區事務所第十三年年報』, 北京市衛生局, 1938.
北平市政府, 『北平市自治之過程及將來』, 北平市政府, 1934.
北平市政府衛生處 編印, 『北平市政府衛生處業務報告』, 北平市政府衛生局, 1934.
上海公共租界工部局, 『上海公共租界工部局年報』, 公共租界工部局, 1926~1940.
上海市檔案館, 『工部局董事會會議錄』, 上海市檔案館, 2001.
上海市衛生局 高橋衛生事務所 編, 『國立上海醫學院衛生科暨上海市衛生局高橋衛生事務所(民國二十三年年度)』, 上海市衛生局高橋衛生事務所, 1935.
上海市衛生局 高橋衛生事務所 編, 『上海市衛生局高橋衛生事務所暨國立上海醫學院衛生科年報』, 上海市衛生局高橋衛生事務所, 1934.
上海市衛生局 編, 『上海市四年来卫生工作概要(民国二十一年至二十四年)』, 上海市衛生局, 1935.
上海市衛生局 編, 『上海市衛生局十年來之公共衛生』, 上海市衛生局, 1938.
上海市衛生局 編, 『二十年來上海衛生行政進展之槪況』, 上海市衛生局, 1931.
余晉龢, 「指令衛生局: 據呈送春季種痘運動辦法准予備案由(中華民國二十八年三月九日)」, 『市政公報』 43, 1939.
吳淞衛生模範區辦事處, 『吳淞衛生模範區十九年度業務報告』, 吳淞衛生模範區辦事處, 1931.
俞正燮 撰(淸), 「查痘章京」, 『癸巳存稿』, 遼寧教育出版社, 2003.
俞鴻鈞, 『九十年来爲華人服務之仁濟醫院』, 興華公司, 1936.
田濤·郭成偉 整理, 『淸末北京城市管理法規(1906~1910)』, 北京燕山出版社, 1996.
朱純嘏, 『痘疹定論』, 1713.
中華民國內政部 年鑑編纂委員會 編, 『內政年鑑』 第二, 衛生 編, 商務印書館, 1936.
陳明光 主編, 『中國衛生法規史料選編(1912~1949. 9)』, 上海醫科大學出版社, 1996.
陳榮廣, 『老上海』, 泰東圖書局, 1919.
弘晝(淸) 等撰, 『御纂醫宗金鑑』, 1883.

Pearson, Alexander and Staunton, George Thomas, 『英咭唎國新出種痘奇書』, 1805 [Staunton, George Thomas, *Miscellaneous Notices Relating to China, and Our Commercial Intercourse with that Country. Part the Second*, Havant: I. Skelton, 1828].

3) 일본어

『官報』, 『朝鮮總督府官報』, 『朝鮮總督府統計年報』, 『京城日報』, 『大阪朝日新聞朝鮮版』, 『木浦新報』, 『釜山日報』, 『自啓』, 『朝鮮及滿洲』, 『朝鮮新聞』, 『朝鮮醫學會雜誌』, 『朝鮮中央日報』, 『朝鮮總督府官報』, 『朝鮮總督府統計年報』, 『朝鮮通信』, 『朝鮮彙報』.

「上海に於ける痘瘡流行狀況: 自昭和十三年至昭和十四年」, 『興技調査資料』 27, 興亞院技術部, 1939.

高木逸磨, 「恐る可き天然痘の流行と豫防法」, 『朝鮮及滿洲』 144, 1919.

高木周次 編, 『衛生公布類纂』, 柳原喜兵衛, 1880.

國際聯盟事務局保健部 編, 同仁會 譯, 『中華民國醫事衛生の現狀』, 財團法人 同仁會, 1930.

內務省衛生局, 『上海衛生狀況』, 1916.

大槻玄澤, 『西賓對晤』, 1794~1814.

都甲玄鄕 編, 『釜山府史原稿』, 釜山府, 1938.

陶熾, 「中華民國江蘇地方ニ於ケル痘瘡豫防及ビ罹患ニ關スル調査」, 『上海自然科學研究所彙報』 4, 1935.

魯迅, 「私の種痘」, 竹內戶 編, 『魯迅選集』 第12卷 改訂版, 岩波書店, 1964.

釜山府, 『釜山府立病院小史』, 1936.

緒方春朔, 『種痘緊轄』, 1796.

緒方春朔, 『種痘證治錄』, 1796.

緒方春朔, 『種痘必順辨』, 1795.

石幡貞, 『朝鮮歸好餘錄』 卷之五, 日就社, 1878.

穗坂唯一郞, 『同仁會四十年史』, 同仁會, 1943.

永井小太郞, 野田作一, 『種痘法註解』, 栄寿堂, 1910.

外史局 編, 『布告全書』, 1871.

熊平源藏 編, 『朝鮮同胞の光』, 熊平商店, 1934.

日本外務省,「信使滯京日記 坤」,『航韓必携』8卷, 1876.
長尾景弼 編,『官省規則全書』36~38, 博聞社, 1877.
井口乘海,『痘瘡及種痘法』, 文光堂書店, 1929.
朝鮮總督府全羅南道衛生課 編,『種痘指針』, 1939.
朝鮮總督府全羅北道衛生課 編,『種痘施針』, 1934.
朝鮮總督府 編,『朝鮮衛生事情要覽』, 1922.
朝鮮總督府 編,『朝鮮衛生要覽』, 1929.
佐藤敬三郎 編,『改正新潟県管民必携』, 佐藤敬三郎, 1878.
村田冬次 編,『種痘規則類集』, 村田冬次, 1894.
平川良輔 譯,『痘瘡略説』, 英蘭堂, 1875.

4) 영어

Annual Report of the Shanghai Municipal Council.

China Herald and Supreme Court & Consular Gazette.

China Medical Journal.

China Medical Missionary Journal.

Public Health Reports.

Report of the Medical Missionary Society in China.

The Chinese Recorder.

The Chinese Repository.

The Municipal Gazette.

The North-China Daily News.

The North-China Herald and Supreme Court & Consular Gazette.

The Shanghai Times.

Allen, H. N. and J. W. Heron, *First Annual Report of the Korean Government Hospital Seoul*, Yokohama R Meiklejohn & Co., 1886. [『제중원 일차년도 보고서』의 원문과 번역본은『延世醫史學』3(1), 1993.]

Boston Record Commissioners, *A Report of the Record Commissioners of the City of Boston: Containing the Boston Records From 1700 to 1728*, Vol. 8, Boston: Rockwell and Churchill, 1883.

Boston Record Commissioners, *A Report of the Record Commissioners of the City of Boston: Containing the Records of Boston Selectmen, 1716 to 1736*, Vol. 2, Boston: Rockwell and Churchill, 1885.

Boylston, Zabdiel, *An Historical Account of the Small-Pox Inoculated in New England, Upon all Sorts of Persons, Whites, Blacks, and of all Ages and Constitutions*, London: S. Chandler, 1726.

Boylston, Zabdiel, *Some Account of What Is Said of Innoculating or Transplanting the Small Pox by the Learned Dr. Emanuel Timonius, and Jacobus Pylarinus*, Boston: S. Gerrish, 1721.

Bryson, Mary Isabella, *John Kenneth Mackenzie: Medical Missionary to China*, Chicago: Fleming H. Revell Company, 1891.

Chinese Hospital(Shanghai), *Report of the Chinese Hospital, at Shanghae, from July 1st 1847, to December 31st, 1848*, Shanghae: [s.n.], 1849.

Chinese Hospital(Shanghai), *The Tenth Annual Report of the Chinese Hospital, at Shanghae, from January 1st, to December 31st, 1856*, Shanghae: [s.n.], 1857.

Doolittle, Justus, *Social Life of the Chinese, with Some Account of Their Religious, Governmental, Educational, and Business Customs and Opinions*, New York: Harper & Brothers, 1865.

Elliston, E. S., *Ninety-Five Years: A Shanghai Hospital, 1844~1938*, Sanghai: The Lester Chinese Hospital, 1941.

Foster, Arnold, *In the Valley of the Yangtse*, London: London Missionary Society, 1899.

Gordon, C. A., *An Epitome of the Reports of the Medical Officers to the Chinese Imperial Maritime Customs Service, from 1871 to 1882*, London: Bailliere, Tindall, & Cox, 1884.

Henderson, James, *Memorials of James Henderson, M.D.: Medical Missionary to China*, London: James Nisbet and Co., 1867.

Kilborn, Omar Leslie, *Heal the Sick: An Appeal for Medical Missions in China*, Toronto: Missionary Society of the Methodist Church, 1910.

Lennox, William G., *The Health of Missionary Families in China: A Statistical*

Study, Department of Economics, Colorado: University of Denver, 1920.

Lockhart, William, "A Short Treatise on the Preservation of Infants by Inoculation," *Dublin Journal of Medical Science* 23(1), 1843.

Lockhart, William, *The Medical Missionary in China: A Narrative of Twenty Years' Experience*, London: Hurst and Blackett, 1861.

Maitland, Charles, *Mr. Maitland's Account of Inoculating the Small Pox*, London: J. Downing, 1722.

Massachusetts Historical Society, *Collections of the Massachusetts Historical Society, For the Year 1794*, Boston: Munroe & Francis, 1810.

Mather, Cotton, Cotton Mather to John Woodward, July 12, 1716, in George L. Kittredge, "Some Lost Works of Cotton Mather," *Proceeding of the Massachusetts Historical Society* 45, 1911~1912.

Mather, Cotton, *Diary of Cotton Mather*, 2 vols., New York: Frederick Ungar, 1957.

Mather, Cotton, Gordon W. Jones, ed., *The Angel of Bethesda*, Commonwealth of Massachusetts: American Antiquarian Society, 1972.

Mead, Richard, *The Medical Works of Richard Mead*, Dublin: Thomas Ewing, 1767.

Nettleton, Thomas, "A Letter from Dr. Nettleton, Physician at Halifax in Yorkshire, to Dr. Whitaker, concerning the Inoculation of the Small Pox," *Philosophical Transactions* 32, 1722~1723.

Newman, Henry, "The Way of Proceeding in the Small Pox Inoculated in New England. Communicated by Henry Newman, Esq; Of the Middle Temple," *Philosophical Transactions* 32, 1722~1723.

Osgood, Elliott I., *China's Crossroads*, Powell & White, 1922.

Parker, Pater, *Report of the Medical Missionary Society in China. For the Year 1845*, Hongkong: Hongkong Register Press, 1846.

Silverman, Kenneth, *Selected Letters of Cotton Mather*, Baton Rouge: Louisiana State University Press, 1971.

Sloane, Hans and Thomas Birch, "An Account of Inoculation by Sir Hans Sloane," *Philosophical Transactions* 49, 1755~1756.

Staunton, George Thomas, *Miscellaneous Notices Relating to China, and Our*

Commercial Intercourse with that Country. Part the Second, Havant: I. Skelton, 1828.

Timonius, Emanuel and John Woodward, "An Account, or History, of the Procuring the Small Pox by Incision, or Inoculation; As It Has for Some Time Been Practised at Constantinople," *Philosophical Transactions* 29, 1714~1716.

Wright, Arnold, *Twentieth Century Impressions of Hong-kong, Shanghai, and Other Treaty Ports of China*, London: London Lloyd's Greater Britain Pub. Co., 1908.

2. 단행본

1) 한국어

김두종, 『한국의학사(全)』, 탐구당, 1981.

동북아역사재단 편, 『동아시아의 지식교류와 역사기억』, 동북아역사재단, 2009.

박훈평 편저, 『일제강점기 의생 총목록』 1~3, 한국한의학연구원, 2017.

브루노 라투르 저, 홍성욱 역, 『인간·사물·동맹: 행위자 네트워크 이론과 테크노사이언스』, 이음, 2010.

신규환, 『북경의 붉은 의사들: 20세기 청년의사들의 도시건설과 위생실험』, 역사공간, 2020.

신동원, 『한국근대보건의료사』, 한울아카데미, 1997.

신동원, 『호환, 마마, 천연두-병의 일상 개념사』, 돌베개, 2013.

연세대학교 의학사연구소 편, 「근대일본의 의사면허 변천-의제부터 의사법까지」, 『동아시아 역사 속의 의사들』, 역사공간, 2015.

윌리엄 H. 맥닐 저, 허정 역, 『전염병과 인류의 역사』, 한울, 2009.

후지카와 유 저, 박경·이상권 역, 『일본의학사』, 법인문화사, 2006.

2) 중국어

杜麗紅, 『制度與日常生活: 近代北京的公共衛生』, 中國社會科學出版社, 2015.

鄧鐵濤·程之范, 『中國醫學通史(近代卷)』, 人民衛生出版社, 2000.

梁其姿, 『面對疾病: 傳統中國社會的醫療觀念與組織』, 中國人民大學出版社, 2012.

馬伯英·高晞·洪中立, 『中外醫學文化交流史: 中外醫學跨文化傳通』, 文匯出版社, 1993.

範行準, 『中國預防醫學思想史』, 人民衛生出版社, 1953.

上海市歷史博物館 等 編, 『中國的租界』, 上海古籍出版社, 2004.

上海通志館 編, 『上海防疫史鑒』, 上海科學普及出版社, 2003.

蘇精, 『西醫來華十記』, 元華文創股份有限公司, 2019.

余新忠, 『清代江南的瘟疫與社會: 一項醫療社會史的研究(修訂版)』, 北京師範大學出版社, 2014.

余新忠 等, 『瘟疫下的社會拯救: 中國近世重大疫情與社會反應研究』, 中國書店, 2004.

王爾敏, 『近代上海科技先驅之仁濟醫院與格致書院』, 宇宙光, 2006.

熊月之 主編, 『上海通史』1, 上海人民出版社, 1999.

張明島·邵浩奇 主編, 『上海衛生志』, 上海社會科學院出版社, 1998.

張泰山, 『民國時期的傳染病與與社會』, 社會科學文獻出版社, 2008.

田濤·郭成偉 整理, 『清末北京城市管理法規(1906~1910)』, 北京燕山出版社, 1996.

朱明德 等 主編, 『仁濟醫院155年(1844~1999)』, 華東理工大學出版社, 1999.

陳邦賢, 『中國醫學史』, 商務印書館, 1937.

陳佩·范關榮 主編, 『仁術濟世: 上海第一家西醫醫院的百年故事』, 復旦大學出版社, 2010.

彭善民, 『公共衛生與上海都市文明(1898~1949)』, 上海人民出版社, 2007.

3) 일본어

古賀十二郎, 『西洋醫術傳來史』, 日新書院, 1942.

吉川眞司, 『天皇の歷史2: 聖武天皇と佛都平城京』, 講談社, 2018.

金哲央, 『朝鮮近代の開拓者: 五十六人の肯像』, 朝鮮青年社, 2002.

大嶽浩良 編, 『栃木の流行り病傳染病感染病』, 下野新聞社, 2021.

渡邊則雄, 『愛知縣の疫病史』, 現代企劃室, 1999.

梅溪昇 外編, 『緒方洪庵と適塾』, 適塾紀念會, 1980.

文部省 編, 『學制百年史(記述編)』, 帝國地方行政學會, 1972.

飯島渉, 『ペストと近代中國』, 研文出版, 2000.

福士由紀, 『近代上海と公衆衛生:防疫の都市社會史』, 御茶の水書房, 2010.

富士川游, 『日本疾病史』, 吐鳳堂書店, 1912.

富士川游, 『日本疾病史』, 日本醫書出版, 1944.

富士川遊 著, 松田道雄 譯, 『日本疾病史』, 平凡社, 1969.

富田英壽, 『天然痘豫防に挑んだ秋月藩醫 緒方春朔』, 海鳥社, 2010.

山崎佐, 『日本疫史及防疫史』, 克誠堂書店, 1939.

森鷗外, 『涉江抽齋』, 岩波文庫, 2022.

三木榮, 『朝鮮醫學史及疾病史』, 思文閣出版, 1991.

矢澤利彦, 『中國の醫學と技術: イエズス會士書簡集』, 平凡社, 1977.

二宮陸雄, 『天然痘に挑む: 種痘醫北城諒斎(種痘醫北城諒斎)』, 平河出版社, 1997.

長野浩典, 『感染症と日本人』, 弦書房, 2020.

田崎哲郎, 『牛痘種痘法の普及: ヨーロッパからアジア・日本へ』, 岩田書院, 2012.

畑中章宏, 『日本疫病圖說』, 笠間書院, 2021.

酒井シヅ, 『病が語る日本史』, 講談社, 2002.

川村純一, 『病いの克服-日本種痘史』, 思文閣出版, 1999.

添川正夫, 『日本痘苗史序說』, 近代出版, 1987.

青木歲幸, W. ミヒェル 編, 『天然痘との闘い Ⅰ-痘』, 岩田書院, 2018.

青木歲幸, W. ミヒェル 編, 『天然痘との闘い Ⅱ-西日本の種痘』, 岩田書院, 2021.

青木歲幸, W. ミヒェル 編, 『天然痘との闘い Ⅲ-中部日本の種痘』, 岩田書院, 2022.

青木歲幸, W. ミヒェル 編, 『天然痘との闘い Ⅳ-東日本の種痘』, 岩田書院, 2023.

青木歲幸・大島明秀・W. ミヒェル 編, 『天然痘との闘い: 九州の種痘』, 岩田書院, 2018.

香西豊子, 『種痘という〈衛生〉-近世日本における豫防接種の歷史』, 東京大學出版會, 2019.

厚生省醫務局 編, 『醫制百年史』, ぎょうせい, 1976.

アン・ジャネッタ(Ann Jannetta) 著, 廣川和花・木曾明子 譯, 『種痘傳來』, 岩波書店, 2013.

4) 영어

Bazin, Hervé, *Vaccination: A History from Lady Montagu to Genetic Engineering*, Esher, Montrouge, France: John Libbey Eurotext, 2011.

Bhattacharya, Sanjoy, Mark Harrison, and Michael Worboys, *Fractured States: Smallpox, Public Health and Vaccination Policy in British India 1800~1947*, New Delhi, India: Orient Longman, 2005.

Boylston, Arthur, *Defying Providence: Smallpox and the Forgotten 18th Century Medical Revolution*, Charleston, Scotts Valley, California: CreateSpace, 2012.

Cohen, Patricia Cline, *A Calculating People: The Spread of Numeracy in Early America*, New York: Routledge, 1999.

Creighton, Charles, *A History of Epidemics in Britain*, Vol. 2, Cambridge: Cambridge University Press, 1894.

Duffy, John, *Epidemics in Colonial America*, Baton Rouge: Louisiana State University Press, 1971.

Durbach, Nadja, *Bodily Matters: The Anti-Vaccination Movement in England, 1853~1907*, Durham: Duke University Press, 2005.

Grundy, Isobel, *Lady Mary Wortley Montagu: Comet of the Enlightenment*, New York: Oxford University Press, 2001.

Henriot, Christian, *Shanghai, 1927~1937: Municipal Power, Locality, and Modernization*, Berkeley: University of California Press, 1993.

Jannetta, Ann, *The Vaccinators: Smallpox, Medical Knowledge, and the 'Opening' of Japan*, Stanford: Stanford University Press, 2007.

Macpherson, Kerrie L., *A Wilderness of Marshes: The Origins of Public Health in Shanghai, 1843~1893*, Lanham, Mayland: Lexington Books, 2002.

Miller, Genevieve, *The Adoption of Inoculation for Smallpox*, Philadelphia: University of Pennsylvania Press, 1957.

Moore, James Carrick, *The History of the Small Pox*, London: Longman, Hurst, Rees, Orme, and Brown, 1815.

Nakajima, Chieko, *Body, Society, and Nation: the Creation of Public Health and Urban Culture in Shanghai*, Cambridge: Harvard University Press, 2018.

Rogaski, Ruth, *Hygienic Modernity: Meanings of Health and Disease in Treaty-port China*, Berkeley: University of California Press, 2004.

Waston, Patricia Ann, *The Angelical Conjunction: The Preacher-Physicians of*

Colonial New England, Memphis: The University of Tennessee Press, 1991.

Williams, Gareth, *Angel of Death: The Story of Smallpox*, New York: Palgrave Macmillan, 2010.

Willich, Michael, *Pox: An American History*, New York: Penguin Books, 2011.

Winslow, Ola Elizabeth, *A Destroying Angel: The Conquest of Smallpox in Colonial Boston*, Boston: Houghton Mifflin, 1974.

Wong, K. Chimin(王吉民) and Wu Lien-teh(伍連德), *History of Chinese Medicine: Being a Chronicle of Medical Happenings in China from Ancient Times to the Present Period*, Tientsin: The Tientsin Press, 1932.

3. 논문

1) 한국어

권복규 외, 「정약용의 우두법 도입에 미친 천주교 세력의 영향: 하나의 가설」, 『의사학』 6(1), 1997.

김두종, 「우리나라의 두창의 유행과 종두법의 실시」, 『서울대학교논문집 인문사회학편』 4, 1956.

김성수, 「조선 전기 두창 유행과 『瘡疹集』」, 『한국한의학연구원논문집』 16(1), 2010.

김영수, 「근대일본의 의사면허 변천-의제부터 의사법까지」, 『동아시아 역사 속의 의사들』, 역사공간, 2015.

김영수, 「근대 일본의 종두: 제도 정비와 실제」, 『의료사회사연구』 9, 2022.

김영수, 「에도시대 유의의 분류와 평가: 평판기류를 통해 본 소비되는 의료의 측면에서」, 『의료사회사연구』 3, 2019.

김영수, 「일본 의학사의 연구동향과 전망: 연구 주제와 방법론의 확대」, 『의사학』 29(2), 2020.

김영수, 「한국 근대 전문직업인 의사의 탄생과 그 제도적 변천-의사규칙에서 국민의료법까지-」, 『한국사연구』 188, 2020.

김영호, 「정다산의 과학기술사상」, 『동양학』 19, 단국대학교 동양학연구소, 1989.

김영희, 「근대일본의 공중위생관념 형성과정-지방순찰사복명서를 중심으로」, 『일본학보』 102, 2015.

김옥주, 「조선 말기 두창의 유행과 민간의 대응」, 『의사학』 2(1), 1993.

김호, 「18세기 후반 居京 士族의 위생과 의료: 『欽英』을 중심으로」, 『서울학연구』 11, 1998.

김호, 「'이의순명(以義順命)'의 길: 다산 정약용의 종두법 연구」, 『민족문화연구』 72, 2016.

김호, 「조선후기 痘疹 硏究: 『麻科會通』을 중심으로」, 『한국문화』 17, 1996.

박경숙, 「식민지 시기(1910~1945년) 조선의 인구 동태와 구조」, 『한국인구학』 32(2), 2009.

박기수, 「淸 중엽 牛痘法의 도입과정과 광동 行商의 역할」, 『명청사연구』 40, 2013.

박윤재, 「대한제국기 종두의양성소의 설립과 활동」, 『정신문화연구』 32(4), 2009.

박윤재, 「조선총독부의 우두정책과 두창의 지속」, 『의사학』 21(3), 2012.

박준형, 여인석, 「『대동유취방』 전약료본과 고대 한반도 관련 처방」, 『목간과 문자』 15, 2015.

박훈평, 「李鍾仁의 『時種通編』 연구」, 동신대학교 한의학과 박사학위논문, 2020.

배대호, 「19세기 전후 사대부가의 감염병 양상과 대처: 정원용의 『경산일록』을 중심으로」, 『조선시대사학보』 95, 2020.

서용태, 「'마마'와 '호열자'로 보는 개항기 보건의료」, 『한국문학논총』 82, 2019.

서용태, 「1877년 釜山 濟生醫院의 설립과 그 의의」, 『지역과역사』 28, 2011.

신규환, 「1920~30년대 중국의 두창 방역과 공공의료: 상하이와 베이징의 사례를 중심으로」, 『의사학』 32(2), 2023.

신규환, 「1930년대 北平市政府의 전염병대책과 위생행정」, 『역사학보』 190, 2006.

신규환, 「19세기 후반-20세기 전반 동아시아의 감염병 유행과 방역대책 - '봉쇄형' 방역 인프라의 구축과 관련하여 -」, 『동서인문』 14, 2020.

신규환, 「근대 동아시아 위생 개념의 확산과 공공의료 담론의 형성」, 『의사학』 31(3), 2022.

신규환, 「民國 後期 北京에서 두창의 역습과 근대적 공간 통제: 지역 거점 방역에서 방문 접종으로」, 『역사학보』 252, 2021.

신규환, 「日本占領期 콜레라 流行과 北京의 衛生行政(1937~1945)」, 『중국근현대사연구』 51, 2011.

신규환, 「한국 종두법의 발전과 의학 기술의 문제: 인두법에서 우두법으로 전환과 의학 지식과 기술의 간극」, 『의료사회사연구』10(1), 2022.

신동원, 「미국과 일본 보건의료의 조선진출: 제중원과 우두법-근대화와 제국주의 사이에서」, 『역사비평』56, 2001.

신동원, 「유의의 길: 정약용의 의학과 의술」, 『다산학』10, 2007.

신동원, 「한국 우두법의 정치학: 계몽된 근대인가, '근대'의 '계몽'인가」, 『한국과학사학회지』22(2), 2000.

신용하, 「지석영의 개화사상과 개화활동」, 『한국학보』30(2), 2004.

오재근, 「조선 의관 허준의 두창 의학과 '변증(辨證)'」, 『의사학』30(1), 2021.

이경규, 「명대(明代) 마카오의 해상무역(海上貿易)과 동서문화(東西文化)의 교류」, 『인문과학연구』15, 2011.

이경록, 「『조선 귀호여록』에 실린 제생의원 관련 기록」, 『연세의사학』7(1), 2003.

이경용, 「조선총독부의 기록관리제도」, 『기록학연구』10, 2004.

이꽃메, 「한국의 우두법 도입과 실시에 관한 연구-1876년에서 1910년까지를 중심으로」, 『한국과학사학회지』15(2), 1993.

이준석, 「신유물론의 새로운 개념들: 행위자-네트워크 이론과 객체지향존재론으로 보는 과학기술적 인공물의 구성방식 분류」, 『사회와이론』42, 2022.

조정은, 「근대 상하이 공공조계 우두 접종과 거주민의 반응: 지역적·문화적 비교를 중심으로」, 『의사학』29(1), 2020.

조정은, 「근대 중국 우두지식의 보편화를 향한 노력」, 『의료사회사연구』9, 2022.

조정은, 「의료선교사의 눈으로 본 근대 도시 상하이의 시작」, 『명청사연구』47, 2017.

조정은, 「의사인가, 선교사인가: 醫療宣敎師의 정체성 문제와 역할의 변화」, 『중국근현대사연구』62, 2014.

조정은, 「의학 지식의 수용과 변용: 종두법(種痘法)의 전래와 한문 우두서(牛痘書)를 중심으로」, 『명청사연구』49, 2018.

조정은, 「일본점령기 상하이의 콜레라 방역과 도시공간: 백신 강제 접종과 주민의 인식을 중심으로」, 『도시연구』26, 2021.

조정은, 「청말 의료선교사의 눈으로 본 두창과 종두법」, 『명청사연구』56, 2021.

최규진, 「종두정책을 통해 본 일제의 식민통치-조선과 대만을 중심으로」, 서울대학교 박사학위논문, 2014.

최규진, 「우두법 도입으로 수많은 민중의 생명을 구하고 자주적 근대의료의 기틀을 놓은 지석영」, 『대한의사협회지』 62(5), 2019.

최익한, 「정다산과 종두술(1940)」, 『실학파와 정다산』, 청년사, 1989.

하세가와 사오리·최규진, 「1876년 제1차 수신사를 통한 한일 의학교류: 우두법을 중심으로」, 『일본문화연구』 82, 2022.

허경진, 「일본 시인 이시바타 사다(石幡貞)의 눈에 비친 19세기 부산의 모습」, 『인문학논총』(경성대) 15(1), 2010.

2) 중국어

邱仲麟, 「晚明人痘法起源及其傳播的再思考」, 『臺大歷史學報』 64, 2019.

邱仲麟, 「明代以降的痘神廟與痘神信仰」, 『中史語言研究所集刊』 88(4), 2017.

邱仲麟, 「明淸的人痘法: 地域流布, 知識傳播與疫苗生産」, 『中央硏究院歷史語言硏究所集刊』 77(3), 2007.

董少新, 「論邱熺與牛痘在華之傳播」, 『廣東社會科學』, 2007.

羅光芝 等, 「中醫兒科胎毒理論源流考」, 『山東中醫藥大學學報』 43(2), 2019.

羅振宇, 「上海工部局公共衛生管理硏究(1854~1937)」, 華東師範大學 博士學位論文, 2016.

劉雪芹, 「近代上海的瘟疫和社會: 以1926~1937年上海華界的瘟疫爲例」, 上海師範大學 歷史系 碩士學位論文, 2005.

劉岸冰, 「民國時期上海傳染病的流行與防治」, 東華大學 歷史系 碩士學位論文, 2006.

李玉尙, 「1870~1940年上海公共租界的死亡登記與死亡主因」, 『濟南大學學報』 30(2), 2020.

李自典, 「民国时期北京的疫病流行與防疫宣傳」, 『蘭州學刊』, 2014.

李自典, 「民國時期北京的衛生防疫工作述論」, 『民國硏究』 24, 2013.

馬伯英, 「以史爲鏡 可明興替: 十九世紀末二十世紀初抗天花豫防接種回顧調査」, 『上海中醫藥雜誌』, 1991.

謝蜀生, 「中國人痘接種術向西方的傳播及影響」, 『中華醫史雜誌』, 2000.

王加好, 「1927-1937年上海華界的衛生政策及其困境」, 『上海地方志』 3, 2021.

王明磊, 「新中國防疫天花歷史及其經驗硏究(1949~1961)」, 信陽師範學院 碩士學位

論文, 2019.

伊莎貝爾·莫賴斯, 「種牛痘與澳門葡人」, 『廣東社會科學』, 2007.

張嘉鳳, 「十九世紀初牛痘的在地化: 以『英咭唎國新出種痘奇書咭唎國新出種痘奇書』, 『西洋種痘論』與『引痘略』爲討論中心」, 『中央研究院歷史語言研究所集刊』78(4), 2007.

張嘉鳳, 「淸康熙皇帝採用人痘法的時間與原因試探」, 『中華醫史雜誌』26(1), 1996.

張根福·周梁羊子, 「1927~1937年上海華界地區衛生改良活動探析: 以上海市衛生局爲中心」, 『浙江社會科學』3, 2018.

張大慶, 「英咭唎國新出種痘奇書咭唎國新出種痘奇書』考」, 『中國科技史料』, 2002.

庄新, 「醫療社會史視野下的晚淸疫情治理研究: 以『中國叢報』(Chinese Repository, 1832~1851)爲中心」, 『廣州大學學報(社會科學版)』, 2020.

朱德明, 「近代上海租界衛生史略」, 『中華醫史雜誌』26(1), 1996.

周梁羊子, 「民國時期上海華界地區衛生資源整合研究(1927~1937)」, 浙江師範大學 碩士學位論文, 2017.

胡源, 「北京的'種痘'與天花暴發」, 『科技潮』第4期, 2009.

黃啓臣, 「人痘西傳與牛痘東漸: 絲綢之路的文化效應之一」, 『海交史研究』, 1999.

黃啓臣, 「中國人痘接種醫術的西傳」, 『尋根』, 2000.

3) 일본어

타자키 테츠로·우근태, 「日本の江戸時代の地方の醫者について」, 『영남학』21, 2012.

谷口淸一, 「天然痘及び種痘に就ての心得」, 『家庭と衛生』4(5), 1928.

廣川和花, 「日本における感染病史硏究の現狀と展望」, 2021 한일역사가회의발표자료집, 2021.

橋本鑛市, 「近代日本における專門職と資格試驗制度-醫術開業試驗を中心として」, 『敎育社會學硏究』51, 1992.

東昇, 「近世後期天草郡高濱村における疱瘡流行と迫·家への影響」, 『京都府立大學學術報告「人文」』73, 2021.

落合弘樹, 「朝鮮修信使と明治政府」, 『駿台史學』121, 2004.

牧純, 「江戸時代の海外交流と醫療·感染症に關する基盤硏究の試み: 前後の時代との比較も視野に入れて」, 『松山大學論集』26(5), 2014.

福士由紀,「國際聯盟保健機關と上海の衛生：1930年代のコレラ予防」,『社會經濟史學』 70(2), 2004.

福士由紀,「中國における予防接種の歴史的展開: 種痘政策を中心に」,『海外社会保障研究』192, 2015.

西卷明彦,「19世紀初頭の日本における痘瘡對策」,『日本醫史學雜誌』59(2), 2013.

西卷明彦,「緒方春朔にみる人痘法の實際」,『日本醫史學雜誌』61(2), 2015.

西卷明彦,「緒方春朔にみる中國傳統醫學」,『日本齒科醫史學會會誌』31(1), 2015.

西卷明彦,「池田流痘瘡治療の考察」,『日本醫史學雜誌』62(2), 2016.

西卷明彦,「池田瑞仙の『唇舌帖』の考察」,『日本醫史學雜誌』63(2), 2017.

石垣繪美,「疱瘡習俗の研究」, 國學院大學博士學位論文, 2020.

小林茂,「近世の南西諸島における天然痘の流行パターンと人痘法の施行」,『歷史地理學』197, 2000.

小川鼎三,「佐藤泰然傳(11)」,『順天堂醫學』13(3), 1967.

邵沛,「日中兩國における人痘接種法の比較硏究」,『日本醫史學雜誌』50(2), 2004.

松木明知,「幕末の弘前藩における疱瘡流行と牛痘普及の實態」,『日本醫史學雜誌』 43(1), 1997.

松木明知,「『魯西亜牛痘全書』安政版の出版の經緯について」,『日本醫史學雜誌』45(3), 1999.

須川豊, 高橋武夫,「朝鮮に於ける痘瘡の疫學的觀察」,『朝鮮醫學會雜誌』(臨床編) 1(3), 別冊, 1941.

永野正宏,「1857~1859年における箱館奉行による種痘の再檢討」,『北方人文研究』4, 2011.

月澤美代子,「複合領域としての醫療史/醫學史/科學史」,『日本醫史學雜誌』64(4), 2018.

田崎哲郎,「天南地北: 日中間の牛痘種痘法普及の差について」,『中國21』14, 2002.

田野村忠溫,「「接種」の語史－種痘關聯用語の生成と消長」,『阪大日本語研究』34, 2022.

前川久太郎,「酒湯記錄より見た痘瘡·麻疹·水痘の大奥への傳播」,『日本醫史學雜誌』 22(2), 1975.

前川哲朗,「疱瘡·コレラの流行と對策」,『市史かなざわ』6, 2000.

曺貞恩,「淸朝末期の中國都市における天然痘大策：痘神から種痘まで」,『(日本)都市史研究』8, 2021.

酒井シヅ,「日本における人痘接種の意義」,『日本醫史學雜誌』60(2), 2014.

酒井シヅ,「佐倉藩の種痘の事跡」,『日本醫史學雜誌』55(2), 2009.

中里竜瑛,「赤門鉄門三十三年の思出(3)-東大醫學部の最初の名」,『醫學圖書館』4(5), 1957.

中里竜瑛,「赤門鉄門三十三年の思出(4)-東大醫學部の初めは種痘所」,『醫學圖書館』5(2), 1958.

川上武,「我が國における醫師制度の成立過程と今日的課題」,『建築雜誌』88, 1973.

青木歳幸,「全國へ廣がった佐賀の種痘」,『日本醫史學雜誌』55(2), 2009.

青木歳幸,「種痘法普及にみる在来知」,『研究紀要』7, 2013.

村山七郎,「日本最初の牛痘法文献の原書」,『順天堂醫學』11, 1965.

土方苑子,「『文部省年報』就學率の再檢討-學齡兒童はどのくらいいたか」,『教育學研究』54(4), 1987.

萱田也寬,「享保改革期の疫病對策」,『史觀』174, 2016.

ミヒェル・ヴォルフガング,「東西の挾間: 近世日本における人痘接種」, Proceedings of the International Symposium on History of Indigenous Knowledge 학술대회 발표논문, 2022.

4) 영어

Banthia, Jayant and Tim Dyson, "Smallpox in Nineteenth-Century India," *Population and Development Review* 25, 1999.

Barnes, Diana, "The Public Life of a Woman of Wit and Quality: Lady Mary Wortley Montagu and the Vogue for Smallpox Inoculation," *Feminist Studies* 38, 2012.

Barrett, John, "The Inoculation Controversy in Puritan New England," *Bulletin of the History of Medicine* 12, 1942.

Berche, Patrick, "Life and Death of Smallpox," *La Presse Médicale 51*(3), 2022.

Blake, John, "The Inoculation Controversy in Boston: 1721~1722," *The New England Quarterly* 25(4), 1921.

Boomgaard, Peter, "Smallpox, Vaccination, and the Pax Neerlandica: Indonesia, 1550~1930," *Bijdragen tot de Taal-, Land- en Volkenkunde* 159, 2003.

Chang, Chia-Feng, "Aspects of Smallpox and Its Significance in Chinese History," Ph. D. dissertation, London: SOAS University of London, 1996.

Chang, Chia-Feng, "Disease And its Impact on Politics, Diplomacy, and the Military: The Case of Smallpox and the Manchus(1613-1795)," *Journal of the History of Medicine and Allied Sciences* 57(2), 2002.

Davidovitch, Nadav and Zalman Greenberg, "Public Health, Culture, and Colonial Medicine: Smallpox and Variolation in Palestine during the British Mandate," *Public Health Reports* 122, 2007.

De Beboise, Ken, "Until God Knows When: Smallpox in the Late Colonial Philippines," *Pacific Historical Review* 59, 1990.

Fenner, Frank, "Smallpox in Southeast Asia," *Crossroads: An Interdisciplinary Journal of Southeast Asian Studies* 3, 1987.

Few, Martha, "Circulating Smallpox Knowledge: Guatemalan Doctors, Maya Indians and Designing Spain's Smallpox Vaccination Expedition, 1780~1803," *The British Journal for the History of Science* 43, 2010.

Few, Martha, "Medical Humanitarianism and Smallpox Inoculation in Eighteenth-Century Guatemala," *Historical Social Research* 37, 2012.

Hartwig, Gerald W., "Smallpox in the Sudan," *The International Journal of African Historical Studies* 14, 1981.

Heinrich, Larissa, "How China Became the "Cradle of Smallpox": Transformations in Discourse, 1726~2002," *East Asia Cultures Critique* 15(1), 2007.

Herbert, Eugenia W., "Smallpox Inoculation in Africa," *The Journal of African History* 16, 1975.

Huerkamp, Claudia, "The History of Smallpox Vaccination in Germany: A First Step in the Medicalization of the General Public," *Journal of Contemporary History* 20, 1985.

Ion, A. Hamish, "Sexual Imperialism on the China Station during the Meiji Restoration: The Control of Smallpox and Syphilis at Yokohama, 1868~1871,"

The International History Review 31, 2009.

Kass, Amalie, "Boston's Historic Smallpox Epidemic," *Massachusetts Historical Review* 14, 2012.

Leung, Angela, "Organized Medicine in Ming-Qing China: State and Private Medical Institutions in the Lower Yangzi Region," *Late Imperial China* 8(1), 1987.

Miller, Genevieve, "Putting Lady Mary in Her Place: A Discussion of Historical Causation," *Bulletin of the History of Medicine* 55, 1981.

Minardi, Margot, "The Boston Inoculation Controversy of 1721~1722: An Incident in the History of Race," *The William and Mary Quarterly* 61, 2004.

Nicholas, Ralph W., "The Goddes Sitala and Epidemic Smallpox in Bengal," *The Journal of Asian Studies* 41, 1981.

Pitkänen, K. J., J. H. Mielke and L. B. Jorde, "Smallpox and Its Eradication in Finland: Implications for Disease Control," *Population Studies* 43, 1989.

Rigau-Perez, Jose G., "The Introduction of Smallpox Vaccine in 1803 and the Adoption of Immunization as a Government Function in Puerto Rico," *The Hispanic American Historical Review* 69, 1989.

Sköld, Peter, "From Inoculation to Vaccination: Smallpox in Sweden in the Eighteenth and Nineteenth Centuries," *Population Studies* 50, 1996.

Sköld, Peter, "Offer and Request: Preventive Measures against Smallpox in Sweden 1750~1900," *Health Transition Review* 7, 1997.

Sohal, Sukhdev Singh, "Revisiting Smallpox Epidemic in Punjab(c.1850-c.1901)," *Social Scientist* 43, 2015.

Stearns, Raymond Phineas, "Remarks upon the Introduction of Inoculation for Smallpox in England," *Bulletin of the History of Medicine* 24, 1950.

Tindol, Robert, "Getting the Pox Off All Their House: Cotton Mather and the Rhetoric of Puritan Science," *Early American Literature* 46, 2011.

Wisecup, Kelly, "African Medical Knowledge, the Plain Style, and Satire in the 1721 Boston Inoculation Controversy," *Early American Literature* 46, 2011.

4. 디지털 아카이브

https://www.jacar.go.jp(일본 아시아역사자료센터, アジア歴史資料センター)

「大學東校種痘館規則ヲ定ム」(1870年 3月), Ref.A15070667900, 太政類典·第一編·慶應三年~明治四年·第八十一卷·保民·衛生(國立公文書館).

「上海痘瘡流行地指定解除の件」Ref.C04014729100, 壹大日10年存昭和14年5月(防衛省防衛研究所).

「十一月業務月報」,『業務報告』, 1938년 11월「4. 中支防疫班報告 分割3」Ref.B05015319600, 同仁會關係雜件/防疫事務關係 第四卷(H-4-2-0-3_5_004)(外務省外交史料館).

「衛生課 伝染病流行指定の件」, Ref.C01007759700, 陸支普綴記室昭和15年(防衛省防衛研究所).

「第二章 第三款 種痘」(1877年 12月), 記錄材料·衛生局第一第二報告, (國立公文書館).

「朝鮮種痘令制令案」(1923年3月21日), Ref.A01200520400, 公文類聚·第四十七編·大正十二年·第三十卷·地理·土地·雜載, 警察·行政警察·司法警察, 衛生, 社寺(國立公文書館).

「種痘証明書の件」Ref.C01007752300, 来翰綴(陸支普)第1部昭和15年(防衛省防衛研究所).

「中國ニ於ケル検疫所及検疫関係雜件1. 一般關係(6)痘瘡検疫關係」Ref. B04012603000, 中國ニ於ケル検疫所及検疫関係雜件(I-3-2-0-1)(外務省外交史料館).

中支同仁會防疫本部 上海支部,『防疫業務月報』5, 1938년 11월「4.中支防疫班報告 分割3」Ref.B05015319600, 同仁會關係雜件/防疫事務關係第四卷(H-4-2-0-3_5_004)(外務省外交史料館).

日本外務省,「宮本大丞朝鮮理事始末 四/1 朝鮮理事日記 3」(1876. 8. 2),『宮本大丞朝鮮理事始末 第一卷』, 1876e, B03030154800, 0249-0252.

日本外務省,「復命書附属ノ別錄並釜山港へ管理官派遣及医院設立ノ儀意見上申」,『日鮮修好条規関係一件 第一卷』, 1876f. B06150027800, 0179-0184.

日本外務省,「朝鮮国修信使來聘書 金綺秀 明治九年三」,『明治九年朝鮮国修信使金綺秀来朝一件』, 1876. B03030149500, 0190-0193.

日本外務省,「朝鮮修信使歸国送船乗組醫官記事」,『明治九年朝鮮国修信使金綺秀来朝一件: 迎送関係ノ部』, 1876c. B03030152800, 0173-0174.

日本外務省, 日本外務省,「宮本大丞朝鮮理事始末九」,『宮本大丞朝鮮理事始末 第二巻』, 1876. B03030157500, 0201-0202.

https://dl.ndl.go.jp(일본 국립국회도서관 디지털 컬렉션, 日本国立国会図書館デジタルコレクション).
廣瀨元恭 校,『新訂痘種奇法』, 1849. https://dl.ndl.go.jp/pid/2539142.
難波抱節口授,『散花新書 2卷附錄1卷』, 1850. https://dl.ndl.go.jp/pid/2565868.
緒方郁藏 譯述,『散花錦囊 2卷』, 1850. https://dl.ndl.go.jp/pid/2564908.
興亞院華中連絡部,『中支ニ於ケル醫療防疫調査書』, 1941. https://dl.ndl.go.jp/pid/1872945.

찾아보기

ㄱ

가토 도모사부로(加藤友三郞) 278
강제백신접종법 246, 248
거류민단(居留民團) 430, 435
건륭제(乾隆帝) 8, 49
건조 백신 244, 245, 252, 259
『경산일록(經山日錄)』 148
고이시카와 양생소 91
고조 바이케이(古城梅溪) 37, 283
공공위생구제처 365
공부위생국 327, 328
공서위생처 361, 365
공제의원 361, 331
공종두 289, 290, 292
「관리인민종두잠행규칙(管理人民種痘潛行規則)」 401
『관리종두규칙(管理種痘規則)』 371
구가 가쓰아키(久我克明) 37, 162
구로다 기요타카(黑田淸隆) 151
기타사토 시바사부로(北里柴三郞) 288
김기수 37, 151
김인제 37, 160
김홍집 164

ㄴ

나라바야시 소켄(楢林宗建) 12, 59, 60, 161, 230
나카가와 고로지(中川五郞治) 58, 82, 208
난바 호세쓰(難波抱節) 22, 69, 70, 146
난학(蘭學) 12, 71, 73, 81, 83, 98, 99, 102, 103, 161
『내과신설(內科新說)』 153
노무라 기치사부로(野村吉三郞) 442
『노스 차이나 데일리 뉴스(The North-China Daily News)』 426
『노스 차이나 헤럴드와 대법원 및 영사관보(The North-China Herald and Supreme Court & Consular Gazette)』 437

ㄷ

다우스웨이트(A. W. Douthwaite) 183
다이만코(載曼公) 100, 108, 229
『대동유취방(大同類聚方)』 84, 86, 104
대학동교(大學東校) 213, 214, 216, 223
데라시마 무네노리(寺島宗則) 154
도쓰카 세키사이(戶塚積齋) 162
도쿠가와 요시무네(德川吉宗) 90, 91

독체계속법(犢體繼續法) 288
동사회(董事會) 308
동인의원(同仁醫院) 185, 319, 323
동인회(同仁會) 430, 431, 433, 434
『동인회사십년사(同仁會四十年史)』 430
『두과건(痘科鍵)』 100
두묘제조소 279, 289
두신묘(痘神廟) 181
두의법(痘依法) 6, 49
두장법(痘漿法) 6, 7, 49
『두진심법(痘疹心法)』 6
『두진치술전(痘診治術傳)』 100
『둔화비결(遁花祕訣)』 12, 34, 82, 209

ㄹ

런던왕립학회(Royal Society of London) 113~115, 126
리런산(李仁山) 8, 51, 52, 90, 92~96, 106
리처드 미드(Richard Mead) 126, 127
린치(J. A. Lynch) 179, 183

ㅁ

『마과회통(麻科會通)』 10, 11, 26, 28, 33
『마방통휘(麻方統彙)』 10, 26
마에다 기요노리(前田淸則) 164
마키 슌도(牧春堂) 68
마틴 리스터(Martin Lister) 113

매켄지(M. Mackenzie) 180, 187~189, 191~195
맥퍼슨(H. M. Macpherson) 187
메리 몬태규(Mary Wortley Montagu) 8, 50, 51, 111~113, 116
미아즈마(Miasma) 193
미야모토 쇼이치(宮本小一) 153, 154

ㅂ

바리올라 마요르(variola major) 5, 246, 391
바리올라 미뇨르(variola minor) 5, 246, 391
바리올라 바이러스(variola virus) 5, 237
『바리올라 백신의 원인과 효과에 대한 연구(The Inquiry into the Causes and Effects of Variolae Vaccinae)』 10, 260
바바 사주로(馬場佐十郞) 34, 52
『박물신편(博物新編)』 153
박영교 37, 165
박영선 37, 151~153, 162
박의회(博醫會) 184, 199, 348
『박의회보(博醫會報)』 185, 199, 348
박제가 9, 24~28, 44, 145
발미스 원정대 241, 254, 255, 257, 258
『방역업무월보(防疫業務月報)』 433
백신 반대 운동 246, 248, 251, 253
백신 접종 운동 438

백신 정책　240, 245, 249, 250, 252, 258, 260
번의(藩醫)　52, 59, 89, 90, 93, 98, 106, 215, 230
베이징구방역위원회　411
베이징특별시정부　391
베이징협화의학원　371, 394
베이핑시정부　371, 380, 382, 390, 391, 397, 407, 413
벤자민 워터하우스(Benjamin Waterhouse)　241
벤자민 홉슨(Benjamin Hobson)　153
「병원보고서」　185
보갑제도(保甲制度)　374, 375
『본조세기(本朝世紀)』　84, 105
『본초강목(本草綱目)』　85
『부영신설(婦嬰新說)』　153
불선감(不善感)　217, 219~222, 226, 279, 295, 303, 437
비묘법(鼻苗法)　92

ㅅ

사교의원(四郊醫院)　372, 377, 398
사네요시 야스즈미(実吉安純)　153, 154
사이토 마코토(齊藤實)　278, 281
사종두(私種痘)　289, 290
사토 다이젠(佐藤泰然)　102, 108
사토 다카나카(佐藤尚中)　152
사토 타로(佐藤太郞)　425, 426, 429, 430, 434, 437, 445
『산화금낭(散花錦囊)』　69, 70
『산화신서(散花新書)』　22, 69~71, 73, 146
상관의(商館醫)　9, 12, 52, 94, 97, 107, 209
상하이 도대　317, 320, 323, 345, 347, 349
상하이 사변　368
상하이방역위원회　422
『상하이 타임즈(The Shanghai Times)』　427
상하이특별시　360, 421, 424, 428
상하이특별시정공서(上海特別市政公署)　429, 430
생명통계　363, 367, 368, 382, 383, 394
서양의학소(西洋醫學所)　212, 231
『서의약론(西醫略論)』　153
서의5종(西醫五種)　153
선감(善感)　216, 217, 219~222, 226, 230, 275, 278, 291, 296, 297, 303, 437, 447
선후이민(沈慧民)　439
성홍열　149, 276, 334, 344, 362, 366, 394~397, 405, 412, 417, 421
세계보건기구　206, 244, 252
『속고사담(續古事談)』　84
『속일본기(續日本記)』　84, 86
수묘법(水苗法)　6, 7, 44, 50~52, 92, 95, 107

수묘양삼초경도(水苗陽三焦經圖) 32

수신사(修信使) 37, 147, 148, 150~154, 157, 162, 164, 170, 173

숙묘(熟苗) 7, 25~28, 35, 40, 50, 52

순경도(巡警道) 371

순경부(巡警部) 370

시가 테크놀로지스(SIGA Technologies, Inc) 13

시게무라 기이치(重村義一) 159

시드니 코프맨(Sydeney A. M. Copeman) 243

시르카(Ram Lall Sircar) 186, 189, 190, 192, 193

시립교도소 431, 445

시립의원 372, 377, 399, 405, 407, 417

시마다 슈카이(島田修海) 151~153

시묘(時苗) 7, 25~27, 35, 40, 52

『시보(時報)』 434

식민통치 249, 298, 422

『신기천험(身機踐驗)』 11, 33, 145

『신보(申報)』 329

『신정두종기법(新訂痘種奇法)』 22, 59, 64~66, 71, 73, 146

『신정종두기법상실(新訂種痘奇法詳悉)』 11, 61

「신증종두기법상실(新證種痘奇法詳悉)」 11, 22, 30, 31, 36, 145

ㅇ

아동 사망률 248

아서 스탠리(Arthur Stanley) 331, 334, 339, 344

알렉산더 피어슨(Alexander Pearson) 10, 30, 47, 77, 178, 315

암브로시우스 켈러(Ambrosius Ludwig Bernhard Keller) 9, 52, 53, 97, 101

암투암(arm-to-arm) 29, 187, 241, 242

『애낭초(埃囊抄)』 84

야노 요시테쓰(矢野義徹) 153, 154

에드워드 제너(Edward Jenner) 10, 29, 47, 66, 81, 167, 208, 240

에드워드 흄(Edward H. Hume) 340

에르난 코르테스(Hernan Cortes) 4

엠마누엘 티모니(Emmanuel Timoni) 114

여청년회(女靑年會) 435

역종두(逆種痘) 242

영국왕립의사협회(The Royal College of Physicians) 8, 117

『영길리국신출종두기서(暎咭唎國新出種痘奇書)』 11, 30, 33, 47, 53, 61, 72, 145, 177, 194

『영길리국종두기서(暎咭唎國種痘奇書)』 65

영아 사망률 403~406, 409

오가타 고안(緒方洪庵) 60

오가타 슌사쿠(緒方春朔) 9, 52, 83, 93~95, 97, 99, 101~103, 106, 208

오가타 이쿠조(緒方郁蔵) 70
오네시무스(Onesimus) 112, 115, 116, 119, 124, 136~139
오브젝트 아상블라주(object assemblage) 160, 161
오쓰키 겐타쿠(大槻玄澤) 9
『오주연문장전산고(五洲衍文長箋散稿)』 29, 33
오타마가이케 종두소 212, 213
오타키 도미조(大瀧富三) 152
오토 모니케(Otto Gottlieb Johann Mohnike) 12
올리버 에비슨(Oliver R. Avison) 169
완두창(豌豆瘡) 84, 87
완종인두법(腕種人痘法) 101
완취안(萬全) 6
왕립의사회 126
왕바이웬(王伯元) 435
왕씨우두국(王氏牛痘局) 435
왕주잉(王菊影) 435
왕징웨이(汪精衛) 365
『외대비요(外臺祕要)』 84
우두 운동 429, 436, 438, 445
우두국(牛痘局) 37, 58, 165~167, 185, 186, 189, 197, 322, 359, 392
우두보영당(牛痘保嬰堂) 38
우두서(牛痘書) 48, 59, 61, 64, 71, 73
우두시종권(牛痘施種券) 219
『우두신설(牛痘新說)』 22, 32, 37, 38, 146, 165, 166

『우두신편(牛痘新編)』 37
우두장(牛痘漿) 6, 59, 60
우두제조소 331, 332, 346
우두종계소 216
우두종계장 161
우메노 신키치(梅野信吉) 288, 289
우쑹위생사무소 367
우첸(吳謙) 8, 10, 25
원숭이 두창(Mpox) 13
위생대(衛生隊) 364
위생분국 324
위생분처 361, 363, 429
위생사무소 360, 365, 367~370, 377
위생지부 324~326, 431~433, 438
위생처 실험실 331, 346
윌리엄 더글라스(William Douglass) 118, 140
윌리엄 록하트(William Lockhart) 178, 307, 314, 345, 364
유만주 148
『의방유취(醫方類聚)』 153, 154
『의심방(醫心方)』 87
「의제(醫制)」 217, 225
『의종금감(醫宗金鑑)』 6~8, 10, 26~28, 49, 52, 70, 90~92, 95, 96, 358
의질령(醫疾令) 87
의학 지식 네트워크 12, 24, 33~35, 39, 40, 146~148, 157, 158, 160~162, 167~171
의학교겸병원 212

찾아보기 473

의학소(醫學所) 212, 231
이규경 29, 33~35
이시바타 사다(石幡貞) 154, 173
이용호 165
『이인산종두화해(李仁山種痘和解)』 90, 106
이재하 37, 160, 167, 171
이종원 10, 28, 145
이종인 10, 26~31, 40, 43, 44, 145
이케다 세이초쿠(池田正直) 100, 108, 229
이케다 즈이센(池田瑞仙) 99, 102, 208
이케다류(池田流) 99, 100, 101, 103, 108, 208
이토 게이스케(伊藤圭介) 65
『인두략(引痘略)』 12, 22, 31~33, 38, 48, 63, 64, 68~70, 72, 146, 177, 192, 194, 198, 209
『인두방서(引痘方書)』 32
인두법 금지령 317, 349
『인두신법전서(引痘新法全書)』 12, 32, 68, 69, 209
『인두신서(引痘新書)』 32
인제의원(仁濟醫院) 178, 307, 314~319, 323, 331, 342, 345, 348, 364
『일본서기(日本書紀)』 85
『일본질병사(日本疾病史)』 205, 229
잉바오시(應寶時) 320, 342, 347

ㅈ

자브디엘 보일스턴(Zabdiel Boylston) 111, 119
자치사무감리처(自治事務監理處) 374
자치사무구분소(自治事務區分所) 374
장완위생사무소 367
재귀우두묘(再歸牛痘苗) 288
재귀종두(再歸種痘) 242
적반창(赤斑瘡) 87
전약료(典藥寮) 87, 105
전염병연구소 288, 289
「전염병예방규칙(傳染病豫防規則)」 218, 219, 221, 233
「전염병예방심득서(傳染病豫防心得書)」 219
「전염병예방조례시행세칙」 394
『전체신론(全體新論)』 153, 154
정약용 9, 22, 145
정왕이(鄭望頤) 10, 25, 43
정원용 148
정총첸(鄭崇謙) 11, 61
제생의원 37, 148, 154~158, 162, 163, 167
『제영신편(濟嬰新編)』 37, 167
제임스 핸더슨(James Henderson) 320
제일위생구사무소 372, 373, 382, 397, 399, 405, 407~410, 414
제임스 드러먼드(James Drummond) 55, 61
제중원 168, 169

『제중원 일차년도 보고서』 35, 149
『조선귀호여록(朝鮮歸好餘錄)』 154, 156
「조선종두령(朝鮮種痘令)」 272~274, 278, 281~286, 289, 292~294, 296, 300
「조선종두령시행규칙(朝鮮種痘令施行規則)」 282
「조일수호조규(朝日修好條規)」 150, 151, 153, 169
조지 스탠턴(George Staunton) 10, 30, 55, 65, 77
존 그랜트(John B. Grant) 371, 394
존 더전(John Dudgeon) 180, 185, 193, 195
존 멕켄지(John Kenneth Mackenzie) 186
존 우드워드(John Woodward) 114, 116
존 커(John Glasgow Kerr) 187
존 헤론(John W. Heron) 29, 168
종두관(種痘館) 212~216, 223, 231
종두국(種痘局) 56, 216, 320
『종두귀감(種痘龜鑑)』 37, 162
「종두규칙(種痘規則)」 38, 166, 217, 218, 220, 221, 223, 225, 272, 282, 283, 296, 299
『종두긴할(種痘緊轄)』 96
『종두방(種痘方)』 10, 25, 26, 43, 145
「종두변증설(種痘辨證說)」 29
「종두소세칙(種痘所細則)」 167
「종두시술생강습규정」 285, 287
종두시술심득서(種痘施術心得書) 219, 222, 224, 225
『종두신서(種痘新書)』 28, 37, 283
『종두신편(種痘新編)』 9
「종두심득(種痘心得)」 217, 222
「종두심법요지(種痘心法要旨)」 10, 26, 145
「종두요지(種痘要旨)」 10, 26, 145
「종두의규칙(種痘醫規則)」 217, 221, 224, 323
「종두의양성소규정(種痘醫養成所規程)」 166
종두인허원 149, 283~286, 288, 296, 297, 299~302
「종두조례」 154, 156
종두증서 226
『종두증치록(種痘證治錄)』 96
『종두필순변(種痘必順辨)』 9, 94, 96~98
『주후비급방(肘後備急方)』 85
준텐도의원(順天堂醫院) 152, 153
『중국교회신보(中國教會新報)』 322
중국내지회(中國內地會) 183
『중서교회보(中西教會報)』 185
지볼트(Philipp Franz Balthasar von Siebold) 58, 65, 66
지석영 11, 13, 22, 32, 37, 38, 43, 146, 147, 157~160, 162~165, 167, 171
지아코모 필라리니(Giacomo Pylarini) 114
지역거점 방식 374, 408, 414

ㅊ

찬화병원 283
찰스 메이틀런드(Charles Maitland) 111, 116, 126
천연두예방규칙(天然痘豫防規則) 218
체액설(humoral theory) 131
최한기 11, 33, 34, 145
치두(治痘) 50
치우시(邱熺, 邱浩川) 22, 31~33, 48, 63, 64, 68, 146, 177, 178, 192, 194

ㅋ

카사하라 료사쿠(笠原良策) 60
코튼 매더(Cotton Mather) 111, 112, 115, 118, 130, 139
콘스탄티노플(Constantinople) 8, 53, 114, 116, 117
콜트먼(Robt. Coltman) 179, 183, 188
쿠와타 겐신(桑田玄眞) 9, 52
오마르 킬본(Omar Leslie Kilborn) 181

ㅌ

태독설(胎毒說) 26, 32, 63, 70, 102, 179, 180, 193, 198
튀르키예식 인두법 6, 8, 9, 38, 52, 53, 97, 101
티폭스(TPOXX) 13

ㅍ

파사드 오브젝트(facade object) 160~162, 168
페드로 후에(Pedro Huet) 30, 54
『편집유과종두심법요지(編輯幼科種痘心法要旨)』 90
폴-에두아르 갈레(Paul-Édouard Galle) 343
프란시스코 발미스(Francisco Xavier de Balmis) 241
프란시스코 올러(Francisco Oller) 254
프랑스 조계 308~311, 364, 365, 422, 425, 429, 434, 445
피터 파커(Peter Parker) 64

ㅎ

하나와(花輪義敬) 442
하코다테(箱館) 82
한묘법(旱苗法) 6, 7, 26, 28, 32, 49~52, 92, 95, 107, 192
한버리 홈(Hanbury Home) 331
한스 슬로운(Hans Sloane) 126, 127, 140
행위자-네트워크 이론(Actor-Network Theory) 160, 170
허드슨 테일러(Hudson Taylor) 183
헌틀리(Geo. A. Huntley) 183
헨드릭 두프(Hendrik Doeff) 58
헨리 윌리엄 분(Henry William Boone) 184

현석운 151, 152
형무소 병원 327
호구 검역 373, 408, 411, 413, 415
호파내(虎婆奶) 182
홍석주 9, 10, 24, 26, 145
홍현보 151, 154
황씨우두국(黃氏牛痘局) 322
황웨이민(黃維民) 322
황쯔팡(黃子方) 371, 381, 382, 394
황춘푸(黃春圃) 178, 307, 319~322,
   331, 342, 345, 346, 350, 364

후난위생사무소 367
후베이위생사무소 367
후지카와 유(富士川遊) 84, 86, 205,
   229
후-훙지(胡鴻基) 366, 381
『흠영(欽英)』 148
흥아원화중연락부(興亞院華中連絡部)
   436
히노 테이사이(日野鼎哉) 60,
히로세 겐쿄(廣瀨元恭) 22, 59, 65, 67,
   146